U0284301

实用

新九针

治疗学

主　编　冀来喜

人民卫生出版社
·北京·

图书在版编目（CIP）数据

实用新九针治疗学 / 冀来喜主编 . —北京：人民
卫生出版社，2023.8
ISBN 978-7-117-33861-5

Ⅰ. ①实… Ⅱ. ①冀… Ⅲ. ①针刺疗法 Ⅳ.
①R245.31

中国版本图书馆 CIP 数据核字（2022）第 200079 号

| 人卫智网 | www.ipmph.com | 医学教育、学术、考试、健康，购书智慧智能综合服务平台 |
| 人卫官网 | www.pmph.com | 人卫官方资讯发布平台 |

实用新九针治疗学
Shiyong Xinjiuzhen Zhiliaoxue

主　　编：冀来喜
出版发行：人民卫生出版社（中继线 010-59780011）
地　　址：北京市朝阳区潘家园南里 19 号
邮　　编：100021
E - mail：pmph @ pmph.com
购书热线：010-59787592　010-59787584　010-65264830
印　　刷：人卫印务（北京）有限公司
经　　销：新华书店
开　　本：787×1092　1/16　　印张：34
字　　数：827 千字
版　　次：2023 年 8 月第 1 版
印　　次：2023 年 9 月第 1 次印刷
标准书号：ISBN 978-7-117-33861-5
定　　价：149.00 元

打击盗版举报电话：010-59787491　E-mail：WQ @ pmph.com
质量问题联系电话：010-59787234　E-mail：zhiliang @ pmph.com
数字融合服务电话：4001118166　E-mail：zengzhi @ pmph.com

主　编　冀来喜

副主编　曹玉霞

编　委（按姓氏笔画排序）

王　荣	王海军	石尚恩	冯　乐	乔云英	闫　敏
安泽鑫	孙玉峰	孙雅婧	苏　荣	苏　瑶	李让钱
李国栋	李德根	杨傲雪	张　浩	张天生	张国鑫
张艳林	张超凤	武　杰	武家竹	苗晋玲	金晓飞
孟立强	赵孟怡	郝重耀	聂培瑞	徐广怡	郭　健
曹玉霞	梁燮清	程艳婷	裴宇柱	冀来喜	冀雨芳

主编简介

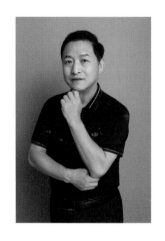

冀来喜，男，汉族，1964年12月出生，山西中医药大学原副校长，二级教授。医学博士，博士研究生导师。第二届全国名中医。中国针灸学会副会长，中国针灸学会新九针专业委员会第一届委员会主任委员，山西省针灸学会会长。

一直从事中医针灸的教学、临床及科研工作。主持"十一五"国家科技支撑计划课题1项，参与1项；参与"十二五"国家科技支撑计划课题1项；主持国家自然科学基金面上项目5项、省部级课题8项；主编出版专著6部，主编规划教材2部，副主编、参编专业教材8部，发表科技论文国家级60余篇、省级20余篇。

荣获山西省科学技术进步奖二等奖、三等奖各1项，山西省教学成果奖二等奖2项，山西省高校科技进步奖一等奖、二等奖各1项。其他荣誉称号：山西省学术技术带头人、首批山西省普通高等学校教学名师、首批山西名医、山西省五一劳动奖章获得者、山西省卫生系统有突出贡献人才、山西省委联系的高级专家、享受国务院政府特殊津贴专家。

主要学术贡献：①对"新九针"疗法进行发扬光大，力倡优势技术组合治疗疾病，对颈椎病、腰椎病、关节病、神经性头痛等疑难顽疾有独特疗效；②独创"秩边透水道"针法，对泌尿生殖系统部分顽固疾患如慢性无菌性前列腺炎、前列腺增生、术后排尿困难等疗效满意，取得了巨大的经济与社会效益；③提倡"埋线疗法"，对过敏性疾患如过敏性鼻炎、哮喘、荨麻疹和部分慢性顽固性疾患如慢性胃肠炎、胆囊炎、颈椎病等疗效满意；④致力于腧穴处方规范化工作，提出腧穴"胃病方""肠病方""降脂方""降压方"等针灸处方，弥补了针灸临床处方的不足；⑤倡导临床治病"以效为宗"，形成"针药结合、中西医融汇"特色，注重西医辨病、中医辨证归经，善于优势治疗技术的组合。

前　言

新九针疗法是山西省针灸研究所首任所长师怀堂老先生，于20世纪60年代开始，带领团队成员历经20余年的时间，取法古九针结合现代技术创制的针具针法。敬阅先贤古籍，我们不难看出，《黄帝内经》时代的针灸临床，已是一派丰富多彩的景象：一是针具多样，重视九针使用，甚至囊括了外科手术器械，满足了中医外治法所需；二是刺法各异，针对不同病证，罗列了九刺、十二刺、五刺等系列针法；三是适应证广泛，内、外、妇、儿、皮肤、五官等科均有涉及。然而，后世历代医家虽多有九针针具形状、作用等论述，却鲜见真正的针具实物传世，更遑论九针治病之医案记载。故而时移世易，九针竟不知何时湮于中医针灸临床，近现代一直看到的也是重药轻针、毫针独大的景象，以至于中医针灸疾病谱严重局限、临床疗效大打折扣。如此境况下，新九针疗法的出现可谓是对传统针灸技术的传承与创新。新九针针具众多，治疗范围广及临床各科，既可单针显效，又可多针结合；既重视针具的特异性，又强调发挥整体特性，打破了针灸治疗中传统的单一毫针或单一针具施治的局限性，扩大了治疗范围，提高了临床疗效，尤其对许多目前发病机制尚未阐明且治疗乏术的疾病，以及对一些中西医难以治愈的病证，疗效独特。

自20世纪80年代以来，几代新九针医者不断实践总结改进，先后撰写上百篇相关论文和10余部专著，其中既有专项技术的应用介绍，又有专病的特色诊疗，内容丰富，却都有各自的局限性。因此，对新九针疗法进行全面的整理、总结，已然迫在眉睫！本书对以往所载新九针技术进行了全面梳理，同时基于临床实际，将一些与新九针技术一脉相承、异曲同工的当代针灸临床常用优势技术也进行了一次系统梳理，例如从学术层面讲，与锋钩针一脉相承的小针刀技术、因久留针埋针衍变而成的埋线技术、根据《黄帝内经》"刺……骶上以长针"而创的芒针"秩边透水道"针法等，可谓是以新九针技术为代表的当代针灸临床优势技术的紧密融合与协同发展，只为"以效为宗"！

本书的编写，以实用为宗旨，以期提高社会服务能力、推动针灸学科进步。其意有三：一则对系列针灸优势技术的总结与提高；二则对针灸临床路径的开拓性探索；三则对今后编写针灸临床教学资料模式的启发。自高校设置针灸专业以来，各类规范教材、培训教材不知凡几，但每每教材中关于针灸治疗的方案，均是主穴、配穴、其他疗法等，临证时到底怎么使用、步骤如何，往往我们的学生最后还是不知从何下手。笔者多年从事针灸教学、临床一线工作，结合个人一些粗浅的临床体会，编著此书即是想做到真正的医教结合，为临床提供一些可靠的临床路径。因此，本书不单是新九针的专著，更是当代针灸临床医师的实用手册！

全书六章二十七节，不仅涵盖了新九针临床治疗内容，还将相关文献从古到今进行了梳理，内容全面。第一章新九针概论，介绍九针的历史渊源，新九针的科研发展历程，以及学术创新，言简意赅。第二章新九针针具与针法，格式规范，力求精准。第三章新九针相关基础知识，包括经络、腧穴及针灸处方等，尤其总结增加了新九针处方，丰富了针灸处理内涵。第四章新九针治疗，分列内科病证、骨外科病证、妇儿男科病证、皮肤科病证、五官科病证以及急症 6 节，详细论述了 98 个目前新九针临床适宜病种的临床诊疗方案，其最大特点是临床路径清晰，治疗步骤具体，临床体会真实，可操作性强，便于学习并推广运用。第五章为新九针论文专著摘要，将部分新九针针具、临床应用的代表性内容给予摘录评价，以供读者参考。第六章新九针临床研究进展，囊括历史文献、针具发展以及 3 种代表性针具的优势病种文献研究，由古及今，总结全面。

我们坚信，本书出版后，既可作为全国高等中医药院校相关专业的参考教材，亦适合广大针灸医师和推拿、疼痛、骨伤等科医师临床参考。

新九针临床、科研发展数十年，虽小有成绩，目前也已经开始针具针法的标准化工作，但是我们的发展步伐还是比较缓慢，技术推广应用远远不够，还需同道中人共同砥砺前行。而限于个人水平，书稿难免存在疏漏和不足之处，还请业内专家老师们予以批评指正，以便再版时加以补充和完善。

冀来喜

2022 年 9 月

目　录

第三章
新九针相关基础知识

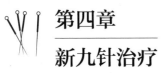

第四章

新九针治疗

第五章

新九针论文专著摘要

第六章

新九针临床研究进展

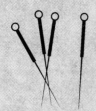

第一章
新九针概论

第一节 九针的历史渊源

一、古九针的历史记载

我国医学家早在两千年前就创制了"九针"，它是劳动人民在长期与疾病作斗争的实践中创造出来的一种医疗方法，并通过临床实践不断地认识而逐步发展起来的，是我国劳动人民智慧的结晶。

传说中有"伏羲制九针"一说，现存较早的古籍《黄帝内经》对九针进行了首次记载并备加推崇。如《灵枢·九针论》曰："九针者，天地之大数也，始于一而终于九。"《灵枢·官针》曰："凡刺之要，官针最妙。九针之宜，各有所为，长、短、大、小，各有所施也，不得其用，病弗能移。"《灵枢·外揣》曰："夫九针者，小之则无内，大之则无外，深不可为下，高不可为盖，恍惚无穷，流溢无极。"《素问·针解》曰："九针上应天地四时阴阳，愿闻其方，令可传于后世，以为常也。"对九针如此赞不绝口，不仅是九针的治疗范围大大超过了砭石，而且每种针具都有其独特的治疗专长。

《灵枢·九针十二原》记载了九针针具的名称、形状及用途。其中，镵针者，长一寸六分，头大而末端尖锐，形如箭头，用以泻阳气，以治头身之热，与现代梅花针、皮肤针相类似；员针者，长一寸六分，身如圆柱，锋作卵形，用以按摩病灶处的皮肉血脉；鍉针者，长三寸半，针尖如黍粒之锐，用于按压经脉，但不宜穿破脉络，调补脉气时多用之；锋针者，长一寸六分，刃三隅，针尖锐利，即今临床所用之三棱针，主要用于痹病，病在脏腑经络的痼疾；铍针者，长四寸宽二分半，末如剑锋，用以刺破排脓；员利针者，长一寸六分，针身稍粗大，针尖且圆且锐，类似于现代锐利的粗针，多用于治疗急重痹病；毫针者，长三寸六分，即临床常用的毫针，可静以徐往，微以久留之，治疗各种痛痹和脏腑经络病；长针者，长七寸，针尖锐利，针身薄，治疗病程较长的痹痛；大针者，长四寸，尖如梃，其锋微圆，即现代之火针，病水肿不能通关节者，取大针以泻机关之水也。

《灵枢·九针论》也对九针的形状、功用及主治进行了详细论述，如黄帝问曰："敢问九针焉生？何因而有名？"岐伯曰："九针者，天地之大数也，始于一而终于九。"这里的九，并非单指这9种针具，实则是言其变化多端，能适应多种疾病的治疗。《灵枢·官针》也记载了9种针具的适应证和各自的性能，并详细论述了为适应不同的病情、经脉疾患、脏器病患和邪气的深浅程度等，而应采用的9种针刺方法；指出针刺的要点，在于使用被长期临床实践所证明合乎规格的针具。公认的9种针具的长短、大小各不相同，因而有不同的功能及适用范围。如果使用不当，疾病就不可能治愈。比如，疾病在浅表部位而刺入过深，就会损伤内部的好肉，还会导致皮肤脓肿；病在深部而刺入过浅，针不达病所，不但病邪难除，反而会因邪气内陷，而发生更大面积的脓肿。轻浅的疾病，用大针去刺，会使元气大泻，从而加重疾病；深重的疾病，用小针去刺，邪气不得祛除，亦会产生不良后果。如果脱离用针之道而使用不当的方法，宜用小针而误用大针，就会损伤正气；宜用大针而误用小针，则不能祛除病邪。《素问·针解》中也有九针的内容，阐释了九针与天地阴阳相合，同时也言明九针各有其功能及适应证。

晋代皇甫谧著《针灸甲乙经》，在《九针九变十二节五刺五邪第二》一文中，归纳总结了有关九针的来源、形状、长度和作用。元代杜思敬根据文字记载，在所著《针经摘英集》中不仅对九针有文字阐述，而且首次绘制了"古九针"模拟图。明代众多医家也分别对九针有所论述，并绘制了不同式样的"九针式图"，如高武的《针灸素难要旨》、张景岳的《类经图翼》、杨继洲的《针灸大成》。清代吴谦等编撰的《医宗金鉴》也收录了古九针的大量内容。近代民国医家孙祥麟所著《针灸传真》对古九针也有详述。

二、新九针的产生

由于种种原因，源于远古时代的"九针"疗法，被后世医家逐渐放弃，湮没在历史长河之中，而且"九针"中大多针具流失……针具的单一，治疗病种的局限，严重制约着针灸临床的发展。为了全面地继承和发展我国的宝贵遗产，让历代医家所述"长短不一，粗细不同，形殊功异"的九针重现于世，广泛应用于临床实践，山西省针灸研究所首任所长师怀堂带领全所科研人员通过多年的努力，依据《黄帝内经》关于古九针的文字记载以及后世绘制的九针图谱，结合自己几十年的中医针灸临床经验，对"古九针"进行了深入细致的考证及研究，大胆革新创制出 9 种新型针具，称为新九针、怀堂九针。除毫针和三棱针未做改动外，其他如镵针、圆针、锟针、铍针、员利针、大针都分别进行改制成为新型针具。锋钩针是三棱针和钩针的完美结合，梅花针也进行改制创新，列入其中。新九针针具包括了镵针、铍针、锋钩针、三棱针、火针、梅花针、磁圆梅针、锟针、员利针、毫针、长针。每种针具有各自特色用法和适应证，既可单独使用，亦可联合应用，实践于临床，并取得了肯定的疗效。

新九针的成功研制为针灸针具的改革作出了重大的贡献；该针具在 1983 年通过了山西省科技厅的成果鉴定。新九针针具是经过现代临床反复验证而不断改进的针具，因此考虑更周全，造型更独特，做工更精细，使用更方便，可更好地实现操作者的针灸治疗意图和目的。新九针疗法多次受到国家领导人的好评，1984 年华国锋同志题词"弘扬祖国医学，为人民健康服务"，1985 年山西省原省长裴丽生同志题词"九针震华夏"，山西省原省委书记王谦题词"九针之术失传已久，怀堂研究时逾十年，实践试验应效显然，发扬光大功德无限"，国家中医药管理局原局长胡熙明题词"九针新制除痼疾，古树春芽堪独秀"。早在 20 世纪 80 年代，山西省针灸研究所首任所长师怀堂主持工作时，便在全国范围内开始广泛宣传新九针，如师怀堂在云南举办了 15 期培训班，乔正中、祁越在广州、深圳等地进行演讲、办班培训、交流经验，传播和发扬新九针，培养了很多能够继承该项技术的临床医师。从 1996 年至今，山西省针灸研究所举办了 40 余期新九针培训班，培养了全国各地数百名医师，可以熟练掌握新九针针具的操作及使用。并且不断总结，不断对新九针针具进行改制创新，其中火针于 20 世纪 90 年代由最初的雏形发展为现在的多种形式，包括单头分细、中、粗 3 种，还有勾火针、平头火针等；在单头火针的基础上，又研制开发了三头火针，专门用于皮肤病的治疗；除此之外，结合铍针、镵针、锟针的使用，发展成火铍针、火镵针、火锟针。员利针结合磁的应用也于 20 世纪 90 年代末开发出来，形成磁员利针，辅以磁疗作用于疾病愈合中。锋钩针由单头变双头，针尖、针刃大小不同，在临床使用中依据患者性别、年龄、肥瘦、病情轻重不同选择适当针头，灵活应用；结合锋钩针和小针刀的优势，研发了"刀钩针"。

新九针在临床发展过程中形成了具有自身特点的六大特征：一是有效性，许多目前发病机制尚未阐明且治疗乏术的疾病，如口腔黏膜白斑、外阴白斑、类风湿关节炎、肩关节周围炎（简称肩周炎）、轻中度静脉曲张等，新九针疗法具有明显疗效。二是安全性，新九针疗法具有"自然疗法"的特点，几乎没有副作用，治疗过程十分安全，针后基本没有不良反应。三是广泛性，新九针疗法对内、外、妇、儿等各科疾病具有广泛治疗作用。目前，它对160余种病证具有疗效，其中80余种有显著疗效，而且随着研究的深入，治疗范围还在进一步扩大。四是适应性，新九针疗法对施治环境有高度的适应性，几乎在任何日常环境条件下都可以开展治疗活动，所以特别适合农村、厂矿、边境、山区等基层或偏远地区的针灸工作者运用。五是易行性，新九针疗法操作较为简便，易为一般针灸工作者掌握。六是经济性，新九针针具价格低廉，广大基层针灸工作者完全有能力购置，并且施治费用低廉，广大患者乐于接受。（图1-1）

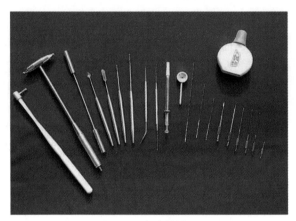

图1-1　新九针针具

随着山西省针灸研究所一代又一代领导和医务人员的不懈努力，目前新九针疗法已收入《针灸治疗学》规划教材，成为中医药院校针灸推拿学专业学生必修内容。通过对"新九针疗法"的课堂讲授，以及对进修医师和实习医师进行临床带教、技术指导，并结合医院医师多年下乡巡诊，宣传新九针特色，指导培训县级、乡镇医院医师使用，大大普及了新九针疗法。从1998年至今已举办20余期国际针灸班，为20多个国家培养了近千名学员，使新九针疗法惠及全省、全国乃至全世界。

第二节　新九针的科研发展历程

1983年，新九针针具通过了山西省科技厅的成果鉴定，标志着新九针成果的正式认定；1990年，祁越所著《针灸新义》出版，这是对新九针临床运用的初步总结；1993年，新九针及其针具申请了发明专利，标志着山西省针灸研究所新九针知识产权的确认；1998年，《全国九针疗法培训教材》对新九针技术的推广和普及起到积极的作用；1999年，冀来喜主讲的新九针电视教学片出版，把新九针内容从文字上升为直观的影像资料；2000年，国家中医药管理局将"新九针的临床应用"列为国家继续教育项目，这是新九针普及与发展的重要里程碑，也体现了国家对推广新九针的重视；2000年，《中医临床新九针疗法》出版，是新九针创始人师怀堂对新九针从基础到临床的一次全面总结，形成了完整的新九针疗法学术思想，对指导以后的新九针临床和科研有着积极的作用；2002年，"'秩边透水道'针法治疗非菌性前列腺炎、前列腺痛"和"磁圆针治疗单纯性下肢静脉曲张"两项新九针技术课题获得国家中医药管理局的资助，这两项课题的立项使新九针从临床的经验积累逐步上升为科学研究；2007年田文海所著《新九针火针疗法》和田建刚、樊凤娥编著的《新九针疗法》出版，使得新九针理论得到了进一步的完善和提高；2007年，冀来喜的"新九针针具系列研究与应用"获科技部"十一五"支撑计划资助；同时，周然的科技部"十一五"支撑计划"食管癌等疾病的治疗技术"中有6项新九针技术；2008年，"新九针疗法治疗颈椎病的临床研究"获山西省卫生厅资助。2009年，冀来喜主编的《新九针实用技术》一书面世，这是对新九针从临床到科研，从基础理论到实用技术的一次提高性的总结。2010年，"锋勾针疗法治疗肩周炎的临床应用研究"获山西省科技厅资助；2010年冀来喜等主编的《九针治疗疼痛性疾病》、2011年祁越等所著《新九针临证实录》的出版，对新九针的临床应用进行了全新的总结。2014年《中医优势治疗技术丛书》中收录了《新九针》《磁圆梅针》《火针》《三棱针》《秩边透水道》等新九针相关内容，成为了新九针技术基层推广的教科书。2018年冀来喜主编的《针灸适宜病种优势技术组合治疗》、2019年王海军所著《九针新悟》，立足临床，注重实用，既是对众多新九针医师多年经验与理论的继承与发扬，又是新九针疗法临床、教学与科研成果的集成与升华。

2014年，山西省针灸医院申报了山西省卫生厅中医学术流派传承工作项目"师怀堂新九针学术思想传承工作室"。2016年，山西省针灸医院申报了山西省中医药管理局项目"新九针技术开发与应用研究室"。2018年成立了中国针灸学会新九针专业委员会。这为新九针的标准化和规范化发展研究提供了全新的历史机遇。

第三节　新九针的学术创新

学术发展，强调继承，贵在创新，如从祖国医学宝库中去发掘九针，查阅大量古代医籍，反复探索，在古九针的基础上研制"新九针"。经过近40年的推广，新九针广泛应用于临床各科。在针灸临床针具单一、病种复杂的今天，发扬多种针具结合，既重视每个针具的特异性又强调发挥整体特性，对扩大针灸治疗疾病范围、提高针灸疗效有着重要的现实意义。

一、新九针对古九针形状的改进

九针的形状早在《黄帝内经》中就有记载，我们结合临床体会对古九针进行了大胆改进和创新。如古代镵针久已失传，而新的镵针在古九针记载的基础上，末端延伸为直径0.5cm的菱形锋利针头，由耐高温金属制作，便于高温烧灼消毒，针头锋刃可随时修磨，保持锋利。铍针主要是在古九针的记载基础上，发展为火铍针，成为烧灼后烙割的针具。员利针与古员利针"末端尖锐、中部略膨大，针身反细小"不同，针尖部分与毫针相同，为尖而圆的松针形，针体通粗，并且比古员利针的长度长。细火针由耐高温材料制成，细若毫针，使之兼具针与灸的双重功效。三棱针在传统三棱针的基础上做了改进，使其结构更合理；针柄由圆柱体改为六棱鱼腹状三棱锥体，针身由普通三棱锥体改为鱼腹状三棱锥体，针身长度较传统三棱针长。我们对《黄帝内经》时代九针的外形特点进行了进一步的改进，使之更适应现代疾病的治疗。

二、新九针丰富了现代临床针具

新九针针具比古九针针具更为丰富。根据《黄帝内经》记载的古代员针以及近代梅花针，并参照中国古代有关磁石治病的记载和现代磁疗原理，发明创制的新型针具——磁圆梅针，综合了圆针、梅花针、磁疗 3 种治疗方法的治疗作用，针头一端为绿豆大球形，名曰"磁圆针"，另一端形似梅花针针头，名曰"磁梅花针"，体现了磁疗与针具运用的完美结合。锋钩针是参照古九针之锋针和流传于民间的钩针的结构特点，经过数十年的研制改革而发明的新型针具，将流传于民间的传统疗法纳入了新九针体系。火针从《黄帝内经》记载的大针发展而来，经过发掘、整理有关火针方面的文献资料自制而成，有多种类型：单头分细火针、中火针、粗火针；多头火针；火钩针、平头火针；火镵针、火镵针、火铍针。《黄帝内经》九针中无梅花针之称，系后人根据《黄帝内经》中的"毛刺法""半刺法""扬刺法"等针刺方法而创制。新九针之梅花针针具较一般传统梅花针有"针柄弹性好，不易折断""针尖圆钝，叩刺时痛感轻""外表美观、携带方便"等优点。新九针的创制确实为丰富现代临床针具作出了巨大贡献。

三、新九针疗法中火的应用

火针疗法，源远流长，始于春秋战国时期，秦汉以来一直沿用。《灵枢》称"燔针""焠刺"，《伤寒论》称"烧针"，《针灸资生经》称"白针"，《针灸聚英》《针灸大成》俱称"火针"。同样，在新九针的创立与使用过程中，火的应用也是其一大特色。其中，火针疗法是将特制火针烧灼后，刺入或点灼皮肤，或烙割、熨烫病变组织，用以治疗疾病的一种独特治疗方法。在继承古火针的基础上，新九针增加了火针的类型，使之更适应临床疾病的治疗。火针治疗范围十分广泛，临床适用于内、外、妇、儿等各科的近百种病证，特别是在火针针法方面，还开创了火针美容、火针治疗肛肠疾患等新的治疗领域。随着火针的应用，将火的应用引入到镵针、铍针当中去，创造了火镵针刺法、火铍针 - 火镵针联合刺法等前所未有的独特刺法，用以治疗外科疾患，疗效显著。

新九针中火的应用，一方面体现了在某些疾病上的热因热用，如类风湿关节炎的火针治疗等；另一方面用针操作时可起到高温消毒的作用，伤口处理完有不出血、不感染的优点，并且临床上可以代替灸法，减少了烟雾造成的污染。

四、新九针对现代科学技术的利用

新九针的研制是师怀堂在研究经典医籍的基础上，充分结合现代科学技术创制而成，如镵针、铍针的针体由耐高温金属制作而成，便于高温烧灼，并且在高温下针体不变形、不退火，针头部锋刃可随时修磨，保持锋利。火针则选取钨丝制作，能耐高温，不退火，不断裂，不弯曲，变形少，并且高温下硬度强、韧性好。锋钩针、三棱针、员利针、镵针、磁圆梅针、梅花针等均由现代合金材料制成，不仅能满足使用需要，而且美观大方。梅花针的针柄是尼龙产品，具有良好弹性，且分成两节，便于拆装。磁圆梅针在古圆针"筒其身而卵其锋""针如卵形"的基础上，加圆柱形针身，两端形成锥度连接针头，并且有 22cm 长的针柄。梅花针也有 20 多厘米长的针柄，操作时，利用针柄长度形成的力矩，产生用力轻而叩刺力不减的治疗作用，这是将物理学原理应用于新九针针具的创新典范。

五、新九针手法的创新

《灵枢·官针》曰"凡刺有九，以应九变""凡刺十二节，以应十二经""凡刺有五，以应五脏"，主要论述九针的不同刺法。师怀堂在临床实践中创造了一种独特的运针手法，名之为"滞针手法"。这一手法可以持续地产生并保持强烈针感，提高疗效。采用滞针手法时，针与肌肉组织缠得很紧，用手提拔针柄，可感到针下沉紧，不能拔出；但与意外事故不同的是，手法滞针只有针尖部与周围组织缠住。浅刺吊针是在治疗面肌痉挛时摸索出来的一种新手法。同一穴位，同时刺入 3 根针，一直二斜，入针 3mm，刺入甚浅，针体下垂，随身体活动而摇摆，故名"吊针"。另外，毫针刺血治疗血肿效果奇好，3 支毫针并在一起，针头对齐，患处点刺出血，作用可替代三棱针，但痛楚较小，对小儿及痛阈较低者适用。

六、新九针开拓了针灸治疗新领域

新九针疗法具有"自然疗法"的特点，几乎没有副作用，治疗过程十分安全，针后无明显不良反应。这一疗法最主要的特点是：打破了针灸治疗中传统的单一毫针或单一针具施治的局限性，强调发挥不同针具的特异性、整体性治疗作用。因此，该疗法对许多目前发病机制尚未阐明且治疗乏术的疾病，对一些中西医难以治愈的病证，疗效独特。如镍针治疗口腔黏膜白斑；火针治疗痹病、外阴白斑；梅花针治疗脑血管系统疾患；毫针"滞针手法"治疗术后肠粘连等。磁圆梅针治疗下肢静脉曲张，弥补了针灸学上的空白，也为非手术治疗静脉曲张增添了一种新的治疗方法。师氏锋钩针可同时产生两种功能和作用，一是刺血的治疗作用，二是割治的治疗作用，对头痛及肩关节周围炎有特殊疗效。还有铍针等的外治法都为开拓现代针灸外科这一新的治疗领域，提供了十分宝贵的治疗手段。火针浅点祛斑消痣灭瘊，扎耳孔干脆利索，不出血，不感染，开拓了针灸美容新领域，并对皮肤科疾患如牛皮癣、白癜风、神经性皮炎、带状疱疹均有独特的疗效。新九针疗法辨证施针，针分主辅，合理配伍，系统治疗，对 160 余种病证具有疗效。这一疗法在很大程度上扩展了针灸的治疗范围，填补了针灸治疗方面的某些空白；开拓了针灸外科、针灸美容，对一些中西医难以治愈的病证疗效独特。

新九针发展数十年，既要看到优势又要以科学的态度认识其不足。目前，新九针针具已形成固定的标准和规范化的操作，但是针具组合如何选择最佳的刺激位点，其治疗作用效应的量效关系及安全性如何把握，以及每种针具如何规范化使用，依然是我们要探索的问题。但是，我们的目的是用发展和包容的思维把一切有利于提高针灸疗效的技术、方法兼收并蓄，进一步完善新九针疗法，使其在针灸临床发挥更大的作用，让这种"绿色疗法"惠及全人类。

（郝重耀　郭健）

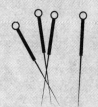

第二章
新九针针具与针法

第一节 新九针锋钩针疗法

一、概述

新九针锋钩针疗法是指用锋钩针点刺、勾割或松解穴位及特定部位，以达到治疗疾病目的的针刺疗法。

新九针锋钩针是新九针团队根据古九针之一的锋针（即三棱针）与民间流传的钩针，取其所长，综其特点融为一体而制成。锋针最早见于《灵枢·九针十二原》，其中记载"九针之名，各不同形……四曰锋针，长一寸六分……锋针者，刃三隅，以发痼疾"。《灵枢·官针》说："病在经络痼痹者，取以锋针。"而钩针来源于民间，其尖端呈勾形，常为勾刺羊毛疗（即痧症）所用。

新九针锋钩针是重要的新九针针具之一。它将毫针、锋针、钩针三者优势结合起来，同时具备了锋针疗效、钩针疗效和毫针疗效。它克服了锋针仅在浅层施治的局限，克服了单纯毫针提插捻转刺激相对不足的局限，充分发挥钩针之优势，对病变组织实施勾割提拉手法，遵循钝性分离和锐性分离并用的原则，可使病理性粘连组织得到有效的剥离和松解，迅速获得正常活动功能。

锋钩针是一种速效、实用的新型针具。它以独特的结构和操作方法，发挥锋针、毫针、钩针的优势，通过刺血和勾割，加强刺激，分层施治，可起到泄热排毒、引邪外出、疏通经络、松解粘连、理筋活络的功效。本疗法对很多常见病、疑难疾病疗效突出。

二、器械选择

锋钩针（图2-1）由不锈钢制作而成，整体长14cm；分针柄、针身、针头三部分；针头与针身呈45°～60°角，为三面有刃之锋利钩尖，长约3mm。

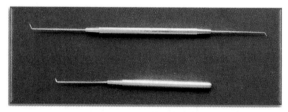

图2-1 锋钩针

三、体位

根据疾病选取经络或腧穴后，再选择适当体位，以锟针点按或皮肤记号笔标记穴位，针刺其中心点即可。

四、施术方法

1. **持针法** 右手拇、示、中三指持捏针柄，中指置于针身下部，微露针头，呈持笔式（图2-2）。

2. **施针方法**

（1）刺络法：刺络前，可在被刺部位或其周围用

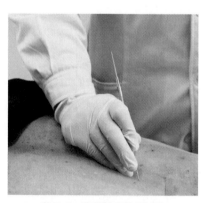

图2-2 锋钩针疗法持针法

推、揉、挤、捋等手法，使局部充血（四肢部位可在被刺部位的近心端以止血带结扎）。刺络时，用一手固定被刺部位，另一手持针，露出针尖 3～5mm，对准所刺部位快速刺入后出针，放出适量血液（松开止血带）。

（2）勾割法：用左手示指、中指绷紧所刺部位皮肤，右手持针迅速将针头刺入皮下（刺入时针尖与皮肤呈 75°角），针头刺入后稍等片刻，将针体扭正（与皮肤垂直），将皮下纤维挑起。上下提动针柄，进行勾割（一般勾割 3～4 针），此时可听到割断皮下纤维的声音。勾割完毕，即可出针（出针时应将针体恢复到进针时的角度，使针尖部分顺针孔而出，这样可减少皮肤损伤）。出针后立即用干棉球按压针孔，外贴创可贴。

五、注意事项

1. 做好患者的解释工作，在患者饥饿、疲劳、精神过度紧张时，不宜立即进行针刺治疗，需进食、休息、放松后方可进行。

2. 操作过程应保持无菌，治疗后创面 3～5 天禁止着水，应保持干燥、清洁，防止感染。

3. 患者禁止食用辛辣刺激之品。

4. 熟练操作，减少疼痛。

六、适应证

1. 急慢性软组织损伤性疾病，或久而不愈的顽固性疼痛。如肩关节周围炎、颈椎病、膝骨关节炎、网球肘（又称肱骨外上髁炎）、背肌筋膜炎、棘间韧带炎、腰背肌劳损、腱鞘炎等。

2. 头面五官疾病。如急性结膜炎、睑腺炎（曾称麦粒肿）、急慢性鼻窦炎、过敏性鼻炎、急性扁桃体炎、急慢性咽炎、神经性头痛、眉棱骨痛等。

3. 部分内科疾病。如中风后遗症、支气管炎、哮喘、胃痉挛等。

七、禁忌证

1. 严重器质性疾病、重度贫血、严重心脏病、癌症晚期患者，不宜使用。

2. 针刺后容易引起出血的疾病，如血友病、血小板减少性紫癜、过敏性紫癜，应禁用。

3. 孕妇禁用。

4. 治疗部位有感染、溃疡、瘢痕、严重静脉曲张或肿瘤者，不宜使用。

5. 由糖尿病及其他各种疾病导致皮肤和皮下组织吸收和修复功能障碍者，不宜使用。

6. 施术部位有重要神经血管或重要脏器，而施术时无法避开者，禁用。

八、不良反应（事件）及处理

在针刺治疗前做好患者的安抚工作，操作中严格遵循锋钩针疗法操作规范，一般不会发生不良反应。

1. 晕针　常规处理即可。

2. 血肿　出针后，在针刺部位引起皮下出血、皮肤隆起，称皮下血肿。出现皮下血肿时，应先持干棉球压按在针孔处的血肿上片刻。如血肿不再增大，不需处理，局部皮肤青紫可逐渐消退。如血肿继续增大，可加大按压力度并冷敷，然后加压包扎，48小时后局部改为热敷，以消散瘀血。

〜　第二节　新九针火针疗法　〜

一、概述

火针疗法是在中医理论指导下，用特制的针具，烧红后针刺人体经络穴位，以达到治疗和预防疾病的一种独特的疗法；是新九针针法的重要组成部分。

火针疗法，源远流长，始创于春秋战国时代，秦汉以来一直为医家沿用；《灵枢》中称"燔针""焠刺"，《伤寒论》称"烧针"，《针灸资生经》称"白针"。明清以来，在《针灸聚英》《针灸大成》《针灸集成》中俱称"火针"，其名后世沿用。《灵枢》记载："大针，长四寸……尖如梃，其锋微员"，"主取大气不出关节者也"。"大""火"二字在传抄过程中笔误的可能性极大，故其中所述"大针"可能就是火针。新九针创制团队根据其描述，经过不断的临床摸索和总结，研发了细火针、中火针、粗火针、平头火针及三头火针等火针器具。

火针兼具针、灸两方面的功效，可温阳补气、回阳固脱、温经通络、祛湿散寒、消瘀散结、拔毒泄热、补中益气、升阳举陷等，进而可以预防疾病、保健强身；广泛地应用于临床各科，不仅提高了疗效，而且扩大了单用毫针或艾灸的适用范围，值得推广应用。

火针疗法初始主用疗痹。《灵枢·官针》所谓"九曰焠刺，焠刺者，刺燔针则取痹也"。后至唐代亦用治中风瘫痪、外科疖肿、痈疽溃脓、腹块结积等。清代吴仪洛运用平头火针，治疗翼状胬肉，将其引入眼科疾病的治疗……发展到今天，火针的治疗范围已遍及内、外、妇、儿、五官各科的临床中，特别是对各种疼痛性疾病疗效独特，如头痛、三叉神经痛、颞下颌关节紊乱综合征、颈部淋巴结结核、颈肩腰腿痛、肋软骨炎、带状疱疹、网球肘、肱骨内上髁炎（又称高尔夫球肘）、腱鞘炎、风湿性关节炎、类风湿关节炎、强直性脊柱炎、痛风等，还可治疗各种消化系统疾病及某些皮肤病。

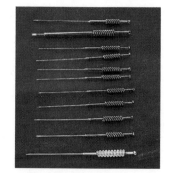

二、器械选择

1. 火针　火针由钨钢制成，临床根据治疗不同病种的需要选取细火针、中火针、粗火针、平头火针及三头火针（图2-3）。

2. 酒精灯　诊室常规酒精灯。

图2-3　火针

三、体位

根据疾病选取经络或腧穴后，再选择适当体位，以锡针点按或皮肤记号笔标记穴位。

四、施术方法

1. 针具选择 一般疾病均以尖头细火针为主。各类关节积液、囊肿、小面积黏膜溃疡、乳痈、疔肿的排脓、脂肪瘤、小面积色素痣、血管瘤等选用尖头中、粗火针；中等大小的痣、高出皮肤 2mm 以内的疣类、雀斑、老年斑、黏膜溃疡、疖腮、梅尼埃病、面肌痉挛等多选用三头火针；平头火针则适用于面积略大的雀斑、老年斑、翳状胬肉、久而不愈的小溃疡面等。

2. 持针式 用拇、示、中指，如握笔状持拿针柄。

3. 烧针法

（1）普通烧针法：多选用粗、中、细火针和平头火针。右手持针，左手拿酒精灯，将火针针身中部 1/3 平放入酒精灯火焰中，待针身红亮后右手向上提起针柄，同时向下放入针尖使针身前 2/3 呈 45° 角倾斜在火焰中，待针尖针身烧至白亮施治（图 2-4）。

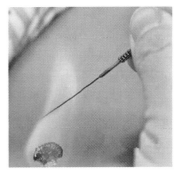

图 2-4 普通烧针法

（2）三头火针烧针法：右手持针，左手拿酒精灯，将三头火针针尖呈 45° 角倾斜放入酒精灯火焰中，待针尖烧至通红或微红施治（图 2-5）。

4. 刺法

（1）深速刺：将针烧至白亮，速进疾出。对不同的穴位可刺 0.5～2 寸。

（2）深留刺：针法同深速刺，但不可立即出针，达到所需深度后留针不动，一般留针 5～6 分钟，待针温散尽后疾出退针。

（3）浅点刺：将针烧至通红，速入疾出，轻浅点刺。

（4）慢烙熨（刺）：将针烧至微红，在施术部位表皮进行轻而稍慢的烙熨。

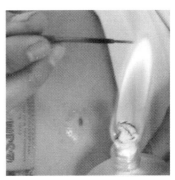

图 2-5 三头火针烧针法

（5）速烙刺：将针烧至通红，于病灶处速烙刺或速烙割。

五、注意事项

1. 根据病情需要选择适当的针具。一般疾病多选用尖头细火针及中火针，放血泄水多选用尖头粗火针，美容多选用三头或平头火针。

2. 单头火针深刺时一定要烧至白亮方可施治。烧针不到位，不但患者疼痛难忍，且刺入与拔针均难顺利完成。

3. 面部应用火针要慎重。靠近内脏、五官及大神经、大血管处，应注意避开，所刺深度应较浅。若非有意刺中血管放血，则应即刻用消毒干棉球压迫止血，且火针针眼闭合较慢，压迫止血应较毫针稍久。

4. 操作过程应保持无菌操作。

5. 火针治疗后，3天内忌针孔着水；当天如出现针孔高突、发红瘙痒等，是正常反应，不可搔抓，以免感染。

6. 火针后，患者禁止食用辛辣刺激之品。

六、适应证

1. **痹病**　风湿性关节炎、类风湿关节炎、骨关节炎、创伤性关节炎，以及肩周炎、网球肘、腰肌劳损、坐骨神经痛等。

2. **脾胃病**　急性胃肠炎、慢性胃肠炎、胃溃疡、溃疡性结肠炎、慢性痢疾、胃肠神经症、习惯性便秘等。

3. **皮肤病**　神经性皮炎、鸡眼、色素痣、小寻常疣、扁平疣、软疣、丝状疣、外阴白斑、甲癣、外阴苔藓、白癜风、老年斑、雀斑等。

4. **耳鼻喉科、外科疾病**　鼻窦炎、过敏性鼻炎、疔痈、化脓性乳腺炎、皮下囊肿、滑囊炎、瘰疬、小血管瘤、皮肤溃疡、黏膜溃疡、关节积液、内外痔、肛裂、瘘管等。

5. **内科杂病**　中风后遗症、失眠、三叉神经痛、顽固性面瘫、眉棱骨痛等。

七、禁忌证

1. 严重器质性疾病、重度贫血、严重心脏病、癌症晚期患者，不宜使用。

2. 针刺后容易引起出血的疾病，如血友病、血小板减少性紫癜、过敏性紫癜，应禁用。

3. 孕妇禁用。

4. 糖尿病控制不良者，不宜使用。

5. 施术部位有重要神经血管或重要脏器，而施术时无法避开者，禁用。

八、不良反应（事件）及处理

1. **过敏反应**　如针眼瘙痒红肿反应严重，为过敏反应，可予以口服抗过敏药物。

2. **气胸**　轻者予以吸氧、休息等可以自愈。如症状严重则需西医外科处理。

第三节　新九针员利针疗法

一、概述

员利针是古代九针之一。《灵枢·九针十二原》曰："员利针者，大如牦，且员且锐，中身微大，以取暴气。"《灵枢·九针论》曰："员利针，取法于牦针，微大其末，反小其身，令可深内也，长一寸六分，主取痈痹者也。"说明其针尖稍大，尖如牦尾，圆而且锐，针身略粗，长一寸六分。主治痈肿、痹病，深刺之，可以治暴痛。

员利针疗法是以古九针中员利针针具的特殊形态和作用为基础，以现代运动学、解剖学理论为指导，对针具形态加以改进，结合现代医学解剖知识和运动学知识来确立针刺点，采用运动针灸的"合谷刺"针法针刺，从而形成的治疗急慢性软组织损伤疾病的一种新的针灸疗法。

本疗法不同于以往任何一种中医针灸疗法。它运用西医运动学原理，首先确定疼痛是在什么动作或什么姿势状态下产生的，然后分析该动作的参与肌群或维持该姿势稳定性的参与肌群，结合解剖学结构和力学平衡结构确定其中最易损伤的肌肉，随后针对该肌肉的起点、中点和止点，采用特制的员利针，用"合谷刺"手法进行治疗，通过调整肌肉的痉挛状态来治疗疾病。其治疗点不是传统针灸疗法的穴位点，而是肌肉的起点、中点、止点，故而只要掌握西医解剖知识及中医针刺手法即可治疗疾病。

员利针疗法以西医学知识为理论基础，以中医针刺技术为指导，是完全的中西结合方法，为软组织损伤类疾病开辟了一个全新的治疗领域。

二、器械选择

员利针（图 2-6）：柱形粗针。状如马尾，针尖又圆又尖。以粗银丝或不锈钢制成，长 5 ～ 10cm，直径为 1.5mm（等同 22 ～ 26# 毫针），针尖圆锐，外观同毫针样式。

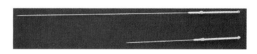

图 2-6　员利针

三、体位

根据患者病情选取适当的体位。

四、施术方法

1．**持针式**　右手拇、示、中三指持捏针柄，左手拇、示、中三指置于针身下部，微露针头。（图 2-7）

2．**施针方法**　破皮、刺入、得气、出针、按压。一般不留针，或留针 30 分钟。

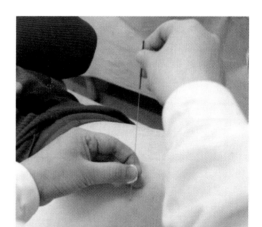

图 2-7　员利针疗法持针法

3．**行针手法**　一般常用滞针手法。

4．**疗程**　隔日针刺 1 次，5 次为 1 个疗程，2 个疗程间休息 3 天。

五、注意事项

1. 患者在饥饿、疲劳、精神过度紧张时，不宜立即进行针刺治疗，需进食、休息、放松后方可进行。

2．操作过程应保持无菌，针刺后创面应保持干燥、清洁，防止感染。

3．针刺过程中，捻转进针角度宜小，避免大幅度提插捻转，防止损伤神经。

4．行针宜缓，以免造成滞针、弯针、断针等异常情况。

六、适应证

1．**痹病** 第三腰椎横突综合征、坐骨神经痛、梨状肌综合征、腰椎间盘突出症、风湿性关节炎、类风湿关节炎、强直性脊柱炎、脊柱关节病、骶髂关节炎、股骨头坏死、膝骨关节炎等。

2．**痿证** 偏瘫、截瘫、小儿麻痹后遗症、吉兰－巴雷综合征等。

七、禁忌证

1．重病发作期。

2．施术部位有皮肤感染、肌肉坏死者。

3．施术部位有红肿、灼热或在深部有脓肿者。

4．患有血友病，或有其他出血倾向者。

5．血压较高，且情绪紧张者。

八、不良反应（事件）及处理

在针刺治疗前做好患者的安抚工作，操作中严格遵循员利针技术操作规范，一般不会发生不良反应。

1．**晕针** 由于员利针刺激强烈，加之针粗又易使患者产生恐惧，因而发生晕针的可能性也较大。因此，要事先注意患者的体质、神态，了解患者对针刺反应的耐受力。特别是对初次治疗的患者，要了解以前的治疗情况。对精神紧张的体弱患者宜做好解释工作，手法适当减轻，并尽量采取卧位。对饥饿、大汗、大泻、大吐、大出血及过度疲劳者，应禁针。

2．**血肿** 在静脉与动脉显露处或表浅处，应注意避开血管进针。深刺时若刺中血管，患者觉针下剧痛或针体有跳跃感时，应立即停针不动，再将针慢慢提起，压迫针孔片刻。一旦出现血肿，及时冷敷，48小时后热敷，轻者渐愈。如血肿严重则需西医外科处理。

～ 第四节　新九针梅花针疗法 ～

一、概述

梅花针疗法是以新九针梅花针叩刺人体一定部位或穴位来治疗疾病的一种疗法，属于新九针针法的一个组成部分。

《黄帝内经》时期并无梅花针之称。梅花针是后人根据《黄帝内经》中的"毛刺法""半刺法""扬刺法"等针刺理论而创制的。古人用5根针来针刺治病，其布针形状及针刺后皮肤泛起的红晕都酷似梅花，故而得名"梅花针"。梅花针的雏形并无针柄，只是将数枚毫针用右手拇、示、中三指捏持，对齐针尖，向患部表皮浅刺。也有人将7枚毫针捆成一束，称七星针，名称虽异，作用相同，通常也称"梅花针"。至近世，有人将梅花针装在一根小棍或竹筷上，成为有柄的梅花针。20世纪60年代初，山西省针灸研究所师怀堂开始研究改革梅花针，根据临床需要，经多次改革，终于在20世纪70年代研制成功，使新九针梅花针成为新九针针具之一。十二皮部是十二经脉功能活动反映于体表的部位，也是络脉之气散布之所在。运用新九针梅花针叩刺皮部可激发、调节经络脏腑功能，达到防治疾病的目的。

新九针梅花针由针体、针座和针柄三部分组成。针体由7枚不锈钢针组成，嵌于针座内。针体又分为针身与针头两部分，其中针头为尖而不锐的钝尖，避免了叩刺皮肤时的刺痛感。针座由尼龙或金属制作，用于固定镶嵌针体。针座通过螺旋丝口与针柄连接，便于更换。针柄由尼龙制作，具有良好弹性，由两节组成，每节13cm；两节接头处通过螺旋丝口衔接，便于拆装；用后可分开，便于携带。新九针梅花针较一般传统梅花针的优点有：针柄弹性好，不易折断；针尖圆钝，叩刺时痛感轻；外表美观；携带方便等。

二、器械选择

新九针梅花针（图2-8）。

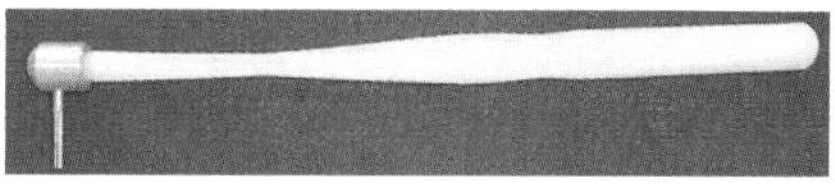

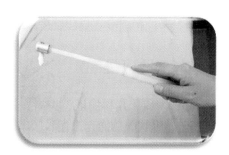

图2-8 梅花针

三、体位

根据患者病情选取适当的体位。

四、施术方法

1. 消毒 叩刺部位常规消毒；针具针头高温高压消毒。

2. 持针法 手握针柄后部，示指压在针柄上，其余四指以适当的力量握住针柄，针柄尾端固定在大陵穴前1横指处（图2-9）。

图2-9 梅花针疗法持针法

3. 叩刺法 基本手法为"弹刺手法"。方法是：叩刺时，针尖垂直对准叩刺部位，均匀而有节奏地运用腕部力量，"一虚一实"地灵活弹刺，反复进行。

4. 叩刺部位 新九针梅花针叩刺一般分为循经叩刺、穴位叩刺、局部叩刺3种。

（1）循经叩刺：是指循着经脉进行叩刺的一种方法。常用于项背腰骶部的督脉和足太阳膀胱经，其次是四肢肘膝以下部位。

（2）穴位叩刺：是指在穴位上进行叩刺的一种方法。临床上常于各种特定穴、华佗夹脊穴、阿是穴等处进行叩刺。

（3）局部叩刺：是指在患部进行叩刺的一种方法。如扭伤后局部的瘀肿疼痛、顽癣等，可在局部进行围刺或散刺。

5. 叩刺强度　叩刺强度是根据刺激的部位、患者的体质和病情的不同而决定的，一般分轻、中、重3种。

（1）轻刺激：叩刺时腕力轻，针体高抬，节奏轻快，以局部皮肤略有潮红为度。适用于老弱妇儿、虚证患者和头面、五官等肌肉浅薄处。

（2）中等刺激：叩刺力量介于轻、重刺激之间，以局部皮肤潮红无出血为度。适用于一般疾病和多数患者，除头面等肌肉浅薄处外，大部分部位都可用此法。

（3）重刺激：针体高抬，叩刺力量以重度手法为主，以局部皮肤可见隐隐出血为度，患者有疼痛感觉。适用于体强、实证患者，以及肩、背、腰、骶部等肌肉丰厚处等。

6. 治疗时间　每日或隔日1次，10次为1个疗程，疗程间可间隔3～5日。

五、注意事项

1. 握持针柄时，不能太紧，亦不可太松。过紧会使腕关节肌肉紧张，影响其灵巧活动；过松会使针柄左右摆动，容易刺破皮肤出血。

2. 叩刺时要保持弹刺手法，即叩刺时针尖接触皮肤后，产生一种反向作用力，使针轻微弹起，与此同时，顺势敏捷提针，绝不能慢刺、压刺、斜刺或拖刺；另外，在叩刺时要"一虚一实"，即2次叩刺动作，针尖只接触皮肤1次，中间空弹1次。针尖着落皮肤时发出短促而清脆的"蹦蹬"声响。这样可以减轻患者痛感，增强治疗效果。

3. 叩刺时，针尖着落要平、稳、准。平，就是针尖与皮肤在叩刺时必须呈垂直接触，7个针尖务必全部着落皮肤；稳，就是针柄不可摇摆，落针要稳当，提针要敏捷；准，就是一定要叩准预定的刺激部位。叩刺力量应发自腕部。

4. 叩刺频率不应过快或过慢。根据不同刺激强度，每分钟叩刺70～100下；每个刺激点一般可叩刺5～15针；一般连续叩刺30～50针，中间间歇20～30秒。

5. 要严格消毒，以防感染。

六、适应证

1. 内科、儿科病证　头痛、失眠、眩晕、感冒、中暑、高血压、冠心病、阵发性心动过速、甲状腺功能亢进症、咳嗽、支气管哮喘、尿频、小儿麻痹后遗症、小儿腹泻、痢疾、遗尿等。

2. 神经、精神类疾病　单纯性晕厥、神经衰弱、面神经炎、面肌痉挛、坐骨神经痛、脑血管病及其后遗症、多发性神经炎、肋间神经痛等。

3. 外科、妇科病证　急性扭挫伤、腰痛、肩关节周围炎、颈椎病、落枕、股外侧皮神经炎、淋巴结炎、淋巴结结核、手术后腹胀、手术后及产后尿潴留、急性乳腺炎、月经不调、绝经前后诸症等。

4．五官科、皮肤科病证及其他 鼻炎、耳鸣、耳聋、牙痛、近视、脱发、神经性皮炎、丹毒、皮肤瘙痒症、带状疱疹等。

七、禁忌证

1．局部如有溃疡或损伤者，不宜使用本法。
2．急性传染性疾病、急腹症、恶性肿瘤患者，不宜使用本法。
3．对容易引起出血的疾病，如血友病、血小板减少性紫癜、过敏性紫癜，禁用。

八、不良反应（事件）及处理

临床应用以来，尚未发现不良反应。

第五节　新九针磁圆梅针疗法

一、概述

磁圆梅针疗法源自古九针之员针，是在中医基础理论指导下，通过使用磁圆梅针叩击、按压或刮摩人体一定部位，从而治疗疾病的一种操作方法。

员针最早见于春秋战国时期，《灵枢·九针十二原》提到"九针之名，各不同形。一曰镵针，长一寸六分；二曰员针，长一寸六分"，并指出"员针者，针如卵形，揩摩分间，不得伤肌肉，以泻分气"。另外，《灵枢·官针》《灵枢·九针论》等篇中也有记载。可以看出，春秋战国时期，关于员针的文字记录已较为详细，但迄今为止，尚未发现《黄帝内经》时期的员针实物。中华人民共和国成立后，针灸事业得到政府的大力支持，针灸技术广为流传，众多古老技术得以抢救、整理、提高和创新，力求近乎消失的九针器具能够重焕青春，服务人类。20世纪70年代，山西省针灸研究所师怀堂参考《灵枢》中关于员针特点的记载，对员针进行改革，历经新员针、磁员针等几次修改，最后将员针和磁员针合二为一，也就是我们现在看到的保留在"新九针"针具中的"师氏磁圆梅针"。该针具结合了古代员针、梅花针和磁疗的治疗特点。山西省针灸研究所同仁，在继承磁圆梅针技术的基础上，针对磁圆梅针的操作规范和临床应用不断进行新的探索，扩大了磁圆梅针技术的临床应用范围。目前，磁圆梅针可治疗70多种疾病，对其中20多种疾病具有较好的临床疗效。

二、器械选择

磁圆梅针针具由金属制作而成，外形似斧锤，呈T形，由针柄、针身和针头3部分组成。磁圆梅针专利号为：GK85107161。
针头1：磁圆梅针磁圆头。
针头2：磁圆梅针磁梅花头。

针头3：磁圆梅针尾部点穴圆头。如图2-10所示。

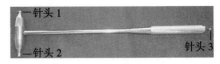

图2-10 磁圆梅针

三、体位

根据患者病情选取适当的体位。

四、施针方法

1. 持针法

（1）持针法一：以右手拇指、示指握持针柄中后1/3处，中指、环指、小指顺势轻托针柄，肘部屈曲90°，凭右手手腕上下活动形成捶叩之力。主要适用于针头1和针头2（图2-11）。

（2）持针法二：右手拇指、中指持针柄，示指伸直轻按其上，其余两指自然弯曲，针头与患者皮肤呈45°角，运用腕力，示指向针柄加压，环指与小指起协助回收之力。主要适用于针头1（图2-12）。

（3）持针法三：针柄垂直，以右手5指紧握针柄末端，将针头3放置在穴位或病变局部，依靠肩、肘、腕部之力进行点按。主要适用于针头3（图2-13）。

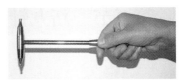

图2-11 持针法一

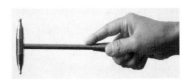

图2-12 持针法二

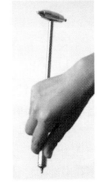

图2-13 持针法三

2. 操作手法

（1）弹叩法：适用于针头1和针头2的操作使用。以持针法一进行持针，肘部屈曲90°，手臂悬空，腕部放松，针头垂直于接触面，运用手腕部的弹力和中指、环指、小指的撬力，循经叩打经络或穴位，如此反复进行。

（2）刮摩法：适用于针头1的操作使用。以持针法二进行持针，针头与患者皮肤呈45°角，运用腕力，示指向针柄加以适当压力，使针头在皮肤局部呈剃头式、沿经脉循行线自上而下或自下而上滑摩，环指与小指起协助回收之力。

（3）点揉法：适用于针头3的操作使用。以持针法三进行持针，将针头3对准穴位或施术部位进行点揉。

3. 叩刺部位

（1）经脉叩刺：循经脉走行叩刺，视病情需要叩击1条或数条经脉，也可叩击1条或数条经脉中的一段或几段。

（2）穴位叩刺：选取与疾病相关的穴位叩刺。单纯叩刺腧穴，主穴多叩、重叩，配穴轻叩、少叩。一般每穴以5～20下为准，频率、手法依据穴位处肌肉组织多少决定，同时结合患者的体质情况以及不同病证所属经脉的情况而定。

（3）局部叩刺：在病变局部及周围叩刺。由外周向中央，至皮屑脱落充血为度。叩刺结束后，用纱布覆盖以保护创面，或贴膏药。

4．刺激强度

（1）弱刺激：用较轻的腕力叩刺，皮肤颜色无明显改变，仅有略红，且叩刺时肌体仅有微微震动感。

（2）中等刺激：叩刺的腕力介于弱、强刺激之间，叩时皮肤潮红，第2天出现黄青色斑点。

（3）强刺激：用较重的腕力叩刺，叩时皮下痛感明显。叩刺后皮下出现黄青色斑点，后转为青紫色斑点。

五、注意事项

由于人的生理功能状态和生活环境条件等因素，在针刺治疗时，应注意以下几个方面：

1．患者在饥饿、疲劳、精神过度紧张时，不宜立即进行磁圆梅针治疗，需进食、休息、放松后方可进行。

2．患者治疗部位避免佩戴手表、皮带等金属制品，以防与磁发生不良反应；衣物以棉质宽松为宜，避免穿过厚衣物进行治疗，以免影响疗效。

3．操作前要检查针具，磁圆梅针圆针头应圆滑无凸凹、梅花针头针尖须平齐无弯钩，当发现针头有损伤时，需及时修理。

4．操作时，需运用腕力垂直弹叩，避免斜叩、拖拉及捶打。

5．针具及针刺局部需常规消毒，叩刺后皮肤偶有出血，须用消毒干棉球擦拭干净，保持清洁，以防感染。

6．局部皮肤有创伤、溃疡等，不宜使用本法。

六、适应证

1．内科病证 胃下垂、急性胃肠炎、慢性胃肠炎、泄泻、神经衰弱、动脉硬化等。

2．外科病证 软组织损伤、肩周炎、颈椎病、蚊虫咬伤、跌打损伤所致血瘀肿痛、静脉曲张、鹅掌风、风湿性关节炎、类风湿关节炎、肱骨内上髁炎、肱骨外上髁炎、脱肛、神经性皮炎等。

3．妇科病证 子宫脱垂、不孕症等。

4．儿科病证 小儿腹泻、小儿遗尿等。

5．耳鼻喉科病证 耳鸣、耳聋。

6．保健 防病健体、乌发美容。

七、禁忌证

1．急性传染性疾病或炎症急性期，不宜单独采用。

2．严重器质性疾病、重度贫血、严重心脏病、癌症晚期患者，不宜使用；佩戴心脏起搏器者，不宜使用；体内有金属置入者，如行关节置换、骨折内固定等，不宜使用。

3．对容易引起出血的疾病，如血友病、血小板减少性紫癜、过敏性紫癜，禁用。

4．孕妇禁用。

5．皮肤有感染、溃疡、瘢痕或肿瘤者，不宜使用。

八、不良反应（事件）及处理

1．**血肿**　在施术时如果叩刺过重或患者血管弹性较差时，可能会出现血肿。一般不做处理，可自行消退。若局部肿胀疼痛较剧，青紫面积较大，可先做冷敷，再叮嘱患者24 ～ 48 小时后热敷，以促进局部血肿消散吸收。

2．**疲劳**　如果在腧穴或经脉上施术时间过长，患者可能出现疲劳现象，一般为刺激量过大引起，因此在施术过程中，应注意治疗时间和弹叩力度。

3．**皮肤瘙痒**　极少数人可能出现皮肤瘙痒，一般为过敏表现，不做处理。

〜　第六节　新九针镵针疗法　〜

一、概述

新九针镵针疗法是采用镵针划割人体某些部位，从而防治疾病的一种独特针刺方法，是新九针针法的一个组成部分。

根据《灵枢》有关镵针记载：镵针长 1.6 寸，头大末锐，形如剑，主要用来泻阳热。改制后的新九针镵针针身长 4cm，末端延伸为直径 0.5cm 的菱形锋利针头，由耐高温金属制作而成，便于高温烧灼消毒，且针头部锋刃可随时修磨，保持锋利；针柄长 10cm，为圆柱形，用优质木材或现代隔热材料制作而成。新九针镵针疗法具有调理肠胃、活血清热作用，对多种疾病具有独特疗效。

二、器械选择

镵针（图 2-14）、酒精灯、医用手术钳或镊子等。

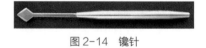

图 2-14　镵针

三、体位

依据具体操作部位选择相应体位。

四、施术方法

1．**持针方法**　以刺手拇、示、中三指呈持笔式姿势捏持针柄。

2．**基本手法**　针体与皮肤呈垂直角度，在预定部位划割，以微出血为度。

3. 临床划割方法 根据划割部位的不同，一般常用的有以下 3 种方法。

（1）口腔黏膜划割法：以针头部锋刃，在口腔内颊黏膜的横形条索状白斑或紫斑上进行垂直划割，割至出血为度。每针划割长度约 1cm。可根据条形斑的长度酌情决定划割的针数。此法适用于多种胃肠疾患、面神经麻痹等。

（2）耳壳划割法：①耳部穴位划割，用针尖轻微划割耳内侧、背侧之穴位。可按耳穴定位选取划割部位，每次 3～5 穴（处），以微出血为度。②耳背静脉划割，用针尖轻微划割耳背静脉，以稍出血为度。一般一次划割 2～3 处。此法适用于治疗某些皮肤疾患（如湿疹、黄褐斑等）。

（3）背部腧穴划割：在背部腧穴进行划割，如在治疗外感风邪所致疾病时，可选取背部足太阳膀胱经穴、督脉经穴划割。

五、注意事项

1. 镵针操作前应做好解释工作，务必征得患者同意。
2. 镵针操作时要注意控制划割的深度，否则创面较大、出血量较多。
3. 操作手法要求稳、准、快，否则增加患者的痛苦。
4. 严格掌握本操作方法的适应病种。

六、适应证

1. **内科疾病** 外感风寒、外感风热、面神经麻痹、胃肠疾患。
2. **皮肤疾病** 皮肤赘疣、湿疹、脓疱疮、黄褐斑等。
3. **肛肠疾病** 肛肠息肉、外痔、肛裂等。

七、禁忌证

1. 对容易引起出血的疾病，如血友病、血小板减少性紫癜、过敏性紫癜，禁用。
2. 严重高血压、急性脑出血、精神烦躁患者，禁用此法。
3. 大病体弱、贫血、孕妇和有自发出血倾向者，慎用。

八、不良反应（事件）及处理

临床应用以来，尚未发现不良反应。

〜 第七节 新九针铍针疗法 〜

一、概述

新九针铍针疗法是以铍针刺激穴位或特定区域，以及将铍针烧至灼热后烙割病变组织以防治疾病的一种治疗方法，是新九针针法的一个组成部分。

铍针亦是古代九针之一。《灵枢·九针十二原》记载："五曰铍针，长四寸，广二分半……铍针者，末如剑锋，以取大脓。"《灵枢·九针论》记载："五曰铍针，取法于剑锋，广二分半，长四寸，主大痈脓，两热争者也。"迄至今世，铍针针法早已绝迹。改制后的新型铍针，主要用于针灸外科，对以往针灸从不治疗或无法治疗的一些外科病种，如皮肤赘生物、肛肠息肉、较大的疣或痈疡、粉瘤、痔等多种疾病有独特的疗效。新九针铍针疗法不仅对一些外科疾病有较好疗效，还具有外科手术之外的一些优点，比如：铍针烧灼后切割皮肤渗血少，甚至不出血；经铍针切割的 1.5～2cm 以下的切口，无须缝合处理，可自然愈合；铍针切割、烧灼后的切口或伤口，一般无须包扎，并且愈合快、不易感染、不留瘢痕。

二、器械选择

铍针（图 2-15）、酒精灯、镊子等。

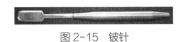

图 2-15　铍针

三、体位

依据具体操作部位选择相应体位。

四、施术方法

1. **持针方法**　右手拇指、示指、中指横持针柄，针锋朝内，柄朝外。施术时，针具与施术部位常规消毒（图 2-16）。

2. **麻醉与消毒**　一般无须麻醉，较大切口用利多卡因进行局麻。施术部位常规消毒，针具一般高温烧灼消毒。

3. **施针方法**

（1）治疗皮肤疣赘、瘤痣：将火铍针在酒精灯上烧至发红发亮。左手持止血钳或镊子，夹持提拉病变组织。右手持烧红的铍针，对准病变组织根部，齐根灼割之，动作

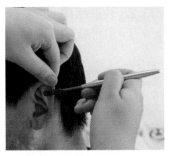

图 2-16　铍针疗法持针法

宜迅速。然后观察数分钟，伤口如有渗血或切割不平整，用火针或锟针修补，然后常规包扎。

（2）治疗脓肿痈疡：常规消毒患处皮肤，将火铍针在酒精灯上烧红，以均匀稍慢的速度切开脓肿处皮肤，使脓液流出，再用锟针或其他辅助手法使内容物流尽，然后拔罐至脓完血出，包扎伤口。

（3）治疗粉渣瘤、腱鞘囊肿：先用火铍针切开瘤体或囊肿，挤出内容物，再用火锟针烫灼破坏瘤壁或囊壁，然后包扎。

（4）治疗肛裂：常规消毒皮肤，先用火铍针烙烫肛裂口，再用火锟针修复，然后包扎清理。嘱大便时小心。嘱多食稀饭蔬菜，保持软大便，便后注意清洗。

五、注意事项

同镵针。

六、适应证

外科病证：如较大的赘疣、肛肠息肉、皮肤良性瘤、陈旧性肛裂、外痔、痦子等。

七、禁忌证

同镵针。

八、不良反应（事件）及处理

临床应用以来，尚未发现不良反应。

〜 第八节　新九针鍉针疗法 〜

一、概述

　　新九针鍉针疗法是运用鍉针对经络穴位的皮肤表面进行按压或运用鍉针对人体一定部位进行熨烫以治疗疾病的一种方法，是新九针针法的一个组成部分。

　　鍉针亦是古代九针之一，后世医家对其应用甚为稀少。改制后的鍉针应用非常广泛，亦被众多医家所掌握。《灵枢·九针论》云："三曰鍉针，取法于黍粟之锐，长三寸半，主按脉取气，令邪出。"古鍉针整体长约12cm，针体末端延伸为黍粒状的球形全头。古鍉针主治脉病和热病。如《灵枢·九针论》曰："主按脉取气，令邪出。"以上言其主治脉病。《灵枢·热病》曰："热病头痛……厥热病也，取之以第三针。"以上主热病。随着科技的发展和医疗水平的提高，为了更好地适应现代临床实践，鍉针也在不断更新与发展。改制后的鍉针，根据临证需求制为5种样式，即小鍉针、火鍉针、大鍉针、弹簧鍉针、长鍉针。临床应用时常以小鍉针为主，其他则在特定疾病时使用。新九针鍉针疗法可治疗病在经脉，气虚不足者，具有按摩经脉、疏导气血、通调经络的功能。

二、器械选择

　　古鍉针整体长约12cm，针体末端延伸为黍粒状的球形全头。改制后的鍉针，根据临证需求制为5种样式，即小鍉针、火鍉针、弹簧鍉针、大鍉针、长鍉针。临床应用时常以小鍉针为主，火鍉针、弹簧鍉针则在特定疾病时使用，而大鍉针、长鍉针现临床已很少使用。

　　1. 小鍉针　总长12cm，分针体与针柄两部分。针体长3cm，由耐高温金属材料制作而成，分针身与针头两部分（图 2-17）。针身末端延伸为绿豆大小的球形针头，另一端连于针柄处固定在针柄上。针柄长 9cm，用优质木材或现代绝热材料制成。

2．**火锟针**　除针头较小锟针增加 2～3 倍外，余均与小锟针同（图 2-18）。

3．**弹簧锟针**　形状、长度与小锟针相似，只是针体与针柄间加有微型弹簧，使针体部可根据需要伸缩（图 2-19）。

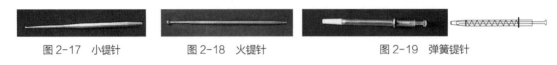

图 2-17　小锟针　　　　　　图 2-18　火锟针　　　　　　图 2-19　弹簧锟针

三、体位

依据具体操作部位选择相应体位。

四、施术方法

1．**持针法**　刺手拇、示、中三指以持钢笔姿势紧握针柄，然后在选定的穴位或阳性反应点按压、点揉，以取得针感为度，也可以点痕做标记（图 2-20）。另一种持拿方法是以刺手横握针柄，拇示指用力捏持针柄前部，循经刮摩皮肤，以潮红或出现红疹为度。

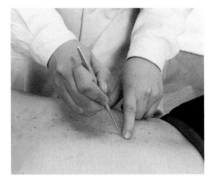

图 2-20　小锟针持针法

2．**操作方法**

（1）冷锟针刺法

1）治疗刺法：在选定的部位、穴位或刺激点等处按压片刻。针柄与皮肤呈 80° 左右角，做小幅度旋转，形成明显凹坑，以出现针感为度。一般多用于内科、儿科病证如小儿疳积、腹泻、消化不良等，以及某些外科病证如关节损伤、软组织扭伤等。

2）穴位标记法：初学者标记穴位使用。用锟针在将要使用其他针刺工具刺激的部位用力按压，使将要被针刺处的皮肤形成明显凹坑，作为针刺标记。尤其适用于初学火针者在施火针前进行穴位标记。

3）用于寻找压痛点、疾病反应点、阿是穴点，如肩周炎、腱鞘炎、足跟痛、网球肘的治疗前选穴。

（2）火锟针刺法

1）单纯火锟针刺法：将火锟针针头根据需要在酒精灯上烧至通红或微红，在特定刺激点灼刺或患处局部烙烫。常用于一般外科病证，如小血管瘤、疣赘、色素痣、老年斑、外痔、久不愈合溃疡面、肛裂、瘘管等。

2）火铍针-火锟针联合刺法：先用火铍针迅速烙割病变组织，以切割至与皮肤相平为度；然后用火锟针烙烫、修补结痂，并产生强化止血作用。常用于皮肤赘生物，高凸的疣、瘤、瘊等。

3）火锓针隔药膏温灸法：将锓针烧热后，隔伤湿止痛膏等药膏点灸穴位或患部，接触药膏1～2秒，观察药膏颜色变化，切勿烫伤皮肤！适用于风寒湿痹病，风湿性关节炎、类风湿关节炎疼痛者。本法仿艾灸且较艾灸有"无烟雾、无污染"之优势；仿火针且较火针作用力度大，不直接刺激皮肤且合并有药物作用。

（3）弹簧锓针操作方法

1）适应证：主要用于治疗扁桃体炎或化脓性扁桃体炎，以及咽炎、咽后壁滤泡。

2）持针法：用中、示指夹住针柄，拇指指腹压在针尾端。

3）施针方法：让患者张口，并发"啊"音。医者左手持压舌板压患者的舌根部，右手持针，用拇指按压针尾端，使锓针头部伸出，然后在酒精灯上将针头烧至100℃左右，松开拇指，使灼热的针头缩进针套，然后迅速伸进口腔，对准化脓或肿大的扁桃体，或咽后壁的滤泡，拇指按压针尾伸出针头烙灼，随后再放松拇指，使针头缩进针套，退出口腔。这样可以防止烫伤口腔。若一次烙灼不尽病损，可照上法重复操作。

五、注意事项

1. 锓针点穴法一般作为其他新九针疗法治疗前的辅助方法，有标记定位、激发经气的功效。

2. 冷锓针刺法多用于因糖尿病等疾病不宜针刺者，或对针灸不耐受者，如体弱者或小儿。

3. 火锓针应用时，必须掌握好烧针的度。针头未放置于酒精灯外焰、烧针时间过短都有可能导致针头温度低，对病变组织烧灼不到位，疗效不佳；而烧针时间过长又可导致病变组织烧灼过度，造成不必要的损伤。

4. 火锓针局部烙刺时，还须掌握好治疗面积的设定，一般以不超出病变范围为宜。

六、适应证

1. **内科疾病** 哮喘、慢性胃炎、慢性结肠炎、便秘、失眠、头痛等。

2. **外科疾病** 风湿性关节炎、类风湿关节炎、软组织扭伤、小血管瘤、疣赘、色素痣、老年斑、外痔、久不愈合溃疡面、肛裂、瘘管、颈部淋巴结结核等。

3. **妇科疾病** 痛经、宫颈柱状上皮异位、阴道炎等。

4. **儿科疾病** 小儿疳积、腹泻、消化不良等。

5. **其他杂病** 慢性咽炎、扁桃体炎、复发性口腔溃疡、性功能障碍等。

七、禁忌证

1. 急性以发热为主的疾病，危重证患者及孕妇，慎用。

2. 疲劳、饥饿和精神紧张的患者，不宜采用。

3. 身体极度虚弱的患者，慎用。

4. 糖尿病血糖控制不良者、瘢痕体质者，不宜用火锓针法。

八、不良反应（事件）及处理

临床应用以来，尚未发现不良反应。

～ 第九节　新九针芒针疗法 ～

一、概述

芒针是在古代"九针"中"毫针"和"长针"的基础上结合演变而来。因其形状犹如麦芒，故称"芒针"。经过 2000 多年的发展，逐渐形成一种独特的治疗方法——芒针疗法。《灵枢·九针十二原》曰："长针者，锋利身薄，可以取远痹。"《灵枢·九针论》述："八曰长针……长七寸，主取深邪远痹者也"。

二、器械选择

芒针又称长针，针身较长，用弹性韧性均好的细不锈钢丝制成；具备针柄无松动，针身挺直光滑、坚韧而富有弹性，针尖圆而钝、利而不锐、呈松针形等优点，便于临床应用。一般以直径为 0.34～0.30mm（29～31#）、长短为 125～200mm 者较为常用。

三、体位

根据施治穴位选择仰卧位、侧卧位、俯卧位、仰靠坐位、俯伏坐位及侧伏坐位等。若一个患者须采用 3 种体位时，则先请患者俯卧针背部，再侧卧针侧部，最后仰卧针腹部。

四、施术方法

1. **持针法**　一般为双手持针，刺手拇指、示指、中指持针柄呈执笔状，押手拇指、示指、中指持针身，距离针尖约 1～1.5 寸（图 2-21）。

2. **消毒**

（1）针具：高温高压消毒塑封备用。

（2）针刺部位：酒精棉球常规消毒。

3. **刺法**　芒针具备针柄无松动，针身挺直光滑、坚韧而富有弹性，针尖圆而钝、利而不锐、呈松针形等优点，专用于深刺和沿皮下透刺。芒针疗法，又称透刺针法、过海针法。

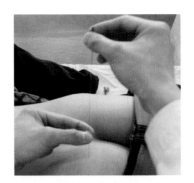

图 2-21　芒针持针法

（1）针刺的角度：直刺，用于腹部、臀部及侧腹部深处；斜刺，用于腰背部及臀部肌肉丰满之处，或于肘膝关节上下斜刺；平刺，又称沿皮刺，用于头面部及背胸部有重要脏器的体表部。另外，还有一些需要深刺，而直刺或斜刺均不能直接到达的特殊穴位，可运用弯刺，即随着针体的自然弯曲恰当地变换角度与方向，达到深刺的目的。

（2）针刺的深度：应根据患者体形、病情需要、腧穴部位及感应等因素来决定针刺的深浅度，不可过于拘泥。如针刺过深，会给患者带来不应有的后果；过浅会影响治疗效果。一般内无重要脏器，肌肉丰满处，腹部可深刺；面、胸、背部宜平刺透穴，可以一针透几穴。600mm 以上的针只限于刺带脉穴，治疗腹水。

4．进针法 进针时要避免疼痛，尽量达到无痛进针。临床施术时，一方面要分散患者的注意力，使其消除对针刺治疗的恐惧心理；另一方面，要注意针具是否合格、指力是否有力和运用是否适当。进针时先取好穴位，局部皮肤消毒后，以押手的中、环、小指屈曲于皮肤上，用力固定，再以拇、示指夹住针身；以刺手执针柄，使针尖抵触穴位，运用指力、腕力和臂力，与押手同时用力，压捻结合，迅速刺入表皮。穿皮时手法操作要敏捷，以减轻患者的痛感；捻转幅度宜小，最好在 180° ～ 360° 之间，徐徐捻进，达到预定深度。

5．进针后手法

（1）捻转：当进针达到一定深度后，施以捻转手法；在针体进出过程中，始终使针处于捻转之下的转动状态。捻转时须轻捻缓进，左右交替，并以拇指对示、中指的前后捻动为主，切忌只向同一个方向捻转，以防针身被肌纤维缠绕而增加患者的痛感或滞针。此外，捻转的动作按一定规律结合轻重、快慢、方向的不同要求，可达到一定的补泻作用。

（2）辅助手法：以押手示指轻轻向下循按针身，如雀啄之状，同时刺手略呈放射状态变换针刺方向，以扩大针感。

（3）变向刺法：根据穴位的不同解剖特点，相应地改变押手所掌握的针刺角度，以使针尖沿着变换的方向，顺利深入。比如刺太阳穴，直刺仅能刺入 1 寸许，为了深刺以治疗疾病，则在刺入 0.5 ～ 0.6 寸深时变为斜刺，这时就要靠押手的准确动作来改变针刺的角度与方向，以达到针刺目的。如刺天突穴、面部透穴等均应采用变向刺法。

6．得气 芒针疗法一般以有得气感应为度。凡是属于虚证的，感应宜和缓；属于实证的，感应可稍强。操作时必须随时注意观察和询问患者的反应及感觉，以便及时改变针刺的方向和深浅。如患者有不正常的感觉，应立即停针。切勿盲目深刺，以防意外。

7．出针法 施术完毕后，押手挟持轻提，刺手边捻边提，将针缓慢提至皮下，再轻轻抽出，以免出血或疼痛。若有出血，应立即以干棉球按压出血处，直至血止。

8．施针原则

（1）选穴少而精：芒针疗法亦应在脏腑经络辨证的基础上进行，取穴宜少而精，如哮喘仅取"天突"1 个穴位，运用特定的技巧和手法，即可奏止咳平喘、宣肺通气之功效。

（2）一针透多穴：从某一穴位进针后，可以根据治疗的需要，采用"点刺深透""斜刺平透""横刺沿皮透"等手法，从一个穴位向另一个或几个穴位透刺，也可进针后向几个方向分别透刺，如上脘向中脘、下脘透刺，膻中向鸠尾或向两侧乳根分别透刺，气海透中极，地仓透颊车等，达到针一穴而收数穴之功。

五、注意事项

1．芒针操作手法较为复杂，医者应用前必须练习基本功，掌握人体穴位深部的解剖知识及针刺技巧，并注意针具是否合格。

2. 选择适宜深刺的穴位，且体位舒适固定，不可随便移动体位。施术时应专心，手法宜轻柔，对于肌肉过于紧张或皮肤过于松弛者，进针时尤当小心，并尽量转移患者的注意力，以避免产生疼痛。密切观察患者的反应，以防止发生晕针等事故。

3. 患者如初次接受芒针治疗，要耐心地对其作一般情况介绍，消除其恐惧心理。并注意取穴宜少、手法宜轻，可先刺其不易看到的穴位，如腰背部穴位等。

4. 针刺时须缓慢进针，切忌快速提插，遇到阻力即应退针或改变方向再进，并应注意针刺的方向及深度。对肌肉过于紧张坚韧不易进针，刺下每感疼痛，或皮肤十分松弛者，进针时必须格外小心，可以用转移患者注意力的方法辅助之。

5. 诊断不明的急性病，切忌滥用本疗法，以免延误病情。凡应用其他针具能够奏效的疾病，一般不首选芒针。

6. 过饥、过饱、酒醉、疲劳和某些不能合作的患者，应改在较宜的情况下再施行芒针治疗。

7. 有自发性出血疾病，以及损伤后出血不止的患者，不宜行芒针治疗；体虚和消瘦者，须慎用；其他禁忌证同毫针疗法。

六、适应证

1. **泌尿生殖系统疾病**　癃闭、月经不调、痛经、闭经、子宫脱垂、前列腺炎、前列腺增生、泌尿系感染等。
2. **神经系统疾病**　中风、瘫痪、昏迷、癫痫、神经根炎等。
3. **疼痛性疾病**　风湿性关节炎、腰肌劳损、坐骨神经痛等。
4. **消化系统疾病**　胃炎、胃下垂、胃及十二指肠溃疡等。
5. **呼吸系统疾病**　哮喘、咳血等。

七、禁忌证

1. 一切严重的内脏病发作期。
2. 施术部位有皮肤感染，肌肉坏死者。
3. 施术部位有红肿、灼热，或在深部有脓肿者。
4. 施术部位有重要神经血管，或重要脏器，而施术时无法避开者。
5. 患有血友病或有其他出血倾向者。
6. 体质极度虚弱者，在身体有所恢复后再施治。
7. 血压较高，且情绪紧张者。

八、不良反应（事件）及处理

同员利针。

附1 "秩边透水道"针法

1. **"秩边透水道"针法的命名**　模拟芒针从秩边深刺，使之穿至腹部，结果所见，所穿出处恰位于水道（耻骨联合上2寸，旁开2寸）附近。可见，该针法确是由秩边向水道透刺，因此命名为"秩边透水道"。

2. **"秩边透水道"针法的适应证**　"秩边透水道"针法具有补肾填精、疏通经络、解痉止痛的功效。本针法创立之初主治慢性非细菌性前列腺炎、前列腺痛，现在已经用于治疗泌尿生殖系统的其他疾病，如阳痿、早泄、良性前列腺增生功能梗阻、男性不育、女性不孕、遗尿、尿道综合征、泌尿系感染、痛经、闭经、经少、子宫脱垂、术后排尿障碍。

3. **禁忌证**

（1）一切严重的内脏病发作期。

（2）施术部位有皮肤感染，肌肉坏死者。

（3）施术部位有红肿、灼热，或在深部有脓肿者。

（4）患有血友病或有其他出血倾向者。

（5）体质极度虚弱、情绪紧张者慎用。

（6）糖尿病、高血压患者血糖、血压控制不良者禁用。

4. **"秩边透水道"针法的解剖学基础**

（1）"秩边透水道"针法的体表定位：髂后上棘内侧缘与股骨大转子最突处内侧缘（转子间嵴）连线的内上2/5与外下3/5交界处作为进针点（图2-22）；针与矢状面呈20°角，与水平面平行（图2-23）。

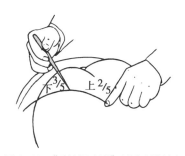

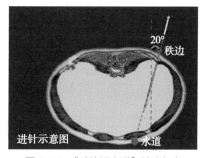

图2-22　"秩边透水道"针法定进针点　　　　图2-23　"秩边透水道"针法角度

（2）"秩边透水道"针法逐层解剖：皮肤与浅筋膜、臀大肌、梨状肌、骶丛。（浅筋膜内皮神经的分布：臀上皮神经第2支、臀上皮神经第3支、臀中皮神经）

（3）"秩边透水道"针法针穿梨状肌的位置：穿臀大肌后，正当梨状肌中央经坐骨神经内侧缘和阴部神经进入坐骨大孔，未涉及臀下动静脉。

（4）针在盆腔内与重要神经、血管的相对位置：进入盆腔，穿过骶丛，未及闭孔神经和髂外动静脉。

（5）针尖在盆腔内的位置（针进入盆腔后在盆膈以上腹膜外侧的位置）：小骨盆上口中心冠状面；小骨盆上口平面下；小骨盆侧壁内侧。

5."秩边透水道"针法的操作规范

（1）针具：5 寸以上长针。

（2）体位：俯卧位。

（3）取穴

1）主穴：秩边透水道。

2）配穴：湿热下注，加关元、阴陵泉、丰隆；气滞血瘀，加气海、太冲、血海、三阴交；肝肾阴亏，加肾俞、肝俞、太溪、太冲；肾阳不足，加肾俞、命门、关元、气海。治疗前列腺疾病，实证配阴陵泉、行间，虚证配三阴交、太溪、大赫、气海、关元；治疗遗尿、阳痿、早泄，配中极、关元；治疗胃下垂，配中脘、气海、天枢等；治疗慢性结肠炎、脱肛、痔疮，配天枢、长强等。

（4）进针点

1）传统取穴法：秩边位于臀部，横平第 4 骶后孔，骶正中嵴旁开 3 寸。

2）本针法定位：秩边位于髂后上棘内侧缘与股骨大转子最突处内侧缘连线的内上 2/5 与外下 3/5 交界处。

（5）进针角度：沿躯体水平面与躯体矢状面呈 20° 角进针。"秩边透水道"针法 20° 的角度恰能使针经坐骨大孔而深入，角度过大则针触及坐骨大孔内缘的骶骨上，角度过小则针抵坐骨大孔外缘的髂骨上，因此临床针刺时，要严格执行针身与躯干矢状面呈 20° 角。

（6）进针方法：以高频率、小幅度捻转进针，不提插。不留针或留 10～15 分钟。

（7）进针深度：进针的平均深度为 115mm。"以得气为度"，针感向尿道、睾丸、会阴部或肛门周围、大腿内侧等部位放射，或以盆腔内出现胀、热、松快感为度。

（8）疗程：每日或隔日 1 次，10 次为 1 个疗程。

（9）注意事项：①对初次接受芒针治疗的患者，应做好解释工作，消除恐惧心理；②选穴宜少，手法宜轻，双手协同；③针刺时动作必须缓慢，切忌快速提插，以免损伤血管、神经或内脏等；④由于芒针针体长，刺入深，进针后嘱患者不可移动体位，以免滞针、弯针或断针，一旦发生严格按照针灸异常情况处理原则处理；⑤过饥、过饱、过劳、醉酒时，年老体弱、孕妇儿童，以及某些难以配合治疗的患者，忌针；⑥医者态度要严肃认真，不可马虎轻率，以免针刺事故的发生。

附 2　小针刀技术

1. 概述　小针刀是由金属材料做成的在形状上似针又似刀的一种针灸用具，是将针灸针和手术刀相融合的一种医疗器械，是与软组织松解手术有机结合的产物。小针刀不仅是锋针的继承和发挥，也与新九针锋钩针关系密切；小针刀和锋钩针都是对锋针的发展和创新，三者一脉相承。小针刀疗法是一种介于手术方法和非手术疗法之间的闭合性松解术，是在切开性手术方法的基础上结合针刺方法形成的。小针刀疗法操作的特点是，在治疗部位刺入到病变处进行轻松的切割，剥离有害组织，以达到止痛祛病的目的。

小针刀于 1976 年由朱汉章先生发明，并于 1986 年开始向全国推广，至今已有 40 余年的历史。1988 年，小针刀疗法获得第三十七届尤里卡世界发明博览会金奖。2002 年，

《针刀医学原理》出版，形成其独特的理论和实践体系。2005年，针刀医学系列规划教材出版。2011年，针刀医学被国家中医药管理局确定为临床一类技术进行准入管理。小针刀技术以闭合性手术理论、慢性软组织损伤性理论、骨质增生新病因学理论、经络实质新认识理论为基础理论，广泛应用于临床骨外科及部分内科病证的治疗。

小针刀通过穿刺、小范围的切开和钝性分离治疗疾病；其机制是松解软组织的粘连、瘢痕和挛缩，恢复软组织的力学动态平衡状态，具有针刺的效应，能舒通经络，调节脏腑气血功能；其本质是微创的软组织松解术。小针刀疗法是在解剖学、生理学、病理学以及经络学的基础上发展起来的一种疗法，与新九针之锋钩针相比，可以在闭合条件下到达更深的病变组织，从而对软组织进行松解减压，达到治疗目的。现在的毫针直径在0.25～0.38mm，而小针刀规格直径在0.6～1mm，与古代毫针相仿，且前端有平刃，故可以提高刺激量，具有更好的软组织松解作用。

2．器械选择 相应型号的小针刀、医用碘伏、消毒脱脂棉球、敷料。一般头颈、肩背、胸腹及四肢部位选择四号针刀，腰臀部位选择三号针刀。根据患者体质及施术部位选择直径1.0mm、0.8mm、0.6mm等不同规格的针刀或刃针或微针刀。

3．体位 应选择医师能准确取穴、方便操作，患者舒适、安全，能够持续治疗的体位。

4．施术方法

（1）持针法：术者的右手示指和拇指捏住刀柄，中指托住针体，置于针体的中上部；环指和小指置于施术部位的皮肤上，作为针体在刺入时的一个支撑点，以控制针刺深度。

（2）进针刀方法：应结合朱汉章的进针刀四步规程。

1）定点：根据患者病情选择适当的腧穴或查找压痛点、激痛点、阳性反应点等，以锟针定位，并常规消毒。

2）定向：刀口线和大血管、神经及肌肉纤维走向平行，将刀口压在进针点上。

3）加压分离：即右手拇指、示指捏住针柄，其余3指托住针体，稍加压力不使刺破皮肤，使进针点处形成一个长形凹陷，刀口线和重要血管、神经及肌肉纤维走向平行。这样，神经、血管就会被分离在刀刃两侧。

4）刺入：继续加压，快速刺破皮肤，慢速推进，到达病灶部位。

（3）进针角度及深度：进针角度可为垂直90°、斜刺45°或沿皮刺（横刺或平刺）15°。根据病灶及穴位的解剖结构选择合适的角度及深度。

（4）针刀手法：针刀刃到达病变部位后切割1刀，然后将针刀上提至浅筋膜层；继而押手固定进针点周围皮肤进行上下左右4个方向的移动，病情严重者可进行8个方向的移动（呈"米"字形），使浅筋膜层的刀刃随之移动，并在每个方向各插入切割1刀并提起，约4～8刀；最后刀刃回到进针点皮下，转动刀柄使刀口线与病变组织走行相垂直，插入切割并提起1～3刀。慢性软组织损伤性疾病及骨质增生性疾病以针下松动无紧致感为度。

（5）出针后处理：出针后用无菌敷料迅速按压止血，必要时用创可贴贴敷。

5．注意事项

（1）明确诊断：正确的诊断是有效治疗的前提。只有经过详细的病史采集、全面细致的体格检查和必要的影像学检查，加以去伪存真、去粗取精，明确病因、病机、病位、病性、病期，才能做到有的放矢，确立相应的治疗方法。

（2）严格选择适应证和治疗方法：因人制宜、因时制宜、因地制宜，根据疾病的不同性质和病理阶段采取不同的方法，给予相对应的治疗。

（3）严格执行无菌操作：要求无菌观念贯穿于针刀治疗术的全过程，包括针刀治疗室、针刀器械、术前患者、治疗部位、医护人员的无菌要求以及术中无菌操作、术后创口处理等。

（4）准确定位：明确病变的部位，如肌肉、肌腱、韧带、筋膜、滑膜、关节囊等。病在筋治筋、病在骨治骨、病在节治节、病在气调经、病在血刺络，勿太过、勿不及，松解适度，有的放矢。

（5）针刀治疗要领：认病准、辨证清、查病灶、定点精；浅中深、层次明；忌粗暴、手法轻；缓进针、勿逞能、中病则止、主次分明、手如握虎、如待贵人、智圆行方、大胆细心。

（6）出针后事宜：不必过度处理针孔。若使用直径为 0.6mm 的针刀，针孔可不用创可贴贴敷；若使用直径为 0.8mm 及以上的针刀，针孔须用创可贴贴敷。

6. 适应证

（1）慢性软组织损伤引起的顽固性疼痛。

（2）部分骨质增生性疾病，如颈椎病、腰椎骨关节炎、膝骨关节炎等。

（3）肌肉、肌腱和韧带积累性损伤，肌紧张、损伤后遗症。

（4）某些脊柱相关性内脏疾病。

（5）部分关节内骨折和骨折畸形愈合。

（6）直线瘢痕痉挛，神经系统疾患。

（7）部分皮肤病，如湿疹、银屑病、神经性皮炎等。

7. 禁忌证

（1）一切严重的内脏病发作期禁用。

（2）全身或局部有急性感染性疾病者禁用。

（3）患有恶性肿瘤者禁用。

（4）施术部位有重要血管或重要脏器，而施术时无法避开者禁用。

（5）患有血友病或有其他出血倾向者禁用。

（6）血压较高，且情绪紧张者禁用。

（7）糖尿病血糖控制不良者禁用。

8. 不良反应（事件）及处理

（1）晕针：立即停止治疗并出针，常规处理。

（2）血肿：参照前文相应章节处理。

（3）气胸：轻度气胸者，起针后并不出现症状，而是过了一定时间才慢慢感到胸闷、胸痛、呼吸困难等。首先嘱患者不要惊慌，给予安慰，并要求配合治疗，立即采取半卧位休息。有咳嗽者给予镇咳药，防止肺组织因咳嗽扩大创孔而加重病情。若直接刺入胸腔，则应请外科及时处理。

（4）断针：嘱患者不要紧张，不要乱动，以防断端向肌肉深层陷入。如断端还在体外，可用手指或镊子取出；如断端与皮肤相平，可挤压针孔两旁，使断端暴露体外，用镊子取出；如针身完全陷入肌肉，应于 X 线下定位，通过外科手术取出。

（5）感染：针刀术后，若患者出现局部针眼红、肿、热、痛，严重者甚至出现全身症状如发热、白细胞计数增高的情况，应先局部处理，可以给予伤口换药，可以用超短波照射，同时配合全身抗感染药物治疗。

（6）发热：针刀术后出现体温升高的情况，嘱患者对症抗感染治疗。

（7）神经根、丛、干损伤：当出现麻木、电击感时，应停止针刀在该部位的切割，提起针刀，变换方向，重新缓缓刺入，无上述反应时方可继续治疗。

（8）脊髓损伤：术中出现电击感，立即停止操作，密切观察，应用止血药物。

附3　穴位埋线疗法

1．概述　穴位埋线疗法是一种新兴的穴位刺激疗法。它在中医学的脏腑、气血、经络理论指导下，把羊肠线埋植在相应腧穴和特定部位中，利用其对穴位的持续性刺激作用来治疗疾病。虽然本疗法不属于新九针范畴，但其作为针灸疗法在临床上的延伸和发展，应用广泛，疗效可观，故加以介绍，供读者参考。它是通过一定的方式把一小段羊肠线埋入穴位深处治疗疾病的一种方法。这根"针"可以持续刺激穴位，只不过它并不露出体表，除体表有轻微胀感外，并不影响日常活动，患者只需每隔1个月到医院埋线1次，疗效近似于每日针灸。埋线疗法作为一种穴位刺激疗法，综合了穴位封闭、针刺、刺血、机体组织损伤的后作用、留针等多种刺激效应，通过这种复杂、持久而柔和的刺激，从而达到治疗目的。

穴位埋线技术基于针灸治疗中的"留针法"。20世纪50年代初，产生了穴位埋线的雏形——穴位埋藏疗法。埋藏的物品种类很多，如动物组织（猪、羊、鸡、兔的肾上腺、脑垂体、脂肪及狗的脾脏等）、药物、钢圈、磁块等，除了利用动物组织和药物所含有效成分外，主要目的就是为了延长对经络穴位的刺激时间，以起到穴位刺激的续效作用。20世纪60年代初期，最初的穴位埋藏疗法发展成为穴位埋线疗法。它将羊肠线埋植到穴位内，通过羊肠线这种异体蛋白组织对穴位产生持久而柔和的生理物理和生物化学刺激，从而达到治疗疾病的目的。

早期的穴位埋线方法，无论是切埋法、扎埋法、割埋法和穿线法，不仅需要麻醉，而且都有较大的创伤性；后来临床医师将腰穿针改制成穴位埋线针进行操作，在技术上有了一定的进步，但针体粗大，临床上使用不便。一次性使用埋线针的研制成功大大减小了对患者的创伤，避免了麻醉等复杂的步骤，降低了感染概率，使穴位埋线进入到微创穴位埋线技术时代，方便了临床使用及推广。埋植材料也由羊肠线发展到聚乳酸羟基乙酸（PGLA）等高分子合成材料。

许多医务工作者的临床实践，使穴位埋线疗法的应用范围不断扩大，打破了只治慢性病和虚证的局限。当前，本疗法广泛用于内、外、妇、儿、皮肤、五官等各科百余种病种。2008年，国家制定了穴位埋线疗法的操作标准。这促进了穴位埋线疗法的进一步普及、推广和提高，使其真正发挥了在临床上的巨大作用，巩固和提高了其在针灸学中的应有地位。

2．器械选择

（1）一次性使用埋线针：一次性使用的医疗用品应符合国家相应标准。一般临床选用规格为直径0.9mm或1.2mm的一次性使用埋线针。（图2-24）

（2）胶原蛋白线（可吸收性外科缝线）：胶原蛋白线（可吸收性外科缝线）应符合国家相应标准。一般临床选用 2-0 号线。（图 2-24）

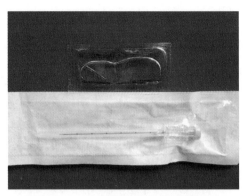

图 2-24　一次性使用埋线针和胶原蛋白线

3．**体位**　根据患者病情选取适当的体位。

4．**施术方法**

（1）进针角度

1）直刺：针身与皮肤表面呈 90° 角垂直刺入，适用于肌肉丰厚部位的腧穴。

2）斜刺：针身与皮肤表面约呈 45° 角倾斜刺入，适用于不能深刺的腧穴。

3）平刺：针身与皮肤表面约呈 15° ～ 25° 角刺入，甚至沿皮下刺入，适用于皮肉浅薄处及施行透穴刺穴。

（2）进针方向

1）一穴多向：为了增强针感和加强疗效，同一个穴位可向不同方向进行刺入埋线，如选用膻中穴埋线治疗支气管哮喘，可向上、下、左、右 4 个方向埋线。

2）腧穴所在部位：如背部的背俞穴，为了安全起见，埋线时针向棘突的方向或向上向下斜刺。

3）针向病所：为使针感到达而将针尖朝向患部方向。

（3）进针深度

1）穴位情况：穴位局部肌肉层厚，则埋线深；肌肉层薄，则埋线浅。

2）埋线方法：穿线法进针较浅，植线法、割埋法较深，注线法可浅可深。

3）年龄情况：年老体衰及小儿娇嫩之体，均不宜深刺；年轻力壮者，可深刺。

4）体质情况：形体瘦弱、气血虚衰者宜浅刺，形体强盛者可深刺。

5）解剖情况：凡头面及胸背部肌层较薄的腧穴宜浅刺，四肢及臀部肌肉较厚者可深刺。穴下有脏器、血管及神经干者宜浅刺。

6）病情情况：阳证、表证、新病、实证宜浅刺；阴证、里证、久病、虚证宜深刺。

（4）施针步骤：对拟操作的穴位以及穴周皮肤消毒后，取一段适当长度的可吸收性外科缝线，放入套管针的前端，后接针芯，用一手拇指和示指固定拟进针穴位，另一只手持针刺入穴位，达到所需的深度，施以适当的提插手法，当出现针感后，推针芯注线，然后退针管，将可吸收性外科缝线埋植在穴位的肌层或皮下组织内。出针后用无菌干棉球（签）按压针孔止血，以创可贴贴敷针眼。

埋线针进入腧穴后进行提插手法，使穴位局部有较强的酸、麻、胀、重的感觉，然后再将可吸收性外科缝线埋入。这种针感可维持 3 ～ 5 天。

5．**注意事项**　由于人的生理功能状态和生活环境条件等因素，在针刺治疗时，应注意以下几个方面：

（1）患者在饥饿、疲劳、精神过度紧张时，不宜立即进行埋线，需进食、休息、放松后方可进行。

（2）为保障无菌操作和安全，尽量使用已经分段制作好的可吸收性外科缝线，如因治疗需要再次加工剪线，则必须将所剪线段浸泡于 75% 乙醇溶液，每周换一次乙醇溶液，以保证溶液的安全无毒和清洁无菌。

（3）操作过程应保持无菌操作，埋线后创面应保持干燥、清洁，防止感染。

（4）穴位埋线后，拟留置体内的可吸收性外科缝线的线头不应露出体外，如果暴露体外，可将线头抽出重新操作。

（5）穴位埋线后，施术部位3～5天禁止着水，创可贴可于24小时后取下，以防止局部皮肤损害。

（6）穴位埋线后，患者禁止食用辛辣刺激之品。

（7）埋线时应根据不同穴位选择适当的深度和角度，埋线的部位不应妨碍机体的正常功能和活动。应避免伤及内脏、脊髓、大血管和神经干，不应埋入关节腔内。

6. 适应证

（1）胃肠疾病：慢性胃炎、胃及十二指肠溃疡、胃下垂、胃肠神经症、慢性结肠炎、溃疡性结肠炎、功能性便秘、慢性阑尾炎等。

（2）肺心疾病：过敏性鼻炎、慢性支气管炎、支气管哮喘、肺气肿、肺心病、心律失常、心绞痛等。

（3）皮肤病：荨麻疹、银屑病、神经性皮炎等。

（4）妇儿科疾病：功能失调性子宫出血、月经不调、不孕症、经前期综合征、围绝经期综合征、脑性瘫痪、注意缺陷多动障碍（又称儿童多动症）等。

（5）骨外科疾病：颈椎病、腰椎间盘突出症、腰椎骨关节炎等。

（6）神经精神疾病：中风、眩晕、舞蹈症、神经症、神经衰弱、失眠、癔症、癫痫、精神分裂症、面肌痉挛、面神经麻痹等。

7. 禁忌证

（1）急性传染性疾病或炎症急性期，不宜单独采用。

（2）严重器质性疾病、重度贫血、严重心脏病、癌症晚期患者，不宜使用。

（3）针刺后容易引起出血的疾病，如血友病、血小板减少性紫癜、过敏性紫癜，应禁用。

（4）孕妇禁用。

（5）埋线部位皮肤有感染、溃疡、瘢痕或肿瘤者，不宜针刺。

（6）由糖尿病及其他各种疾病导致皮肤和皮下组织吸收和修复功能障碍者，不应使用埋线疗法。

（7）对蛋白线过敏者，禁用。

8. 不良反应（事件）及处理

（1）在术后1～5天内，由于损伤及线的刺激，埋线局部可出现红、肿、热、痛等无菌性炎症反应，少数患者反应较重，伤口处有少量渗出液，此为正常现象，一般不需要处理。若渗液较多，可按疖肿化脓处理，进行局部的排脓、消毒、换药，直至愈合。

（2）局部出现血肿一般先予以冷敷止血，再行热敷消瘀。

（3）少数患者可有全身反应，表现为埋线后4～24小时内体温上升，一般在38℃左右，局部无感染现象，持续2～4天后体温可恢复正常。如出现高热不退，应酌情给予消炎、退热药物治疗。

（4）如患者对蛋白线过敏，治疗后出现局部红肿、瘙痒、发热等反应较为严重，甚至切口处脂肪液化，线体溢出，应适当做抗过敏处理，必要时切开取线，或用三棱针刺络拔罐，助线排出。

（5）如施术处线体吸收不佳，出现硬结，可采用局部温针灸或热敷治疗，以消瘀散结，加速线体吸收。

（王海军　张超凤）

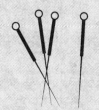

第三章

新九针相关基础知识

第一节　经络基础

一、经络总论

经络是人体内运行气血的通道，包括经脉和络脉。"经"有路径的含义，为直行的主干；"络"有网络的含义，为侧行的分支。经脉以上下纵行为主，系经络的主体部分；络脉从经脉中分出侧行，系经络的细小部分。《灵枢·脉度》指出："经脉为里，支而横者为络，络之别者为孙。"经络纵横交错，遍布全身，是人体重要的组成部分。

经络系统是由经脉与络脉相互联系、彼此衔接而构成的体系。经络系统中有经气的活动。所谓经气，即经络之气，概指经络运行之气及其功能活动。经络系统将人体的组织器官、四肢百骸联络成一个有机的整体，并通过经气的活动，调节全身各部的功能，运行气血、协调阴阳，从而使整个机体保持协调和相对平衡。

经络学说是阐述人体经络系统的循行分布、生理功能、病理变化及其与脏腑相互关系的理论体系，是中医理论的重要组成部分，对中医临床各科尤其是针灸临床实践具有重要的指导作用。

（一）经络系统的组成

经络系统由经脉和络脉组成，其中经脉包括十二经脉、奇经八脉，以及附属于十二经脉的十二经别、十二经筋、十二皮部；络脉包括十五络脉和难以计数的浮络、孙络等。经络系统的组成见表3-1。

1. 十二经脉　十二经脉系指十二脏腑所属的经脉，是经络系统的主体，故又称"正经"。

（1）十二经脉的名称：十二经脉的名称由手足、阴阳、脏腑三部分组成。首先用手足将十二经脉分成手六经和足六经；凡属六脏及循行于肢体内侧的经脉为阴经，属六腑及循行于肢体外侧的经脉为阳经。根据阴阳消长变化的规律，将阴阳划分为三阴三阳，三阴为太阴、少阴、厥阴，三阳

表3-1　经络系统的组成

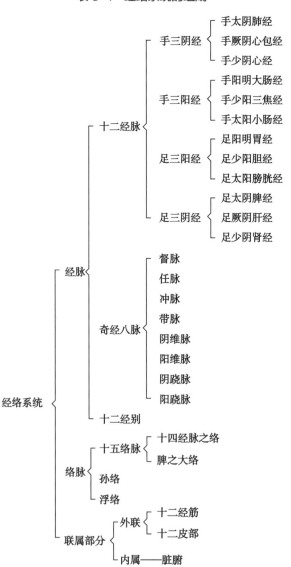

为阳明、太阳、少阳。按照上述命名规律,十二经脉的名称分别为手太阴肺经、手厥阴心包经、手少阴心经、手阳明大肠经、手少阳三焦经、手太阳小肠经、足阳明胃经、足少阳胆经、足太阳膀胱经、足太阴脾经、足厥阴肝经、足少阴肾经。

（2）十二经脉的体表分布规律:十二经脉在体表左右对称地分布于头面、躯干和四肢,纵贯全身。阳经分布于四肢外侧和头面、躯干;阴经分布于四肢内侧和胸腹。按立正姿势,两臂下垂拇指向前的体位,将上下肢的内外侧分别分为前中后3条区线。十四经脉（十二经脉与督脉、任脉合称"十四经脉"）体表分布见图3-1。

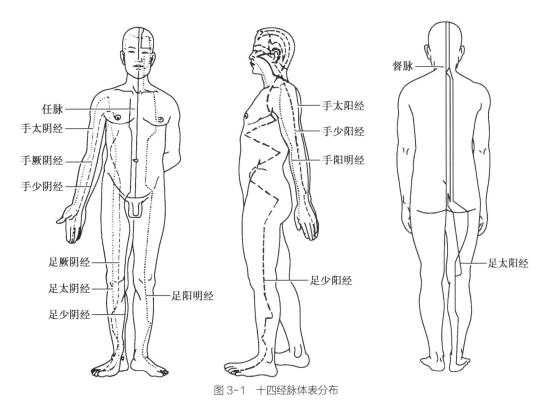

图 3-1 十四经脉体表分布

1）头部

前头部:阳明经（足阳明胃经、手阳明大肠经）。

偏头部:少阳经（足少阳胆经、手少阳三焦经）。

后头部:太阳经（足太阳膀胱经、手太阳小肠经）。

2）四肢

上肢:手三阴经手太阴肺经在前、手厥阴心包经在中、手少阴心经在后;手三阳经手阳明大肠经在前、手少阳三焦经在中、手太阳小肠经在后。

下肢:足三阴经足太阴脾经在前、足厥阴肝经在中、足少阴肾经在后（内踝尖上8寸以下厥阴在前、太阴在中）;足三阳经足阳明胃经在前、足少阳胆经在中、足太阳膀胱经在后。

3）躯干部:足少阴肾经在胸正中线旁开2寸,腹正中线旁开0.5寸处;足太阴脾经行于胸正中线旁开6寸,腹正中线旁开4寸处;足厥阴肝经循行规律性不强。

足阳明胃经分布于胸正中线旁开 4 寸，腹正中线旁开 2 寸；足太阳膀胱经行于背部，分别于背正中线旁开 1.5 寸和 3 寸；足少阳胆经分布于身之侧面。

（3）十二经脉的表里属络关系：十二经脉在体内与脏腑相连属，其中阴经属脏络腑，阳经属腑络脏，一脏配一腑，一阴配一阳，形成了脏腑阴阳表里属络关系。即手太阴肺经与手阳明大肠经相表里，手厥阴心包经与手少阳三焦经相表里，手少阴心经与手太阳小肠经相表里，足太阴脾经与足阳明胃经相表里，足厥阴肝经与足少阳胆经相表里，足少阴肾经与足太阳膀胱经相表里。互为表里的经脉在生理上密切联系，在病理上相互影响，在治疗时相互为用。

（4）十二经脉的循行走向：总的规律是，手三阴经从胸走手，手三阳经从手走头，足三阳经从头走足，足三阴经从足走腹胸。

（5）十二经脉的交接规律：相表里的阴经与阳经在手足末端交接，同名的阳经与阳经在头面部交接，相互衔接的阴经与阴经在胸中交接。见表 3-2。

（6）十二经脉的流注顺序：十二经脉的流注是从手太阴肺经开始，阴阳相贯，首尾相接，逐经相传，到肝经为止，再由肝经复传于肺经，流注不已，从而构成了周而复始、如环无端的循环传注系统。十二经脉将气血周流全身，使人体不断得到精微物质而维持各脏腑组织器官的功能活动。

2．奇经八脉　奇经八脉指别道奇行的经脉，包括督脉、任脉、冲脉、带脉、阴维脉、阳维脉、阴跷脉、阳跷脉，共 8 条，故称奇经八脉。

"奇"有"异"的意思，即奇特、奇异。奇经八脉与十二正经不同，不直接隶属于十二脏腑，也无表里配合关系，故称"奇经"，也称"别道奇行"的经脉。奇经

表 3-2　十二经脉循行走向与交接规律

	手太阴肺经	
鼻旁	手阳明大肠经	手示指端
	足阳明胃经	
心中	足太阴脾经	足大趾端
	手少阴心经	
目内眦	手太阳小肠经	手小指端
	足太阳膀胱经	
胸中	足少阴肾经	足小趾端
	手厥阴心包经	
目外眦	手少阳三焦经	手环指端
	足少阳胆经	
	足厥阴肝经	足大趾端

（肺中）

八脉中的督脉、任脉、冲脉皆起于胞中，同出于会阴，而分别循行于人体的前后正中线和腹部两侧，故称"一源三歧"。督脉可调节全身阳经脉气，故称"阳脉之海"；任脉可调节全身阴经脉气，故称"阴脉之海"；冲脉可涵蓄调节十二经脉气血，故称"十二经之海"，又称"血海"。

奇经八脉除带脉横向循行外，均为纵向循行；纵横交错地循行分布于十二经脉之间。奇经八脉的主要作用体现在两方面：其一，沟通了十二经脉之间的联系，将部位相近、功能相似的经脉联系起来，起到统摄有关经脉气血、协调阴阳的作用；其二，对十二经脉气血有着蓄积和渗灌的调节作用。十二经脉如江河，奇经八脉则犹如湖泊。奇经八脉的大体循行分布及功能见表 3-3。

表 3-3　奇经八脉的循行分布及功能

脉名	循行分布概况	功能
任脉	腹、胸、颏下正中	总任六阴经，调节全身阴经经气，故称"阴脉之海"
督脉	腰、背、头面正中	总任六阳经，调节全身阳经经气，故称"阳脉之海"
带脉	起于胁下，环腰一周，状如束带	约束纵行躯干的诸条经脉
冲脉	与足少阴经相并上行，环绕口唇，且与任、督、足阳明等有联系	涵蓄十二经气血，故称"十二经之海"或"血海"
阴维脉	小腿内侧，并足太阴、厥阴经上行，至咽喉合于任脉	调节六阴经经气
阳维脉	足跗外侧，并足少阳经上行，至项后会合于督脉	调节六阳经经气
阴跷脉	足跟内侧，伴足少阴等经上行，至目内眦与阳跷脉会合	调节肢体运动，司目之开阖
阳跷脉	足跟外侧，伴足太阳等经上行，至目内眦与阴跷脉会合	

　　奇经八脉中的督脉和任脉，各有其所属的腧穴，故与十二经相提并论而合称"十四经"。十四经均具有一定的循行路线、病候和所属腧穴，是经络系统的主要部分。

　　3．十五络脉　十二经脉和任、督二脉各自别出一络，加上脾之大络，总计 15 条，称十五络脉。十二经脉的别络均从本经四肢肘膝关节以下的络穴分出，走向其相表里的经脉，即阴经别络走向阳经，阳经别络走向阴经。

　　任脉、督脉的别络以及脾之大络主要分布在头身部。任脉的别络从鸠尾分出后散布于腹部；督脉的别络从长强分出后散布于头，左右别走足太阳经；脾之大络从大包分出后散布于胸胁。《灵枢·经脉》曰："凡此十五络者，实则必见，虚则必下，视之不见，求之上下，人经不同，络脉异所别也。"此外，还有从络脉分出的浮行于浅表部位的浮络和细小的孙络，分布极广，遍布全身。

　　四肢部的十二经别络，加强了十二经中表里两经的联系，沟通了表里两经的经气，补充了十二经脉循行的不足。躯干部的任脉别络、督脉别络和脾之大络，分别沟通了腹、背和全身经气。

　　4．十二经别　十二经别是十二正经离、入、出、合的别行部分，是正经别行深入体腔的支脉。十二经别多从四肢肘膝关节附近的正经别出（离），经过躯干深入体腔与相关的脏腑联系（入），再浅出于体表上行于头项部（出），在头项部，阳经经别合于本经的经脉，阴经经别合于与其相表里的阳经经脉（合）。十二经别按阴阳表里关系汇合成 6 组，故有"六合"之称。

　　足太阳、足少阴经别从腘部分出，入走肾与膀胱，上出于项，合于足太阳膀胱经；足少阳、足厥阴经别从下肢分出，行至毛际，入走肝胆，上系于目，合于足少阳胆经；足阳明、足太阴经别从髀部分出，入走脾胃，上出鼻颃，合于足阳明胃经；手太阳、手少阴经别从腋部分出，入走心与小肠，上出目内眦，合于手太阳小肠经；手少阳、手厥阴经别分别从所属正经分出，进入胸中，入走三焦，上出耳后，合于手少阳三焦经；手阳明、手太阴经别从所属正经分出，入走肺与大肠，上出缺盆，合于手阳明大肠经。

十二经别基于离、入、出、合于人体表里之间的特点，不仅加强了十二经脉的内外联系，更加强了经脉所属络的脏腑在体腔深部的联系，补充了十二经脉在体内外循行的不足，扩大了经穴的主治范围。例如，十二经别通过表里相合的"六合"作用，使得十二经脉中的阴经与头部发生了联系，从而扩大了手足三阴经穴位的主治范围。手足三阴经穴位之所以能主治头面和五官疾病，与阴经经别合于阳经而上头面的循行是分不开的。

5. 十二经筋　十二经筋是十二经脉之气输布于筋肉骨节的体系，是附属于十二经脉的筋肉系统。其循行分布均起始于四肢末端，结聚于关节、骨骼部，走向躯干头面。十二经筋行于体表，不入内脏，有刚筋、柔筋之分。刚（阳）筋分布于项背和四肢外侧，以手足阳经经筋为主；柔（阴）筋分布于胸腹和四肢内侧，以手足阴经经筋为主。足三阳经筋起于足趾，循股外上行结于顺（面）；足三阴经筋起于足趾，循股内上行结于阴器（腹）；手三阳经筋起于手指，循臑外上行结于角（头）；手三阴经筋起于手指，循臑内上行结于贲（胸）。

经筋具有约束骨骼、屈伸关节、维持人体正常运动功能的作用。正如《素问·痿论》所说："宗筋主束骨而利机关也。"经筋为病，多为转筋、筋痛、痹病等，针灸治疗多局部取穴而泻之。如《灵枢·经筋》载："治在燔针劫刺，以知为数，以痛为输。"

6. 十二皮部　十二皮部是十二经脉功能活动反映于体表的部位，也是络脉之气散布之所在。十二皮部的分布区域是以十二经脉在体表的分布范围，即十二经脉在皮肤上的分属部分为依据而划分的。故《素问·皮部论》指出："欲知皮部以经脉为纪者，诸经皆然。"十二皮部居于人体最外层，又与经络气血相通，是机体的卫外屏障，起着保卫机体、抗御外邪和反映病证的作用。

（二）经络的生理功能

1. 联络脏腑，沟通内外　人体的五脏六腑、四肢百骸、五官九窍、皮肉筋骨等组织器官，之所以能保持相对的平衡与统一，完成正常的生理活动，是依靠经络系统的联络沟通而实现的。经络系统在人体中纵横交错、沟通内外、联系上下，促进了人体脏与脏之间、脏与腑之间、脏腑与五体五官之间的联系，使人体成为一个有机的整体。

2. 运行气血，濡养周身　人体生命活动的物质基础是气血，其作用是濡润全身脏腑组织器官，使人体完成正常的生理功能。经络是人体气血运行的通道。经络系统将气血及营养物质输送到周身，从而完成和调于五脏、洒陈于六腑的生理功能。

3. 抵御外邪，保卫机体　经络系统的作用是"行血气而营阴阳"。营行脉中，卫行脉外，经络系统使营卫之气密布周身。外邪侵犯人体往往由表及里，先从皮毛开始。卫气是一种具有保卫作用的物质，能抵抗外邪的侵犯。卫气充实于络脉，而络脉散布于全身，密布于皮部。当外邪侵犯机体时，卫气首当其冲，发挥其抵御外邪、保卫机体的屏障作用。

（三）经络学说的临床应用

1. 说明病理变化　经络是人体通内达外的一个通道，且在生理功能失调时，又是病邪传注的途径，具有反映病候的特点，因此在某些疾病的病理过程中，常常可在经络循行通路上出现明显的压痛，或出现结节、条索等反应物，以及相应部位的皮肤色泽、形态、温度、电阻等的变化。通过望色、循经触摸反应物和按压等，可推断疾病的病理变化。

2. **指导辨证** 经络有一定的循行部位及所络属的脏腑及组织器官，因此根据体表相关部位发生的病理变化，可推断疾病的经脉和病位所在。临床上可根据所出现的证候，结合其所联系的脏腑，进行辨证归经。

3. **指导治疗** 针灸通过针刺和艾灸等刺激体表某些腧穴，以疏通经气，调节人体脏腑气血功能，从而达到治疗疾病的目的。由于经络内属脏腑，外络肢节，因而在临床治疗时常根据经脉循行和主治特点采用循经取穴的方法进行治疗。

二、常用经络

（一）手太阴肺经

1. **循行原文** 《灵枢·经脉》：肺手太阴之脉，起于中焦，下络大肠，还循胃口，上膈属肺，从肺系横出腋下，下循臑内，行少阴心主之前，下肘中，循臂内上骨下廉，入寸口，上鱼，循鱼际，出大指之端。

其支者：从腕后直出次指内廉，出其端。

2. **语译** 起于中焦，向下联络大肠，回绕过来沿着胃的上口，通过横膈，属于肺脏，从"肺系"（肺与喉咙相联系的部位）横行出来（中府），向下沿上臂内侧，行于手少阴经和手厥阴经的前面，下行到肘窝中，沿着前臂内侧前缘，进入寸口，经过鱼际，沿着鱼际的边缘，出拇指内侧端（少商）。

手腕后方的支脉：从列缺处分出，一直走向示指内侧端（商阳），与手阳明大肠经相接。（图3-2）

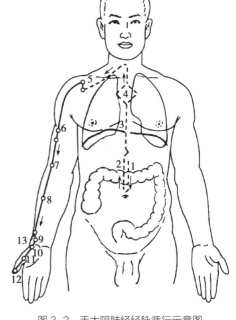

图3-2　手太阴肺经经脉循行示意图

3. **主治病证** 主治咽喉疾病、肺部疾病及本经循行部位的其他病证，如咳嗽气逆，喘息，上臂、前臂内侧前面酸痛或厥冷，心胸烦闷，掌心发热，肩背痛，伤风感冒，发冷，小便频数，呼吸气短等。

（二）手阳明大肠经

1. **循行原文** 《灵枢·经脉》：大肠手阳明之脉，起于大指次指之端，循指上廉，出合谷两骨之间，上入两筋之中，循臂上廉，入肘外廉，上臑外前廉，上肩，出髃骨之前廉，上出于柱骨之会上，下入缺盆络肺，下膈属大肠。

其支者：从缺盆上颈贯颊，入下齿中，还出挟口，交人中，左之右，右之左，上挟鼻孔。

2. **语译** 起于示指末端（商阳），沿着示指内（桡）侧向上，通过第1、第2掌骨之间（合谷），向上进入两筋（拇长伸肌腱与拇短伸肌腱）之间的凹陷处，沿前臂前方，至肘部外侧，再沿上臂外侧前缘，上走肩端（肩髃），沿肩峰前缘，向上出于颈椎"手足三阳经聚会处"（大椎，属督脉），再向下进入缺盆（锁骨上窝）部，联络肺脏，通过横膈，属于大肠。

缺盆部支脉：上走颈部，通过面颊，进入下齿龈，回绕至上唇，交叉于人中，左脉向右，右脉向左，分布在鼻孔两侧（迎香），与足阳明胃经相交接。（图3-3）

3. 主治病证 头面疾病、五官疾病、咽喉疾病、热病及本经循行部位的其他病证，如牙痛、口干、鼻塞流涕或出血，喉痛，肩前上臂痛，示指痛等。

（三）足阳明胃经

1. 循行原文 《灵枢·经脉》：胃足阳明之脉，起于鼻，交频中，旁约太阳之脉，下循鼻外，入上齿中，还出挟口环唇，下交承浆，却循颐后下廉，出大迎，循颊车，上耳前，过客主人，循发际，至额颅。

其支者：从大迎前下人迎，循喉咙，入缺盆，下膈属胃络脾。

其直者：从缺盆下乳内廉，下挟脐，入气街中。

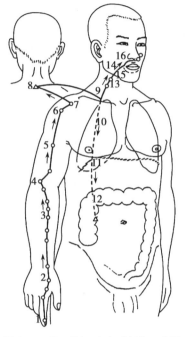

图3-3 手阳明大肠经经脉循行示意图

其支者：起于胃口，下循腹里，下至气街中而合，以下髀关，抵伏兔，下入膝膑中，下循胫外廉，下足跗，入中指内间。

其支者：下膝三寸而别，下入中指外间。

其支者：别跗上，入大指间，出其端。

2. 语译 起于鼻翼两侧（迎香），上行到鼻根部，与旁侧足太阳经交会，向下沿着鼻的外侧（承泣），进入上齿龈内，回出环绕口唇，向下交会于颏唇沟承浆（任脉）处，再向后沿着口腮后下方，出于下颌大迎处，沿着下颌角颊车，上行耳前，经过上关（足少阳经），沿着发际，到达前额（神庭）。

面部支脉：从大迎前下走人迎，沿着喉咙，进入缺盆部，向下通过横膈，属于胃，联络脾脏。

缺盆部直行的支脉：经乳头，向下挟脐旁，进入少腹两侧气冲。

胃下口部支脉：沿着腹里向下与气冲会合，再由此下行至髀关，直抵伏兔部，下至膝盖，沿着胫骨外侧前线，下经足跗，进入第2趾外侧端（厉兑）。

胫部支脉：从膝下3寸（足三里）处分出，进入足中趾外侧。

足跗部支脉：从跗上（冲阳）分出，进入蹈趾内侧端（隐白），与足太阴脾经相接。（图3-4）

3. 主治病证 胃肠病、头面疾病、目病、鼻病、口齿病、神志病及本经循行部位的其他病证。

（四）足太阴脾经

1. 循行原文 《灵枢·经脉》：脾足太阴之脉，起于大指之端，循指内侧白肉际，过核骨后，上内踝前廉，上踹内，循胫骨后，交出厥阴之前，上循膝股内前廉，入腹属脾络胃，上膈，挟咽，连舌本，散舌下。

其支者：复从胃，别上膈，注心中（脾之大络，名曰大包，出渊腋下三寸，布胸胁）。

2．语译　起于踇趾末端（隐白），沿着踇趾内侧赤白肉际，经过踇趾本节后的第1跖趾关节后面，上行至内踝前面，再上小腿肚，沿着胫骨后面，交出足厥阴经的前面，经膝股部内侧前缘，进入腹部，属于脾脏，联络胃，通过横膈上行，挟咽部两旁，连系舌根，分散于舌下。

胃部支脉：从胃部分出，向上通过横膈，流注于心中，与手少阴心经相接（脾之大络，穴名大包，位于渊腋穴下 3 寸，分布于胸胁）。（图 3-5）

3．主治病证　脾胃病、妇科病、前阴病及本经循行部位的其他病证。

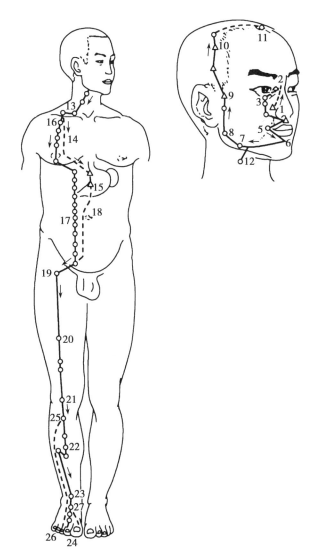

图 3-4　足阳明胃经经脉循行示意图

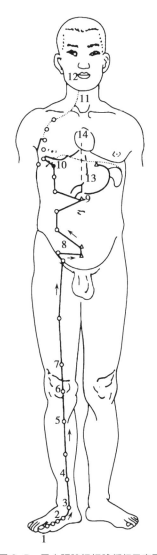

图 3-5　足太阴脾经经脉循行示意图

（五）手少阴心经

1. 循行原文　《灵枢·经脉》：心手少阴之脉，起于心中，出属心系，下膈络小肠。

其支者：从心系上挟咽，系目系。

其直者：复从心系却上肺，出腋下，下循臑内后廉，行太阴心主之后，下肘内，循臂内后廉，抵掌后锐骨之端，入掌内廉，循小指之内出其端。（图3-6）

2. 语译　起于心中，出属"心系"（心与其他脏器相连系的部位），通过横膈，联络小肠。

"心系"向上的脉：挟着咽喉上行，连系于"目系"（眼球连系于脑的部位）。

"心系"直行的脉：上行于肺部，再出于腋窝部（极泉），沿着上臂内侧后缘，行于手太阴经和手厥阴经的后面，到达肘窝，沿前臂内侧后缘，至掌后豌豆骨部，进入掌内，沿小指内侧至末端（少冲），与手太阳小肠经相接。

3. 主治病证　心病、胸部疾病、神志病及本经循行部位的其他病证，如眼昏黄、胸胁痛、上臂肿及后部痛、厥冷、手掌心热痛等。

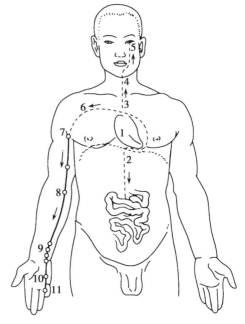

图 3-6　手少阴心经经脉循行示意图

（六）手太阳小肠经

1. 循行原文　《灵枢·经脉》：小肠手太阳之脉，起于小指之端，循手外侧上腕，出踝中，直上循臂骨下廉，出肘内侧两骨之间，上循臑外后廉，出肩解，绕肩胛，交肩上，入缺盆络心，循咽下膈，抵胃属小肠。

其支者：从缺盆循颈上颊，至目锐眦，却入耳中。

其支者：别颊上䪼抵鼻，至目内眦，斜络于颧。（图3-7）

2. 语译　起于小指外侧端（少泽），沿着手背外侧至腕部，出于尺骨茎突，直上沿着前臂外侧后缘，经尺骨鹰嘴与肱骨内上髁之间，沿上臂外侧后缘，出于肩关节，绕行肩胛部，交会于大椎（督脉），向下进入缺盆部，联络心脏，沿着食管通过横膈，到达胃部，属于小肠。

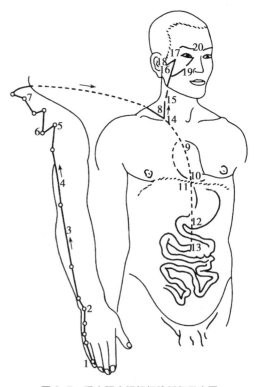

图 3-7　手太阳小肠经经脉循行示意图

缺盆部支脉：沿着颈部，上达面颊，至目外眦，转入耳中（听宫）。

颊部支脉：上行目眶下，抵于鼻旁，至目内眦（睛明），与足太阳膀胱经相接，而又斜行络于颧骨部。

3. **主治病证** 头部疾病、项部疾病、耳病、目病、咽喉疾病、热病、神志病及本经循行部位的其他病证。

（七）足太阳膀胱经

1. **循行原文** 《灵枢·经脉》：膀胱足太阳之脉，起于目内眦，上额交巅。

其支者：从巅至耳上角。

其直者：从巅入络脑，还出别下项，循肩髆内，挟脊抵腰中，入循膂，络肾属膀胱。

其支者：从腰中下挟脊贯臀，入腘中。

其支者：从髆内左右，别下贯胛，挟脊内，过髀枢，循髀外后廉下合腘中，以下贯踹内，出外踝之后，循京骨，至小指之端外侧。（图3-8）

2. **语译** 起于目内眦（睛明），上额交会于巅顶（百会，属督脉）。

巅顶部支脉：从头顶到颞颥部。

巅顶部直行的脉：从头顶入里联络于脑，回出分开下行项后，沿着肩胛部内侧，挟着脊柱，到达腰部，从脊旁肌肉进入体腔，联络肾脏，属于膀胱。

腰部的支脉：向下通过臀部，进入腘窝中。

后项的支脉：通过肩胛内缘直下，经过臀部（环跳，属足少阳胆经）下行，沿着大腿后外侧，与腰部下来的支脉会合于腘窝中。从此向下，通过腓肠肌，出于外踝的后面，沿着第5跖骨粗隆，至小趾外侧端（至阴），与足少阴经相接。

3. **主治病证** 头项病、脏腑病、神志病、筋病，以及目、背、腰、下肢等经脉循行部位的其他病证。

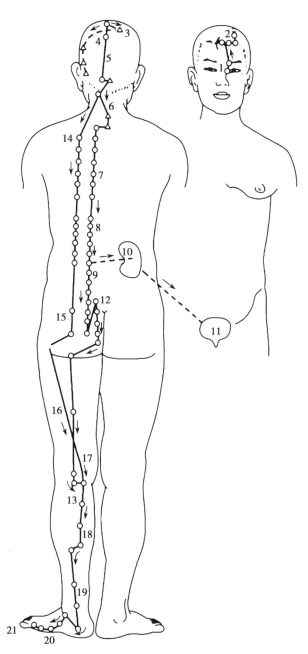

图3-8 足太阳膀胱经经脉循行示意图

（八）足少阴肾经

1. 循行原文 《灵枢·经脉》：肾足少阴之脉，起于小指之下，邪走足心，出于然骨之下，循内踝之后，别入跟中，上踹内，出腘内廉，上股内后廉，贯脊属肾络膀胱。

其直者：从肾上贯肝、膈，入肺中，循喉咙，挟舌本。

其支者：从肺出络心，注胸中。

2. 语译 足少阴肾经起于足小趾之下，斜向足心，经舟骨粗隆下、内踝后，沿小腿、腘窝、大腿的内后侧上行，穿过脊柱，属于肾，络膀胱。肾部直行脉向上穿过肝、膈，进入肺中，再沿喉咙上行，止于舌根两旁；肺部支脉，联络于心，流注于胸中。（图3-9）

3. 主治病证 妇科病、前阴病、肾病、肺病、咽喉病及本经循行部位的其他病证。

（九）手厥阴心包经

1. 循行原文 《灵枢·经脉》：心主手厥阴心包络之脉，起于胸中，出属心包络，下膈，历络三焦。

其支者：循胸出胁，下腋三寸，上抵腋，下循臑内，行太阴少阴之间，入肘中，下循臂行两筋之间，入掌中，循中指出其端。

其支者：别掌中，循小指次指出其端。（图3-10）

2. 语译 起于胸中，出属心包络，向下通过横膈，从胸至腹依次联络上、中、下三焦。

胸部支脉：沿着胸中，出于胁部，至腋下3寸处（天池）上行到腋窝中，沿上臂内侧，行于手太阴和手少阴之间，进入肘窝中，向下行于前臂两筋（掌长肌腱与桡侧腕屈肌腱）的中间，进入掌中，沿着中指到指端（中冲）。

掌中支脉：从劳宫分出，沿着环指到指端（关冲），与手少阳三焦经相接。

3. 主治病证 心病、胸部疾病、胃病、神志病及本经循行部位的其他病证，如心胸烦闷、心口痛、心热、神昏、谵语或痴呆。

（十）手少阳三焦经

1. 循行原文 《灵枢·经脉》：三焦手少阳之脉，起于小指次指之端，上出两指之间，循手表腕，出臂外两骨之间，上贯肘，循臑外上肩，而交出足少阳之后，入缺盆，布膻中，散络心包，下膈，遍属三焦。

其支者：从膻中上出缺盆，上项，侠耳后直上，出耳上角，以屈下颊至𬼘。

其支者：从耳后入耳中，出走耳前，过客主人前，交颊，至目锐眦。（图3-11）

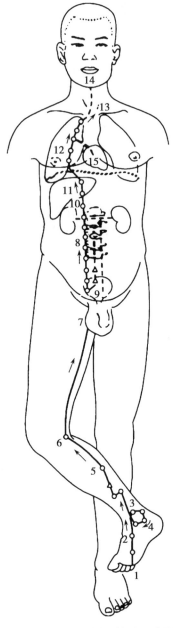

图3-9 足少阴肾经经脉循行示意图

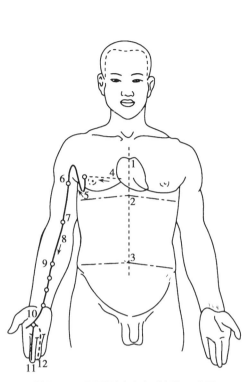

图 3-10　手厥阴心包经经脉循行示意图

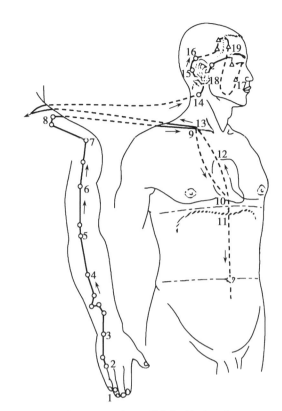

图 3-11　手少阳三焦经经脉循行示意图

2. 语译　起于环指末端（关冲），向上出于第 4、5 掌骨间，沿着腕背，出于前臂外侧桡骨和尺骨之间，向上通过肘尖，沿上臂外侧，上达肩部，交出足少阳经的后面，向前进入缺盆部，分布于胸中，联络心包，向下通过横膈，从胸至腹，属上、中、下三焦。

胸中支脉：从胸直上，出于缺盆部，上走项部，挟耳后直上耳上角，再屈而下行至面颊部，到达眶下部。

耳部支脉：从耳后进入耳中，出走耳前，与前脉交叉于面颊部，到达目外眦（丝竹空之下），与足少阳胆经相接。

3. 主治病证　侧头部疾病、耳病、目病、胸胁部疾病、咽喉病、热病及本经循行部位的其他病证。

（十一）足少阳胆经

1. 循行原文　《灵枢·经脉》：胆足少阳之脉，起于目锐眦，上抵头角，下耳后，循颈行手少阳之前，至肩上，却交出手少阳之后，入缺盆。

其支者：从耳后入耳中，出走耳前，至目锐眦后。

其支者：别锐眦，下大迎，合于手少阳，抵于䪼，下加颊车，下颈合缺盆以下胸中，贯膈络肝属胆，循胁里，出气街，绕毛际，横入髀厌中。

其直者：从缺盆下腋，循胸过季胁，下合髀厌中，以下循髀阳，出膝外廉，下外辅骨之前，直下抵绝骨之端，下出外踝之前，循足跗上，出小指次指之端。

其支者：别跗上，入大指之间，循大指歧骨内出其端，还贯爪甲、出三毛。（图3-12）

2. 语译 起于目外眦（瞳子髎），向上到达额角部（颔厌），下行至耳后（风池），沿着颈部行于手少阳经的前面，到肩上交出手少阳经的后面，向下进入缺盆部。

耳部的支脉：从耳后进入耳中，出走耳前，到目外眦后方。

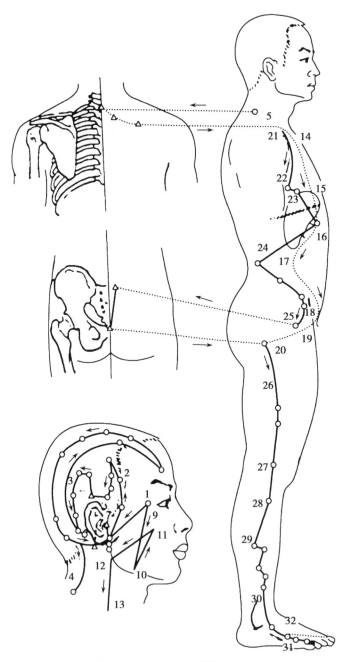

图 3-12 足少阳胆经经脉循行示意图

外眦部的支脉：从目外眦处分出，下走大迎，会合于手少阳经到达目眶下，下行经颊车，由颈部向下会合前脉于缺盆，然后向下进入胸中，通过横膈，联络肝脏，属于胆，沿着胁肋内，出于少腹两侧腹股沟动脉部，经过外阴部毛际，横行入髋关节部（环跳）。

缺盆部直行的脉：下行腋部，沿着侧胸部，经过季胁，向下会合前脉于髋关节部，再向下沿着大腿的外侧，出于膝外侧，下行经腓骨前面，直下到达腓骨下端，再下到外踝前面，沿足背部，进入第4趾外侧端（足窍阴）。

足背部支脉：从足临泣处分出，沿着第1、2跖骨之间，出于蹬趾端，穿过趾甲，回过来到趾甲后的毫毛部（大敦，属肝经），与足厥阴肝经相接。

3．主治病证 肝胆病、神志病、热病，以及侧头、耳、目等经脉循行部位的其他病证。

（十二）足厥阴肝经

1．循行原文 《灵枢·经脉》：肝足厥阴之脉，起于大指丛毛之际，上循足跗上廉，去内踝一寸，上踝八寸，交出太阴之后，上腘内廉，循股阴入毛中，环阴器，抵少腹，挟胃属肝络胆，上贯膈，布胁肋，循喉咙之后，上入颃颡，连目系，上出额，与督脉会于巅。

其支者；从目系下颊里，环唇内。

其支者：复从肝别贯膈，上注肺。（图3-13）

2．语译 起于蹬趾外侧（大敦），经足背、内踝前，在内踝上8寸处交出于足太阴经的后面，上行膝内侧，沿着股部内侧，进入阴毛中，绕过阴部，上达少腹，挟着胃旁，属于肝脏，联络胆腑，向上通过横膈，分布于胁肋，沿着喉咙的后面，向上进入鼻咽部，连接于"目系"（眼球连系于脑的部位），向

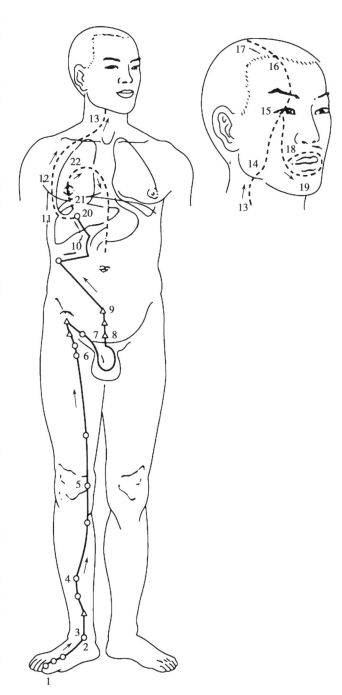

图3-13　足厥阴肝经经脉循行示意图

上出于前额，与督脉会合于巅顶。

"目系"的支脉：下行颊里，环绕唇内。

肝部支脉：从肝分出，通过横膈，向上流注于肺，与手太阴肺经相接。

3. **主治病证** 肝病、妇科病、前阴病，以及本经循行部位的其他病证。

（十三）任脉

1. **循行原文** 《难经·二十八难》：任脉者，起于中极之下，以上毛际，循腹里，上关元，至咽喉。

2. **语译** 起于小腹内，下出于会阴部，向前上行经阴毛部，沿腹内正中线向上到达咽喉部，再向上环绕口唇，经面部进入目眶下。（图3-14）

3. **主治病证** 脏腑病、神志病、虚证，以及腹、胸、颈、头面等经脉循行部位的其他病证。少数腧穴有强壮作用。

（十四）督脉

1. **循行原文** 《难经·二十八难》：督脉者，起于下极之俞，并于脊里，上至风府，入属于脑。

2. **语译** 起于小腹内，下出于会阴部，向后行于脊柱的内部，上达项后风府，进入脑内，上行巅顶，沿前额下行鼻柱，止于上唇系带处。（图3-15）

3. **主治病证** 急病、热病、神志病、肛肠病，以及本经循行部位的其他病证。

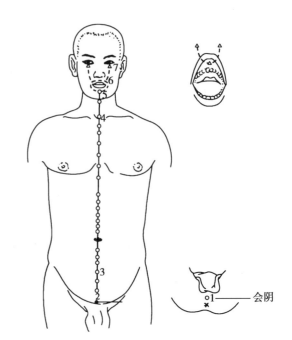

图3-14 任脉循行示意图

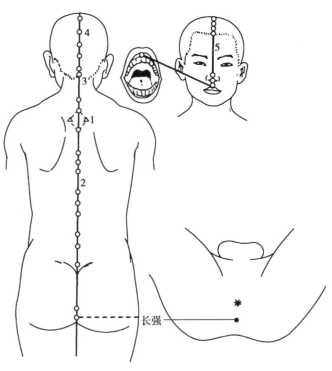

图3-15 督脉循行示意图

（郝重耀 李德根）

第二节 腧穴基础

一、腧穴学总论

腧穴是人体脏腑经络之气输注于体表的部位。腧与"输"通，有转输的含义；"穴"即孔隙的意思。腧穴在《黄帝内经》中有"节""会""气穴""气府""骨空""溪"等名称，在《针灸甲乙经》中称"孔穴"，在《太平圣惠方》中称"穴道"。

腧穴是针灸施术的部位。在临床上，要正确运用针灸治疗疾病，必须掌握好腧穴的定位、归经、主治等基本知识。

（一）腧穴的分类

腧穴可分为十四经穴、奇穴、阿是穴 3 类。

十四经穴：是指具有固定的名称和位置，且归属于十四经脉的腧穴，简称"经穴"；是腧穴的主要部分。这类腧穴具有与归属经脉密切相关的某些主治或作用规律。

奇穴：是指既有固定的穴名，又有明确的位置，但尚未归入或不便归入十四经脉系统的腧穴，又称"经外奇穴"。这些腧穴对某些病证具有特殊的治疗作用。奇穴因所居人体部位的不同，其分布也不尽相同。有些位于经脉线外，如中泉、中魁；有些在经脉线内，如肘尖；有些由多个穴位组合而成，如四神聪、四缝、四花等。

阿是穴：是指既无具体名称，又无固定位置，而是以压痛点或其他反应点作为针灸部位的腧穴，又称"压痛点""天应穴""不定穴"等。这一类腧穴多位于病变附近，也可在与其距离较远的部位。

（二）腧穴的定位方法

在针灸治疗过程中，治疗效果的好坏与选穴是否准确有直接关系。因此，准确的选取腧穴，也就是腧穴的定位，一直被历代医家所重视。常用的腧穴定位方法有：

1. 骨度分寸法 是以骨节为主要标志测量周身各部的大小、长短，并依其比例折算尺寸作为定穴标准的方法。常用的骨度分寸见表 3-4 和图 3-16。

表 3-4 常用骨度分寸

部位	起止点	折量寸	度量法	说明
头面部	前发际正中→后发际正中	12	直寸	用于确定头部腧穴的纵向距离
	眉间（印堂）→前发际正中	3	直寸	用于确定前发际及其头部腧穴的纵向距离
	第 7 颈椎棘突下（大椎）→后发际正中	3	直寸	用于确定后发际及其头部腧穴的纵向距离
	两额角发际（头维）之间	9	横寸	用于确定头前部腧穴的横向距离
	耳后两乳突（完骨）之间	9	横寸	用于确定头后部腧穴的横向距离
胸腹胁部	胸骨上窝（天突）→剑突尖	9	直寸	用于确定胸部任脉穴的纵向距离
	剑突尖→脐中	8	直寸	用于确定上腹部腧穴的纵向距离
	脐中→耻骨联合上缘（曲骨）	5	直寸	用于确定下腹部腧穴的纵向距离

部位	起止点	折量寸	度量法	说明
胸腹胁部	两肩胛骨喙突内侧缘之间	12	横寸	用于确定胸部腧穴的横向距离
	两乳头之间	8	横寸	用于确定胸腹部腧穴的横向距离
背腰部	肩胛骨内侧缘→后正中线	3	横寸	用于确定背腰部腧穴的横向距离
上肢部	腋前纹头→肘横纹（平尺骨鹰嘴）	9	直寸	用于确定上臂前侧及其内侧部腧穴的纵向距离
	腋后纹头→尺骨鹰嘴（平肘横纹）	9	直寸	用于确定上臂外侧及其后侧部腧穴的纵向距离
	肘横纹（平尺骨鹰嘴）→腕掌（背）侧远端横纹	12	直寸	用于确定前臂部腧穴的纵向距离
下肢部	耻骨联合上缘→髌底	18	直寸	用于确定大腿前部及其内侧部腧穴的纵向距离
	髌底→髌尖	2	直寸	
	髌尖（平膝中）→内踝尖（胫骨内侧髁下方阴陵泉→内踝尖为13寸）	15	直寸	用于确定小腿内侧部腧穴的纵向距离
	股骨大转子→腘横纹（平髌尖）	19	直寸	用于确定大腿前外侧部腧穴的纵向距离
	臀沟→腘横纹	14	直寸	用于确定大腿后部腧穴的纵向距离
	腘横纹（平髌尖）→外踝尖	16	直寸	用于确定小腿外侧部及其后侧部腧穴的纵向距离
	内踝尖→足底	3	直寸	用于确定足内侧部腧穴的纵向距离

注：前后发际线不明者，依据眉间（印堂）→前发际正中→第7颈椎棘突下（大椎），直寸，18寸，确定头部腧穴的纵向距离

2．自然标志取穴法 以人体表面具有的特征性部位为标志，来定取穴位的方法，称自然标志取穴法。

固定标志法：即将人体表面固定不移、又有明显特征的部位作为标志取穴的方法。如将人的五官、爪甲、乳头、肚脐等作为取穴的标志。

活动标志法：即将人体某局部活动后出现的隆起、凹陷、孔隙、皱纹等作为标志取穴的方法。如曲池屈肘取之。

3．手指比量法 以患者手指为标准来定取穴位的方法，称手指比量法。由于生长相关律的缘故，人体的各个局部间是相互关联的。由于选取的手指不同，节段亦不同，本法可分作以下几种。

中指同身寸法：以患者的中指中节屈曲时内侧两端纹头之间为1寸，适用于四肢部的直寸取穴和背部的横寸取穴。见图3-17（1）。

拇指同身寸法：以患者拇指指间关节的横度为1寸，适用于四肢部的直寸取穴。见图3-17（2）。

横指同身寸法：又名"一夫法"，令患者将示指、中指、环指和小指并拢，以中指中节横纹处为准，四指横量作为3寸。见图3-17（3）。

4．简便取穴法 此法是临床上一种简便易行的方法。如立正姿势，垂手中指端取风市；两手虎口自然平直交叉，在示指端到达处取列缺等。

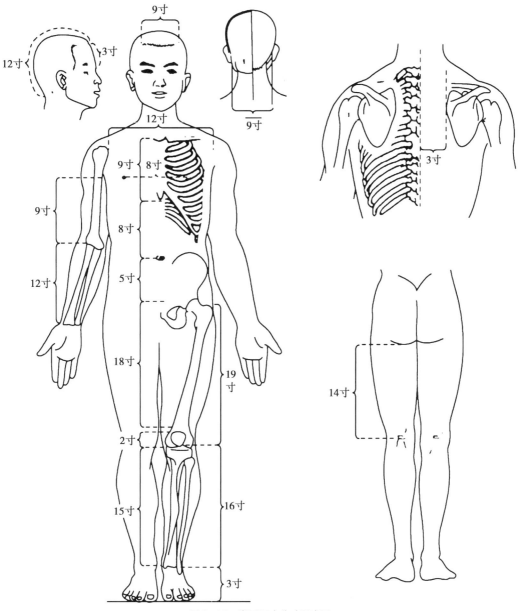

图 3-16　常用骨度分寸示意图

（三）特定穴

特定穴是指十四经上具有特殊治疗作用的经穴。由于这类腧穴的分布和作用不同，因此各有特定的名称和含义。

1. 五输穴　即十二经脉分布于肘膝关节以下的井、荥、输、经、合五穴的总称。五输穴按井、荥、输、经、合的顺序，从四肢末端向肘膝方向依次排列，是有具体含义的。古代医家把经气在经脉中运行的情况，比作自然界的水流，以说明经气的出入和经过部位的深浅及其不同作用。如经气所出，像水的源头，称"井"；经气所溜，像刚出的泉水

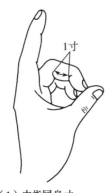
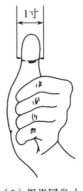
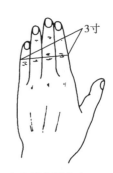

（1）中指同身寸　　　　　（2）拇指同身寸　　　　　（3）横指同身寸

图 3-17　手指比量法

微流，称"荥"；经气所注，像水流由浅入深，称"输"；经气所行，像水在通畅的河中流过，称"经"；最后经气充盛，由此深入，进而汇合于脏腑，恰像百川汇合入海，称"合"。正如《灵枢·九针十二原》所说："经脉十二，络脉十五，凡二十七气以上下。所出为井，所溜为荥，所注为腧，所行为经，所入为合，二十七气所行，皆在五腧也。"

2．俞穴、募穴　俞穴是脏腑经气输注于背腰部的腧穴；募穴是脏腑经气汇聚于胸腹部的腧穴。它们均分布于躯干部，与脏腑有密切关系。

3．原穴、络穴　原穴是脏腑原气所过和留止的部位。十二经脉在腕、踝关节附近各有 1 个原穴，故名"十二原"。在六阳经上，原穴单独存在，排列在输穴之后，而六阴经则以输代原。络脉在由经脉别出的部位各有 1 个腧穴，称络穴。络脉由正经别出，网络于周身。因此，络穴具有联络表里两经的作用。

十二经的络穴皆位于四肢肘膝关节以下，加之任脉络穴鸠尾位于腹，督脉络穴长强位于尾骶部，脾之大络大包位于胸胁部，共十五穴，故又称"十五络穴"。

4．郄穴　"郄"有空隙之意。郄穴是各经经气深聚的部位。十二经脉及奇经八脉中的阴阳跷脉、阴阳维脉各有 1 个郄穴，共十六穴。郄穴多分布于四肢肘膝关节以下。

5．下合穴　下合穴又称六腑下合穴，是六腑之气下合于足三阳经的 6 个腧穴。下合穴主治六腑疾患卓有奇效，主要分布于下肢膝关节附近。

6．八会穴　八会穴是指脏、腑、气、血、筋、脉、骨、髓等精气所汇聚的 8 个腧穴，分布于躯干和四肢部。

7．八脉交会穴　奇经八脉与十二正经脉气相通的 8 个腧穴称八脉交会穴，又叫交经八穴。这 8 个穴位主要分布于四肢部腕踝关节的上下。

8．交会穴　两经或数条经脉在循行过程中可相互交叉会合，在会合部位的腧穴则称交会穴，多分布于头面、躯干部。

（四）腧穴的主治作用

1．近治作用　这是所有腧穴主治作用中的共同特点。凡是腧穴均能治疗该穴所在部位及邻近组织、器官的疾病。

2．远治作用　这是十四经腧穴主治作用的基本规律。在十四经腧穴中，尤其是十二经脉在四肢肘膝关节以下的腧穴，不仅能治疗局部病证，而且能治疗本经循行所涉及的远隔部位的组织、器官、脏腑的病证，甚至具有治疗全身疾患的作用。

3．**特殊作用**　大量的临床实践已经证明，针刺某些腧穴，对机体的不同状态可起到双相的良性调整作用。例如泄泻时，针刺天枢能止泻；便秘时，针刺天枢又能通便。此外，腧穴的治疗作用还具有相对特异性，如大椎退热、至阴矫正胎位等，均是其特殊治疗作用。

头面、躯干部腧穴分部主治内容见表3-5。

表3-5　全身腧穴分布主治表

（1）头面颈项部

分部	主治
前头、侧头区	神志病、眼病、鼻病
后头区	神志病、局部病
项区	神志病、咽喉病、眼病、头项病
眼区	眼病
鼻区	鼻病
颈区	舌病、咽喉病、喑哑、哮喘、食管病、颈部病

（2）胸膺胁腹部

分部	主治
胸膺部	胸部病、肺病、心病
腹部	肝病、胆病、脾病、胃病
少腹部	经带病、前阴病、肾病、膀胱病、肠病

（3）肩背腰尻部

分部	主治
肩胛部	局部病、头项痛
背部	肺病、心病
背腰部	肝病、胆病、脾病、胃病
腰尻部	肾病、膀胱病、肠病、后腰部病、经带病

（4）腋胁侧腹部

分部	主治
胸胁部	肝病、胆病、局部病
侧腹部	脾病、胃病、经带病

二、常用腧穴

（一）手太阴肺经

手太阴肺经共11穴，其中2个腧穴分布于胸部外上方，其余9穴分布于上肢。首穴中府，末穴少商（图3-18）。本经腧穴主治咳、喘、咯血、咽喉痛等肺系疾患，以及经脉循行部位的其他病证。

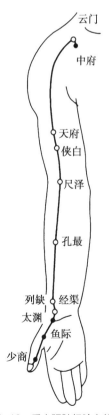

图3-18　手太阴肺经腧穴总图

中府　Zhōngfǔ（LU1）　肺之募穴

【标准定位】在胸前壁的外上方，云门下1寸，平第1肋间隙，距前正中线6寸。（图3-19）

【取法】正坐位，以手叉腰，先取锁骨外端（肩峰端）下方凹陷处的云门，当云门直下1寸，与第1肋间隙平齐处是穴（图3-20）。仰卧位，乳头（指男子）向外2寸处，直上摸3根肋骨于第1肋间隙外取穴。

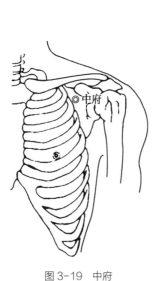

图3-19　中府

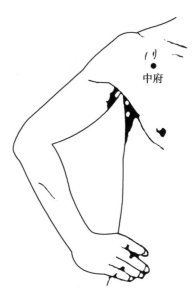

图3-20　中府的取法

【穴位解剖】穴下为皮肤、皮下组织、胸肌筋膜、胸大肌、胸小肌。皮肤中有颈丛的锁骨上神经中间支分布。胸肩峰动脉的终末支穿胸肌及其筋膜至皮下组织及皮肤。胸肌筋膜覆盖于胸大、小肌，两肌之间有来自臂丛的胸前神经和胸肩峰动脉胸肌支。

【功用】止咳平喘，清泻肺热，健脾补气。

【主治病证】

1. **肺胸病证**　咳嗽、气喘、胸闷、胸痛。

2. **其他病证**　肩背痛。

3. 肺结核、肺与支气管疾患，常可在此穴出现压痛，具有一定诊断价值。

【操作方法】

1. **毫针**　向外斜刺0.5～0.8寸，局部酸胀，针感可向前胸及上肢放散；针尖不可向内斜刺，以免误入胸腔，刺伤肺脏。

2. **细火针**　直刺至表皮下、真皮上，每次1～3针，采用点刺法。

3. **梅花针**　中度手法叩刺5～15针。

4. **磁圆梅针**　轻中度手法叩击10～20针。

5. **灸法**　艾炷灸3～5壮，艾条灸10～15分钟。

【提示】针刺时针尖不可向内斜刺，以免误入胸腔，刺伤肺脏。针刺进入腋窝内，应注意向外，以避开臂丛神经及腋动、静脉。

尺泽 Chǐzé（LU5） 合穴

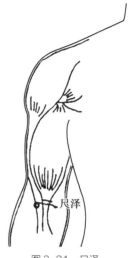

【标准定位】在肘横纹中，肱二头肌腱桡侧凹陷处。（图3-21）

【取法】手掌向上，肘部微弯曲，于肘横纹上肱二头肌腱桡侧缘取穴。

【穴位解剖】穴下为皮肤、皮下组织、肱桡肌。针由皮肤经头静脉、皮神经之间，穿肘深筋膜，进入肱桡肌。桡神经干于肱桡肌、肱二头肌腱及肱肌之间下行；桡侧副动脉在肘关节附近分成前后两支，参与肘关节网的组成。皮肤中有前臂外侧皮神经分布，到达穴区的神经纤维由第6颈神经组成；皮下组织内除有上述皮神经外，还有头静脉和前臂外侧皮神经经过。肱桡肌由桡神经深支支配，到该肌的神经纤维由第5、6颈神经组成。

【功用】清热和胃，通络止痛。

图3-21 尺泽

【主治病证】

1．肺胸病证　咳嗽、气喘、咯血、胸部胀满。

2．五官病证　咽喉肿痛。

3．胃肠病证　急性腹痛、吐泻。

4．经脉病证　肘臂挛痛。

【操作方法】

1．毫针　直刺0.5～0.8寸，局部酸胀，针感向前臂或手部放散。

2．三棱针　点刺出血，用于急性吐泻。

3．细火针　直刺至表皮下、真皮上，每次1～3针，采用点刺法。

4．梅花针　中度手法叩刺5～15针。

5．磁圆梅针　轻中度手法叩击10～20针。

6．灸法　艾炷灸或温针灸5～7壮，艾条灸10～20分钟。

孔最 Kǒngzuì（LU6） 郄穴

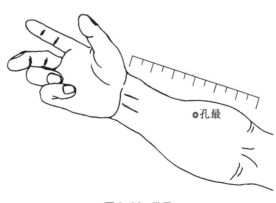

【标准定位】在前臂掌面桡侧，当尺泽与太渊连线上，腕掌侧远端横纹上7寸处。（图3-22）

【取法】伸臂仰掌，于尺泽与太渊连线的中点上1寸，桡骨内缘处取穴。

【穴位解剖】穴下为皮肤、皮下组织、肱桡肌、桡侧腕屈肌、旋前圆肌、指浅屈肌、拇长屈肌。皮肤中有前臂外

图3-22 孔最

侧皮神经分布。在皮下，针经头静脉内侧，穿前臂筋膜，入肱桡肌。在桡动、静脉及其伴行的桡神经浅支的内侧，针经上列各肌，逐肌深达拇长屈肌。以上诸肌，除肱桡肌由桡神经深支支配外，其他诸肌均由正中神经支配。

【功用】清热止血，润肺理气。

【主治病证】

1．肺系病证　咳嗽、气喘、咯血。

2．五官病证　鼻衄、咽喉肿痛、失音。

3．经脉病证　肘臂挛痛。

4．其他病证　热病无汗、痔血。

【操作方法】

1．毫针　直刺 0.5 ～ 1.0 寸，局部酸胀，滞针手法，得气后留针 20 分钟。

2．细火针　直刺 0.5 ～ 1.0 寸；采用速刺法，1 ～ 3 针。

3．三头火针　直刺至表皮下、真皮上，采用点刺法，1 ～ 3 针。

4．梅花针　中度手法叩刺 5 ～ 15 针。

5．磁圆梅针　中度手法叩击 10 ～ 20 针。

6．灸法　艾炷灸 3 ～ 5 壮，艾条灸 10 ～ 15 分钟。

列缺　Lièquē（LU7）　络穴　八脉交会穴（通于任脉）

【标准定位】在前臂桡侧缘，桡骨茎突上方，腕掌侧远端横纹上 1.5 寸处。当拇短伸肌腱与拇长展肌腱之间。

【取法】两手虎口自然交叉，一手示指按在另一手的桡骨茎突上，于示指尖到达之凹陷处取穴。（图 3-23）

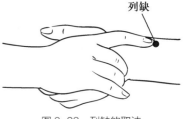

图 3-23　列缺的取法

【穴位解剖】穴下为皮肤、皮下组织、拇短伸肌腱、拇长展肌腱、肱桡肌腱、旋前方肌、桡骨。皮肤中有前臂外侧皮神经和桡神经浅支分布，且到达该穴区的神经纤维由第 6 颈神经组成；桡动脉有两条伴行静脉，位于肱桡肌内侧。动脉后方下段有拇长屈肌和旋前方肌。拇长展肌腱由桡神经的分支（骨间后神经）支配，到该肌的神经纤维由第 6、7 颈神经组成；肱桡肌由桡神经支配，到该肌的神经纤维由第 5、6 颈神经组成。

【特异性】手太阴经之络穴；八脉交会穴之一，通于任脉。

【功用】止咳平喘，通经活络，利水通淋。

【主治病证】

1．头面五官病证　头项强痛、咽喉肿痛、口眼㖞斜、齿痛。

2．肺系病证　咳嗽、气喘、咯血。

3．经脉病证　手腕无力。

【操作方法】

1．毫针　向上斜刺 0.5 ～ 0.8 寸，局部酸胀，沉重或向肘、肩部放散。

2．细火针　直刺至表皮下、真皮上，每次 1 ～ 3 针，采用点刺法。

3．梅花针　中度手法叩刺 5 ～ 15 针。

4．**磁圆梅针**　中度手法叩击 10 ～ 20 针。

5．**灸法**　艾炷灸 3 ～ 5 壮，艾条灸 5 ～ 10 分钟。

太渊　Tàiyuān（LU9）　输穴　原穴　八会穴之脉会

【**标准定位**】在腕掌侧远端横纹桡侧，桡动脉搏动处。
（图 3-24）

【**取法**】仰掌，在腕掌侧远端横纹上，于桡动脉桡侧凹陷处取穴。

【**穴位解剖**】穴下为皮肤、皮下组织、桡侧腕屈肌腱和拇长展肌腱之间、桡骨骨膜。针在皮下筋膜内，经桡神经浅支、头静脉与桡动脉掌浅支之间，穿前臂筋膜，在桡动、静脉外侧，拇长展肌（腱）和桡侧腕屈肌（腱）之间达深部桡骨骨

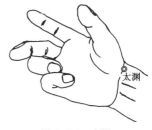

图 3-24　太渊

膜。皮肤中有前臂外侧皮神经分布，且到达该穴区的神经纤维由第 6 颈神经组成；拇长展肌（腱）由桡神经的分支（骨间后神经）支配，桡侧腕屈肌（腱）由正中神经支配，到该肌的神经纤维由第 6、7 颈神经组成。

【**功用**】止咳化痰，通调血脉。

【**主治病证**】

1．**肺胸病证**　外感病、咳嗽、气喘、胸痛。

2．**经脉病证**　手腕无力疼痛。

3．**其他病证**　无脉症。

【**操作方法**】

1．**毫针**　避开桡动脉，直刺 0.3 ～ 0.5 寸。

2．**细火针**　直刺 0.2 寸，每次 1 ～ 3 针；点刺法。

3．**梅花针**　中度手法叩刺 5 ～ 15 针。

4．**磁圆梅针**　中度手法叩击 10 ～ 20 针。

5．**灸法**　因穴处于桡动脉处，一般不做艾炷直接灸，可以艾条温和灸 5 ～ 10 分钟。

【**提示**】因穴下有桡动脉，故针刺时应避开动脉。

鱼际　Yújì（LU10）　荥穴

【**标准定位**】在拇指本节（第 1 掌指并节）后凹陷处，约
当第 1 掌骨中点桡侧，赤白肉际处。（图 3-25）

【**取法**】仰掌，在第 1 掌骨中点之掌侧，赤白肉际处取穴。

【**穴位解剖**】穴下为皮肤、皮下组织、拇短展肌、拇对掌肌、拇短屈肌。手掌皮肤与手背皮肤移行部，有桡神经浅支和正中神经的第 1 掌侧总神经分布。上述诸肌，除拇短屈肌深头由尺神经支配外，均由正中神经指掌侧总神经的返支支配。

【**功用**】清热，利咽。

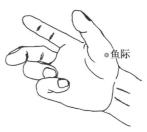

图 3-25　鱼际

【主治病证】

1. **肺系病证** 咳嗽、气喘、咯血、咽喉肿痛、失音。

2. **其他病证** 发热、小儿疳积。

【操作方法】

1. **毫针** 直刺 0.5～0.8 寸，局部痛胀。治疗小儿疳积可采用穴位割治法。

2. **三棱针** 点刺出血或挑治。

3. **细火针** 直刺 0.2～0.5 寸，采用点刺法。

4. **梅花针** 中度手法叩刺 5～15 针。

5. **磁圆梅针** 中度手法叩击 10～20 针。

6. **灸法** 一般不做艾炷直接灸，可以艾条温和灸 3～5 分钟。

少商 Shàoshāng（LU11） 井穴

【标准定位】在手指，拇指末节桡侧，指甲根角侧上方 0.1 寸（指寸）。（图 3-26）

【取法】侧掌，拇指指甲根角内下方 0.1 寸处取穴。

【穴位解剖】穴下为皮肤、皮下组织、指甲根。皮薄，有正中神经指掌侧固有神经的指背支分布。动脉为来自指掌侧固有动脉的指背支（并有同名静脉、神经伴行），与对侧同名动脉互相吻合，形成血管网。

【功用】解表清热，通利咽喉，苏厥开窍。

【主治病证】

1. **肺系实热病证** 咳嗽、咽喉肿痛、鼻衄、高热。

2. **神志病证** 昏迷、癫狂。

3. **经脉病证** 指肿、麻木。

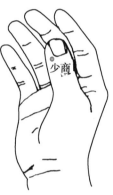

图 3-26 少商

【操作方法】

1. **毫针** 浅刺 0.1～0.2 寸，治疗各种内出血，留针 30 分钟，有很好疗效。

2. **三棱针** 点刺出血，治疗高热。

3. **梅花针** 中度手法叩刺 5～15 针，对煤气中毒、晕厥的疗效佳。

4. **磁圆梅针** 中度手法叩击 10～20 针。

5. **细火针** 直刺 0.1 寸；采用点刺法。

6. **灸法** 艾条灸 5～10 分钟。

（二）手阳明大肠经

本经共有 20 穴，其中 15 穴分布在上肢背面桡侧，5 穴在颈、面部。首穴商阳，

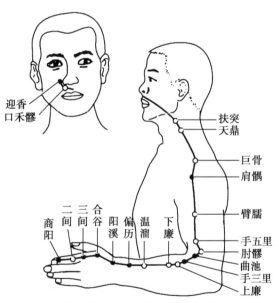

图 3-27 手阳明大肠经腧穴总图

末穴迎香（图 3-27）。本经腧穴可主治眼、耳、口、牙、鼻、咽喉等器官病证，胃肠等腹部疾病，热病和本经所过部位的其他病证。如头痛、牙痛、咽喉肿痛、各种鼻病、泄泻、便秘、痢疾、腹痛、上肢屈侧外缘疼痛等。

商阳　Shāngyáng（LI1）　井穴

【标准定位】在手指，示指末节桡侧，指甲根角侧上方 0.1 寸（指寸）。（图 3-28）

【取法】伏掌，示指指甲根角内下方 0.1 寸处取穴。

【穴位解剖】穴下为皮肤、皮下组织、指甲根。皮薄，有正中神经指掌侧固有神经的指背支分布。皮下组织内有少量的纤维束连于皮肤的真皮层和骨膜。动脉为来自指掌侧固有动脉的指背支（并有同名静脉、神经伴行），与对侧同名动脉互相吻合，形成血管网。

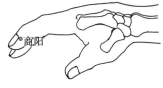

图 3-28　商阳

【功用】清热解表，苏厥开窍。

【主治病证】

1．头面五官病证　咽喉肿痛、齿痛。

2．局部病证　手指麻木。

3．热证、急证　热病、昏迷。

4．其他病证　溏泻（小儿腹泻）、脑中风后遗症。

【操作方法】

1．毫针　浅刺 0.1 ～ 0.2 寸，局部胀痛。

2．三棱针　点刺挤压出血。

3．细火针　直刺 0.1 寸；每次 1 ～ 3 针，采用点刺法。

4．梅花针　中度手法叩刺 5 ～ 15 针。

5．磁圆梅针　中度手法叩击 10 ～ 20 针。

二间　Èrjiān（LI2）　荥穴

【标准定位】微握拳，在示指本节（第 2 掌指关节）前，桡侧凹陷处。（图 3-29）

【取法】侧掌，微握拳，在第 2 掌指关节前缘桡侧，当赤白肉际处取穴。

【穴位解剖】穴下为皮肤、皮下组织、指背腱膜、示指近节指骨骨膜。皮肤由桡神经的指背神经与正中神经的指掌侧固有神经双重支配。皮下筋膜内除上述神经外，还有同名动、静脉经过。指背腱膜由指伸肌腱越过掌骨头后向两侧扩展而成，并有骨间背侧肌腱、蚓状肌腱参与。

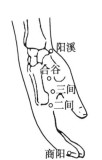

图 3-29　二间、三间

【功用】解表，清热，利咽。

【主治病证】

1．头面五官病证　咽喉肿痛、齿痛、目痛、鼻衄。

2．其他病证　热病、五更泻等。

【操作方法】

1．毫针　直刺 0.2 ～ 0.3 寸，局部胀痛。

2．三棱针　点刺挤压出血。

3．细火针　直刺 0.1 寸；每次 1 ～ 3 针，采用点刺法，治疗肾虚牙痛效佳。

4．梅花针　中度手法叩刺 5 ～ 15 针。

5．磁圆梅针　中度手法叩击 10 ～ 20 针。

6．灸法　米粒灸 3 ～ 5 壮，艾条灸 5 ～ 10 分钟。

三间　Sānjiān（LI3）　输穴

【标准定位】微握拳，在示指本节（第 2 掌指关节）后，桡侧凹陷处。（图 3-29）

【取法】微握拳，在示指桡侧，第 2 掌指关节后，第 2 掌骨小头上方处取穴。

【穴位解剖】穴下为皮肤、皮下组织、第 1 骨间背侧肌，以及指浅、深层肌腱的背侧。皮肤由桡神经的指背神经与正中神经的指掌侧固有神经双重支配。针经皮下筋膜、深筋膜达第 1 骨间背侧肌，在第 1 蚓状肌与第 2 掌骨间通过，直至指浅、深屈肌腱到示指的肌腱背面与第 2 掌骨之间。

【功用】泄热止痛，利咽。

【主治病证】

1．头面五官病证　目痛、齿痛、咽喉肿痛。

2．局部病证　手指或手背肿痛、手指关节活动不利。

3．肠腑病证　腹胀、肠鸣等。

4．其他病证　脑中风后遗症。

【操作方法】

1．毫针　直刺 0.3 ～ 0.5 寸，局部麻胀感，或向手背放散。

2．细火针　直刺 0.3 ～ 0.5 寸；每次 1 ～ 3 针，采用点刺法。

3．梅花针　中度手法叩刺 5 ～ 15 针。

4．磁圆梅针　中度手法叩击 10 ～ 20 针，或用按压法。

5．灸法　艾炷灸 3 ～ 5 壮，艾条灸 5 ～ 10 分钟。

合谷　Hégǔ（LI4）　原穴

【标准定位】在手背，第 1、2 掌骨间，约平第 2 掌骨桡侧的中点。（图 3-30）

【取法】将一手的拇指指间关节横纹放在另一手拇示指之间的指蹼缘上，当拇指尖下是穴。拇、示指并拢，在肌肉最高处取穴。拇、示指张开，当 1、2 掌骨结合部与指蹼缘连线

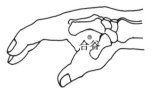

图 3-30　合谷

的中心。（图 3-31）

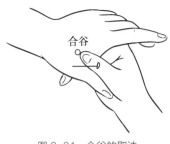

图 3-31　合谷的取法

【穴位解剖】穴下为皮肤、皮下组织、第 1 骨间背侧肌、拇收肌。皮肤由桡神经支的指背侧神经支配，到达穴区的神经纤维由第 6 颈神经组成；皮下组织内有桡神经浅支及其分支和手背静脉网桡侧部。针经上述结构以后，再入第 1 骨间背侧肌，在手背静脉网和掌深动脉内侧达拇收肌。以上二肌由尺神经支配，到达该处的神经纤维由第 8 颈神经和第 1 胸神经组成。

【功用】镇惊止痛，通经活络，清热解表。

【主治病证】为头颈部外科手术针刺麻醉的主要穴位。

1.**头面五官病证**　头痛、齿痛、目赤肿痛、鼻渊、鼻衄、咽喉肿痛、疹腮、牙关紧闭、口喎、面肿。

2.**妇科病证**　滞产、痛经、经闭。

3.**胃肠病证**　腹痛、便秘。

4.**经脉病证**　上肢疼痛、不遂。

5.**外感病证**　发热恶寒、无汗、多汗。

【操作方法】

1.**毫针**　直刺 0.5 ～ 0.8 寸，局部酸胀，可扩散至肘、肩、面部；透劳宫或后溪时，出现手掌酸麻并向指端放散。

2.**细火针**　直刺 0.5 ～ 0.8 寸；每次 1 ～ 3 针，采用点刺法。

3.**梅花针**　中度手法叩刺 5 ～ 15 针。

4.**磁圆梅针**　中度手法叩击 10 ～ 20 针，适用于慢性胃肠炎。

5.**灸法**　艾炷灸或温针灸 5 ～ 9 壮，艾条灸 10 ～ 20 分钟。

【提示】针刺时手呈半握拳状，针尖不宜偏向腕侧，以免刺破手背静脉网和掌深动脉而引起出血。本穴提插幅度不宜过大，以免伤及血管引起血肿。孕妇禁针。

阳溪　Yángxī（LI5）经穴

【标准定位】在腕背侧远端横纹桡侧，拇指向上翘起时，当拇短伸肌腱与拇长伸肌腱之间的凹陷中。（图 3-32）

【取法】在手腕桡侧，拇指上翘，当两筋（拇长伸肌腱与拇短伸肌腱）之间凹陷中取穴。

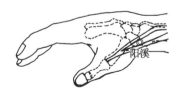

图 3-32　阳溪

【穴位解剖】穴下为皮肤、皮下组织、拇长伸肌和拇短伸肌之间、桡侧腕长伸肌腱。皮肤由桡神经浅支支配，到达穴区的神经纤维由第 6 颈神经组成；皮下组织中有上述皮神经的分支通过，穴区附近还有起于手背静脉网桡侧的头静脉通过；拇长伸肌和拇短伸肌均由桡神经的分支（骨间后神经）支配，到达该肌的神经纤维由第 6、7 颈神经组成；桡侧腕长伸肌由桡神经支配，到达该处的神经纤维由第 6、7 颈神经组成。

【功用】清热散风，通利关节。

【主治病证】

1．头面五官病证　头痛、目赤肿痛、耳聋、耳鸣、齿痛。

2．局部病证　手腕痛。

【操作方法】

1．毫针　直刺 0.5～0.8 寸，局部酸胀感。

2．细火针　直刺 0.3～0.5 寸；每次 1～3 针，采用点刺法。

3．梅花针　中度手法叩刺 5～15 针。

4．磁圆梅针　中度手法叩击 10～20 针。

5．三棱针　点刺出血。

6．灸法　艾炷灸 3～5 壮，艾条灸 10～20 分钟。

偏历　Piānlì（LI6）　络穴

【标准定位】屈肘，在前臂背面桡侧，当阳溪与曲池连线上，腕背侧远端横纹上 3 寸。（图 3-33）

【取法】侧腕屈肘，在阳溪与曲池的连线上，阳溪上 3 寸处取穴。

【穴位解剖】穴下为皮肤、皮下组织、前臂筋膜、拇短伸肌、桡侧腕长伸肌腱、拇长展肌腱。皮肤由前臂外侧皮神经支配。皮下筋膜较薄，有头静脉的起始部经过。针由皮肤、皮下筋膜穿前臂筋膜以后，经拇短伸肌腱到桡侧腕长伸肌腱，深达拇长展肌腱。以上三肌（腱）均由桡神经深支支配。

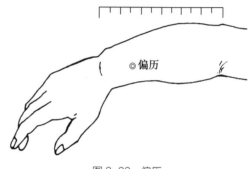

图 3-33　偏历

【功用】清热利尿，通经活络。

【主治病证】

1．头面五官病证　头痛、耳聋、耳鸣、鼻衄、喉痛。

2．局部病证　手臂酸痛。

3．肠腑病证　腹部胀满、溏泻。

4．其他病证　水肿。

【操作方法】

1．毫针　针尖直刺或向肘部方向斜刺 0.5～0.8 寸，局部酸胀或向前臂放散。

2．细火针　直刺 0.5～1.0 寸；每次 1～3 针。

3．梅花针　中度手法叩刺 5～15 针。

4．磁圆梅针　中度手法叩击 10～20 针。

5．灸法　艾炷灸 3～5 壮，艾条灸 5～10 分钟。

温溜　Wēnliū（LI7）　郄穴

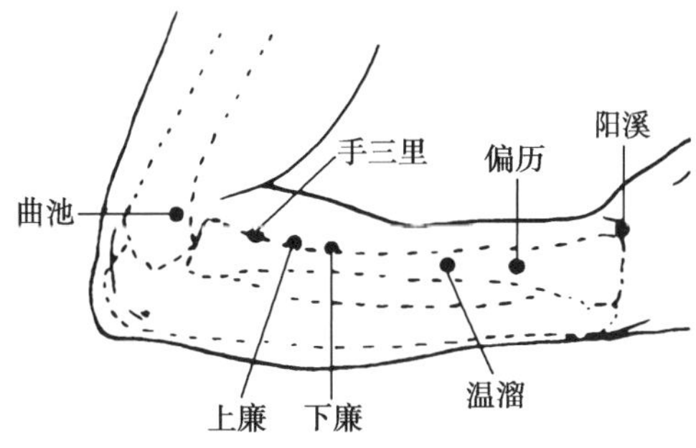

【标准定位】屈肘，在前臂背面桡侧，当阳溪与曲池连线上，腕背侧远端横纹上 5 寸。（图 3-34）

【取法】侧腕屈肘，当阳溪与曲池连线上，腕背侧远端横纹上 5 寸。

【穴位解剖】在桡侧腕伸肌腱与拇长展肌之间；有桡动脉分支及头静脉；分布有前臂背侧皮神经与桡神经深支。

图 3-34　温溜

【主治病证】

1．**头面五官病证**　头痛、面肿、口眼㖞斜等。

2．**肠腑病证**　腹痛、肠鸣泄泻等。

3．**经络病证**　肩背酸痛、上肢瘫痪等。

【操作方法】

1．**毫针**　针尖直刺 0.5～1.0 寸，局部酸胀或向前臂放散，滞针手法，得气即出针，或留针 20 分钟。

2．**细火针**　直刺至表皮下、真皮上，每次 1～3 针，采用点刺法。

3．**梅花针**　中度手法叩刺 5～15 针。

4．**磁圆梅针**　中度手法叩击 10～20 针。

5．**锋钩针**　用勾刺法勾割 1～3 针。

6．**灸法**　艾炷灸 3～5 壮，艾条灸 5～10 分钟。

手三里　Shǒusānlǐ（LI10）

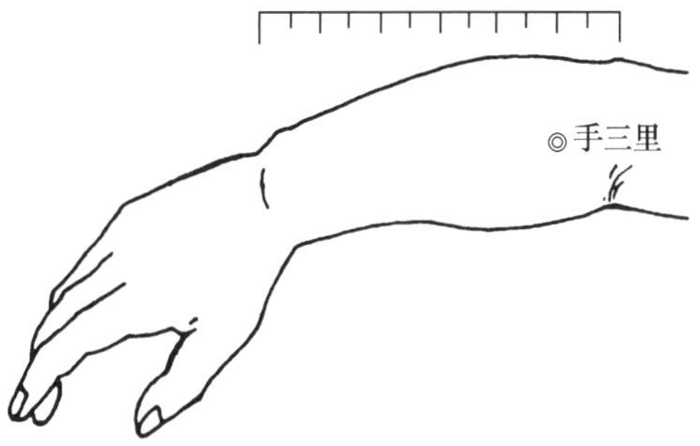

【标准定位】在前臂背面桡侧，当阳溪与曲池连线上，肘横纹下 2 寸。（图 3-35）

【取法】侧腕屈肘，在阳溪与曲池的连线上，曲池下 2 寸处取穴。

【穴位解剖】穴下为皮肤、皮下组织、前臂筋膜，桡侧腕长、短伸肌，旋后肌。皮肤由前臂外侧皮神经支配。针由皮肤经皮下筋膜，穿前臂筋膜，入桡侧腕长、短伸肌，在桡神经深支的外侧，可深抵旋后肌。以上诸肌均由桡神经深支支配。

图 3-35　手三里

【主治病证】

1．**肠腑病证**　腹痛、腹泻。

2．**经脉病证**　肩臂麻痛、上肢不遂、肘挛不伸。

3．**头面五官病证**　齿痛、颊肿。

【操作方法】

1．**毫针**　直刺 0.8～1.2 寸，局部酸胀沉重，或向前臂放散，滞针手法。

2．**细火针**　直刺至表皮下、真皮上，每次 1～3 针，采用点刺法；或直刺 0.5～1.0 寸，速刺或留刺，每次 1～3 针。

3．**梅花针**　中度手法叩刺 5～15 针。

4．**磁圆梅针**　中度手法叩击 10～20 针。

5．**灸法**　艾炷灸或温针灸 5～7 壮，艾条灸 10～20 分钟。

曲池　Qūchí（LI11）　合穴

【**标准定位**】在肘横纹外侧端，屈肘，当尺泽与肱骨外上髁连线中点。（图 3-36）

【**取法**】屈肘成直角，当肘弯横纹尽头处。屈肘，尺泽与肱骨外上髁连线中点处取穴。

【**穴位解剖**】穴下为皮肤、皮下组织、前臂筋膜，桡侧腕长、短伸肌，肱桡肌、肱肌。皮肤由前臂后皮神经支配，到达该穴区的神经纤维由第 6 颈神经组成。皮下组织内有上述皮神经的分支通过；以上诸肌中，肱肌由肌皮

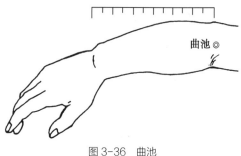

图 3-36　曲池

神经支配，到该肌的神经纤维由第 5、6 颈神经组成；其他肌肉则由桡神经深支支配，其中到桡侧腕长、短伸肌的神经纤维由第 6、7 颈神经组成，到肱桡肌的神经纤维由第 5、6 颈神经组成。

【**功用**】清热和营，降逆活络。

【**主治病证**】

1．**头面五官病证**　咽喉肿痛、齿痛、目赤痛、头痛、眩晕。

2．**胃肠病证**　腹痛、腹泻、痢疾、肠痈。

3．**皮肤及外科病证**　瘾疹、瘰疬等。

4．**经脉病证**　上肢不遂、手臂肿痛、膝关节炎、膝关节扭伤。

5．**其他病证**　发热、月经不调。

【**操作方法**】

1．**毫针**　直刺 0.8～1.2 寸，局部酸胀或向上放散至肩部或向下放散至手指，滞针手法。

2．**细火针**　直刺 0.5～1.0 寸；每次 1 针，速刺或留刺法。

3．**梅花针**　中度手法叩刺 5～15 针。

4．**磁圆梅针**　中度手法叩击 10～20 针。

5．**锋钩针**　用勾刺法勾割 1～3 针。

6．**灸法**　艾炷灸或温针灸 5～7 壮，艾条灸 5～20 分钟。

【**提示**】每日按压曲池 1～2 分钟，使酸胀感向下扩散，有预防高血压的作用。

臂臑 Bìnào（LI14）

【标准定位】在臂外侧，三角肌止点处，当曲池与肩髃连线上，曲池上 7 寸。（图 3-37）

【取法】垂臂屈肘时，在肱骨外侧三角肌下端。

【穴位解剖】穴下为皮肤、皮下组织、三角肌。皮肤由臂外侧皮神经支配。皮下筋膜稍厚，富含脂肪组织。针由皮肤、皮下组织，穿过三角肌中点。三角肌由臂丛后束腋神经支配。

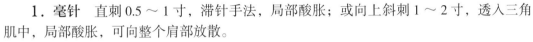

图 3-37 臂臑

【功用】清热明目，通经活络。

【主治病证】经脉病证：肩背痛、手不能向后伸弯、瘰疬。

【操作方法】

1. 毫针　直刺 0.5 ～ 1 寸，滞针手法，局部酸胀；或向上斜刺 1 ～ 2 寸，透入三角肌中，局部酸胀，可向整个肩部放散。

2. 细火针　采用点刺法，直刺至表皮下、真皮上，每次 1 ～ 3 针；或直刺 0.5 ～ 1.0 寸，每次 1 针，速刺或留刺。

3. 灸法　艾炷灸或温针灸 3 ～ 7 壮，艾条温和灸 10 ～ 20 分钟。

肩髃 Jiānyú（LI15）

【标准定位】在肩部，三角肌上，臂外展，或向前平伸时，当肩峰前下方凹陷处。（图 3-38）

【取法】①将上臂外展平举，肩关节部即可呈现 2 个凹窝，前面一个凹窝中即为本穴（图 3-39）；②垂肩，当锁骨肩峰端前缘直下约 2 寸，骨缝之间，手阳明大肠经的循行线上取穴。

【穴位解剖】穴下为皮肤、皮下组织、三角肌、三角肌下囊、冈上肌腱。皮肤由锁骨上神经的外侧支支配，到达穴区的神经纤维由第 4 颈神经组成；皮下组织中有上述皮神经

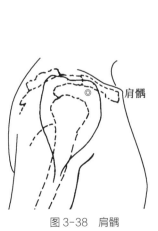

图 3-38 肩髃　　　　　　　　　图 3-39 肩髃的取法

的分支通过；针刺处为三角肌的中上部，且该肌由腋神经支配，到该肌的神经纤维由第5、6颈神经组成；三角肌下囊为三角肌深面与肱骨大结节之间的滑液囊，此滑液囊肿胀时，可产生"肩周炎"症状；冈上肌由肩胛上神经支配，到该肌的神经纤维由第5颈神经组成。

【功用】通经活络，疏散风热。

【主治病证】

1．**经脉病证**　上肢不遂、肩痛不举、瘰疬。

2．**皮肤病证**　瘾疹、风疹。

3．**其他病证**　淋巴结结核、腋下寒性脓肿。

【操作方法】

1．**毫针**　直刺或向下斜刺0.8～1.5寸，酸胀感扩散至肩关节周围或有触电感向臂部放散；或透刺极泉治疗肩周炎，行滞针手法，得气即出针，不留针。

2．**细火针**　采用点刺法，直刺至表皮下、真皮上，每次1～3针。

3．**梅花针**　中度手法叩刺5～15针。

4．**磁圆梅针**　中度手法叩击10～20针。

5．**锋钩针**　用勾刺法勾割1～3针。

6．**灸法**　艾炷灸或温针灸5～7壮，艾条灸5～15分钟。

口禾髎　Kǒuhéliáo（LI19）

【标准定位】在上唇部，鼻孔外缘直下，平水沟穴。（图3-40）

【取法】鼻孔旁开0.5寸，正坐仰靠或仰卧取穴。

【穴位解剖】穴下为皮肤、皮下组织、口轮匝肌。皮肤薄而柔软，有上颌神经的分支眶下神经分布。有面动静脉的上唇支。针由皮肤、皮下筋膜直入口轮匝肌。口轮匝肌由面神经颊支支配。

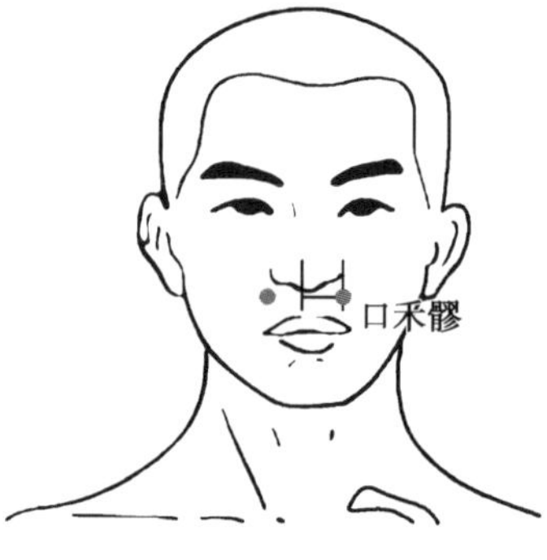

【功用】祛风清热，开窍。

【主治病证】局部病证：鼻塞、鼻衄、口蜗、口噤、上牙肿痛。

图3-40　口禾髎

【操作方法】

1．**毫针刺法**　直刺或向上斜刺0.3～0.5寸，局部胀痛；或向内平刺0.5～0.8寸，透水沟穴，局部胀痛。

2．**细火针**　采用点刺法，直刺至表皮下、真皮上，每次1～3针。

3．**梅花针**　中度手法叩刺5～15针。

4．**三棱针**　点刺出血。

5．**灸法**　本穴因位于面部危险三角区，禁灸。

迎香　Yíngxiāng（LI20）

【标准定位】 在鼻翼外缘中点旁，当鼻唇沟中。（图 3-41）

【取法】 在鼻翼外缘中点旁，当鼻唇沟中取穴。

【穴位解剖】 穴下为皮肤、皮下组织、提上唇肌。皮肤由眶下神经支配。眶下神经是三叉神经第 2 支（上颌神经）的终支。皮下组织内有上述神经和面动、静脉的分支或属支；针由皮肤、皮下筋膜而达提上唇肌。提上唇肌由面神经的颊支支配。

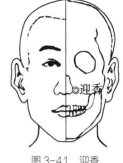

图 3-41　迎香

【功用】 祛风通窍，理气止痛。

【主治病证】

1．**局部病证**　鼻塞、鼻衄、口喎、面痒、面肿、上牙龈肿痛。

2．**其他病证**　胆道蛔虫症、外痔肿痛、肠胃炎。

【操作方法】

1．**毫针**　略向上斜刺 0.3～0.5 寸，局部胀痛；向外上平刺 1.0～1.5 寸，透四白穴，以治胆道蛔虫症。局部酸胀，可扩散至鼻部，有时有眼泪流出。

2．**锋钩针**　用勾刺法勾割 1～3 针。

3．**细火针**　采用点刺法，直刺至表皮下、真皮上，每次 1～3 针。

4．**梅花针**　中度手法叩刺 5～15 针。

5．**三棱针**　点刺出血。

6．**灸法**　本穴禁灸。

（三）足阳明胃经

本经共有 45 个穴位，其中 15 个穴位分布在下肢前外侧面，30 个穴位分布在腹、胸部和头面部（图 3-42）。本经腧穴可治疗胃肠等消化系统，神经系统，呼吸系统，循环系统和头、眼、鼻、口、齿等器官病证，以及本经脉所过部位的病证。例如：胃痛、腹胀、呕吐、泄泻、鼻衄、牙痛、口眼喎斜、咽喉肿痛、热病、神志病及经脉循行部位疼痛等。

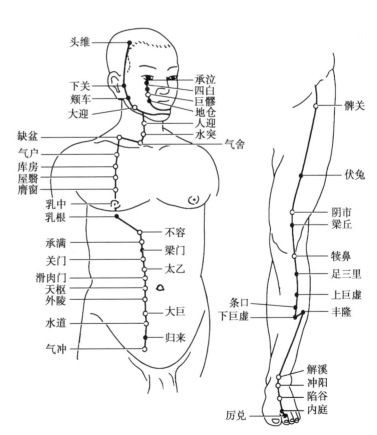

图 3-42　足阳明胃经腧穴总图

承泣 Chéngqì（ST1）

【标准定位】在面部，瞳孔直下，当眼球与眶下缘之间。（图 3-43）

【取法】正坐位，两目正视，瞳孔直下 0.7 寸，当眼球与眶下缘之间取穴。

【穴位解剖】穴下为皮肤、皮下组织、眼轮匝肌、下斜肌、下直肌。皮肤由上颌神经的分支眶下神经支配；皮下组织内有上述皮神经和面神经颧支分布，血管丰富，有眶下动脉分支和眶下静脉；眼轮匝肌受面神经的颞支及颧支支配；下斜肌和下直肌由动眼神经的下支支配。

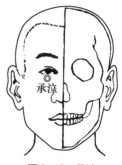

图 3-43 承泣

【功用】散风清热，明目止泪。

【主治病证】头面五官病证：眼睑瞤动、目赤肿痛、迎风流泪、雀目、近视、口喎、面肌痉挛。

【操作方法】

1．毫针 直刺 0.5～0.8 寸，左手向上轻推眼球固定，右手持针沿眶下缘缓慢刺入，不宜提插、捻转，以防刺破血管引起血肿，出针时缓慢出针，并按压针孔。

2．细火针 采用点刺法，直刺至表皮下、真皮上，每次 1～3 针。

3．梅花针 中度手法叩刺 5～15 针。

4．磁圆梅针 中度手法叩击 10～20 针，如用按压法则对眼疾有效。

5．灸法 禁灸。

【提示】穴下有眶下动静脉分支及眼动静脉分支，针刺时应尽量避开这些血管。进针后不宜提插捻转，以防刺破血管引起血肿。过深或斜刺可刺伤视神经，当深达 2 寸时可通过神经管刺伤脑，造成严重后果。

四白 Sìbái（ST2）

【标准定位】在面部，瞳孔直下，当眶下孔凹陷处。（图 3-44）

【取法】正坐位，在承泣直下 3 分，当眶下孔凹陷处取穴。

【穴位解剖】穴下为皮肤、皮下组织、眼轮匝肌、提上唇肌、眶下孔或上颌骨。皮肤由上颌神经的分支眶下神经支配。针经皮肤、皮下组织、眼轮匝肌和提上唇肌，深进眶下孔、眶下管，可能刺及孔、管内的眶下神经、动脉和静脉。针沿管下壁，可至近眶下壁后部结构。所经表情肌由面神经的颧支和颊支支配。

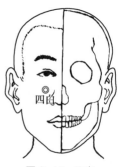

图 3-44 四白

【功用】祛风明目，通经活络。

【主治病证】眼科手术针麻常用穴之一。

头面五官病证：目赤肿痛、三叉神经痛、面瘫、面肌痉挛。

【操作方法】

1．毫针 直刺 0.2～0.3 寸，局部酸胀；或向外上方斜刺 0.5 寸，入眶下孔可有麻电感放射至上唇部，治疗三叉神经第 2 支痛。

2. **细火针** 采用点刺法，直刺至表皮下、真皮上，每次 1 ～ 3 针。

3. **梅花针** 中度手法叩刺 5 ～ 10 针。

4. **磁圆梅针** 轻、中度手法及按压法。

5. **灸法** 不宜灸。

【提示】因穴下有面动静脉分支及眶下动静脉分支，不可深刺，不可快速捻针。

地仓 Dìcāng（ST4）

【标准定位】在面部，口角外侧，上直瞳孔。（图 3-45）

【取法】正坐或仰卧，眼向前平视，于瞳孔垂线与口角水平线之交点处取穴。

【穴位解剖】穴下为皮肤、皮下组织、口轮匝肌、笑肌和颊肌、咬肌。皮肤由上、下颌神经的分支双重支配。因针横向外刺，所以针经皮肤、皮下组织，穿口角外侧的口轮匝肌。该部肌质中有降口角肌、颊肌、提上唇肌、提上唇鼻肌的纤维交错。在面神经外侧，针行经笑肌和颊肌之间，再入咬肌。以上表情肌由面神经的分支支配，而咬肌则由下颌神经的咬肌神经支配。

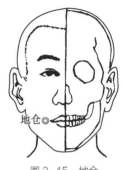

图 3-45 地仓

【功用】祛风止痛，舒筋活络。

【主治病证】头面五官病证：口喎、流涎、眼睑𬌗动。

【操作方法】

1. **毫针刺法** 直刺 0.2 寸，局部胀痛；治面瘫时向颊车方向平刺 1.0 ～ 2.5 寸，再向耳方向透刺至翳风（此法对口眼喎斜尤为有效）；向迎香透刺治疗三叉神经痛，局部酸胀可扩散至半侧面部，有时出现口角牵掣感。

2. **细火针** 采用点刺法，直刺至表皮下、真皮上，每次 1 ～ 3 针。

3. **梅花针** 中度手法叩刺 5 ～ 15 针。

4. **灸法** 温针灸 3 ～ 5 壮。

颊车 Jiáchē（ST6）

【标准定位】在面颊部，下颌角前上方约 1 横指（中指），当咀嚼时咬肌隆起，按之凹陷处。（图 3-46）

【取法】上下牙齿用力咬紧，在隆起的咬肌高点处取穴。

【穴位解剖】穴下为皮肤、皮下组织、咬肌。皮肤由耳大神经支配。耳大神经是颈丛皮支中最大的分支，由第 2、3 颈神经纤维组成。皮下组织内有上述皮神经和面神经下颌缘支的分支。咬肌受三叉神经第 3 支（下颌神经）的分支咬肌神经支配。向地仓透刺时，可经过笑肌、颧肌、降口角肌和口轮匝肌等结构，它们均为面部表情肌，受面神经支配。

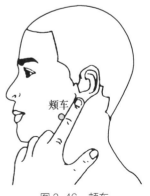

图 3-46 颊车

【功用】祛风清热，开关通络。

【主治病证】头面五官病证：牙龈肿痛、颊肿、口眼㖞斜、口噤不语。

【操作方法】

1．毫针　直刺 0.3 ～ 0.4 寸，局部酸胀；向地仓方向斜刺 0.8 ～ 1.5 寸，以治面瘫，也可采用滞针法，即向同一方向捻转不动，然后手持针柄向患侧牵拉；采用针向病所，向上、下斜刺 0.5 ～ 0.8 寸，以治上下牙痛，局部酸胀并向周围扩散。

2．细火针　采用点刺法，直刺至表皮下、真皮上，每次 1 ～ 3 针。

3．梅花针　中度手法叩刺 5 ～ 10 针。

4．磁圆梅针　中度手法叩击 10 ～ 20 针。

5．灸法　温针灸 3 ～ 5 壮，艾条灸 10 ～ 20 分钟。

下关　Xiàguān（ST7）

【标准定位】在面部耳前方，当颧弓与下颌切迹所形成的凹陷中。（图 3-47）

【取法】正坐或侧伏位，在颧弓下缘凹陷处，下颌骨髁突前方，闭口取穴。

【穴位解剖】穴下为皮肤、皮下组织、腮腺、咬肌、上颌动静脉、翼外肌。皮肤由三叉神经第 3 支（下颌神经）的分支耳颞神经支配。皮下组织内有上述神经、面神经颧眶支及面横动静脉；腮腺实质内有面神经丛、耳颞神经、颞浅动静脉和上颌动静脉等穿过；咬肌受三叉神经第 3 支（下颌神经）的分支咬肌神经

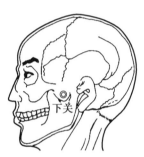

图 3-47　下关

支配；翼外肌由三叉神经第 3 支（下颌神经）的分支翼外肌神经支配；针的深面是下牙槽神经、舌神经和脑膜中动脉。下牙槽神经、舌神经是三叉神经第 3 支的分支，脑膜中动脉是上颌动脉的重要分支，故此穴不宜针刺过深，以免引起严重出血。

【功用】消肿止痛，聪耳通络。

【主治病证】头面五官病证：耳聋、耳鸣、齿痛、面痛、面瘫、口噤、牙关开合不利。

【操作方法】

1．毫针　略向下直刺 0.3 ～ 0.5 寸，周围酸胀或麻电感放散至下颌；略向后斜刺 1.0 ～ 1.5 寸，酸胀扩散至耳区；沿下颌骨向上、下齿平刺 1.5 ～ 2.0 寸，酸胀扩散至上下齿以治牙痛。

2．细火针　采用点刺法，直刺至表皮下、真皮上，每次 1 ～ 3 针；或采用速刺法，直刺 1 ～ 2 寸，刺 1 针。

3．梅花针　中度手法叩刺 5 ～ 15 针。

4．磁圆梅针　中度手法叩击 10 ～ 20 针。

5．锋钩针　用勾刺法，进针深度应达 1.5 ～ 2 寸，勾割 1 ～ 3 针。

6．灸法　温针灸 3 ～ 5 壮，艾条灸 10 ～ 20 分钟，或药物天灸。

【提示】穴位深处有丰富的静脉丛，通过该丛的静脉或属支，沟通颅内和面部静脉的吻合。因此，面部有感染的患者，不宜采用此穴；留针时不可做张口动作，以免折针。

头维 Tóuwéi（ST8）

【标准定位】在头侧部，在额角发际上0.5寸，头正中线旁开4.5寸。（图3-48）

【取法】正坐或仰卧位，额角发际上0.5寸处取穴。

【穴位解剖】穴下为皮肤、皮下组织、颞肌上缘的帽状腱膜、腱膜下结缔组织、颅骨外膜。皮肤由眼神经的眶上神经支配。皮下筋膜致密。颞筋膜为一层坚韧的纤维膜，紧紧地贴附于颞肌表面。针经上述结构，深进由下颌神经的分支颞深神经支配的颞肌质内。

【功用】清头明目，止痛镇痉。

【主治病证】头面五官病证：头痛、眩晕、目痛、迎风流泪、眼睑瞤动。

【操作方法】

1. 毫针 向后平刺0.5～0.8寸，局部胀痛，可向周围扩散。
2. 三头火针 表皮点刺1～2针。
3. 锋钩针 勾刺法，勾割1～3针，直达骨膜。
4. 梅花针 中度手法叩刺5～10针。
5. 磁圆梅针 中度手法叩击10～20针。
6. 灸法 隔物灸3～5壮，艾条灸5～10分钟。

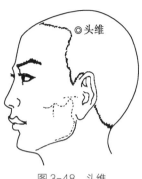

图3-48 头维

梁门 Liángmén（ST21）

【标准定位】在上腹部，当脐中上4寸，前正中线旁开2寸。（图3-49）

【取法】仰卧位，胸剑联合至脐中连线的中点，旁开中线2寸处取穴。

【穴位解剖】穴下为皮肤、皮下组织、腹直肌鞘及鞘内腹直肌、腹横筋膜、腹膜下筋膜。皮肤由第7～9肋间神经的前皮支重叠支配。皮下筋膜内浅静脉吻合丰富，形成网状。深部动脉有静脉伴行，并与浅静脉有广泛的交通。腹壁上动脉直接延续于胸廓内动脉；该动脉从胸腔经膈肌附着部的胸肋三角至腹部，穿腹直肌鞘后层，继行于鞘后层和腹直肌之间而下降，然后穿入肌质内，分支与腹壁下动脉的分支吻合。

【功用】和胃理气，健脾调中。

【主治病证】脾胃肠腑病证：胃痛、呕吐、食欲缺乏、腹胀、泄泻。

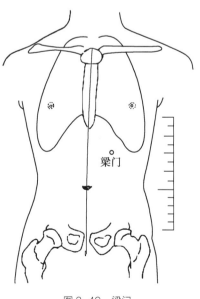

图3-49 梁门

【操作方法】

1．毫针　直刺 0.5 ～ 0.8 寸，局部酸胀，并可出现胃部沉重感。

2．三头火针　表皮点刺 1 ～ 3 针。

3．梅花针　中度手法叩刺 5 ～ 15 针。

4．磁圆梅针　轻、中度手法叩击 10 ～ 20 针。

5．灸法　艾炷灸 3 ～ 5 壮，艾条灸 5 ～ 10 分钟。

天枢　Tiānshū（ST25）募穴

【标准定位】在上腹部，横平脐中，前正中线旁开 2 寸。（图 3-50）

【取法】仰卧位，在脐中（任脉之神阙穴）旁开 2 寸处取穴。

【穴位解剖】穴下为皮肤、皮下组织、腹直肌鞘前层、腹直肌及腹壁下动静脉。皮肤由第 10 肋间神经皮支支配；皮下组织内有上述神经分支和腹壁浅动静脉；腹直肌由第 6 ～ 11 肋间神经和肋下神经支配，到此穴的是第 10 肋间神经纤维；腹壁下动脉是髂外动脉的分支，腹壁下静脉是髂外静脉的属支。

【功用】调中和胃，理气健脾。

【主治病证】

1．肠病　腹胀、肠鸣、泄泻、便秘、痢疾、肠痈、绕脐痛。

2．妇科病证　月经不调、月经过时不止、崩漏、痛经、经闭带下、产后腹痛。

3．其他病证　水肿、脐疝、黄疸、腰痛。

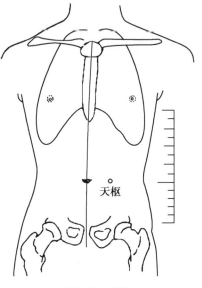

图 3-50　天枢

【操作方法】

1．毫针　直刺 0.8 ～ 1.2 寸，局部酸胀，针感可向同侧腹部放散；针尖略向上斜刺，针感可沿胃经的循行路线上行至不容穴；针尖略向下斜刺，针感可沿胃经下行至归来穴。

2．细火针　直刺 1 寸，采用速刺法或留刺法，1 ～ 2 针。

3．三头火针　采用点刺法，1 ～ 3 针，直刺至表皮下、真皮上。

4．梅花针　中度手法叩刺 5 ～ 15 针。

5．磁圆梅针　轻、中度手法叩击 10 ～ 20 针。

6．灸法　艾炷灸或温针灸 5 ～ 10 壮，艾条灸 15 ～ 30 分钟。

归来　Guīlái（ST29）

【标准定位】在下腹部，脐中下 4 寸，前正中线旁开 2 寸。（图 3-51）

【取法】仰卧位，耻骨联合上缘中点上 1 寸，旁开中线 2 寸处取穴。

【穴位解剖】穴下为皮肤、皮下组织、腹直肌鞘前层、腹直肌、腹直肌鞘后层、腹横筋膜、腹膜下筋膜、腹膜壁层。皮肤由肋下神经和髂腹下神经的前皮支支配。腹膜下筋膜是位于腹横筋膜和腹膜壁层之间的疏松结缔组织，富有脂肪组织；该层筋膜向后与腹膜后间隙的疏松结缔组织相续。在腹膜外脂肪组织层中，有髂外血管、腹壁下动静脉、生殖股神经和髂外的淋巴结及其连属淋巴管等结构。

【功用】活血化瘀，调经止痛。

【主治病证】

1．**妇科病证** 月经不调、痛经、闭经、带下、阴挺。

2．**其他病证** 少腹疼痛、疝气。

【操作方法】

1．**毫针** 直刺 0.8～1.2 寸，局部酸沉；针尖略向耻骨联合处斜刺 1.5～2.0 寸，下腹有酸胀感，少数向小腹及外生殖器放散。

2．**细火针** 直刺 1 寸，采用速刺法或留刺法，1～2 针。

3．**三头火针** 采用点刺法，1～3 针，直刺至表皮下、真皮上。

4．**梅花针** 中度手法叩刺 5～15 针。

5．**磁圆梅针** 轻、中度手法叩击 10～20 针。

6．**灸法** 艾炷灸或温针灸 5～7 壮，艾条灸 10～20 分钟。

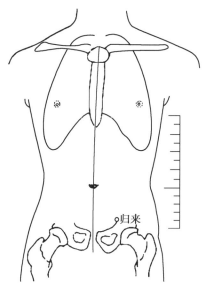

图 3-51　归来

伏兔　Fútù（ST32）

【标准定位】在股前外侧，当髂前上棘与髌底外侧端连线上，髌底上 6 寸。（图 3-52）

【取法】正坐屈膝位或仰卧位，医者以手掌后第 1 腕横纹置于膝盖上缘压于大腿上，当中指尖处取穴。

【穴位解剖】穴下为皮肤、皮下组织、股直肌、股中间肌。皮肤中有腰丛的肌神经前支分布。在股直肌和股中间肌之间，有旋股外侧动、静脉；两肌由股神经支配。

【功用】散寒化湿，疏通经络。

【主治病证】

1．**经脉病证** 下肢麻痹、腰痛膝冷、脚气。

2．**其他病证** 疝气。

【操作方法】

1．**毫针** 直刺 1.0～2.0 寸，局部酸胀，可下传至膝部。

2．**细火针** 直刺 1 寸，采用速刺法或留刺法，1～2 针。

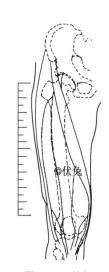

图 3-52　伏兔

3. **梅花针** 中度手法叩刺 5 ～ 15 针。

4. **磁圆梅针** 轻、中度手法叩击 10 ～ 20 针。

5. **灸法** 艾炷灸或温针灸 5 ～ 7 壮，艾条灸 10 ～ 20 分钟。

梁丘 Liángqiū（ST34） 郄穴

【标准定位】在股前外侧，当髂前上棘与髌底外侧端的连线上，髌底外缘上 2 寸。（图 3-53）

【取法】正坐屈膝或仰卧位，在膝盖外上缘直上 2 寸取穴。

【穴位解剖】穴下为皮肤、皮下组织、股直肌和股外侧肌。浅层有股外侧皮神经和股前皮神经分布，深层有股神经的肌支分布。

【功用】理气和胃，通经活络。

【主治病证】

1. **胃病** 急性胃痛。

2. **经脉病证** 下肢不遂、膝肿痛、不可屈伸、冷痹不仁。

【操作方法】

1. **毫针** 直刺 0.5 ～ 0.8 寸，局部酸胀，扩散至膝关节周围。

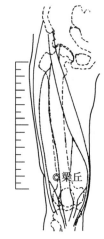

图 3-53 梁丘

2. **细火针** 直刺 1 寸，采用速刺法或留刺法，1 ～ 2 针。多用于治疗滑囊炎。先以手指压迫病灶局部，感觉有波动感时，即以细火针点刺该处中心（梁丘穴外或其附近）数处，以试探病灶内液体容量；再在病灶周围点刺数针，即令患者屈膝，挤尽病灶内黄色液体（也可视情况再拔罐抽吸深部液体），最后用绷带将创口处绷紧压迫。针后令患者卧床休息 1 周。

3. **三头火针** 采用点刺法，1 ～ 3 针，直刺至表皮下、真皮上。

4. **梅花针** 中度手法叩刺 5 ～ 15 针。

5. **磁圆梅针** 轻、中度手法叩击 10 ～ 20 针。

6. **锋钩针** 快速进针 1 ～ 2 寸，稍待片刻勾割 3 ～ 5 针。

7. **灸法** 艾炷灸或温针灸 5 ～ 9 壮，艾条灸 10 ～ 20 分钟。

犊鼻 Dúbí（ST35）

【标准定位】在膝前侧，髌韧带外侧凹陷中。（图 3-54）

【取法】正坐屈膝或仰卧位，在髌骨下方，髌韧带外侧凹陷处取穴。

【穴位解剖】穴下为皮肤、皮下组织、髌韧带与髌外侧支持带之间、膝关节囊。在关节囊的周围，有膝关节动、静脉网；皮肤由腓肠外侧皮神经及股神经前皮支支配，到该穴皮肤的神经纤维来自第 3 腰神经；针在髌韧带与髌外侧支持带之间经膝关节囊入翼状皱襞，若针穿过翼状皱襞和滑膜层后可进入关节腔。

故针刺时应严格消毒，以防感染。

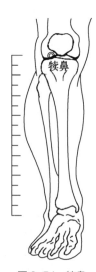

图 3-54 犊鼻

【功用】通经活络，消肿止痛。

【主治病证】经脉病证：膝髌肿痛不仁、屈伸不利。

【操作方法】

1. 毫针　稍向髌韧带内方斜刺 0.5～1.2 寸，膝关节酸胀沉重，以捻转手法为主。

2. 细火针　向内斜刺 0.5～1 寸，采用速刺法，1～2 针。

3. 梅花针　中度手法叩刺 5～15 针。

4. 磁圆梅针　轻、中度手法叩击 10～20 针。

5. 锋钩针　进针 1～2 寸，勾割 3～5 针。

6. 灸法　艾炷灸 5～9 壮，艾条灸 10～20 分钟。

足三里　Zúsānlǐ（ST36）　合穴

【标准定位】在小腿外侧，犊鼻下 3 寸，距胫骨前嵴 1 横指（中指）。（图 3-55）

【取法】正坐屈膝位或仰卧位，以本人四指相并，示指上缘放置于外膝眼（犊鼻）处，中指中节水平直下四横指（一夫法），距离胫骨前嵴 1 横指处取穴。或用手从膝盖正中往下摸取胫骨粗隆，在胫骨粗隆外下缘直下 1 寸处取穴。

【穴位解剖】穴下为皮肤、皮下组织、胫骨前肌、趾长伸肌、小腿骨间膜、胫骨后肌。皮肤内有腓肠外侧皮神经分布，到该穴皮肤的神经纤维来自第 5 腰神经；皮下组织内有上述皮神经的分支；胫骨前肌由腓深神经支配，到该肌的神经纤维来自第 4、5 腰神经和第 1 骶神经；小腿骨间膜的前面由腓神经的分支支配，后面由胫神经的分支支配；胫骨后肌由胫神经支配，到该肌的神经纤维来自第 5 腰神经和第 1 骶神经。

【功用】健脾和胃，扶正培元，通经活络，升降气机。

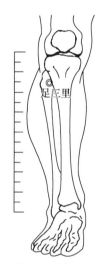

图 3-55　足三里

【主治病证】本穴应用广泛，为全身强壮要穴，针灸按摩可预防脑血管意外的发生，亦为消化系统常用要穴。

1. 胃肠病证　胃脘痛、呕吐、呃逆、消化不良、疳积、腹胀、腹痛、肠鸣、泄泻、便秘、痢疾、肠痈。

2. 神志病证　头晕、失眠、癫狂。

3. 外科病证　乳痈、肠痈等。

4. 经脉病证　中风偏瘫、下肢痿痹、膝胫酸痛。

5. 其他病证　脏气虚惫、虚劳羸弱。

【操作方法】

1. 毫针　直刺 1.0～2.0 寸，滞针手法，局部酸胀；或针尖略向下斜刺，其针感可沿胃经下行至足；针尖略向上斜刺，在不断捻转运针之时，部分针感可沿胃经逐渐循股走至髀关、归来、天枢等穴，少数走向胃腑、剑突处。

2. 细火针　直刺 1 寸，采用速刺法或留刺法，1～2 针。

3. 三头火针　采用点刺法，1～3 针，直刺至表皮下、真皮上。

4. **梅花针** 中度手法叩刺 5～15 针。

5. **磁圆梅针** 轻、中度手法叩击 10～20 针，除用于治疗，还可用于保健。

6. **锋钩针** 进针 1～2 寸，勾割 1～2 针，用于急腹症疼痛严重者。

7. **灸法** 艾炷灸或温针灸 5～10 壮，艾条灸 10～20 分钟。强身保健可采用化脓灸，每年 1 次；或累计灸数百壮，或温灸至皮肤稍见红晕为度，每日 1 次，每月 20 次；有时亦可采用药物天灸。

上巨虚 Shàngjùxū（ST37） 大肠下合穴

【标准定位】在小腿外侧，犊鼻下 6 寸，距胫骨前缘 1 横指（中指）。（图 3-56）

【取法】正坐屈膝或仰卧位，在外膝眼（犊鼻）到外踝尖连线的中点向上 2 寸，胫骨前缘外 1 横指处取穴。

【穴位解剖】穴下为皮肤、皮下组织、胫骨前肌、小腿骨间膜、胫骨后肌。浅层有腓肠外侧皮神经和隐神经双重分布。在胫骨前肌及其深面的趾长伸肌之间，有胫前动、静脉及伴行的腓深神经经过。

【功用】调和肠胃，通经活络。

【主治病证】

1. **胃肠病证** 肠鸣、腹痛、腹胀、泄泻、痢疾、便秘。

2. **经脉病证** 下肢痿痹。

【操作方法】

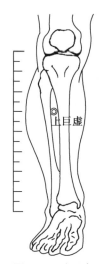

图 3-56 上巨虚

1. **毫针** 直刺 0.5～1.2 寸，局部酸胀；针尖略向上斜刺，针感沿胃经循膝股走至腹部。少数可上行至上腹部及胸部；略向下斜刺，其针感沿足阳明经走至足。

2. **细火针** 直刺 1 寸，采用速刺法或留刺法，1～2 针。

3. **三头火针** 采用点刺法，1～3 针，直刺至表皮下、真皮上。

4. **梅花针** 中度手法叩刺 5～15 针。

5. **磁圆梅针** 轻、中度手法叩击 10～20 针。

6. **锋钩针** 进针 1～2 寸，勾割 1～2 针，用于急腹症疼痛严重者。

7. **灸法** 艾炷灸或温针灸 5～9 壮，艾条灸 10～20 分钟，亦可采用药物天灸。

下巨虚 Xiàjùxū（ST39） 小肠下合穴

【标准定位】在小腿外侧，犊鼻下 9 寸，距胫骨前缘 1 横指（中指）。（图 3-57）

【取法】正坐屈膝位，条口（犊鼻与外踝尖连线的中点，距胫骨前缘约 1 横指处）下 1 寸处取穴。

【穴位解剖】穴下为皮肤、皮下组织、胫骨前肌、趾长伸肌、小腿骨

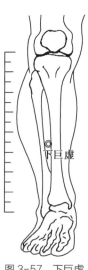

图 3-57 下巨虚

间膜。浅层有腓肠外侧皮神经和隐神经双重分布。在胫骨前肌及其深面的趾长伸肌之间，有胫骨前动、静脉及伴行的腓深神经。

【功用】调肠胃，通经络，安神志。

【主治病证】

1. **胃肠病证** 泄泻、痢疾、大便脓血、胃中热、胃脘痛、纳呆。
2. **经脉病证** 乳痈、中风偏瘫、下肢痿痹、足不履地、下肢水肿。
3. **其他病证** 小腹痛、腰脊痛引睾丸。

【操作方法】

1. **毫针** 直刺 1.0 ～ 2.5 寸，局部酸胀，可向下扩散至足背。
2. **细火针** 直刺 1 寸，采用速刺法或留刺法，1 ～ 2 针。
3. **梅花针** 中度手法叩刺 5 ～ 15 针。
4. **磁圆梅针** 轻、中度手法叩击 10 ～ 20 针。
5. **灸法** 艾炷灸或温针灸 5 ～ 9 壮，艾条灸 10 ～ 20 分钟。

丰隆 Fēnglóng（ST40） 络穴

【标准定位】在小腿外侧，外踝尖上 8 寸，条口外，距胫骨前缘 2 横指（中指）。（图 3-58）

【取法】正坐屈膝或仰卧位，在条口后方 1 横指取穴，约当犊鼻与解溪的中点处。

【穴位解剖】穴下为皮肤、皮下组织、趾长伸肌、踇长伸肌、小腿骨间膜、胫骨后肌。皮肤由腓肠外侧皮神经支配，到达该穴皮肤的神经纤维来自第 5 腰神经；皮下组织内有上述皮神经的分支；趾长伸肌与踇长伸肌由腓深神经支配，到达趾长伸肌的神经纤维来自第 4、5 腰神经和第 1 骶神经；胫骨后肌由胫神经支配，到该肌的神经纤维来自第 5 腰神经和第 1 骶神经。

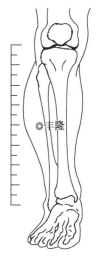

图 3-58 丰隆

【功用】健脾化痰，和胃降逆，开窍。

【主治病证】

1. **肺病** 咳嗽、气喘、痰多。
2. **头部病证** 头痛、眩晕。
3. **神志病证** 癫狂、痫证。
4. **经脉病证** 下肢痿痹、水肿。

【操作方法】

1. **毫针** 直刺 1.0 ～ 2.0 寸，针感可沿足阳明经至足，用于下肢痿痹、足肿等。
2. **细火针** 直刺 1 寸，采用速刺法或留刺法，1 ～ 2 针。
3. **梅花针** 中度手法叩刺 5 ～ 15 针。
4. **磁圆梅针** 轻、中度手法叩击 10 ～ 20 针。
5. **灸法** 艾炷灸或温针灸 5 ～ 7 壮，艾条灸 10 ～ 20 分钟。

解溪　Jiěxī（ST41）经穴

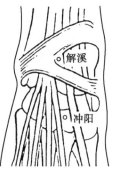

【标准定位】在足背与小腿交界处的横纹中央凹陷中，当踇长伸肌腱与趾长伸肌腱之间。（图3-59）

【取法】正坐垂足或仰卧位，平齐外踝高点，踝关节前面横纹中央凹陷中，即踇长伸肌腱与趾长伸肌腱之间取穴。

【穴位解剖】穴下为皮肤、皮下组织、小腿十字韧带、胫腓韧带联合。皮肤浅表有腓浅神经分布，深层有腓深神经。

【功用】舒筋活络，清胃化痰，镇惊安神。

图3-59　解溪

【主治病证】

1．**头面五官病证**　头痛、眩晕、头面水肿、面赤、眉棱骨痛。

2．**胃肠病**　腹胀、便秘。

3．**神志病证**　癫狂、瘛疭、惊风、谵语。

4．**经脉病证**　下肢痿痹、足踝肿痛。

【操作方法】

1．**毫针**　直刺0.3～0.5寸；平刺1.0～1.5寸；可透丘墟或商丘，局部酸胀，有时可扩散至整个踝关节。

2．**梅花针**　中度手法叩刺至微出血。

3．**三头火针**　采用点刺法，1～3针，直刺至表皮下、真皮上。

4．**磁圆梅针**　轻、中度手法叩击10～20针。

5．**灸法**　艾炷灸3～5壮，艾条灸10～15分钟。

内庭　Nèitíng（ST44）荥穴

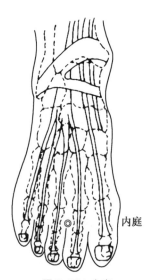

【标准定位】在足背，第2、3趾间，趾蹼缘后方赤白肉际处。（图3-60）

【取法】正坐垂足或仰卧位，在第2、3趾缝间的纹头处取穴。

【穴位解剖】穴下为皮肤、皮下组织、趾长短伸肌腱之间，以及第2、3跖骨间隙。皮肤由足背内侧皮神经的分支趾背神经支配，到该穴皮肤的神经纤维来自第5腰神经；皮下组织内有上述皮神经和静脉网；针经皮肤、皮下筋膜穿足背深筋膜，在趾长伸肌（腱）和趾短伸肌腱之间，深进入骨间肌。以上诸肌由腓深神经支配。

【功用】清胃泻火，理气止痛。

图3-60　内庭

【主治病证】

1．**脾胃肠腑病证**　胃痛吞酸、消化不良、腹胀腹痛、泄泻、便秘、痢疾。

2. **头面五官病证** 牙龈肿痛、口眼㖞斜。

3. **经脉病证** 胫痛不可屈伸、足背肿痛。

4. **其他病证** 热病。

【操作方法】

1. **毫针** 直刺或斜刺 0.5 ～ 1.0 寸，局部酸胀；针尖向上斜刺，针感可沿本经上行。

2. **细火针** 直刺至表皮下、真皮上，采用点刺法，1 ～ 3 针。

3. **梅花针** 中度手法叩刺 5 ～ 15 针。

4. **磁圆梅针** 轻、中度手法叩击 10 ～ 20 针。

5. **灸法** 艾炷灸 3 ～ 5 壮，艾条灸 5 ～ 10 分钟。

厉兑 Lìduì（ST45） 井穴

【标准定位】在足趾，第 2 趾末节外侧，趾甲根角侧后方 0.1 寸（指寸）。（图 3-61）

【取法】正坐垂足或仰卧位，在第 2 趾外侧，距趾甲根角 0.1 寸处取穴。

【穴位解剖】穴下为皮肤、皮下组织、趾长伸肌第 2 趾肌腱的外侧束。皮肤由足背内侧皮神经的外侧支支配。趾长伸肌及第 2 趾伸肌由腓深神经支配。

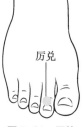

图 3-61 厉兑

【功用】清热和胃，苏厥醒神，通经活络。

【主治病证】

1. **头面五官病证** 牙龈肿痛、颜面水肿。

2. **神志病证** 癫狂、谵语、脑震荡等。

3. **经脉病证** 足背肿痛。

4. **其他病证** 热病、煤气中毒、水肿、各种内出血。

【操作方法】

1. **毫针** 向上斜刺 0.1 ～ 0.2 寸，适用于各种内出血。

2. **三棱针** 点刺挤压出血。

3. **梅花针** 中重度手法叩击至隐隐出血。

4. **磁圆梅针** 轻、中度手法叩击 10 ～ 20 针。

5. **灸法** 米粒灸 1 ～ 3 壮，艾条灸 5 ～ 10 分钟。

（四）足太阴脾经

本经共有 21 个穴位，其中 11 个穴位分布在下肢内侧面，10 个穴位分布在侧胸腹部。首穴隐白，末穴大包（图 3-62）。本经腧穴可治疗脾、胃等消化系统病证，如胃脘痛、恶心呕吐、嗳气、腹胀、便溏、黄疸等；还可治疗身重无力、舌根强痛、下肢内侧肿痛、厥冷等。

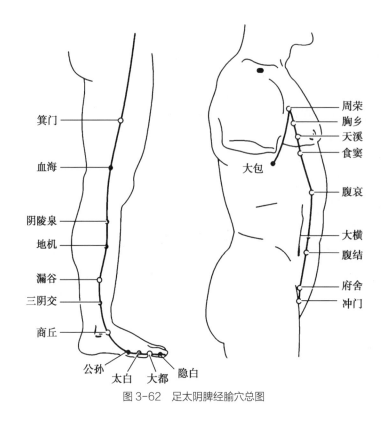

图 3-62　足太阴脾经腧穴总图

隐白　Yǐnbái（SP1）井穴

【标准定位】在足趾，蹈趾末节内侧，趾甲根角侧后方 0.1 寸。（图 3-63）

【取法】正坐垂足或仰卧，在蹈趾趾甲根角内下方 0.1 寸处取穴。

【穴位解剖】穴下为皮肤、皮下组织、蹈趾纤维鞘、蹈长伸肌腱内侧束。浅表分布的神经有足背内侧皮神经的内侧支。在趾背筋膜的深面有第 1 跖骨动脉内侧支，经蹈长伸肌腱的深面，该动脉至蹈趾的内侧缘。蹈长伸肌腱由腓深神经支配。若斜刺，针行于末节趾骨与蹈趾纤维鞘终止部之间；该处神经、血管分布丰富，均来自足底内侧神经及血管。

【功用】调经统血，健脾回阳。

【主治病证】

1．血证　月经过多、崩漏、尿血、便血。

2．胃肠病证　腹胀、暴泻。

3．神志病证　癫痫、梦魇、惊风。

4．其他病证　高血压、低血压、脑震荡、煤气中毒等。

【操作方法】

1．毫针　浅刺 0.1～0.2 寸，滞针手法，得气后留针 20 分钟，用于各种内出血。

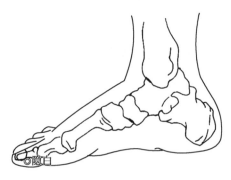

图 3-63　隐白

2．三棱针　点刺挤压出血，常用于脑血管意外后遗症。

3．梅花针　中度手法叩击至微出血，用于脑震荡、煤气中毒等。

4．磁圆梅针　中度手法叩击 10 ～ 20 针，用于高血压、低血压及中风后遗症等。

5．细火针　采用点刺法，点刺 1 ～ 3 针，用于脾胃虚寒、下肢发凉等。

6．灸法　艾炷灸 3 ～ 7 壮，艾条灸 5 ～ 20 分钟，用于止血。

太白　Tàibái（SP3）　输穴　原穴

【标准定位】在足内侧，当踇趾本节（第 1 跖趾关节）后下方赤白肉际凹陷处。（图 3-64）

【取法】正坐垂足或仰卧位，在第 1 跖趾关节后缘赤白肉际凹陷处取穴。

【穴位解剖】穴下为皮肤、皮下组织、趾纤维鞘、踇展肌腱、踇短屈肌。皮肤由足背内侧皮神经的内侧支支配。针经皮肤、皮下筋膜进入趾跖侧筋膜及其形成的趾纤维鞘的十字部，再进入踇展肌（腱）和踇短屈肌（腱）。上述二肌由足底内侧神经支配。

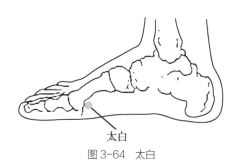

图 3-64　太白

【功用】健脾和胃，清热化湿。

【主治病证】

1．脾胃肠腑病证　腹胀、腹痛、胃痛、泄泻、痢疾、便秘、纳呆、各种消化道肿瘤等。

2．其他病证　体重节痛、脚气、内出血、糖尿病。

【操作方法】

1．毫针　直刺 0.5 ～ 0.8 寸，局部酸胀。

2．磁圆梅针　中度手法叩击 10 ～ 15 针，用于脾胃虚寒、呕吐、四肢发凉、糖尿病等。

3．细火针　采用点刺法，点刺 1 ～ 3 针，用于脾胃虚寒、下肢发凉等。

4．锋钩针　勾割 3 ～ 5 针，用于各种消化道肿瘤。

5．灸法　艾炷灸 3 ～ 5 壮，艾条灸 5 ～ 10 分钟。

公孙　Gōngsūn（SP4）　络穴　八脉交会穴（通于冲脉）

【标准定位】在足内侧，第 1 跖骨底的前下缘赤白肉际处。（图 3-65）

【取法】正坐垂足或仰卧位，在第 1 跖骨底前下缘赤白肉际处取穴，距太白 1 寸。

【穴位解剖】穴下为皮肤、皮下组织、踇展肌（腱）、踇短屈肌。皮肤由腓浅神经的分支足背内侧皮神经的内侧支和隐神经双重支配。皮下筋膜内有血管网及少量的脂肪。趾跖侧筋膜在足底部形成跖腱膜，前方止于跖趾关节囊和屈肌腱鞘。针经上述结构，进入踇展肌和踇短屈肌（该二肌由足底内侧神经支配）。

【功用】健脾胃，调冲任。

【主治病证】有各种腰腿病证时，本穴有明显压痛。

1. **脾胃肠腑病证** 胃痛、呕吐、腹胀、腹痛、泄泻、痢疾。

2. **心胸病证** 心痛、胸闷、失眠、心烦、嗜卧。

3. **其他病证** 各种消化道肿瘤、糖尿病等。

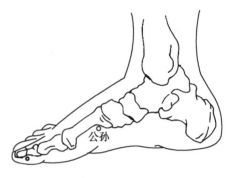

图 3-65 公孙

【操作方法】

1. **毫针** 直刺 0.5～0.8 寸，深刺可透涌泉，局部酸胀，可扩散至整个足底。

2. **磁圆梅针** 中度手法叩击 10～20 针，用于心慌、胸闷、糖尿病等。

3. **细火针** 采用点刺法，点刺 3～5 针，用于腹泻、痢疾。

4. **梅花针** 中度手法叩击 8～10 针，用于煤气中毒、痿证等。

5. **锋钩针** 进针后勾割 3～5 下，听到咯吱响，即可出针。

6. **灸法** 艾炷灸或温针灸 3～5 壮，艾条灸 5～10 分钟。

三阴交 Sānyīnjiāo（SP6）

【标准定位】在小腿内侧，内踝尖上 3 寸，胫骨内侧缘后际。（图 3-66）

【取法】正坐或仰卧位，在内踝高点上 3 寸，胫骨内侧面后缘取穴。

【穴位解剖】穴下为皮肤、皮下组织、趾长屈肌、胫骨后肌、踇长屈肌。皮肤由小腿内侧皮神经支配，到该穴皮肤的神经纤维来自第 4 腰神经；皮下组织内有小腿内侧皮神经和大隐静脉；趾长屈肌、胫骨后肌、踇长屈肌由胫神经支配，到趾长屈肌的神经纤维来自第 5 腰神经和第 1 骶神经。

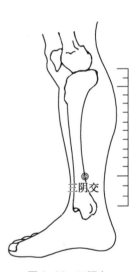

图 3-66 三阴交

【功用】健脾胃，益肝肾，调经带。

【主治病证】

1. **脾胃肠腑病证** 肠鸣、腹胀、泄泻、便秘。

2. **妇产科、男科病证** 月经不调、崩漏、带下、阴挺、经闭、难产、产后血晕、胞衣不下、恶露不尽、癥瘕、不孕；遗精、阳痿、早泄、阴茎痛。

3. **前阴病证** 小便不利、遗尿、癃闭、淋证、白浊、疝气。

4. **经脉病证** 下肢痿痹。

5. **其他病证** 水肿、心悸、失眠、高血压。

【操作方法】

1. **毫针** 直刺 0.5～1.0 寸，局部酸胀，可有麻电感向足底放散，或酸胀感扩至膝关节和股内侧。

2．**磁圆梅针**　中度手法叩击 10 ～ 20 针，用于各种妇科病及糖尿病等。

3．**锋钩针**　勾割 3 ～ 5 针，用于痛经。

4．**细火针**　采用点刺法，点刺 3 ～ 5 针，用于宫寒不孕、遗精早泄等。

5．**梅花针**　中度手法叩击 10 ～ 20 针，用于下肢痿痹、赤白带下等。

6．**灸法**　艾炷灸或温针灸 5 ～ 9 壮，艾条灸 10 ～ 20 分钟，或药物天灸。强身保健，采用瘢痕灸，每年 1 次；或累计灸百余壮亦可，温灸至皮肤温热舒适稍红晕，隔日 1 次，每日 20 次。

【提示】孕妇禁针。

地机　Dìjī（SP8）　郄穴

【标准定位】在小腿内侧，当内踝尖与阴陵泉的连线上，阴陵泉下 3 寸。（图 3-67）

【取法】正坐或仰卧位，在阴陵泉直下 3 寸，当阴陵泉与三阴交的连线上，胫骨内侧面后缘处取穴。

【穴位解剖】穴下为皮肤、皮下组织、趾长屈肌、胫骨后肌。浅表有大隐静脉和隐神经的小腿内侧皮支分布，深层有胫后动静脉和胫神经分布。

【功用】健脾渗湿，调经止带。

【主治病证】本穴出现压痛提示有胰腺疾患，与胰俞、中脘、水分互参可诊断急性胰腺炎。

1．**脾胃肠腑病证**　腹胀、腹痛、泄泻、痢疾。

2．**妇科、男科病证**　月经不调、痛经；遗精、阳痿。

3．**经脉病证**　下肢痿痹。

【操作方法】

1．**毫针**　直刺 0.5 ～ 0.8 寸，局部酸胀，可扩散至小腿部。

2．**磁圆梅针**　中度手法叩击 10 ～ 20 针，用于痢疾、月经不调、遗精等。

3．**火针**　采用点刺法，点刺 3 ～ 5 针，用于腹胀、遗精等。

4．**梅花针**　中度手法叩刺 10 ～ 20 针，用于下肢水肿等。

5．**锋钩针**　进针后勾割 3 ～ 5 下，用于痛经。

6．**灸法**　艾炷灸或温针灸 3 ～ 5 壮，艾条灸 5 ～ 10 分钟。

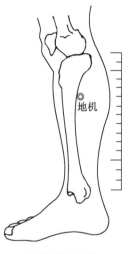

图 3-67　地机

阴陵泉　Yīnlíngquán（SP9）　合穴

【标准定位】在小腿内侧，当胫骨内侧髁后下方凹陷处。（图 3-68）

【取法】正坐屈膝或仰卧位，在胫骨内侧髁下缘与胫骨粗隆下缘平齐处取穴。

【穴位解剖】穴下为皮肤、皮下组织、缝匠肌（腱）、半膜肌及半腱肌（腱）。浅表有隐神经的小腿内侧皮支分布。皮下组织内除隐神经之外，还有与神经伴行的大隐静

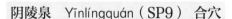

脉；该静脉正行于该穴的皮下，针刺时应注意避开。针穿小腿深筋膜，经胫骨粗隆内侧的缝匠肌、半膜肌及半腱肌等各肌附着处的肌腱，向后再经胫骨内侧缘进入腘肌。以上诸肌由股神经、坐骨神经等支配。膝下内动脉发自腘动脉，向内下方经胫侧副韧带和胫骨内侧髁之间，参加膝关节网，并发出分支营养胫骨及附近肌腱。

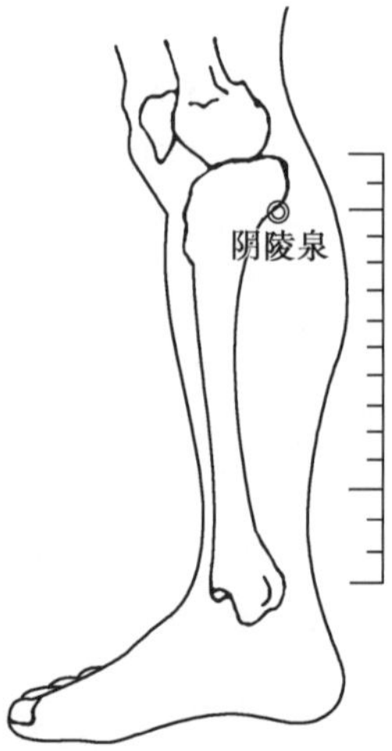

【功用】清利湿热，健脾理气，益肾调经，通经活络。

【主治病证】

1. **脾不运化的病证**　腹胀、腹痛、泄泻、痢疾、便秘、水肿、黄疸。

2. **妇科、男科病证**　妇人阴痛、带下；阴茎痛、遗精。

3. **经脉病证**　膝痛、转筋。

【操作方法】

1. **毫针**　直刺 1.0～2.0 寸，局部酸胀，针感可向下扩散。

2. **磁圆梅针**　中度手法叩击 10～20 针，用于遗尿、腿肚转筋。

3. **梅花针**　中度手法叩刺 10～20 针，用于下肢水肿等。

4. **细火针**　采用点刺法，点刺 3～5 针，用于下肢麻痹、遗精等。

5. **灸法**　艾炷灸或温针灸 5～9 壮，艾条灸 10～20 分钟。

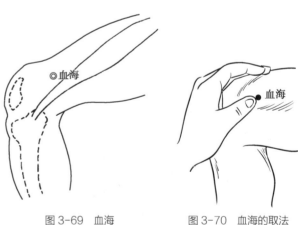

图 3-68　阴陵泉

血海　Xuèhǎi（SP10）

【**标准定位**】在股前内侧，髌底内侧端上 2 寸，股内侧肌隆起处。（图 3-69）

【**取法**】正坐屈膝位，在髌骨内上缘上 2 寸，当股内侧肌突起中点处取穴；或正坐屈膝，医师面对患者，用左手掌心按在患者右膝髌骨上缘，第 2～5 指向上伸直，拇指向内侧约呈 45° 斜置，当拇指尖下是穴。（图 3-70）

图 3-69　血海　　　图 3-70　血海的取法

【**穴位解剖**】穴下为皮肤、皮下组织、股内侧肌、股骨前内侧缘。针经皮肤、皮下筋膜穿大腿阔筋膜，进入股内侧肌。皮肤内有股前皮神经和大隐静脉的属支分布，到该穴皮肤的神经纤维来自第 3 腰神经；股内侧肌由股神经支配，到该肌的神经纤维来自第 2～4 腰神经。

【**功用**】调经统血，健脾化湿。

【**主治病证**】

1. **妇科病证**　月经不调、痛经、经闭、崩漏。

2．**皮肤科病证**　湿疹、瘾疹、丹毒。

3．**经脉病证**　膝痛。

【操作方法】

1．**毫针**　直刺0.8～1寸，局部酸胀，可向髌部放散。

2．**梅花针**　中度手法叩刺10～20针，用于湿疹等。

3．**细火针**　采用点刺法，点刺3～5针，用于脾胃虚寒证。

4．**灸法**　艾炷灸或温针灸5～7壮，艾条灸10～20分钟。

大横　Dàhéng（SP15）

【标准定位】在上腹部，脐中旁开4寸。（图3-71）

【取法】仰卧位，在脐中（神阙）旁开4寸处取穴。

【穴位解剖】穴下为皮肤、皮下组织、腹外斜肌、腹内斜肌、腹横肌、腹横筋膜、腹膜下筋膜。皮肤内有第9～11肋间神经的前皮支重叠分布。皮下筋膜渐薄，内有腹壁浅动、静脉及胸神经前支和外侧支。腹肌由胸神经和第1腰神经前支支配。

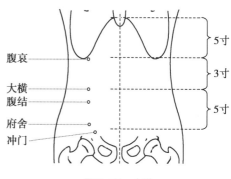

图3-71　大横

【功用】温中散寒，调理肠胃。

【主治病证】脾胃肠腑病证：腹胀、腹痛、泄泻、痢疾、便秘。

【操作方法】

1．**毫针**　直刺0.8～1.2寸，局部酸胀；平刺2.0～2.5寸透神阙治肠寄生虫病，局部酸胀可扩散至同侧腹部。

2．**灸法**　温针灸5～9壮，艾条灸10～20分钟。

大包　Dàbāo（SP21）

【标准定位】在侧胸部，腋中线上，当第6肋间隙处。（图3-72）

【取法】侧卧举臂，在腋下6寸、腋中线上，第6肋间隙处取穴。

【穴位解剖】穴下为皮肤、皮下组织、前锯肌、第6肋间结构、胸内筋膜。皮肤薄，活动性较大，有第5～7肋间神经外侧支分布。皮下筋膜疏松，内有胸腹壁浅静脉，且该静脉注入腋静脉或胸外侧静脉。在胸深筋膜的深面，胸长神经与胸外侧动、静脉并行。第6肋间结构包括肋间外、内肌及其间的血管和神经。肋间动脉发自胸主动脉，在肋角处分

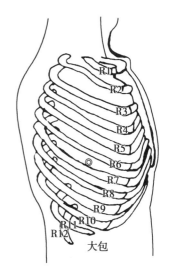

图3-72　大包

为上支和下支。上支在肋间静脉和肋间神经之间，三者行于肋沟内。所以，行针时，若在肋角的前内侧胸壁，应在相邻肋骨之间，而在肋角的内侧行针，应经肋骨上缘，这样可避开肋间动脉及其分支。该穴位深部相对应的器官有胸膜腔、肺、膈、肝（右侧）、胃（左侧），故不可深刺。

【主治病证】

1. 胸肺病证 哮喘、胸胁疼痛。

2. 其他病证 岔气、全身疼痛、四肢无力。

【操作方法】

1. 毫针 斜刺或向后平刺 0.5 ～ 0.8 寸；治颈部扭伤可向上斜刺，局部酸胀。

2. 细火针 采用点刺法，点刺 3 ～ 5 针，用于气喘、四肢无力等。

3. 梅花针 中度手法叩刺 10 ～ 20 针，用于肋间神经痛、气喘等。

4. 锋钩针 进针后勾割 3 ～ 5 下，不可过深，刚入皮下即可；用于肋间神经痛。

5. 灸法 艾炷灸 3 壮，艾条灸 10 ～ 20 分钟。

【提示】该穴位深部相对应的器官有胸膜腔、肺、膈、肝（右侧）、胃（左侧），故不可深刺。

（五）手少阴心经

本经共有 9 个穴位，其中 1 个穴位在腋窝部，8 个穴位在上肢掌侧面的尺侧。首穴极泉，末穴少冲（图 3-73）。本经腧穴可主治胸心部、循环系统病证，神经精神系统病证，以及经脉循行所过部位的病证。例如心痛、心悸、失眠、咽干、口渴、癫狂，以及上肢内侧后缘疼痛等。

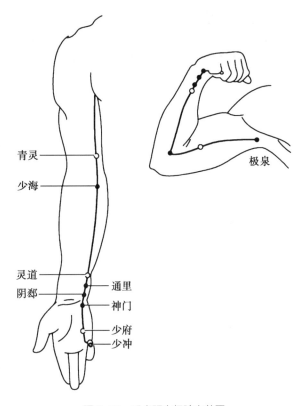

图 3-73 手少阴心经腧穴总图

极泉 Jíquán（HT1）

【标准定位】在腋窝中央，腋动脉搏动处。（图 3-74）

【取法】上臂外展，在腋窝中央有动脉搏动处取穴。

【穴位解剖】穴下为皮肤、皮下组织、臂丛、腋动静脉、大圆肌。皮肤浅表有肋间臂神经和臂内侧皮神经双重分布。皮下组织疏松，富含脂肪组织和淋巴结。针经皮肤、皮下筋膜穿腋筋膜入腋腔。腋腔为胸廓与臂部之间由肌肉围成的腔隙，是颈部与上肢血管、神经的通路。因此，腔内除大量脂肪（内含淋巴结及与其相连的淋巴管）外，围绕腋动脉有臂丛神经的3个束及其5条支配上肢肌的终支。而针经臂丛内侧，可深达腋腔后壁肌肉之一的大圆肌（该肌由肩胛下神经支配）。

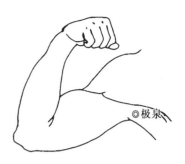

图 3-74　极泉

【功用】宽胸宁神。

【主治病证】

1．**心胸病证**　心痛、心悸、胸闷气短。

2．**经脉病证**　肩臂疼痛、上肢不遂。

3．**其他病证**　腋臭、胁肋疼痛、颈淋巴结结核。

4．弹拨本穴可预防冠心病、肺心病。

【操作方法】

1．**毫针**　避开腋动脉，直刺 0.3～0.5 寸，整个腋窝酸胀，有麻电感向前臂、指端放散，或上肢抽动，以 3 次为度。不宜大幅度提插，以免刺伤腋窝部血管，引起腋内出血。

2．**细火针**　将针烧至白亮，刺入 1 寸深左右，速刺 1 针或数针。用于治疗淋巴结结核或肩周炎。

3．**梅花针**　中度手法叩刺 5～20 针，与毫针配合或交替施针可获效。

4．**灸法**　艾炷灸或温针灸 3～5 壮，艾条灸 5～10 分钟。

少海　Shàohǎi（HT3）　合穴

【标准定位】屈肘举臂，在肘横纹内侧端与肱骨内上髁连线的中点处。（图 3-75）

【取法】正坐或仰卧位，微屈肘掌心向肩，在肘横纹内侧端与肱骨内上髁连线的中点取穴。

【穴位解剖】穴下为皮肤、皮下组织、旋前圆肌、肱肌。皮肤浅表有前臂内侧皮神经分布。在皮下组织内有贵要静脉，该静脉接受前臂正中静脉或肘正中静脉的注入。针经皮肤、皮下筋膜，在贵要静脉的前方，穿前臂深筋膜，深进旋前圆肌，继穿正中神经（或其内侧）及其深方的肱肌。

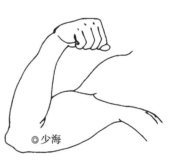

图 3-75　少海

【功用】理气通络，益心安神。

【主治病证】

1．**心病**　心痛。

2．**神志病证**　癫狂善笑、痫证、健忘。

3．**经脉病证**　肘臂挛痛、麻木、手颤。

4．**其他病证**　腋胁痛、瘰疬。

【操作方法】

1．**毫针**　向桡侧直刺 0.5～1.0 寸，局部酸胀，可向前臂或腋部放散。

2．**细火针**　采用点刺法，点刺 1 ～ 3 针。

3．**灸法**　艾炷灸或温针灸 3 ～ 5 壮，艾条灸 10 ～ 15 分钟。

通里　Tōnglǐ（HT5）　络穴

【**标准定位**】在前臂前内侧，当尺
侧腕屈肌腱的桡侧缘，腕掌侧远端横纹
上 1 寸。（图 3-76）

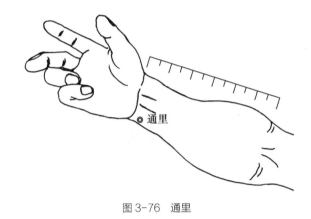

图 3-76　通里

【**取法**】仰掌，在尺侧腕屈肌腱桡
侧缘，当神门与少海连线上，腕掌侧远
端横纹上 1 寸处取穴。

【**穴位解剖**】穴下为皮肤、皮下组
织、尺侧腕屈肌、指深屈肌、旋前方
肌。浅表有前臂内侧皮神经分布。针经
皮肤、皮下组织穿前臂深筋膜，在尺
动、静脉和尺神经的桡侧穿尺侧腕屈肌
（腱），进入指深屈肌，再经前臂屈肌后间隙达旋前方肌。

【**功用**】清热安神，通经活络。

【**主治病证**】本穴出现压痛、结节等阳性反应，可作为心动过缓的定性诊断。

1．**心病**　心痛、心悸。

2．**经脉病证**　肘臂挛痛、手指麻木。

3．**其他病证**　暴喑、舌强不语。

【**操作方法**】

1．**毫针**　直刺 0.3 ～ 0.5 寸，局部酸胀，针感可下行传到环指或小指，或循心经上
行至前臂、肘窝，个别可走向胸部。

2．**细火针**　采用点刺法，点刺 1 ～ 3 针。

3．**磁圆梅针**　中度手法叩击 10 ～ 20 针。

4．**灸法**　艾炷灸 1 ～ 3 壮，艾条温灸 10 ～ 20 分钟。

【**提示**】本穴不可深刺，以免伤及血管和神经；留针时，不可做屈腕动作。

阴郄　Yīnxì（HT6）　郄穴

【**标准定位**】在前臂前内侧，当尺侧腕屈肌腱的桡侧缘，腕掌侧远端横纹上 0.5 寸。
（图 3-77）

【**取法**】仰掌，在尺侧腕屈肌腱桡侧缘，腕掌侧远端横纹上 0.5 寸处取穴。

【**穴位解剖**】穴下为皮肤、皮下组织、尺侧腕屈肌桡侧缘。浅表有前臂内侧皮神经分
布。在皮下筋膜内除皮神经外，尚有起于手背静脉尺侧部的贵要静脉。针经皮肤、皮下筋
膜穿前臂深筋膜，在尺侧腕屈肌的桡侧，可达尺神经和尺动、静脉之间。

【**功用**】清心安神。

【主治病证】

1．心病　心痛、心悸。

2．血证　吐血、衄血。

3．其他病证　暴喑、骨蒸盗汗。

【操作方法】

1．毫针　直刺 0.3 ～ 0.5 寸，局部
酸胀，并可循经下行至环指和小指，或
循经上行至前臂、肘窝、上臂内侧，有
患者针感还可传向胸部。

2．细火针　采用点刺法，点刺
1 ～ 3 针。

3．磁圆梅针　中度手法叩击 10 ～ 20 针。

4．灸法　艾炷灸 1 ～ 3 壮，艾条灸 10 ～ 15 分钟。

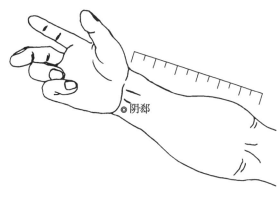

图 3-77　阴郄

【提示】本穴不可深刺，以免伤及血管和神经；留针时，不可做屈腕动作。

神门　Shénmén（HT7）

【标准定位】在腕前内则，腕掌侧远端横纹尺侧端，尺侧
腕屈肌腱的桡侧缘。（图 3-78）

【取法】仰掌，在尺侧腕屈肌腱桡侧缘，腕背侧远端横纹
上取穴。

【穴位解剖】穴下为皮肤、皮下组织、尺侧腕屈肌腱桡侧
缘。针经皮肤、皮下组织，于尺侧腕屈肌（腱）的桡侧穿前
臂深筋膜，再经尺神经、尺动静脉的内侧达尺骨头的前面骨
膜。皮肤由前臂内侧皮神经和尺神经的掌支双重支配，到达
该区的神经纤维由第 8 颈神经组成；尺侧腕屈肌（腱）由尺

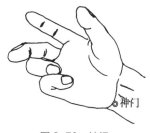

图 3-78　神门

神经支配，到达该肌的神经纤维由第 8 颈神经和第 1 胸神经组成；针的桡侧有尺神经及尺
动静脉通过，针稍偏向桡侧即可刺中。

【功用】益心安神，通经活络。

【主治病证】本穴为治疗精神病和心脏病的要穴。

1．心病　心痛、心悸、惊悸、怔忡。

2．神志病证　健忘、失眠、痴呆、癫狂、痫证。

3．经脉病证　咽干、腕痛、指麻。

【操作方法】

1．毫针　直刺 0.3 ～ 0.5 寸，局部胀痛；或向上平刺透灵道，局部酸胀，可有麻电
感向指端放散。

2．细火针　采用点刺法，点刺 1 ～ 3 针。

3．磁圆梅针　中度手法叩击 10 ～ 20 针。

4．灸法　艾炷灸 1 ～ 3 壮；艾条温灸 10 ～ 15 分钟。

【提示】因穴位深层有尺动、静脉，针刺时应注意避开。不宜直接灸。

少府　Shàofǔ（HT8）

【标准定位】在手掌，第4、5掌骨之间，握拳时，当小指尖处。（图3-79）

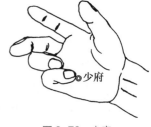

图3-79　少府

【取法】仰掌，手指屈向掌心横纹，在小指尖下凹陷处取穴。

【穴位解剖】穴下为皮肤、皮下组织、掌筋膜、第4蚓状肌、第4骨间肌。浅表尺侧有尺神经的掌皮支分布。针经皮肤、皮下筋膜穿掌腱膜，在指浅、深屈肌尺侧2条肌腱之间，再经尺神经的指掌侧固有神经和指掌侧总动脉的尺侧，深进第4蚓状肌，然后入第4掌骨间隙内的骨间肌。除指浅屈肌由正中神经支配外，其他诸肌均由尺神经深支支配。

【功用】清心泻热，理气活络。

【主治病证】

1．心胸病证　心胸痛、心悸。

2．小便病证　小便不利、遗尿。

3．前阴病证　阴痒、阴痛。

4．经脉病证　小指挛痛、掌中热。

【操作方法】

1．毫针　直刺0.3～0.5寸，局部胀痛。

2．细火针　采用点刺法，点刺1～3针。

3．磁圆梅针　中度手法叩击10～20针。

4．灸法　艾炷灸3～5壮，艾条灸5～10分钟。不宜直接灸。

少冲　Shàochōng（HT9）

【标准定位】在手指，小指末节桡侧，指甲根角侧上方0.1寸（指寸）。（图3-80）

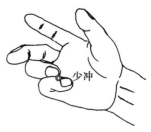

图3-80　少冲

【取法】微握拳，掌心向下，小指上翘，在小指桡侧，去指甲根角0.1寸处取穴。

【穴位解剖】穴下为皮肤、皮下组织、指甲根。浅表有尺神经的指背支分布。皮下筋膜较致密，有少量的纤维束连于皮肤的真皮层和指骨的骨膜。除有尺神经的指背支经过外，还有指掌侧固有动脉的指背支和掌背动脉的指背动脉形成的血管网。

【功用】清热息风，醒神开窍。

【主治病证】

1．心病　心痛、心悸。

2. **神志病证** 癫狂、中风、昏迷。

3. **其他病证** 各种内出血、热病、胸胁痛。

【操作方法】

1. **毫针** 浅刺 0.1～0.2 寸，局部胀痛，用于治疗各种内出血。

2. **三棱针** 点刺出血，用于高热、昏迷等神志病。

3. **火针** 采用点刺法，点刺 1～3针，用于心胸神志病证。

4. **灸法** 艾炷灸 3～5 壮，艾条灸 5～10 分钟。

（六）手太阳小肠经

本经共有 19 个穴位，其中 8 个穴位分布在上肢背面的尺侧，11 个穴位在肩、颈、面部。首穴少泽，末穴听宫（图 3-81）。本经腧穴可主治腹部小肠与胸、心、咽喉病证，神经病证，头、颈、眼、耳部病证，热病和本经脉所过部位的病证。例如少腹痛、腰脊痛引睾丸、耳聋、目黄、咽喉肿痛、癫狂及肩臂外侧后缘痛等。

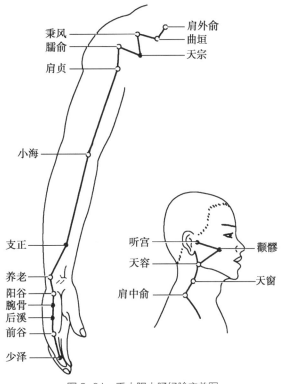

图 3-81 手太阳小肠经腧穴总图

少泽 Shàozé（SI1）井穴

【标准定位】在手指，小指末节尺侧，指甲根角侧上方 0.1 寸（指寸）。（图 3-82）

【取法】微握拳，掌心向下，伸小指，在小指尺侧，去指甲根角 0.1 寸处取穴。

【穴位解剖】穴下为皮肤、皮下组织、指甲根。皮肤由指掌侧固有神经的指背支支配。在皮下组织内除皮神经外，还有直接从掌浅弓（动脉弓）发出的小指尺侧动脉、指掌侧固有动脉的分支指动脉、掌背动脉的指背支等以及同行同名的神经，在纤维束连于皮肤与骨膜之间的"闭密间隙"内形成各自的吻合丛状结构。

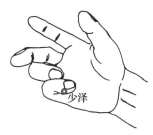

图 3-82 少泽

【功用】清热利咽，通乳开窍。

【主治病证】

1. **头面五官病证** 头痛、咽喉肿痛、目翳、耳聋、耳鸣。

2. **乳房病证** 产后乳汁不足、乳汁不通、乳痈。

3. **神志病证** 中风昏迷。此穴为急救穴之一。

4. **其他病证** 热病。

【操作方法】

1. **毫针** 浅刺 0.1 ～ 0.2 寸，局部胀痛。

2. **三棱针** 点刺出血，用于高热、晕厥。

3. **细火针** 采用点刺法，点刺 1 ～ 3 针，用于昏厥。

4. **灸法** 艾炷灸 1 ～ 3 壮，艾条灸 5 ～ 10 分钟。

后溪 Hòuxī（SI3） 输穴 通督脉

【标准定位】在手背，第 5 掌指关节尺侧近端赤白肉际凹陷中。（图 3-83）

【取法】微握拳，在第 5 掌指关节尺侧后方，第 5 掌骨小头后缘，赤白肉际处取穴。

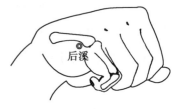

图 3-83 后溪

【穴位解剖】穴下为皮肤、皮下组织、小指展肌。皮肤由尺神经手背支和掌支双重支配，到达穴区的神经纤维由第 8 颈神经组成；皮下组织内除皮神经外，还有手背静脉网的尺侧部。针经皮肤、皮下组织，进入小鱼际肌的小指展肌，在小指对掌肌的前方，再进入小指短屈肌与第 5 掌骨之间。以上三肌均由尺神经深支支配，到达小指展肌的神经纤维由第 8 颈神经和第 1 胸神经组成。

【功用】清心安神，通经活络。

【主治病证】

1. **头面五官病证** 头痛、耳聋、目赤。

2. **经脉病证** 项强痛、不得四顾、肩臂疼痛、落枕、腰痛、手指及肘臂挛急。

3. **神志病证** 癫狂、痫证、失眠、癔症。

4. **其他病证** 盗汗、热病、疟疾。

【操作方法】

1. **毫针** 直刺 0.5 ～ 1.0 寸，或向合谷方向透刺，局部酸胀或向整个手掌部放散。

2. **细火针** 采用点刺法，点刺 1 ～ 3 针；用于带状疱疹、手臂挛痛。

3. **磁圆梅针** 中度手法叩击 10 ～ 20 针。

4. **三棱针** 点刺出血，用于头项强直、面神经麻痹。

5. **灸法** 艾炷灸 1 ～ 3 壮，艾条灸 5 ～ 10 分钟。

腕骨 Wàngǔ（SI4） 原穴

【标准定位】在腕后内侧，第 5 掌骨底与三角骨之间的赤白肉际凹陷处。（图 3-84）

【取法】伏掌，由后溪直上推，当两骨（第 5 掌骨底与三角骨）结合部的凹陷中取穴。

【穴位解剖】穴下为皮肤、皮下组织、手筋膜、小指展肌。穴处皮肤为手背和手掌皮肤移行处，由尺神经的手背支和掌支双重支配。皮下组织内有尺动、静脉的分支或属支。针经皮肤、皮下组织深筋膜的纤维层，入小鱼际肌的小指展肌（该肌由尺神经深支支配）。

【功用】祛湿退黄，增液止渴。

【主治病证】

1. **头面五官病证**　头痛、耳鸣、目翳。

2. **经脉病证**　项强、指挛腕痛。

3. **其他病证**　黄疸、消渴、热病、疟疾。

【操作方法】

1. **毫针刺法**　直刺 0.3 ～ 0.5 寸，局部酸胀，针感扩散至手掌部。

2. **磁圆梅针**　中度手法叩击 10 ～ 20 针，用于胸胁痛。

3. **三棱针**　点刺出血，用于黄疸、热病、目翳等。

4. **灸法**　艾炷灸 3 ～ 5 壮，艾条灸 5 ～ 10 分钟。

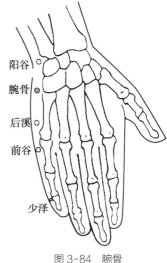

图 3-84　腕骨

养老　Yǎnglǎo（SI6）

【标准定位】在前臂后侧，腕背横纹上 1 寸，尺骨头桡侧凹陷中。（图 3-85）

【取法】①屈肘，掌心向胸，在尺骨头的桡侧缘上，与尺骨头最高点平齐的骨缝中是穴。②掌心向下，用另一手指按捺在尺骨头的最高点上；然后掌心转向胸部，当手指滑入的骨缝中是穴。

【穴位解剖】穴下为皮肤、皮下组织、前臂筋膜、前臂骨间膜。皮肤浅表有前臂后皮神经分布。皮下组织内除此神经外，有贵要静脉和头静脉的起始部行经。针经皮肤、皮下筋膜穿前臂深筋膜，在指伸肌腱和小指伸肌腱之间经过，穿经其深面的骨间背侧动、静脉及神经，而达桡、尺骨远端骨间膜。腕背侧（动脉）网位于腕骨及桡、尺骨远端的背面。由桡、尺动脉的腕背支，以及骨间掌侧和骨间背侧动脉的末端组成。

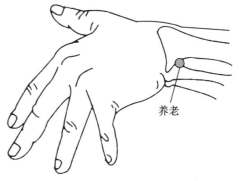

图 3-85　养老

【功用】清头明目，舒筋活络。

【主治病证】

1. **头面五官病证**　目视不明。

2. **经脉病证**　肩背肘臂酸痛、项强。

3. **其他病证**　急性腰痛。

【操作方法】

1. **毫针**　掌心向胸时，向肘方向斜刺 0.5 ～ 0.8 寸，手腕酸麻，可向肩部放散。

2. **磁圆梅针**　中度手法叩击 10 ～ 20 针。

3. **细火针**　采用点刺法，点刺 1 ～ 3 针。

4．灸法　艾炷灸 3 ～ 5 壮，艾条灸 10 ～ 20 分钟。

支正　Zhīzhèng（SI7）　络穴

【标准定位】在前臂背面尺侧，当阳谷与小海的连线上，腕背侧远端横纹上 5 寸。（图 3-86）

【取法】屈肘，阳谷与小海的连线中点向远端 1 寸，尺骨的尺侧缘取穴。

【穴位解剖】穴下为皮肤、皮下组织、前臂筋膜、尺侧腕屈肌、指深屈肌。皮肤由前臂内侧皮神经支配。皮下组织内除上述皮神经外，还有贵要静脉；该静脉以不同形式与肘正中静脉相连，最后归流肱静脉。针经皮肤、皮下筋膜在贵要静脉的后方穿前臂深筋膜，入尺侧腕屈肌，再深至指深屈肌。尺侧腕屈肌和指深屈肌的尺侧半由尺神经支配，指深屈肌的桡侧半由正中神经支配。

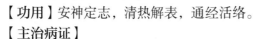

图 3-86　支正

【功用】安神定志，清热解表，通经活络。

【主治病证】

1．经脉病证　头痛、项强、肘臂酸痛。

2．其他病证　热病、疥疮、疣、癫狂。

【操作方法】

1．毫针　直刺或斜刺 0.5 ～ 0.8 寸，局部重胀，向下放散至手指。

2．梅花针　中等手法叩刺，用于治疗热病。

3．灸法　艾炷灸或温针灸 3 ～ 5 壮，艾条灸 5 ～ 10 分钟。

小海　Xiǎohǎi（SI8）　合穴

【标准定位】在肘后内侧，尺骨鹰嘴与肱骨内上髁之间凹陷中。（图 3-87）

【取法】屈肘抬臂位，当尺骨鹰嘴与肱骨内上髁之间取穴。用手指弹敲该部时有触电麻感直达小指。

【穴位解剖】穴下为皮肤、皮下组织、肘筋膜、肱骨的尺神经沟。皮肤由前臂内侧皮神经和臂内侧皮神经双重支配。皮下组织稍厚而疏松，内有少量脂肪，以保护深部经过的神经。针经皮肤、皮下筋膜，穿肘筋膜及其包裹的尺神经和尺侧上副动、静脉形成的血管神

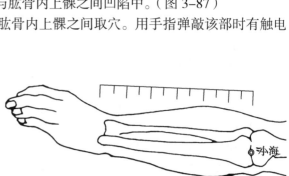

图 3-87　小海

经束，深达肱骨内上髁后面的尺神经沟底骨膜。针刺时应注意避开血管及神经。

【功用】安神定志，清热通络。

【主治病证】

1．经脉病证　肘臂挛痛、上肢外后侧痹痛。

2．神志病证　癫狂、痫证。

【操作方法】

1．毫针　直刺 0.3 ～ 0.5 寸，局部酸胀，可有触电感向前臂及手部尺侧放散。

2．梅花针　中等手法叩刺，用于治疗颊肿。

3．细火针　采用点刺法，点刺 1 ～ 3 针。

4．灸法　艾炷灸或温针灸 3 ～ 5 壮，艾条灸 5 ～ 20 分钟。

肩贞　Jiānzhēn（SI9）

【标准定位】在肩带部，肩关节后下方，臂内收时，腋后纹头直上 1 寸（指寸）。（图 3-88）

【取法】正坐垂肩位，在肩关节后下方，当上臂内收时，当腋后纹头直上 1 寸处取穴。

【穴位解剖】穴下为皮肤、皮下组织、三角肌筋膜、三角肌、肱三头肌、大圆肌、背阔肌。皮肤由腋神经的下支臂上外侧皮神经支配。皮下组织致密，富含脂肪。针经皮肤、皮下组织，在三角肌的后部，穿该肌表面深筋膜入肌质内。以后，针可依序入桡神经肌支支配的肱三头肌长头，肩胛下神经支配的大圆肌和胸背神经支配的背阔肌（腱），可深达腋腔。

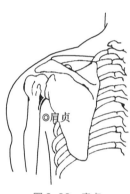

图 3-88　肩贞

【功用】清头聪耳，通经活络。

【主治病证】

1．经脉病证　手臂麻痛、肩背疼痛。

2．其他病证　乳少、瘰疬。

【操作方法】

1．毫针　向外斜刺 1 ～ 1.5 寸或向前腋缝方向透刺，肩部及肩胛部酸胀。有时可有麻电感向肩及指端传导。

2．梅花针　中等手法叩刺 10 ～ 20 针，用于治疗乳少。

3．细火针　采用点刺法，点刺 1 ～ 3 针，用于乳少、肩周炎等。

4．磁圆梅针　中等手法叩刺 10 ～ 20 针，用于治疗乳少。

5．灸法　艾炷灸或温针灸 5 ～ 7 壮，艾条灸 10 ～ 20 分钟。

【提示】不宜向胸侧深刺。

天宗　Tiānzōng（SI11）

【标准定位】在肩胛部，当冈下窝中央凹陷处，与第 4 胸椎相平。（图 3-89）

【取法】正坐或俯伏位，①在肩胛冈中点与肩胛骨下角连线的等分线上，当上、中 1/3 交点处；②肩胛冈中点与肩胛骨下角连一直线，与第 4 胸椎棘突下间平齐处，与臑俞、肩贞呈三角形处是穴。

【穴位解剖】穴下为皮肤、皮下组织、斜方肌筋膜、斜方肌、冈下肌。皮厚，由第 3～5 胸神经后支的外侧皮神经重叠支配。皮下组织内有旋肩胛动、静脉的分支。针经皮肤、皮下筋膜穿斜方肌表面的背部深筋膜入该肌及其深面的冈下肌。前肌由第 11 对脑神经副神经支配，后肌由臂丛的肩胛上神经支配。

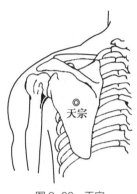

图 3-89　天宗

【功用】舒筋活络，理气消肿。

【主治病证】

1．经脉病证　颈肩部、肩胛酸痛不举。

2．其他病证　乳痈、气喘。

【操作方法】

1．毫针　直刺或向四周斜刺 0.5～1 寸，局部酸胀，或向背部放散。

2．梅花针　叩刺至出血，再拔罐，用于治疗乳痈（未化脓者）。

3．细火针　采用点刺法，点刺 1～3 针。

4．磁圆梅针　中等手法叩刺 10～20 针，用于治疗肩胛骨酸痛发凉。

5．三棱针　点刺出血再拔罐，用于治疗乳痈（未化脓者）。

6．灸法　艾炷灸或温针灸 3～5 壮，艾条灸 10～15 分钟。

肩外俞　Jiānwàishū（SI14）

【标准定位】在背部，第 1 胸椎棘突下，后正中线旁开 3 寸。（图 3-90）

【取法】前倾坐位或俯伏位，在第 1 胸椎棘突下，向外至肩胛骨脊柱缘的垂线上取穴。

【穴位解剖】穴下为皮肤、皮下组织、斜方肌筋膜、斜方肌、肩胛提肌。皮肤较厚，由第 8 颈神经和第 1、2 胸神经后支的内侧皮支重叠支配。皮下筋膜致密，有少量脂肪。针经皮肤、皮下筋膜穿斜方肌表面的背深筋膜入该肌，继进至肩胛提肌。前肌由副神经支配，后肌由肩胛背神经支配。两肌之间有颈横动、静脉经过。

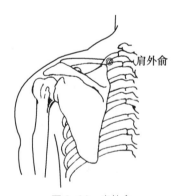

图 3-90　肩外俞

【功用】舒筋活络，祛风止痛。

【主治病证】经脉病证：肩背疼痛、颈项强急。

【操作方法】

1．毫针　向外斜刺 0.5～0.8 寸，局部酸胀。

2．梅花针　中度手法叩刺 5～10 针。

3．细火针　采用点刺法，点刺 1～3 针。

4．磁圆梅针　中度手法叩刺 10～20 针。

5. **灸法** 艾炷灸或温针灸 3 ~ 5 壮，艾条灸 10 ~ 20 分钟。

【提示】不可深刺，以防导致气胸。

肩中俞 Jiānzhōngshū（SI15）

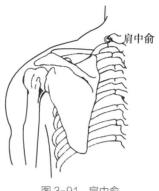

图 3-91 肩中俞

【标准定位】在背部，当第 7 颈椎棘突下，后正中线旁开 2 寸。（图 3-91）

【取法】前倾坐位或俯伏位，在第 7 颈椎棘突下，大椎（督脉）旁开 2 寸处取穴。

【穴位解剖】穴下为皮肤、皮下组织、斜方肌筋膜、斜方肌、肩胛提肌、小菱形肌。皮肤由第 8 颈神经和第 1、2 胸神经后支的外侧支支配。皮下筋膜致密，纤维呈束状，束间有少量脂肪。针经皮肤、皮下组织，穿斜方肌表面的背部筋膜入该肌，依序深进其深面的小菱形肌及与肩胛提肌相重叠的部分。前肌由副神经支配，后肌由肩胛背神经支配。

【功用】解表宣肺。

【主治病证】

1. **肺病** 咳嗽、气喘、唾血。

2. **经脉病证** 肩背疼痛。

【操作方法】

1. **毫针** 斜刺 0.5 ~ 0.8 寸，局部酸胀。

2. **磁圆梅针** 中度手法叩刺 10 ~ 20 针，用于落枕、颈椎骨质增生。

3. **梅花针** 中度手法叩刺 5 ~ 10 针，用于咳嗽、哮喘、肩背痛等。

4. **火针** 采用点刺法，点刺 1 ~ 3 针，用于咳嗽、哮喘、肩背痛等。

5. **灸法** 艾炷灸 3 ~ 5 壮，或温和灸 10 ~ 15 分钟。

【提示】不可深刺，以防导致气胸。

颧髎 Quánliáo（SI18）

【标准定位】在面部，当目外眦直下，颧骨下缘凹陷处。（图 3-92）

【取法】正坐或仰卧位，在目外眦直下，颧骨下缘凹陷处取穴。

【穴位解剖】穴下为皮肤、皮下组织、颧肌、咬肌、颞肌。皮肤由上颌神经的分支眶下神经支配。皮下组织内的筋膜疏松，以纤维束连于真皮和肌质，其间有面横动、静脉经过。针经皮肤、皮下筋膜进入面神经颧支支配的颧肌，进而入咬肌及颞肌（该二肌由下颌神经的咬肌支和颞深前、后神经支配）。

【功用】祛风镇痉，清热消肿。

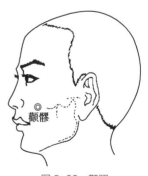

图 3-92 颧髎

【主治病证】头面五官病证：口㖞、眼睑眴动、齿痛、面痛、颊肿。

【操作方法】

1．**毫针**　直刺 0.3 ～ 0.5 寸，斜刺或平刺 0.5 ～ 1 寸，局部酸胀，可扩散至半侧颜面部。

2．**磁圆梅针**　中度手法叩刺 10 ～ 20 针。

3．**梅花针**　中度手法叩刺 5 ～ 10 针。

4．**灸法**　艾炷灸 1 ～ 3 壮，艾条灸 5 ～ 10 分钟。

听宫　Tīnggōng（SI19）

【标准定位】在面部，耳屏前，下颌骨髁突的后方，张口时呈凹陷处。（图 3-93）

【取法】正坐或仰卧位，微张口，在耳屏前缘与下颌骨髁突之间凹陷处取穴。

【穴位解剖】穴下为皮肤、皮下组织、外耳道软骨。皮肤薄，有下颌神经的分支耳颞神经分布。耳颞神经是三叉神经第 3 支（下颌神经）的分支。皮下组织内除耳颞神经外，还有颞浅动、静脉。针经皮肤、皮下组织，到达外耳道软骨处，深刺可达第 1、2 颈椎体前缘之间。

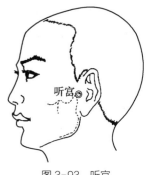

图 3-93　听宫

【功用】聪耳开窍。

【主治病证】头面五官病证：耳鸣、耳聋、聤耳、齿痛。

【操作方法】

1．**毫针**　张口直刺 1 ～ 1.5 寸，局部酸胀，可扩散至耳部及半个面部，有时有鼓膜向外鼓胀之感。

2．**细火针**　采用点刺法，点刺 1 ～ 3 针。

3．**灸法**　艾炷灸或温针灸 3 ～ 5 壮，艾条灸 10 ～ 20 分钟。

【提示】留针时应保持一定的张口姿势。

（七）足太阳膀胱经

本经共有 67 个穴位，其中 49 个穴位分布在头面部、项背部和腰背部，18 个穴位分布在下肢后面和足的外侧部。首穴睛明，末穴至阴（图 3-94）。本经腧穴可主治泌尿生殖系统、精神神经系统、呼吸系统、循环系统、消化系统的病证及本经所过部位的病证。例如：癫痫、头痛、目疾、鼻病、遗尿、小便不利及下肢后侧部疼痛等。

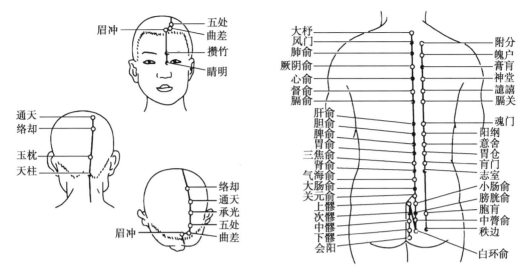

（1）

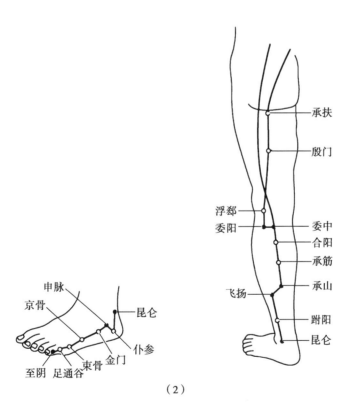

（2）

图 3-94 膀胱经腧穴总图

睛明　Jīngmíng（BL1）

【标准定位】在面部，目内眦内上方眶内侧壁凹陷中。（图3-95）

【取法】正坐或仰卧位，在目内眦向内0.1寸，再向上0.1寸，近目眶骨内缘处取穴。

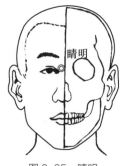

图3-95　睛明

【穴位解剖】穴下为皮肤、皮下组织、眼轮匝肌、上泪小管上方、内直肌与筛骨眶板之间。皮肤由三叉神经眼支的滑车上神经支配；皮下组织内有内眦动、静脉的分支或属支；眼轮匝肌由面神经的颞支及颧支支配，主要作用是关闭眼裂，因此浅刺睛明有助于治疗眼轮匝肌痉挛。

【功用】泄热明目，祛风通络。

【主治病证】

1. 眼病　近视、目视不明、目赤肿痛、迎风流泪、夜盲、色盲、目翳。

2. 经脉病证　急性腰痛。

【操作方法】

1. 毫针　嘱患者闭目，左手将眼球推向外侧固定，针沿眼眶边缘缓缓刺入0.3～0.5寸，不宜做大幅度提插、捻转，局部酸胀，针感可扩散至眼球及周围。

2. 细火针　采用点刺法，点刺0.1～0.2寸，每次1～3针。

【提示】因穴近于眼部，故针刺不可过深，以免刺入颅腔，损伤重要组织结构。另外，出针时注意用棉球按压针孔片刻，避免造成内出血。本穴禁灸。

攒竹　Cuánzhú（BL2）

【标准定位】在面部，眉头凹陷中，额切迹处。（图3-96）

【取法】正坐仰靠或仰卧位，在眉毛内侧端，眶上切迹处取穴。

【穴位解剖】穴下为皮肤、皮下组织、枕额肌、眼轮匝肌。皮肤由额神经的分支滑车上神经支配。皮下组织内有眶上动、静脉的分支。枕额肌的额腹和眼轮匝肌的眶部肌纤维互相移行。以上诸肌均属表情肌，由面神经的颞支支配。动脉来自眼动脉的终支额动脉。

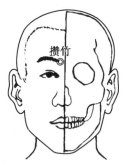

图3-96　攒竹

【功用】清热明目，祛风通络。

【主治病证】

1. 头面五官病证　头痛、眉棱骨痛、面瘫、面痛、目视不明、目赤肿痛、眼睑下垂。

2. 其他病证　癫痫、呃逆等。

【操作方法】

1. 毫针　向下斜刺0.3～0.5寸以治疗目疾；平刺0.5～1寸透鱼腰，治疗头痛、面瘫、局部酸痛。

2. 磁圆梅针　用磁圆针端按压10～15分钟，用于呃逆。

3. 梅花针　中度手法叩刺5～10针，用于煤气中毒。

4. **细火针** 采用点刺法，点刺 0.2 ～ 0.3 寸，每次 1 ～ 3 针，用于呃逆。

5. **锋钩针** 勾刺出血，用于急性结膜炎。

6. **三棱针** 点刺放血，用于急性结膜炎。

【提示】本穴禁灸。

通天 Tōngtiān（BL7）

【标准定位】在头部，前发际正中直上 4 寸，旁开 1.5 寸。（图 3-97）

【取法】正坐仰靠位，在承光后 1.5 寸，承光与络却之间取穴。

【穴位解剖】穴下为皮肤、皮下组织、帽状腱膜、腱膜下结缔组织、骨膜。皮肤由眶上神经支配。眶上神经为额神经的最后分支，行于眶顶壁和上睑提肌之间，经眶上切迹达额部，其终末支与眶上动脉伴行上升，分布于骨膜及颅顶部皮肤，包括额区、顶区直至人字缝。

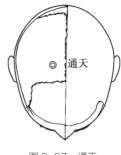

图 3-97　通天

【功用】清热祛风，通利鼻窍。

【主治病证】

1. **头面五官病证** 头痛、眩晕、鼻塞、鼻渊、鼻衄。

2. **其他病证** 癫痫、煤气中毒。

【操作方法】

1. **毫针** 平刺 0.3 ～ 0.5 寸，局部酸痛。

2. **梅花针** 中度手法叩刺 5 ～ 10 针。

3. **细火针** 采用点刺法，点刺 1 ～ 3 针。

4. **灸法** 艾条温灸 5 ～ 10 分钟。

天柱 Tiānzhù（BL10）

【标准定位】在项部，大筋（斜方肌）外缘之后发际凹陷中，当哑门穴正中旁开 1.3 寸。（图 3-98）

【取法】正坐低头或俯卧位，后发际上 0.5 寸，再旁开 1.3 寸，当项后发际内斜方肌之外侧取穴。

【穴位解剖】穴下为皮肤、皮下组织、项筋膜、斜方肌、头夹肌、头半棘肌、头后大直肌。皮肤厚而坚韧，有枕下神经皮支分布。皮下筋膜致密，富含脂肪，有纤维束连于皮肤与项筋膜。斜方肌由副神经支配，且该肌上部深面有枕动、静脉经过。头夹肌、头半棘肌由第 2 颈神经后支的外侧支支配。头后大直肌则由枕下神经支配。在肌肉深层，寰椎侧块与第 2 颈椎横突之间有椎动脉经过，所以针刺不宜盲目过深。

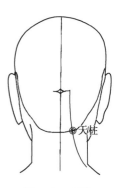

图 3-98　天柱

【功用】清头明目，强筋骨。

【主治病证】

1．头面五官病证 头痛、眩晕、目赤肿痛、目视不明、鼻塞。

2．经脉病证 项强、肩背痛。

3．其他病证 癫痫、中风后遗症等。

【操作方法】

1．毫针 直刺 0.5～0.8 寸，局部酸胀，针感可扩散至整个后头部；也可向前扩散至眼部。

2．梅花针 中度手法叩刺 5～15 针。

3．火针 采用点刺法，点刺 1～3 针。

4．磁圆梅针 中度手法叩刺 10～20 针，用于项强、手指麻木。

5．锋钩针 勾割 1～3 针，用于咽喉肿痛、项强。

【提示】因穴位深层有延髓，不可向上深刺。

大杼　Dàzhù（BL11） 八会穴之一（骨会）

【标准定位】在背部，第 1 胸椎棘突下，后正中线旁开 1.5 寸。（图 3-99）

【取法】正坐低头或俯卧位，在第 1 胸椎棘突下水平线与后正中线至肩胛骨内侧缘连线的中点之垂线交点处取穴。

【穴位解剖】穴下为皮肤、皮下组织、斜方肌、菱形肌、上后锯肌、竖脊肌（又称骶棘肌）。皮肤由第 7 颈神经和第 1、2 胸神经后支的内侧支支配。皮下筋膜致密，由脂肪及纤维束组成。纤维束连于斜方肌表面的背深筋膜与皮肤。副神经在斜方肌前缘中下 1/3 连接处深进该肌下面，与第 3、4 颈经的分支形成神经丛，支配该肌。针经上列结构深进，可进入第 1 肋间隙，或横突间肌及其韧带；如盲目进针，经胸内筋膜，穿胸膜腔至肺，极易造成气胸。

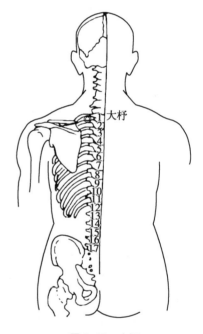

图 3-99　大杼

【功用】强筋骨，清邪热。

【主治病证】

1．肺病 咳嗽、发热。

2．经脉病证 项强、肩背痛。

【操作方法】

1．毫针 向内斜刺 0.5～0.8 寸，局部酸胀，针感可向肋间或肩部扩散。

2．细火针 针刺 0.5～1 寸深 1 针，或表皮浅点刺 1～3 针；多用于骨结核、脊柱炎等。

3．梅花针 中度手法叩刺 5～10 针。

4. 磁圆梅针 中度手法叩刺 10 ～ 20 针。

5. 灸法 艾炷灸 5 ～ 7 壮，艾条温灸 10 ～ 15 分钟。

【提示】因深部位于第 1 胸神经后支外侧支，故不能直刺、深刺；本经诸穴深部有重要脏器，不宜深刺。

风门 Fēngmén（BL12）

【标准定位】在背部，第 2 胸椎棘突下，后正中线旁开 1.5 寸。（图 3-100）

【取法】俯卧位，在第 2 胸椎棘突下，督脉旁开 1.5 寸处取穴。

【穴位解剖】穴下为皮肤、皮下组织、斜方肌、小菱形肌、上后锯肌、竖脊肌。皮肤由第 1 ～ 3 胸神经后支的内侧皮支支配。斜方肌由副神经支配。菱形肌由肩胛背神经支配。肩胛背神经由臂丛发出，于肩胛提肌前缘，经该肌和菱形肌的深面，沿肩胛骨的内侧缘下降，达该骨下角，分支支配大、小菱形肌和肩胛提肌。针经上述结构后，可深至第 2 肋间结构，且相对应的胸腔器官是胸膜腔及肺，所以要掌握针刺的深度。

【功用】宣肺解表，益气固表。

【主治病证】

1. **外感病证** 伤风咳嗽、发热、头痛。

2. **经脉病证** 项强、胸背痛。

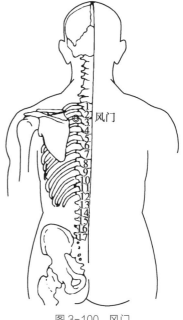

图 3-100 风门

【操作方法】

1. **毫针** 向内斜刺 0.5 ～ 0.8 寸，局部酸胀，针感可扩散至肋间及肩部。

2. **锋钩针** 速刺进针，稍待片刻，勾割 3 ～ 5 针出针，用消毒棉球压迫针眼处，以防感染。

3. **磁圆梅针** 中度手法叩击 10 ～ 20 针。

4. **细火针** 将针烧至通红，速刺穴内 0.5 ～ 0.8 寸深。

5. **灸法** 艾炷灸 5 ～ 7 壮，艾条温灸 10 ～ 15 分钟。

【提示】因穴位内对应于肺，故针刺时不能向前或向内直刺或深刺，以免刺伤肺而引起气胸。

肺俞 Fèishū（BL13） 肺之背俞穴

【标准定位】在背部，第 3 胸椎棘突下，后正中线旁开 1.5 寸。（图 3-101）

【取法】俯卧位，在第 3 胸椎棘突下，身柱（督脉）旁开 1.5 寸处取穴。

【穴位解剖】穴下为皮肤、皮下组织、斜方肌、菱形肌、上后锯肌腱膜、竖脊肌。皮肤由第 3 胸神经后支的内侧皮支支配；皮下组织内有上述皮神经的分支通过；斜方肌由副神经和第3、4颈神经支配；菱形肌由肩胛背神经支配，到该肌的神经纤维由第5颈神经组成；上后锯肌由第1～4肋间神经支配；竖脊肌由脊神经后支节段性支配，到穴区肌肉的神经主要是第3、4胸神经后支的外侧支。

【功用】解表宣肺，清热理气。

【主治病证】

1. **肺病**　咳嗽、气喘、咯血。

2. **阴虚证**　骨蒸潮热、盗汗。

3. **其他病证**　癫狂、腰背痛。

【操作方法】

1. **毫针**　向内斜刺0.5～0.8寸，局部酸胀，针感可扩散至肋间。

2. **锋钩针**　速刺至皮下，勾割3～5针。

3. **磁圆梅针**　中度手法叩击10～20针，一日3次。

4. **火针**　细火针点刺0.5～0.8寸深；多头火针表皮点刺3～5针，对咳喘尤为有效。

5. **灸法**　艾炷灸5～7壮，艾条温灸10～15分钟。

【提示】因穴区深面及外侧肌肉较薄，直刺或向外斜刺易经肋间隙刺穿胸壁，造成气胸。

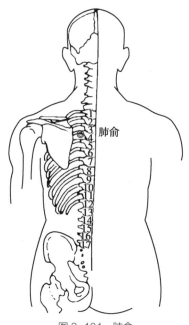

图3-101　肺俞

心俞　Xīnshū（BL15）　心之背俞穴

【标准定位】在背部，第5胸椎棘突下，后正中线旁开1.5寸。（图3-102）

【取法】俯卧位，在第5胸椎棘突下，神道（督脉）旁开1.5寸处取穴。

【穴位解剖】穴下为皮肤、皮下组织、斜方肌、菱形肌、竖脊肌。该穴部位的感觉由第5胸神经后支的皮神经传入；皮下组织内有皮神经及皮下静脉；斜方肌由副神经支配，为第11对脑神经；菱形肌由肩胛背神经支配，且其神经纤维来自第4～6颈神经。针刺该穴以不穿过竖脊肌为安全。

【功用】宽胸理气，通络安神。

【主治病证】

1. **心神病证**　心痛、惊悸、失眠、癫痫等。

2. **经脉病证**　背脊痛等。

【操作方法】

1. **毫针**　向内斜刺0.5～0.8寸，局部酸胀，针感可沿季胁到达前胸。

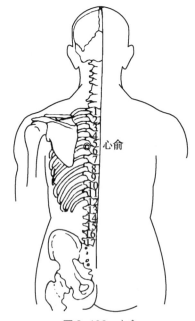

图3-102　心俞

2. 磁圆梅针　中度手法叩击 10 ～ 30 针，一日 3 次。

3. 火针　细火针点刺 0.5 ～ 0.8 寸深；多头火针表皮点刺 3 ～ 5 针。

4. 灸法　艾炷灸 5 ～ 7 壮，艾条温灸 10 ～ 15 分钟。

【提示】因穴区深面及外侧肌肉较薄，直刺或向外斜刺易经肋间隙刺穿胸壁，造成气胸。

膈俞　Géshū（BL17）　八会穴之血会

【标准定位】在背部，第 7 胸椎棘突下，后正中线旁开 1.5 寸。（图 3-103）

【取法】俯卧位，在第 7 胸椎棘突下，至阳（督脉）旁开 1.5 寸处取穴。

【穴位解剖】穴下为皮肤、皮下组织、斜方肌、背阔肌、竖脊肌。皮肤由第 6 ～ 8 胸神经后支内侧支重叠支配。背阔肌由臂丛后束发出的胸背神经支配。胸背神经沿肩胛下肌腋窝缘下降，与肩胛下动脉的延续部、胸背动脉伴行至背阔肌。

【功用】理气宽胸，活血通脉。

【主治病证】

1. 脾胃病　胃痛、呕吐、呃逆。

2. 肺病　咳嗽、气喘。

3. 血证　吐血、便血。

4. 皮肤病　瘾疹。

【操作方法】

1. 毫针　向内斜刺 0.5 ～ 0.8 寸，局部酸胀，针感可扩散至肋间。

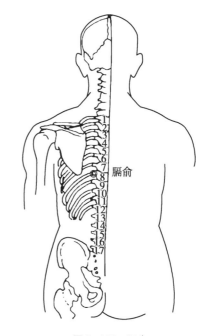

图 3-103　膈俞

2. 磁圆梅针　中度手法叩击 10 ～ 30 针，一日 3 次。

3. 火针　细火针点刺 0.5 ～ 0.8 寸深；多头火针表皮点刺 3 ～ 5 针。

4. 锋钩针　速刺至皮下，勾割 3 ～ 5 针。

5. 灸法　艾炷灸 5 ～ 7 壮，艾条温灸 10 ～ 15 分钟。

【提示】不可深刺，以防造成气胸。

肝俞　Gānshū（BL18）　肝之背俞穴

【标准定位】在背部，第 9 胸椎棘突下，后正中线旁开 1.5 寸。（图 3-104）

【取法】俯卧位，在第 9 胸椎棘突下，筋缩（督脉）旁开 1.5 寸处取穴。

【穴位解剖】穴下为皮肤、皮下组织、斜方肌、背阔肌、竖脊肌。皮肤由第 9 胸神经后支的皮支支配；皮下组织内有上述皮神经的分支通过；斜方肌由副神经和第 3、4 颈神经前支支配；背阔肌由胸背神经支配，到该肌的神经纤维由第 6 ～ 8 颈神经组成；竖脊肌由脊神经后支节段性支配，到该区肌肉的神经主要是第9、10胸神经后支的内侧支。

【功用】疏肝利胆，理气明目。

【主治病证】

1．肝病　黄疸、胁痛。

2．眼病　目赤、目痛、目视不明、雀目。

3．神志病证　眩晕、癫狂、痫证。

4．血证　吐血、衄血。

5．经脉病证　脊背痛。

【操作方法】

1．毫针　向内斜刺 0.5～0.8 寸，局部酸胀，针感可扩散至肋间。

2．火针　细火针点刺 0.5～0.8 寸深；多头火针表皮点刺 3～5 针。

3．磁圆梅针　中度手法叩击 10～30 针，一日3次。

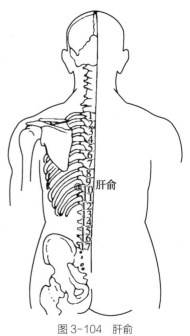

图 3-104　肝俞

4．锋钩针　速刺至皮下，勾割 3～5 针，多用于脊背痛。

5．灸法　艾炷灸 5～7 壮，艾条温灸 10～15 分钟。

【提示】因穴区深面及外侧肌肉较薄，直刺或向外斜刺易经肋间隙刺穿胸壁，造成气胸。

胆俞　Dǎnshū（BL19）　胆之背俞穴

【标准定位】在背部，第 10 胸椎棘突下，后正中线旁开 1.5 寸。（图 3-105）

【取法】俯卧位，在第 10 胸椎棘突下，中枢（督脉）旁开 1.5 寸处取穴。

【穴位解剖】穴下为皮肤、皮下组织、斜方肌下缘、背阔肌、竖脊肌。皮肤由第 10 胸神经后支的皮支支配；皮下组织内有上述皮神经的分支通过；斜方肌由副神经和第 3、4 颈神经前支支配；背阔肌由胸背神经支配，到该肌的神经纤维由第 6～8 颈神经组成；竖脊肌由脊神经后支节段性支配，到该区肌肉的神经主要是第 10、11 胸神经后支的内侧支。

【功用】疏肝利胆，清热化湿。

【主治病证】

1．肝胆病证　黄疸、口苦、呕吐、胁痛、食不化。

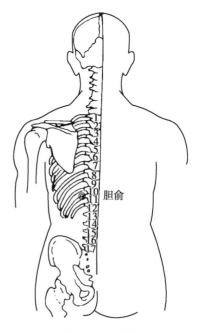

图 3-105　胆俞

2．肺病　肺痨、潮热等。

【操作方法】

1．毫针　向内斜刺 0.5 ～ 0.8 寸，局部酸胀，针感可扩散至肋间。

2．火针　细火针点刺 0.5 寸深；多头火针表皮点刺 3 ～ 5 针。

3．磁圆梅针　中度手法叩击 10 ～ 30 针，一日 3 次。

4．锋钩针　速刺至皮下，勾割 3 ～ 5 针。

5．灸法　艾炷灸 5 ～ 7 壮，艾条温灸 10 ～ 15 分钟。

【提示】不可深刺，以防造成气胸。

脾俞　Píshū（BL20）　脾之背俞穴

【标准定位】在背部，第 11 胸椎棘突下，后正中线旁开 1.5 寸。（图 3-106）

【取法】俯卧位，在第 11 胸椎棘突下，脊中（督脉）旁开 1.5 寸处取穴。

【穴位解剖】穴下为皮肤、皮下组织、背阔肌、下后锯肌、竖脊肌。皮肤由第 10 ～ 12 胸神经后支的外侧支支配。穴位对应第 11 肋间隙的结构。胸膜为一层薄而透明的浆膜，富含神经末梢，被覆胸内筋膜的内面和肺的表面，两层相互移行形成胸膜腔。腔内有少量液体，呈负压。壁胸膜的下界，在背部肩胛线上投影于第 12 肋上，由该点向内做一水平线达第 12 胸椎棘突；向外，在腋中线投影于第 10 肋；向前内，在锁骨中线上投影在第 8 肋。以上各点联于第 6 胸肋关节，即为胸膜壁下界在体表的投影。肋胸膜和膈胸膜移行处的胸膜腔为该腔的最低位，称肋膈窦。

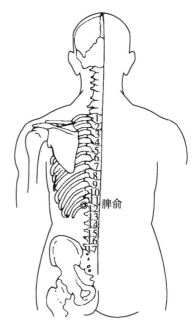

图 3-106　脾俞

【功用】健脾和胃，利湿升清。

【主治病证】

1．脾胃肠腑病证　呕吐、纳呆、食不化、腹胀、泄泻、痢疾。

2．经脉病证　背痛。

3．其他病证　黄疸、水肿。

【操作方法】

1．毫针　向内斜刺 0.5 ～ 0.8 寸，局部酸胀，针感可扩散至腰间。不可深刺，以防造成气胸。

2．细火针　速刺皮下 0.5 ～ 1 寸深。

3．磁圆梅针　中度手法叩击 10 ～ 30 针，一日 3 次。

4．锋钩针　速刺至皮下，勾割 3 ～ 5 针。

5．灸法　艾炷灸 5 ～ 7 壮，艾条温灸 10 ～ 15 分钟。

胃俞　Wèishū（BL21）　胃之背俞穴

【标准定位】在背部，第12胸椎棘突下，后正中线旁开1.5寸。（图3-107）

【取法】俯卧位，在第12胸椎棘突下，督脉旁开1.5寸处取穴。

【穴位解剖】穴下为皮肤、皮下组织、胸腰筋膜浅层、背阔肌腱膜、下后锯肌腱膜、竖脊肌。皮肤由第12胸神经后支的皮支支配；皮下组织内有上述皮神经的分支通过；胸腰筋膜浅层位于竖脊肌浅面，也是背阔肌的起始筋膜，易受劳损，导致腰痛；竖脊肌由脊神经后支节段性支配，到该区肌肉的神经主要是第12胸神经后支的内侧支和第1腰神经后支的内侧支。

【功用】和胃健脾，理中降逆。

【主治病证】

1．**脾胃肠腑病证**　胃痛、呕吐、呃逆、腹胀、肠鸣。

2．**经脉病证**　背痛。

【操作方法】

1．**毫针**　直刺0.5～0.8寸，局部酸胀，针感可扩散至腰部及腹部。

2．**细火针**　速刺皮下0.5～1寸深。

3．**磁圆梅针**　中度手法叩击10～20针，一日3次。

4．**锋钩针**　速刺至皮下，勾割3～5针。

5．**灸法**　艾炷灸或温针灸5～7壮，艾条温灸10～15分钟。

【提示】穴位深面为腹后壁，与肝、肾等器官较近，深刺或向外斜刺过深时，易伤及这些器官，故不宜深刺。

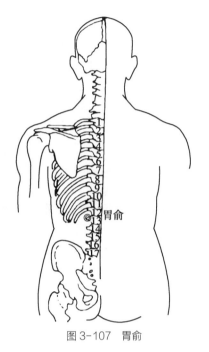

图3-107　胃俞

肾俞　Shènshū（BL23）　肾之背俞穴

【标准定位】在腰部，第2腰椎棘突下，后正中线旁开1.5寸。（图3-108）

【取法】俯卧位，在第2腰椎棘突下，命门（督脉）旁开1.5寸处取穴。

【穴位解剖】穴下为皮肤、皮下组织、胸腰筋膜浅层和背阔肌腱膜、竖脊肌。皮肤由第2腰神经后支的内侧支支配；皮下组织内有上述皮神经的分支通过；胸腰筋膜浅层位于竖脊肌浅面，也是背阔肌的起始筋膜，易受

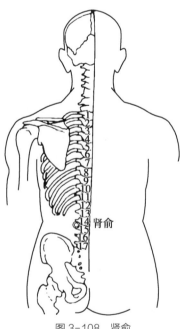

图3-108　肾俞

劳损，导致腰痛；胸腰筋膜深面有由第1～3腰神经后支的外侧支构成的臀上皮神经通过（刺及此神经，可产生臀部触电感）；竖脊肌由脊神经后支节段性支配，到该区肌肉的神经主要是第2、3腰神经后支的内侧支；竖脊肌深面有横突脊肌等背深部的小肌肉，而在背深部肌肉与腹后壁肌肉之间，有由第12胸神经和第1～3腰神经交织而成的腰丛神经通过（刺及该神经丛，有触电感放射至臀部及大腿前内侧）。

【功用】益肾助阳，强腰利水。

【主治病证】

1．**肾虚病证** 头晕、耳聋、耳鸣、腰膝酸软等。

2．**妇科病证** 月经不调、带下。

3．**生殖泌尿系统病证** 遗尿、阳痿、遗精、不育等。

【操作方法】

1．**毫针** 直刺0.8～1寸，局部酸胀，有麻电感向臀部及下肢放散。

2．**细火针** 速刺皮下0.5～1寸深。

3．**磁圆梅针** 中度手法叩击10～20针，一日3次。

4．**锋钩针** 速刺至皮下，勾割3～5针。

5．**灸法** 艾炷灸或温针灸5～7壮，艾条温灸10～15分钟。

【提示】穴位深面为腹后壁，与肝、肾等器官较近，深刺或向外斜刺过深时，易伤及这些器官，故不宜深刺。

次髎 Cìliáo（BL32）

【标准定位】在骶部，当髂后上棘内下方，适对第2骶后孔处。（图3-109）

【取法】俯卧位，用示、中、环、小指四指分别按于19～21椎下，向外横行约1横指，指尖所到凹陷处是穴。在第2骶后孔处取穴。

【穴位解剖】穴下为皮肤、皮下组织、竖脊肌、第2骶后孔。穴位处分布骶外侧动静脉后支。穴下为第2骶神经后支通过处。

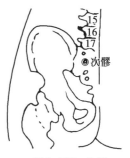

图3-109 次髎

【功用】补益下焦，强腰利湿。

【主治病证】

1．**妇科病证** 月经不调、痛经、带下。

2．**泌尿生殖系统病证** 小便不利、疝气、遗精。

3．**经脉病证** 腰骶痛、下肢痿痹。

【操作方法】

1．**毫针** 向下斜刺2～3寸，局部酸胀，有麻电感传向骶部；刺入2寸左右，使小腹内有热感，用以治疗妇科病；刺入2寸左右，使针感向会阴部放散，以治疗前阴病；刺入2寸左右，使针感向尾骶部放散，以治疗肛肠疾患。

2．**细火针** 速刺0.5～1寸，对于阻塞性病证效佳。

3．**锋钩针** 刺入皮下，稍许勾割3～5针。

4. 灸法 艾炷灸或温针灸 5～7 壮，艾条温灸 10～15 分钟。

委中 Wěizhōng（BL40）

【标准定位】在膝后侧，腘横纹中点，当股二头肌腱与半腱肌腱的中间。（图 3-110）

【取法】俯卧位，在腘窝横纹中央，股二头肌腱与半腱肌腱的中间处取穴。

【穴位解剖】穴下为皮肤、皮下组织、腓肠肌内外侧头之间、腘动静脉。皮肤由股后皮神经支配，到该穴皮肤的神经纤维来自第 2 骶神经；皮下组织内有小隐静脉和股后皮神经的分支；腓肠肌内外侧头均由胫神经支配，到该肌的神经纤维来自第 1、2 骶神经；穴位正中有胫神经，由第 4、5 腰神经和第 1～3 骶神经的纤维组成；针的深面有腘动静脉，均属中等大血管，故不宜盲目深刺，以免造成出血。

【功用】舒筋活络，泄热清暑，凉血解毒。

【主治病证】

1. **经脉病证** 背痛、腰痛、下肢痿痹。
2. **胃肠病证** 腹痛、吐泻。
3. **前阴病证** 小便不利、遗尿。
4. **皮肤科病证** 丹毒、瘾疹、皮肤瘙痒、疔疮。

【操作方法】

1. **毫针** 直刺 0.5～1 寸，局部酸麻胀重，有麻电感向足部放散。
2. **三棱针** 点刺腘静脉出血。
3. **细火针** 采用点刺法，点刺 1～3 针。
4. **灸法** 艾炷灸或温针灸 5～7 壮，艾条温灸 10～15 分钟。

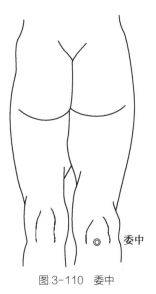

图 3-110 委中

膏肓 Gāohuāng（BL43）

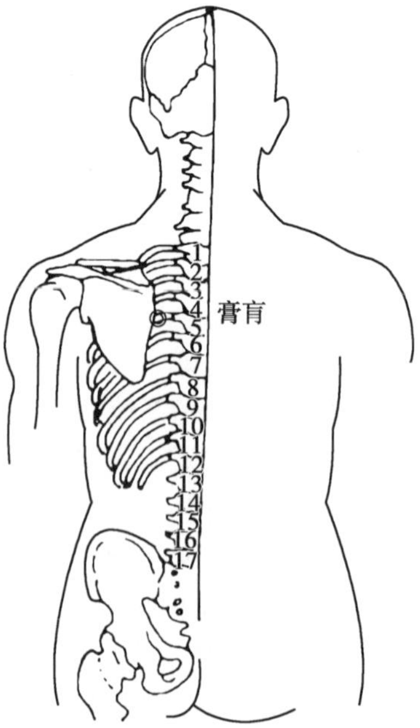

【标准定位】在背部，第 4 胸椎棘突下，后正中线旁开 3 寸。（图 3-111）

【取法】俯卧位，两手抱肘，平第 4 胸椎棘突下，督脉旁开 3 寸，当肩胛骨脊柱缘处取穴。

【穴位解剖】穴下为皮肤、皮下组织、斜方肌筋膜、斜方肌、菱形肌、第 4 肋间隙。皮肤由第 3～5 胸神经后支内侧支支配。（参看心俞等穴）

【功用】补虚益损，调理肺气。

图 3-111 膏肓

【主治病证】

1. **肺病** 肺痨、咳嗽、气喘、咯血。

2. **神志病证** 失眠、健忘、多梦。

3. **经脉病证** 项强、肩背痛。

4. **其他病证** 虚劳羸瘦、盗汗。

【操作方法】

1. **毫针** 斜刺 0.5 ～ 0.8 寸，局部酸胀，针感可向肩胛部放散。

2. **灸法** 艾炷灸 5 ～ 9 壮，艾条灸 10 ～ 20 分钟。

【提示】体内对应肺脏，故不可深刺，以防造成气胸。

志室 Zhìshì（BL52）

【标准定位】在腰部，第 2 腰椎棘突下，后正中线旁开 3 寸。（图 3-112）

【取法】俯卧位，两髂嵴高点相平正中再向上 2 个棘突下，旁开 3 寸处取穴。

【穴位解剖】穴下为皮肤、皮下组织、背阔肌、竖脊肌、腰方肌。皮肤由第 1 ～ 3 腰神经后支的外侧支重叠支配。腰三角位于志室稍外侧，由背阔肌下缘、腹外斜肌后缘和髂嵴后部围成，其底为腹内斜肌。腰三角为腹壁薄弱区，易发生腰疝。

【功用】益肾固精，清热利湿，强壮腰膝。

【主治病证】

1. **泌尿生殖系统病证** 遗尿、小便不利、遗精、阳痿。

2. **经脉病证** 腰脊强痛。

【操作方法】

1. **毫针** 斜刺，0.5 ～ 0.8 寸，局部酸胀，针感可向臀部放散。

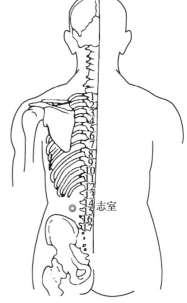

图 3-112 志室

2. **细火针** 采用点刺法，点刺 1 ～ 3 针，用于阳痿、早泄等。

3. **灸法** 艾炷灸或温针灸 5 ～ 7 壮，艾条灸 10 ～ 15 分钟。

【提示】不可深刺，以免刺伤肾脏。

秩边 Zhìbiān（BL54）

【标准定位】在臀部，横平第 4 骶后孔，骶正中嵴旁开 3 寸。（图 3-113）

【取法】俯卧位，在骶管裂孔旁开 3 寸处取穴。

【穴位解剖】穴下为皮肤、皮下组织、臀大肌。皮肤由第 1 ～ 3 腰神经后支形成的臀上皮神经支配。针经皮肤、皮下筋膜穿臀肌浅筋膜，经臀大肌直刺梨状肌或其下方结构。梨状肌起于骶前孔外侧,经坐骨大孔,在臀大肌深面,向外止于股骨大转子;该肌将坐骨大孔分成梨状肌上、下孔,为支配、营养臀部和下肢的主要神经、血管的出入部位。在梨状肌下孔内,穿经该孔的结构由外向内依次有坐骨神经、股后皮神经、臀下神经、臀下动静脉、阴部内动静脉和阴部神经。

【功用】舒筋活络,强壮腰膝,调理下焦。

【主治病证】

1．前阴病证　前阴痛、小便不利。

2．肛肠病证　便秘、痔疾。

3．经脉病证　腰骶痛、下肢痿痹。

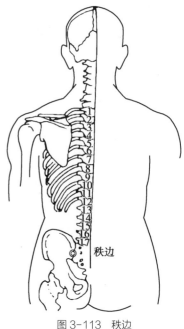

图3-113　秩边

【操作方法】

1．毫针　直刺1.5～3寸,局部酸胀,有麻电感向下肢放散,用以治疗下肢痿痹、坐骨神经痛等;斜刺2.5～4寸,针尖向前阴方向呈80°角,针感向少腹及前阴方向放散,治疗前阴及少腹疾病;斜刺1.5～2寸,针尖向肛门方向呈70°角,针感向肛门方向放散,以治疗痔疮、脱肛。

2．细火针　烧红速刺入1～1.2寸,或留刺2～3秒,用于下肢痿痹、不孕、阳痿等。

3．梅花针　中度手法叩刺。

4．磁圆梅针　中度手法叩刺。

5．灸法　艾炷灸或温针灸7～9壮,艾条灸10～20分钟。

承山　Chéngshān（BL57）

【标准定位】在小腿后面正中,委中与昆仑之间,当伸直小腿或足跟上提时腓肠肌肌腹下出现尖角凹陷处。(图3-114)

【取法】正坐或俯卧位,于腓肠肌肌腹下方,伸足时呈人字纹处取之。

【穴位解剖】穴下为皮肤、皮下组织、腓肠肌、比目鱼肌、胫神经。皮肤由腓肠内侧皮神经支配,到该穴皮肤的神经纤维来自第4腰神经;皮下组织内有上述皮神经和小隐静脉;腓肠肌、比目鱼肌由胫神经支配,到达腓肠肌的神经纤维来自第1、2骶神经;穴位深处为胫神经,刺中会有触电感传至足底。

【功用】理气止痛,舒筋活络,消痔。

【主治病证】

1．肛肠病证　痔疮、便秘、脱肛。

2．经脉病证　腰腿拘急痛、腿肚转筋。

【操作方法】

1．毫针　直刺0.7～1寸,局部酸胀,针感可向足底放散。

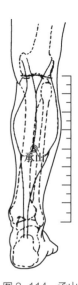

图3-114　承山

2．**细火针** 采用点刺法，点刺 1 ～ 3 针。

3．**梅花针** 中度手法叩刺 5 ～ 10 针。

4．**磁圆梅针** 中度手法叩刺 10 ～ 20 针。

5．**锋钩针** 勾刺法勾割 1 ～ 3 针。

6．**灸法** 艾炷灸或温针灸 5 ～ 7 壮，艾条灸 10 ～ 15 分钟。

飞扬　Fēiyáng（BL58）　络穴

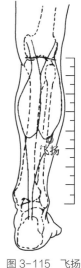

【**标准定位**】在小腿后外侧，当外踝后，昆仑直上 7 寸，承山外下方 1 寸处。（图 3-115）

【**取法**】正坐垂足，在承山外下方，当昆仑上 7 寸处取穴。

【**穴位解剖**】穴下为皮肤、皮下组织、小腿三头肌、胫骨后肌。皮肤由腓总神经的分支腓肠外侧皮神经支配。小隐静脉起自足背静脉网的外侧部，经外踝后下方，至小腿后面中线上行，与腓肠神经伴行。

【**功用**】清热安神，舒筋活络。

【**主治病证**】

1．**头面五官病证** 头痛、目眩、鼻塞、鼻衄。

2．**经脉病证** 腰背痛、腿软无力。

3．**肛肠病证** 痔疾。

【**操作方法**】

1．**毫针** 直刺 0.7 ～ 1 寸，局部酸胀，针感可向下肢放散。

2．**细火针** 采用点刺法，点刺 1 ～ 3 针。

图 3-115　飞扬

3．**梅花针** 中度手法叩刺 5 ～ 10 针。

4．**磁圆梅针** 中度手法叩刺 10 ～ 20 针。

5．**灸法** 艾炷灸或温针灸 3 ～ 5 壮，艾条灸 5 ～ 10 分钟。

昆仑　Kūnlún（BL60）　经穴

【**标准定位**】在外踝后方，当外踝尖与跟腱之间的凹陷处。（图 3-116）

【**取法**】正坐垂足着地或俯卧位，在跟腱与外踝之间凹陷处取穴。

【**穴位解剖**】穴下为皮肤、皮下组织、腓骨长短肌。皮肤由腓肠神经支配。该穴深层结构的血液营养来自腓动脉。腓动脉是胫后动脉在腘肌下方 2 ～ 3cm 处发出的，经胫骨后面与蹈长屈肌之间下降至外踝，终于跟外侧皮肤；在外踝上方 4 ～ 6cm 处，发出穿支，穿经肌肉和小腿肌间膜至小腿前面，与胫前动脉的分支吻合。该吻合对于小腿侧支循环的形成和血液供应有实际应用意义。

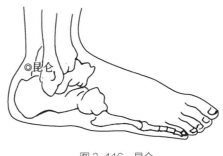

图 3-116　昆仑

【功用】安神清热，舒筋活络。

【主治病证】

1. **头面五官病证**　头痛、目眩、鼻衄。

2. **经脉病证**　项强、腰痛、足跟肿痛、外踝疼痛。

3. **产科病证**　难产。

4. **神志病证**　癫痫。

【操作方法】

1. **毫针**　直刺 0.5～1 寸，局部酸胀；深刺透太溪，针感可向足趾放散；向上斜刺 2～3 寸，局部酸胀，针感扩散至足跟或足趾，治疗甲状腺肿大。

2. **细火针**　采用点刺法，点刺 1～3 针。

3. **梅花针**　中度手法叩刺 5～10 针。

4. **磁圆梅针**　中度手法叩刺 10～20 针。

5. **灸法**　艾炷灸或温针灸 5～7 壮，艾条灸 10～20 分钟。

【提示】孕妇禁针，以防堕胎流产。

申脉　Shēnmài（BL62）　八脉交会穴（通于阳跷脉）

【标准定位】在足外侧，外踝尖直下，外踝下缘与跟骨之间凹陷中。（图 3-117）

【取法】正坐垂足着地或俯卧位，在外踝正下方凹陷处取穴。

【穴位解剖】穴下为皮肤、皮下组织、腓骨肌下支持带、腓骨长短肌。皮肤由腓肠神经支配。深筋膜形成腓骨肌下支持带，限制腓骨长、短肌（腱）于外踝下方的踝沟内。二肌腱穿经支持带的内面时，有一总腱鞘包绕，以减少肌腱在

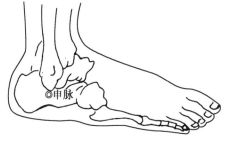

图 3-117　申脉

运动过程中的摩擦。二肌由腓浅神经支配。血液供应来自外踝前后动脉、跗外侧动脉、腓动脉的跟外侧支，以及足底外侧动脉的分支等形成的外踝网。

【功用】清热安神，利腰膝。

【主治病证】

1. **头面五官病证**　头痛、眩晕、目赤痛、眼睑下垂。

2. **神志病证**　癫狂、痫证、失眠、嗜卧。

3. **经脉病证**　中风偏瘫、腰腿痛、项强、足外翻。

【操作方法】

1. **毫针**　直刺或略向下斜刺 0.2～0.3 寸，局部酸胀。

2. **细火针**　采用点刺法，点刺 1～3 针。

3. **梅花针**　中度手法叩刺 5～10 针。

4. **锋钩针**　勾割 1～3 针。

5. **三棱针**　点刺放血，用于足发凉麻木。

6. 灸法　艾炷灸 3 ～ 5 壮，艾条温灸 5 ～ 10 分钟。

京骨　Jīnggǔ（BL64）　原穴

【标准定位】在足外侧，第 5 跖骨粗隆前下
方，赤白肉际处。（图 3-118）

【取法】正坐垂足着地或俯卧位，在足跗外
侧，第 5 跖骨粗隆下，赤白肉际处取穴。

【穴位解剖】穴下为皮肤、皮下组织、小趾
展肌、第 5 跖骨（骨膜）。皮肤由足背外侧皮神
经支配。

【功用】清热止痉，明目舒筋。

【主治病证】

1. 头部病证　头痛。

2. 经脉病证　项强、腰腿疼痛。

3. 神志病证　癫痫。

【操作方法】

1. 毫针　直刺 0.3 ～ 0.5 寸，局部酸胀，针感可向足背部放散。

2. 细火针　采用点刺法，点刺 1 ～ 3 针。

3. 三棱针　点刺出血。

4. 梅花针　中度手法叩刺至微出血。

5. 磁圆梅针　中度手法叩刺 10 ～ 20 针。

6. 灸法　艾炷灸 3 ～ 5 壮，艾条温灸 5 ～ 10 分钟。

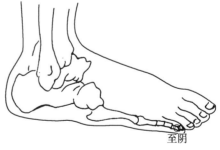

图 3-118　京骨

第5跖骨粗隆

京骨

至阴　Zhìyīn（BL67）　井穴

【标准定位】在足趾，小趾末节外侧，趾甲根
角侧后方 0.1 寸（指寸）。（图 3-119）

【取法】正坐垂足着地或俯卧位，在小趾外侧，
距趾甲根角 0.1 寸处取穴。

【穴位解剖】穴下为皮肤、皮下组织、骨膜。
皮下筋膜致密，由纤维束和脂肪组织形成。小趾
端的动脉来自第 4 跖背动脉在跖趾关节附近分出
的趾背动脉；跖骨底动脉在跖趾关节底面分出的
趾底动脉，以及弓状动脉发出至小趾的趾背动脉，
在趾端与对侧同名动脉互相吻合，而形成丰富而密集的血管网。

【功用】正胎催产，理气活血，清头明目。

【主治病证】

1. 妇产科病证　胎位不正、难产、胎盘滞留。

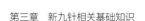

图 3-119　至阴

2. **头面五官病证** 头痛、目痛、鼻塞、鼻衄。

【操作方法】

1. **毫针** 浅刺 0.2 寸，局部胀痛。

2. **三棱针** 点刺放血，用于头痛、眼痛。

3. **火针** 采用点刺法，点刺 1～3 针。

4. **灸法** 纠正胎位多用；艾炷灸 3～5 壮，艾条温灸 10～20 分钟。

【提示】 孕妇禁针。

（八）足少阴肾经

本经共有 27 个穴位，其中 10 个穴位分布在下肢内侧，17 个穴位分布在胸腹部前正中线的两侧。首穴涌泉，末穴俞府（图 3-120）。本经腧穴可主治泌尿生殖系统、精神神经系统、呼吸系统、消化系统、循环系统等病证和本经所过部位的病证。例如：遗精、阳痿、带下、月经不调、哮喘、泄泻及下肢内侧疼痛等。

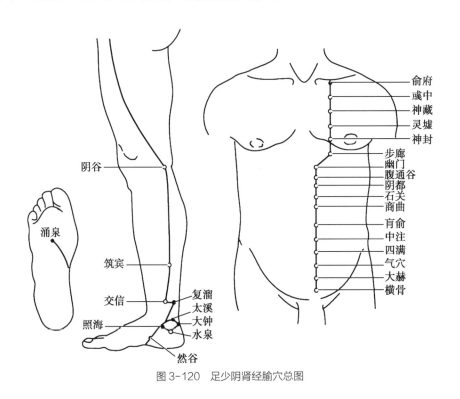

图 3-120 足少阴肾经腧穴总图

涌泉 Yǒngquán（KI1） 井穴

【标准定位】 在足底，卷足时足前部凹陷处，约当足底第 2、3 趾的趾缝纹头端与足跟连线的前 1/3 与后 2/3 交点上。（图 3-121）

【取法】 俯卧或仰卧位，五趾跖屈，足跖心前部正中凹陷处取穴。

【穴位解剖】 穴下为皮肤、皮下组织、趾短屈肌、第 2 蚓状肌、踇收肌、骨间跖侧肌。足底皮肤坚厚致密，由足底内、外侧神经及其伴行的动脉支配和营养。跖腱膜的浅面发出许多纤维束，穿皮下筋膜内的脂肪，止于皮肤，而其深面向足底深层肌发出 2 个肌间隔，分别止于第 1、第 5 跖骨，将足底分为 3 个足筋膜鞘。针经皮肤、皮下筋膜穿跖腱膜，入中间鞘内的上列结构。足底外侧神经支配蹰收肌、足底骨间肌；足底内侧神经支配趾短屈肌、第 2 蚓状肌。

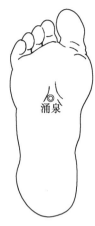

图 3-121　涌泉

【功用】苏厥开窍，滋阴益肾，平肝息风。

【主治病证】

1．**头面五官病证**　头痛、眩晕、咽喉肿痛、舌干、失音。

2．**神志病证**　昏厥、癫狂、痫症、小儿惊风、失眠。

3．**二阴病证**　便秘、小便不利。

4．**经脉病证**　足心热。

【操作方法】

1．**毫针**　直刺 0.5～0.8 寸，局部胀痛，针感可扩散至整个足底部。针刺涌泉配合语言诱导治疗癔症性失语或瘫痪有一定疗效。

2．**细火针**　采用点刺法，点刺 1～3 针，用于足心凉、小儿惊风。

3．**磁圆梅针**　中度手法叩刺 10～20 针，用于高血压、糖尿病。

4．**梅花针**　中度手法叩刺 5～10 针，用于眩晕、头顶痛。

5．**灸法**　艾炷灸 3～5 壮，艾条温灸 5～10 分钟。

然谷　Rángǔ（KI2）荥穴

【标准定位】在足内侧，足舟骨粗隆下方，赤白肉际处。（图 3-122）

【取法】正坐或仰卧位，在足舟骨粗隆下缘凹陷处取穴。

【穴位解剖】穴下为皮肤、皮下组织、蹰外展肌、趾长屈肌。皮肤由隐神经的分支小腿内侧皮神经支配。该处为足底与足背皮肤移行部位。蹰外展肌由足底内侧神经支配，趾长屈肌由胫神经的肌支支配。

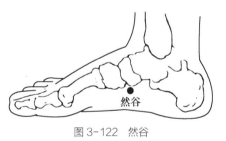

图 3-122　然谷

【功用】益气固肾，清热利湿。

【主治病证】

1．**妇科、男科病证**　月经不调、阴挺、阴痒、带下；遗精。

2．**头面五官病证**　咽喉肿痛、口噤。

3．**二阴病证**　泄泻、小便不利。

4．**其他病证**　足踝痛、消渴、小儿脐风。

【操作方法】

1．**毫针**　直刺 0.5～0.8 寸，局部胀痛，针感可向足底部扩散。

2．**细火针**　采用点刺法，点刺 1～3 针。

3．**磁圆梅针** 中度手法叩刺 10～20 针。

4．**梅花针** 中度手法叩刺。

5．**锋钩针** 勾刺法勾割 1～3 针。

6．**灸法** 艾炷灸或温针灸 3～5 壮，艾条温灸 5～10 分钟。

太溪 Tàixī（KI3） 输穴 原穴

【**标准定位**】在足内侧，内踝后方，当内踝尖与跟腱之间的凹陷中。（图 3-123）

【**取法**】正坐或仰卧位，在内踝与跟腱之间的凹陷处取穴。

【**穴位解剖**】穴下为皮肤、皮下组织，胫骨后肌腱、趾长屈肌腱与跟腱、跖肌腱之间，姆长屈肌。皮肤内有小腿内侧皮神经分布，到该穴皮肤的神经纤维来自第 4 腰神经；皮下组织内有上述皮神经的分支；针的前方是胫骨后肌腱和趾长屈肌腱，后方是跟腱和跖肌腱，均由胫神经支

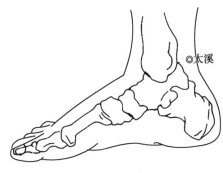

图 3-123 太溪

配；姆长屈肌由胫神经支配，到该肌的神经纤维来自第 5 腰神经和第 1、2 骶神经。

【**功用**】滋阴益肾，壮阳强腰。

【**主治病证**】

1．**头面五官病证** 头痛、眩晕、耳聋、耳鸣、咽喉肿痛、齿痛。

2．**肺病** 咳喘、咯血。

3．**妇科、男科病证** 月经不调、遗精、阳痿。

4．**神志病证** 失眠、多梦。

5．**二便病证** 小便频数、泄泻。

6．**其他病证** 消渴、腰痛。

【**操作方法**】

1．**毫针** 直刺 0.5～0.8 寸，局部酸胀；可深刺透昆仑，局部酸胀，麻电感向足底扩散。

2．**细火针** 采用点刺法，点刺 1～3 针。

3．**磁圆梅针** 中度手法叩刺 10～20 针。

4．**梅花针** 中度手法叩刺 5～10 针。

5．**锋钩针** 勾刺法勾割 1～3 针。

6．**三棱针** 点刺出血。

7．**灸法** 艾炷灸或温针灸 3～5 壮，艾条温灸 5～10 分钟。

大钟 Dàzhōng（KI4） 络穴

【**标准定位**】在足内侧，内踝后下方，跟骨上缘，跟腱附着部内侧前缘凹陷中。（图 3-124）

【取法】正坐或仰卧位，内踝下缘平齐靠跟腱前缘处取穴。

【穴位解剖】穴下为皮肤、皮下组织、跖肌腱和跟腱的前方、跟骨。皮肤由隐神经的小腿内侧支支配。皮下组织疏松，其内的浅静脉向前注入大隐静脉，跟腱前及两侧脂肪组织较多。在跟腱前，有胫后动、静脉和胫神经。针经皮肤、皮下筋膜穿小腿深筋膜刺入跟腱和胫神经干之间，或刺于神经干上；神经的前方即是与该神经伴行的胫后动脉和静脉。

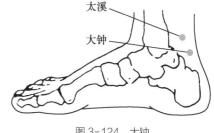

图 3-124　大钟

【功用】益肾平喘，调理二便。

【主治病证】

1. **肺病**　咳嗽、气喘、咯血。

2. **经脉病证**　腰脊强痛、足踝肿痛、足跟痛。

【操作方法】

1. **毫针**　直刺 0.3 ～ 0.5 寸，局部酸胀。

2. **细火针**　采用点刺法，点刺 1 ～ 3 针。

3. **磁圆梅针**　中度手法叩刺 10 ～ 20 针。

4. **梅花针**　中度手法叩刺 5 ～ 10 针。

5. **三棱针**　点刺出血。

6. **灸法**　艾炷灸或温针灸 3 ～ 5 壮，艾条温灸 5 ～ 10 分钟。

照海　Zhàohǎi（KI6）　八脉交会穴（通阴跷脉）

【标准定位】在足内侧，内踝尖下 1 寸，内踝下缘边际凹陷中。（图 3-125）

【取法】正坐垂足或仰卧位，由内踝尖下推至其下缘凹陷处，上与踝尖相直。

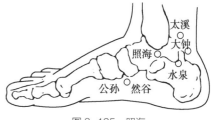

图 3-125　照海

【穴位解剖】穴下为皮肤、皮下组织、胫骨后肌腱。皮肤由隐神经的小腿内侧支支配。在小腿深筋膜的下面，内踝的周围，由内踝前后动脉、跗内侧动脉、跟内侧支和足底内侧动脉的分支组成内踝网，营养内踝周围的结构。

【功用】滋阴清热，调经止痛。

【主治病证】

1. **妇科病证**　月经不调、痛经、带下、阴挺、阴痒。

2. **二阴病证**　小便不利或频数、便秘。

3. **五官病证**　咽喉干痛、目赤肿痛。

4. **神志病证**　痴呆、失眠、多梦。

5. **经脉病证**　踝关节肿痛。

【操作方法】

1．毫针　直刺 0.5～0.8 寸，局部酸胀。

2．细火针　采用点刺法，点刺 1～3 针。

3．磁圆梅针　中度手法叩刺 10～20 针。

4．梅花针　中度手法叩刺 5～10 针。

5．锋钩针　勾刺法勾割 1～3 针。

6．三棱针　点刺出血。

7．灸法　艾炷灸或温针灸 3～5 壮，艾条温灸 5～10 分钟。

复溜　Fùliū（KI7）　经穴

【标准定位】在小腿后内侧，太溪直上 2 寸，跟腱的前缘。（图 3-126）

【取法】正坐垂足或仰卧位，在太溪上 2 寸，当跟腱前缘处取穴。

【穴位解剖】穴下为皮肤、皮下组织、趾长屈肌、胫骨后肌。皮肤由隐神经的小腿内侧支支配。隐神经是肌神经中最长的一支。隐神经自股三角内下降，经其尖进入收肌管；在收肌管的下端，与膝最上动脉共同穿大收肌腱板，离开收肌管；继在膝内侧缝匠肌和股薄肌之间，穿深筋膜，伴大隐静脉下降至小腿内侧，至小腿下 1/3 处，分为 2 支：一支继续沿胫骨内侧缘下降至内踝；另一支经内踝的前面，下降至足的内侧缘。隐神经可与腓浅神经的足背内皮神经结合。上述趾长屈肌和胫骨后肌等由胫神经的肌支支配。

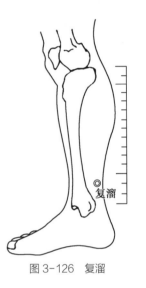

图 3-126　复溜

【功用】补肾益阴，温阳利水。

【主治病证】

1．脾肾病证　腹胀、肠鸣、泄泻、水肿。

2．汗证　盗汗、热病无汗或汗出不止。

3．经脉病证　腰脊强痛、下肢痿痹。

【操作方法】

1．毫针　直刺 0.8～1 寸，局部酸胀或有麻电感向足底放散。

2．细火针　采用点刺法，点刺 1～3 针。

3．磁圆梅针　中度手法叩刺 10～20 针。

俞府　Shūfǔ（KI27）

【标准定位】在前胸部，锁骨下缘，前正中线旁开 2 寸。（图 3-127）

【取法】仰卧位，在锁骨下缘，前正中线旁开 2 寸处取穴。

【穴位解剖】穴下为皮肤、皮下组织、胸大肌、锁骨下肌。皮肤由锁骨上神经的前皮支支配。锁骨下肌起于第 1 肋，向上外方而止于锁骨肩峰端，由臂丛的锁骨下神经支配。

膈神经由颈丛发出以后，在颈根部走行于胸膜顶的前内侧、锁骨下动静脉之间、迷走神经的外侧而进入胸腔，在胸廓内动脉的后方下降，经肺根前面下至膈肌。除支配膈肌外，其感觉纤维还分布到胸膜、心包膜及膈下腹膜等。

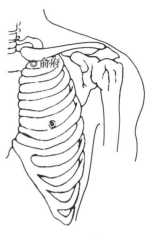

图 3-127　俞府

【功用】止咳平喘，和胃降逆。

【主治病证】肺胸病证：咳嗽、气喘、胸痛、乳痛。

【操作方法】

1. **毫针**　斜刺或平刺 0.5～0.8 寸，局部酸胀，针感可放散至胸部。

2. **细火针或三头火针**　采用点刺法，点刺 1～3 针，用于咳嗽、气喘。

3. **磁圆梅针**　中度手法叩刺 10～20 针。

4. **梅花针**　中度手法叩刺 5～10 针。

5. **锋钩针**　勾刺法勾割 1～3 针。

6. **灸法**　艾炷灸 3～5 壮，艾条温灸 10～15 分钟。

（九）手厥阴心包经

本经共有 9 穴，其中 8 个穴位分布于上肢掌面，1 个穴位分布于胸部外上方。首穴天池，末穴中冲（图 3-128）。本经腧穴主治心病、心包病、胸部病、胃病、神志病及本经经脉所过部位的病证。

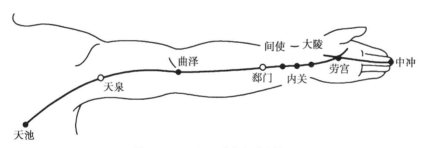

图 3-128　手厥阴心包经腧穴总图

曲泽　Qūzé（PC3）　合穴

【标准定位】在肘前侧，肘横纹上，肱二头肌腱的尺侧缘凹陷中。（图 3-129）

【取法】仰掌，微屈肘，在肘横纹上，肱二头肌腱的尺侧缘取穴。

【穴位解剖】穴下为皮肤、皮下组织、正中神经、肱肌。皮肤由臂内侧皮神经支配，皮纹较深。皮下组织内除上述皮神经外，还有贵要静脉（由手背静脉网的尺侧部起始，在前臂尺侧后上方上行，在肘窝下方转前面，于此接收肘正中静脉，再向上经肱二头肌内缘，至臂中点穿深筋膜入肱静脉）。针经皮肤、皮下筋膜，在贵要静脉和肘正中静脉之间穿肘前筋膜，于肱动脉内侧直刺正中神经干及其深面的肱肌。肱肌由肌皮神经支配。

【功用】清暑泄热，和胃降逆，清热解毒。

【主治病证】

1. **心病** 心痛、心悸。

2. **胃肠病证** 胃痛、呕吐、泄泻。

3. **经脉病证** 肘臂疼痛、屈伸不利。

【操作方法】

1. **毫针** 直刺 1.0 ～ 1.5 寸，局部酸胀，针感可向中指放散。

2. **三棱针** 点刺放血，用于热病、吐泻。

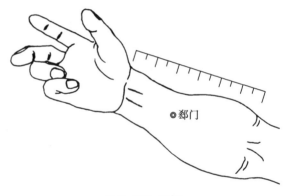

图 3-129 曲泽

3. **灸法** 艾炷灸或温针灸 5 ～ 7 壮，艾条灸 10 ～ 15 分钟。

【提示】局部有肱动、静脉及正中神经分布，故不宜行大幅度提插手法。

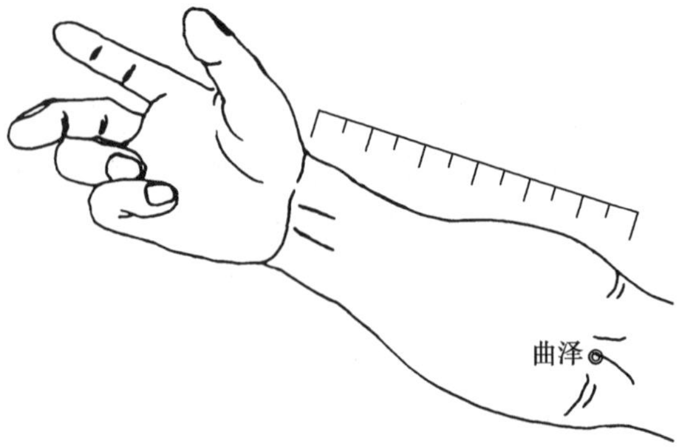

郄门　Xìmén（PC4）　郄穴

【标准定位】在前臂前侧，腕掌侧远端横纹上 5 寸，掌长肌腱与桡侧腕屈肌腱之间。（图 3-130）

【取法】仰掌，微屈腕，在腕掌侧远端横纹上 5 寸，曲泽与大陵的连线上，于掌长肌腱与桡侧腕屈肌腱之间取穴。

【穴位解剖】穴下为皮肤、皮下组织、桡侧腕屈肌、指浅屈肌、正中神经、指深屈肌、前臂骨间膜。皮肤由前臂内、外侧皮神经双重支配。皮下组织

图 3-130 郄门

内除上述皮神经外，有前臂正中静脉上行，汇入肘正中静脉。针经皮肤、皮下筋膜穿前臂深筋膜后，依序入肌层，直抵深面的骨间膜。所经诸肌，除指深屈肌尺侧半由尺神经支配外，均由正中神经支配。正中神经的体表投影：上肢外展 90°，掌心向上，从锁骨中点，经肱骨内上髁与肱二头肌腱连线中点，至腕掌侧远端横纹中点做一连线，则该线由大圆肌下缘至腕掌侧远端横纹中点的一段即为正中神经的体表投影。

【功用】宁心安神，清营止血。

【主治病证】

1. **心病** 心痛、心悸。

2. **其他病证** 肘臂痛。

【操作方法】

1. **毫针** 直刺 0.5 ～ 1 寸，局部酸胀，针感可向指端放散。

2．磁圆梅针　中度手法叩刺。

3．梅花针　中度手法叩刺。

4．灸法　艾炷灸 3 ～ 5 壮，艾条温灸 10 ～ 20 分钟。

【提示】局部有血管及正中神经分布，故不宜行大幅度提插手法。

间使　Jiānshǐ（PC5）

【标准定位】在前臂前侧，腕掌侧远端横纹上 3 寸，掌长肌腱与桡侧腕屈肌腱之间。（图 3-131）

【取法】伸臂仰掌，在腕掌侧远端横纹上 3 寸，掌长肌腱与桡侧腕屈肌腱之间取穴。

【穴位解剖】穴下为皮肤、皮下组织、桡侧腕屈肌腱和掌长肌腱之间、指浅屈肌、指深屈肌、旋前方肌、前臂骨间隙。皮肤由前臂内侧皮神经支配，到达该穴区的神经纤维由第 8 颈神经组成；前臂浅筋膜内除上述神经外，还有前臂正中静脉行经。以上诸肌，除指深屈肌的尺侧半由尺神经支配外，均由正中神经的分支支配。到桡侧腕屈肌和掌长肌的神经纤维由第 6、7 颈神经组成；到指浅屈肌、指深屈肌桡侧半和旋前方肌的神经纤维由第 7、8 颈神经和第 1 胸神经组成；到指深屈肌尺侧半的神经纤维由第 8 颈神经和第 1 胸神经组成。

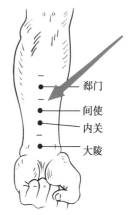

图 3-131　间使

【功用】宽胸和胃，清心安神，截疟。

【主治病证】

1．心病　心痛、心悸。

2．胃病　胃痛、呕吐。

3．经脉病证　肘臂疼痛。

4．其他病证　热病、疟疾。

【操作方法】

1．毫针　直刺 0.5 ～ 1 寸，深刺可透支沟，局部酸胀，针感向指端放散。

2．磁圆梅针　中度手法叩刺，多用于冠心病。

3．梅花针　中度手法叩刺，多用于肘臂挛痛。

4．灸法　艾炷灸或温针灸 3 ～ 7 壮，艾条温灸 5 ～ 10 分钟。

【提示】局部有血管及正中神经分布，故不宜行大幅度提插手法。

内关　Nèiguān（PC6）　络穴

【标准定位】在前臂前侧，腕掌侧远端横纹上 2 寸，掌长肌腱与桡侧腕屈肌腱之间。（图 3-132）

【取法】伸臂仰掌，在腕掌侧远端横纹上 2 寸，掌长肌腱与桡侧腕屈肌腱之间取穴。

【穴位解剖】穴下为皮肤、皮下组织、指浅屈肌、指深屈肌、旋前方肌、前臂骨间膜。

针经皮肤、皮下筋膜穿前臂深筋膜，在桡侧腕屈肌和掌长肌之间入指浅屈肌，在正中神经的尺侧进入指深屈肌，再经前臂屈肌后间隙入旋前方肌，直抵前臂骨间膜。皮肤由前臂内、外侧皮神经双重支配，到达穴区的神经纤维由第7颈神经组成；以上诸肌，除指深屈肌尺侧半由尺神经支配外，均由正中神经的肌支支配；到达桡侧腕屈肌的神经纤维由第6、7颈神经组成，到达掌长肌、指浅屈肌、指伸屈肌桡侧半及旋前方肌的

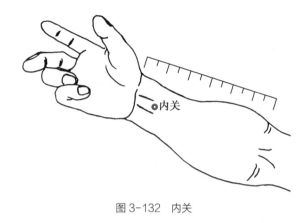

图 3-132 内关

神经纤维由第7、8颈神经和第1胸神经组成，到达指伸屈肌尺侧半的神经纤维由第8颈神经和第1胸神经组成。

【功用】宁心安神，和胃降逆，理气镇痛。

【主治病证】本穴为针麻、镇痛常用穴之一。

1. **心胸病证** 心痛、心悸、胸闷。

2. **胃病** 胃痛、呕吐、呃逆。

3. **神志病证** 失眠、多梦、癫狂、痫证。

4. **经脉病证** 中风偏瘫、肘臂挛痛。

【操作方法】

1. **毫针** 直刺 0.5～1 寸，深刺可透外关，局部酸胀，有麻电感向指端放散。

2. **磁圆梅针** 中度手法叩刺，多用于心悸。

3. **梅花针** 中度手法叩刺。

4. **灸法** 艾炷灸或温针灸 5～7 壮，艾条温灸 10～20 分钟。

【提示】局部有血管及正中神经分布，故不宜行大幅度提插手法。

大陵　Dàlíng（PC7）　输穴　原穴

【标准定位】在腕前侧，腕掌侧远端横纹中，掌长肌腱与桡侧腕屈肌腱之间。（图 3-133）

【取法】伸臂仰掌，在腕掌侧远端横纹正中，掌长肌腱与桡侧腕屈肌腱之间取穴。

【穴位解剖】穴下为皮肤、皮下组织、正中神经干、腕骨间关节囊。皮肤由前臂内、外侧皮神经双重支配。腕前区的皮肤及皮下筋膜均较薄弱，筋膜内有前臂正中静脉的属支，以及尺神经和正中神经的掌皮支经过。前臂深筋膜在腕骨的前方增

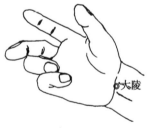

图 3-133 大陵

厚，形成腕横韧带。腕横韧带与腕骨共同构成腕管，而腕管的后壁为腕关节前面的筋膜。在腕管内，有正中神经、指浅深屈肌腱和拇长屈肌腱等，腱周围有疏松的结缔组织形成腱旁系膜（或腱旁组织），以保证肌腱的血液供应和滑动功能。越过腕横韧带浅面的是掌长

肌腱。掌长肌腱深面正对腕管内的正中神经。

【功用】宁心安神，和营通络，宽胸和胃。

【主治病证】

1. **心胸病证** 心痛、心悸、胸闷。

2. **神志病证** 失眠、癫狂。

3. **经脉病证** 手腕麻痛。

【操作方法】

1. **毫针** 直刺 0.3～0.5 寸，局部酸胀，针感可向指端放散；向腕管内斜刺 0.8～1.5 寸，用于治疗腕管综合征。

2. **三棱针** 点刺放血。

3. **磁圆梅针** 中度手法叩刺，多用于治疗心悸。

4. **梅花针** 中度手法叩刺。

5. **灸法** 艾炷灸或温针灸 3～5 壮，艾条灸 10～20 分钟。

劳宫 Láogōng（PC8） 荥穴

【标准定位】在手掌，横平第 3 掌指关节近端，第 2、3 掌骨之间偏于第 3 掌骨。（图 3-134）

【取法】屈指握掌，在掌心横纹中，第 3 掌骨的桡侧，屈指握拳时，中指尖所点处取穴。

【穴位解剖】穴下为皮肤、皮下组织、第 2 蚓状肌、拇收肌（横头）、骨间肌。掌部皮肤厚而坚韧，无汗毛及皮脂腺，但汗腺丰富。穴位皮肤由正中神经的掌皮支支配。皮纹处的皮肤直

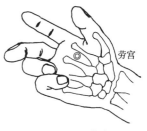

图 3-134 劳宫

接与深筋膜相连而不易滑动。皮下筋膜在掌心处非常致密，由纤维隔将皮肤和掌腱膜紧密相连，并将皮下筋膜分成许多小隔样结构，其间穿行浅血管、淋巴管和皮神经。当手掌的浅静脉与淋巴管受压时，除掌正中一小部分血液与淋巴流向前臂外，大部分流向手背，并经指蹼间隙与深层的静脉与淋巴管相通。针经皮肤、皮下组织穿掌腱膜后，再经桡侧 2 条指浅、深屈肌腱之间的第 2 蚓状肌，入拇收肌的横头，直抵第 2、3 掌骨之间的骨间肌。第 2 蚓状肌由正中神经支配；拇收肌、骨间肌由尺神经支配。

【功用】清心泄热，开窍醒神，消肿止痒。

【主治病证】

1. **五官病证** 口疮、口臭。

2. **神志病证** 癫狂、痫证、中风昏迷。

3. **热病** 中暑。

4. **其他病证** 手癣、掌心热。

【操作方法】

1. **毫针** 直刺 0.3～0.5 寸，局部胀痛，针感可扩散至整个手掌。

2. **磁圆梅针** 中度手法叩刺，多用于治疗心悸。

3. **梅花针** 中度手法叩刺至出血，用于治疗手癣、鹅掌风。

4．灸法 艾炷灸 3 ～ 5 壮，艾条灸 5 ～ 10 分钟。

【标准定位】在手指，中指末端最高点。（图 3-135）

【取法】仰掌，在中指尖端之中央取穴。

【穴位解剖】穴下为皮肤、皮下组织、指腱鞘及鞘内指深屈肌腱、末节指骨粗隆。皮厚，富含汗腺，但没有汗毛和皮脂腺。穴位皮肤由正中神经指掌侧固有神经的指背支支配。该部位神经末梢非常丰富，触觉特别灵敏，可辨别物体的质地和形态。指掌侧的皮下脂肪积聚成球，有纤维隔介于其间，将皮肤连于指骨骨膜及腱鞘；指掌侧固有神经伴行的同名动脉，发出指掌支，在指端形成丰富的血管网，营养指骨、关节、腱膜和皮肤。

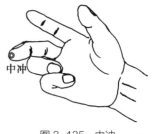

图 3-135 中冲

【功用】苏厥开窍，清心泄热。

【主治病证】

1．**神志病证** 中风昏迷、小儿惊风、中暑、昏厥、舌强不语。

2．**心病** 心烦、心痛。

3．**经脉病证** 手指麻木、四肢不温。

【操作方法】

1．**毫针** 浅刺 0.1 寸，局部胀痛。

2．**三棱针** 点刺出血，用于热病、昏迷。

3．**梅花针** 中度手法叩刺，用于四肢不温、手指麻木、偏瘫等。

4．**细火针** 点刺 0.1 寸。

5．**灸法** 艾炷灸 1 ～ 3 壮，艾条灸 5 ～ 10 分钟。

（十）手少阳三焦经

本经共有 23 穴，其中 13 穴分布在上肢背面，10 穴分布在颈部、耳翼后缘、眉毛外端。首穴关冲，末穴丝竹空（图 3-136）。本经腧穴主治热病、头面五官病证和本经经脉所过部位的病证。例如头痛、耳聋、耳鸣、目赤肿痛、颊肿、水肿、小便不利、遗尿以及肩臂外侧疼痛等。

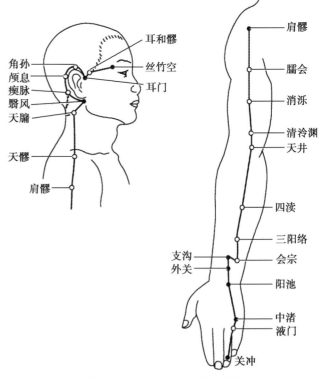

图 3-136 手少阳三焦经腧穴总图

关冲　Guānchōng（TE1）　井穴

【**标准定位**】在手指，第4指末节尺侧，指甲根角侧上方0.1寸。（图3-137）

【**取法**】俯掌，第4指指甲根角外下方0.1寸处取穴。

【**穴位解剖**】穴下为皮肤、皮下筋膜、指甲根。皮肤薄，由指掌侧固有神经的指背支支配。皮下筋膜薄而疏松，并有纤维束连于皮肤和骨膜。手指的静脉多位于背侧。浅淋巴管与指腱鞘、指骨骨膜的淋巴管相通。每指有4条动脉，即2条指掌侧固有动脉和2条指背动脉，分别与同名神经伴行，均位于指掌、指背面与侧面的交界线上。因指背血管及神经较细短，所以指的掌侧及末二节指背侧皮肤和深层结构，均分布有掌侧的血管和神经。

【**功用**】泻热开窍，清利喉舌，活血通络。

【**主治病证**】

1．**头面五官病证**　头痛、目赤、耳聋、咽喉肿痛。

2．**热病**　发热、中暑。

3．**神志病证**　中风、昏厥。

【**操作方法**】

1．**毫针**　浅刺0.1寸，局部有刺痛感。

2．**三棱针**　点刺出血，用于咽喉肿痛、中风昏迷等。

3．**梅花针**　中度手法叩刺。

4．**细火针**　点刺0.1寸，用于手指麻木发凉、中风偏瘫。

5．**灸法**　艾炷灸3～5壮，艾条灸5～10分钟。

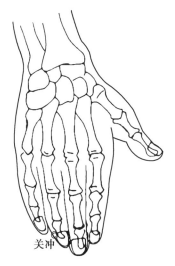

图3-137　关冲

中渚　Zhōngzhǔ（TE3）　输穴

【**标准定位**】在手背，第4、5掌骨间，第4掌指关节近端凹陷中。（图3-138）

【**取法**】微握拳，第4、5掌指关节后方，掌骨小头间凹陷中取穴。

【**穴位解剖**】穴下为皮肤、皮下筋膜、手背深筋膜、第4骨间背侧肌。皮肤由尺神经的分支指背神经支配。皮下筋膜内的静脉网接收手指、手掌浅层和深部的静脉。手背深筋膜可分为浅深两层。浅深两层筋膜在指蹼处相互结合，并在掌骨底以纤维隔相连。针经皮肤、皮下筋膜，穿过第3、4伸肌腱之间，深达第4掌骨间隙的骨间肌。

【**功用**】清热通络，开窍益聪。

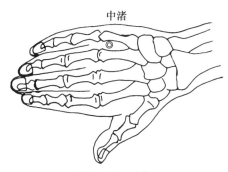

图3-138　中渚

【主治病证】

1. 头面五官病证　头痛、耳鸣、耳聋、目赤、咽喉肿痛。

2. 经脉病证　手指屈伸不利、肘臂肩背疼痛。

【操作方法】

1. 毫针　直刺0.3～0.5寸，局部酸胀，并有麻窜感向指端放散。向上斜刺0.5～1.0寸，酸胀感可向腕部放散。

2. 梅花针　中度手法叩刺，用于手背肿痛、麻木。

3. 细火针　点刺0.2寸，用于腕关节疼痛。

4. 磁圆梅针　点压局部使产生酸胀感，用于落枕、肩周炎等。

5. 灸法　艾炷灸或温针灸3～5壮，艾条灸5～10分钟。

阳池　Yángchí（TE4）

【标准定位】在腕后侧，腕背侧远端横纹上，指伸肌腱的尺侧缘凹陷中。（图3-139）

【取法】俯掌，于第3、4掌骨间直上，与腕背侧远端横纹交点处凹陷中取穴；或于腕关节背部指伸肌腱和小指固有伸肌腱之间取穴。

【穴位解剖】穴下为皮肤、皮下组织、腕背侧韧带、三角骨（膜）。皮肤由前臂后皮神经和尺神经的手背支双重支配。皮下筋膜致密，手背静脉网的尺侧部和小指的指背静脉渐汇成贵要静脉的起始部。深筋膜增厚并形成韧带。针经皮肤、皮下筋膜穿过深筋膜，在小指伸肌和指伸肌腱之间，直抵三角骨面。以上二肌（腱）均包有腱鞘，由桡神经支配。

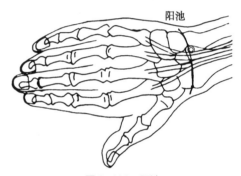

图3-139　阳池

【功用】清热通络，通调三焦，益阴增液。

【主治病证】

1. 经脉病证　手腕疼痛、不能屈伸、肩背痛、踝关节扭伤。

2. 其他病证　消渴、疟疾。

【操作方法】

1. 毫针　直刺0.3～0.5寸，深刺可透大陵，局部酸胀，可扩散至中指，治疗踝关节扭伤用巨刺法；平刺0.5～1.0寸，向左向右平刺，局部酸胀，可扩散至整个腕关节。

2. 梅花针　中度手法叩刺至微出血。

3. 磁圆梅针　轻度手法叩刺，用于腕关节疼痛。

4. 细火针　表皮点刺，用于腕指关节疼痛强直。

5. 灸法　艾炷灸或温针灸3～5壮，艾条灸5～10分钟。不宜瘢痕灸。

外关 Wàiguān（TE5） 络穴 八脉交会穴（通于阳维脉）

【**标准定位**】在前臂后侧，腕背侧远端横纹上2寸，尺骨与桡骨间隙中点。（图3-140）

【**取法**】伸臂俯掌，于腕背侧远端横纹中点直上2寸，尺桡骨之间，与内关相对取穴。

【**穴位解剖**】穴下为皮肤、皮下组织、小指伸肌、指伸肌、拇长伸肌及示指伸肌。针经皮肤、皮下筋膜穿前臂深筋膜，于小指伸肌的桡侧入指伸肌，深进则在拇长伸肌的尺侧入示指

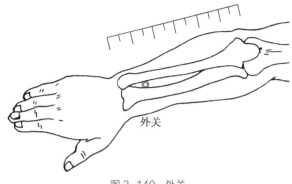

图3-140 外关

伸肌。皮肤由桡神经发出的前臂后皮神经支配，到达该穴区的神经纤维由第7颈神经组成；以上诸肌（腱）均由桡神经分支（骨间后神经）支配，到达该处的神经纤维均由第6～8颈神经组成。

【**功用**】清热解表，通经活络。

【**主治病证**】

1. **热病** 外感热病。
2. **头面五官病证** 头痛、目赤肿痛、耳鸣耳聋。
3. **经脉病证** 胸胁痛、肩背痛、上肢痿痹、屈伸不利、手颤。

【**操作方法**】

1. **毫针** 直刺0.5～1.0寸，或透内关，局部酸胀，有时可扩散至指端；或向上斜刺1.5～2.0寸，局部酸胀，向上扩散至肘、肩部，治疗肘肩及躯干疾病；或向阳池方向斜刺运针，治疗腕关节疾病。
2. **梅花针** 中度手法叩刺，用于上肢痹痛、麻木。
3. **磁圆梅针** 轻度手法叩刺，用于上肢痹痛、麻木。
4. **细火针** 点刺0.5寸，用于肢体发凉、关节疼痛。

支沟 Zhīgōu（TE6） 经穴

【**标准定位**】在前臂后侧，腕背侧远端横纹上3寸，尺骨与桡骨间隙中点。（图3-141）

【**取法**】伸臂俯掌，于腕背侧远端横纹中点直上3寸，尺骨与桡骨之间，与间使相对取穴。

【**穴位解剖**】穴下为皮肤、皮下组织、小指伸肌、拇长伸肌、前臂骨间

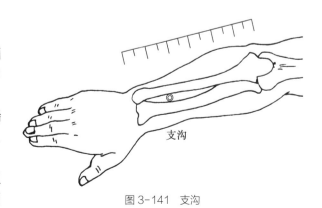

图3-141 支沟

膜。针经皮肤、皮下筋膜穿前臂深筋膜，入小指伸肌，深抵其下面的拇长伸肌。皮肤由前臂后皮神经支配，到达穴区的神经纤维由第 7 颈神经组成；皮下组织内有贵要静脉和头静脉的属支。小指伸肌、拇长伸肌及前臂骨间膜均由桡神经深支（骨间后神经）支配，到前两肌的神经纤维由第 6 ～ 8 颈神经组成。前臂后区的血管神经束由桡神经深支（骨间后神经）和骨间背侧动脉及两条静脉组成。

【功用】清利三焦，通腑降逆。

【主治病证】针麻常用穴之一。多用于治疗胁痛、习惯性便秘、胁肋痛、落枕、手臂疼痛等。

【操作方法】

1. 毫针　直刺 0.5 ～ 1.0 寸，局部酸胀，针感可向上扩散至肘部，有时有麻电感向指端放散。

2. 梅花针　中度手法叩刺，用于上肢酸痛、麻木。

3. 磁圆梅针　轻度手法叩刺，用于上肢痹痛、麻木。

4. 细火针　点刺 0.5 寸，用于上肢麻木、发凉。

5. 灸法　艾炷灸或温针灸 3 ～ 5 壮，艾条灸 10 ～ 20 分钟。

天井　Tiānjǐng（TE10）合穴

【标准定位】在肘后侧，屈肘时，尺骨鹰嘴尖上 1 寸凹陷中。（图 3-142）

【取法】以手插腰，于肘尖（尺骨鹰嘴）后上方 1 寸凹陷处取穴。

【穴位解剖】穴下为皮肤、皮下组织、肱三头肌。皮肤由桡神经发出的臂后神经支配。肘后皮肤较厚，移动性很大。在皮肤深面，相当于鹰嘴窝的高度，有一黏液囊，称鹰嘴滑囊（该囊与关节腔不相通）。深筋膜与骨膜紧密相连。肱三头肌腱抵止于鹰嘴，腱下有鹰嘴腱下囊。鹰嘴外侧有起始于外上髁的伸肌，内侧在内上髁与鹰嘴之间有尺神经经过。在肘部可摸到肱骨内、外上髁和鹰嘴。当肘关节伸直时，这 3 个骨性标志位于一条横线上；如屈肘至 90° 时，三者则成为尖朝下的等腰三角形。此三点的位置关系，有助于鉴别肘关节脱位和肱骨髁上骨折。针经皮肤、皮下组织、鹰嘴滑囊穿肘后深筋膜，入肱三头肌的肌腱，直抵肱骨后面下端的骨膜。肱三头肌由桡神经支配。

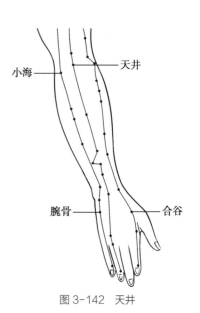

图 3-142　天井

【功用】行气散结，安神通络。

【主治病证】

1. 头面五官病证　偏头痛、耳聋。

2. 经脉病证　肘臂疼痛。

3. 其他病证　瘰疬、瘿疮、癫痫。

【操作方法】

1．刺法　直刺 0.5 ～ 1.0 寸，局部酸胀。

2．灸法　艾炷灸或温针灸 3 ～ 5 壮，艾条灸 10 ～ 20 分钟。

肩髎　Jiānliáo（TE14）

【标准定位】在肩带部，肩峰角与肱骨大结节两骨间凹陷中。（图 3-143）

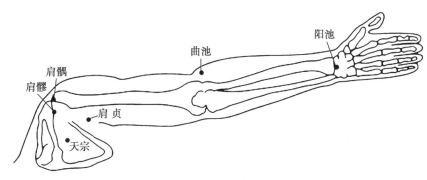

图 3-143　肩髎

【取法】上臂外展平举，肩关节部即可出现两个凹陷窝，后面一个凹陷窝即是本穴。

【穴位解剖】穴下为皮肤、皮下组织、三角肌（后部）、小圆肌、大圆肌、背阔肌。皮肤由锁骨上外侧神经支配，到达该穴区的神经纤维由第 4 颈神经组成；皮下组织内有上述皮神经的分支通过；三角肌后部由腋神经支配，到该肌的神经纤维由第 5、6 颈神经组成；小圆肌由腋神经支配，到该肌的神经纤维由第 5 颈神经组成；三角肌深面的血管神经束内有旋肱前、后血管和腋神经。腋神经为臂丛神经后束的分支，与旋肱后动脉一起通过四边孔，在三角肌后缘中点，紧靠肱骨外科颈后面走行。所以肱骨外科颈骨折或肩关节脱位时，都可以影响腋神经而导致三角肌麻痹和三角肌区域感觉消失。大圆肌由肩胛下神经支配，到该肌的神经纤维由第 5、6 颈神经组成；背阔肌由胸背神经支配，到该肌的神经纤维由第 6 ～ 8 颈神经组成。

【功用】祛风湿，通经络。

【主治病证】经脉病证：肩臂挛痛、上肢不遂。

【操作方法】

1．毫针　直刺 1.0 ～ 1.5 寸，局部有酸胀感，或向肩后、肩上及手臂放散。

2．梅花针　中度手法叩刺。

3．磁圆梅针　轻度手法叩刺。

4．细火针　深刺 1.5 ～ 2.0 寸。

5．锋钩针　进针 1.5 寸，勾割 2 ～ 3 针，用于肩周炎粘连者。

6．灸法　艾炷灸或温针灸 3 ～ 7 壮，艾条灸 5 ～ 15 分钟。

翳风　Yìfēng（TE17）

【标准定位】在颈部，耳垂后方，乳突下端前方凹陷中。（图
3-144）

【取法】正坐或侧伏位，于耳垂后缘，当乳突与下颌角之间
凹陷处取穴。

【穴位解剖】穴下为皮肤、皮下组织、腮腺。皮肤由耳大神
经支配。皮下组织疏松，可见耳后静脉、下颌后静脉汇合成颈
外（浅）静脉，在胸锁乳突肌浅面向下后斜行，至该肌后缘，于
锁骨上约2.5cm处，穿深筋膜汇入锁骨下静脉。沿颈外静脉排列
的淋巴结称颈淋巴结。针经皮肤、皮下筋膜穿腮腺咬肌筋膜，在
胸锁乳突肌前缘，继而进达腮腺的下颌后突部。

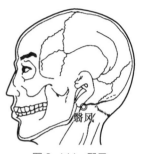

图 3-144　翳风

【功用】聪耳通窍，散内泄热。

【主治病证】头面五官病证：面瘫、耳聋、耳鸣、牙关紧闭、齿痛、颊肿。

【操作方法】

1. **毫针**　直刺0.5～1.0寸，耳后酸胀，可扩散至舌前部及半侧面部，以治面瘫、
腮腺炎等。

2. **梅花针**　中度手法叩刺。

3. **磁圆梅针**　轻度手法叩刺。

4. **细火针**　点刺1.0寸。

5. **锋钩针**　进针1.0寸，勾割2～3针，用于面瘫、面肌痉挛。

6. **灸法**　艾炷灸或温针灸3～5壮，艾条灸5～10分钟。

角孙　Jiǎosūn（TE20）

【标准定位】在头部，耳尖正对发际处。（图3-145）

【取法】正坐或侧伏位，将耳郭向前方折曲，当耳尖所指
之发际处。

【穴位解剖】穴下为皮肤、皮下组织、耳上肌、颞筋膜、
颞肌。皮肤由下颌神经的分支耳颞神经支配。皮下筋膜内除上
述神经外，还有颞浅动、静脉，无深筋膜。针经皮肤、皮下
筋膜穿由耳颞神经支配的耳上肌（皮肌），继经颞筋膜入颞肌，
直抵骨膜。颞肌属咀嚼肌，由颞深前、后神经支配。

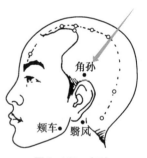

图 3-145　角孙

【功用】清热消肿，散风止痛。

【主治病证】

1. **头面五官病证**　偏头痛、目翳、目赤肿痛、齿痛。

2. **其他病证**　项强、痄腮。

【操作方法】

1. **毫针**　平刺0.3～0.5寸，局部酸胀，可扩散至耳周。

2. **灸法** 艾炷灸 3 ～ 5 壮, 艾条灸 5 ～ 10 分钟, 或用灯草灸。

耳门 Ěrmén (TE21)

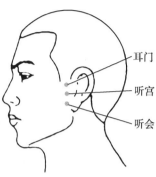

图 3-146 耳门、听宫、听会

【标准定位】在面部, 耳屏上切迹与下颌骨髁突之间的凹陷中。(图 3-146)

【取法】正坐或侧伏位, 微开口, 当听宫直上 0.5 寸之凹陷处取穴。

【穴位解剖】穴下为皮肤、皮下组织、腮腺。皮肤由三叉神经发出的下颌神经的分支耳颞神经支配。皮下筋膜内除含有上述神经外, 还有颞浅动、静脉经过。针经皮肤、皮下筋膜穿腮腺上端的筋膜入腮腺, 直抵外耳道软骨上方的骨膜。

【功用】开窍聪耳, 泄热活络。

【主治病证】五官病证: 耳聋、耳鸣、齿痛、齿龈肿痛。

【操作方法】

1. **毫针** 微张口, 直刺 0.5 ～ 1.0 寸, 局部有酸胀感。

2. **灸法** 温针灸 3 ～ 5 壮, 艾条灸 10 ～ 20 分钟。

丝竹空 Sīzhúkōng (TE23)

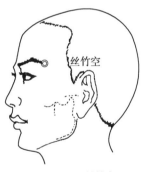

图 3-147 丝竹空

【标准定位】在头部, 眉梢凹陷中。(图 3-147)

【取法】正坐或侧伏位, 眼眶外侧, 眉梢凹陷处取穴。

【穴位解剖】穴下为皮肤、皮下组织、眼轮匝肌。皮肤内有眶上神经、上颌神经、颧面神经分布。该处皮肤较薄, 移动性很大, 皮下组织内除上述神经外, 还有颞浅动、静脉的额支经过。针经皮下组织直入眼轮匝肌, 抵达额骨骨膜。眼轮匝肌由面神经的颞支支配。

【功用】清头明目, 镇惊醒神。

【主治病证】

1. **头面五官病证** 头痛、目赤肿痛、眼睑瞤动、目眩。

2. **神志病证** 癫狂、痫证。

【操作方法】

1. **毫针** 向后或向下平刺 0.5 ～ 1.0 寸, 或向攒竹方向透刺。

2. **三棱针** 点刺放血。

3. **灸法** 艾条灸 5 ～ 10 分钟。美容除皱则温灸至局部温热舒适, 每日 1 次, 每月 20 次。

（十一）足少阳胆经

本经共有 44 个穴位，其中 15 个穴位分布在下肢外侧面，29 个穴位分布在臀、侧胸、侧头部。首穴瞳子髎，末穴足窍阴（图 3-148）。本经腧穴可主治头面五官病证、神志病、热病以及本经脉所经过部位的病证。例如：口苦、目眩、头痛、颔痛、腋下肿、胸胁痛、缺盆部肿痛、下肢外侧疼痛等。

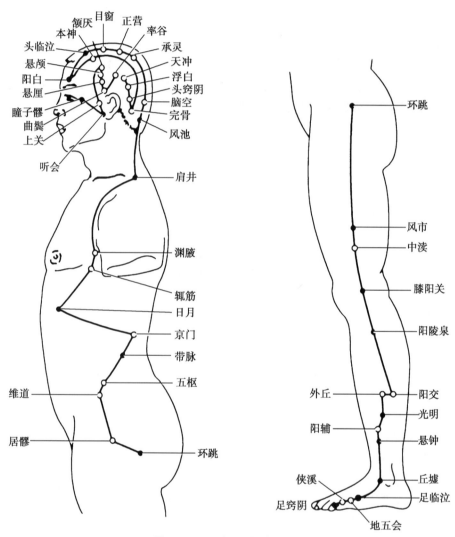

图 3-148　足少阳胆经腧穴总图

瞳子髎　Tóngzǐliáo（GB1）

【标准定位】在头部，目外眦外侧 0.5 寸凹陷中。（图 3-149）

【取法】正坐仰靠，令患者闭目，在目外眦外侧，眶骨外侧缘凹陷中取穴。

【穴位解剖】穴下为皮肤、皮下组织、眼轮匝肌、睑外侧韧带、眶脂体。皮肤由眼神经的分支泪腺神经支配。眼轮匝肌的睑部肌纤维为横纹肌，当肌纤维收缩时，可使眼睑闭合。眼轮匝肌由面神经分支支配。睑外侧韧带由致密结缔组织形成，连接睑外侧连合与颧骨眶面的骨膜和眶结节之间，与睑内侧韧带配合，使眼睑和眼球紧密相贴。针刺不宜过深。

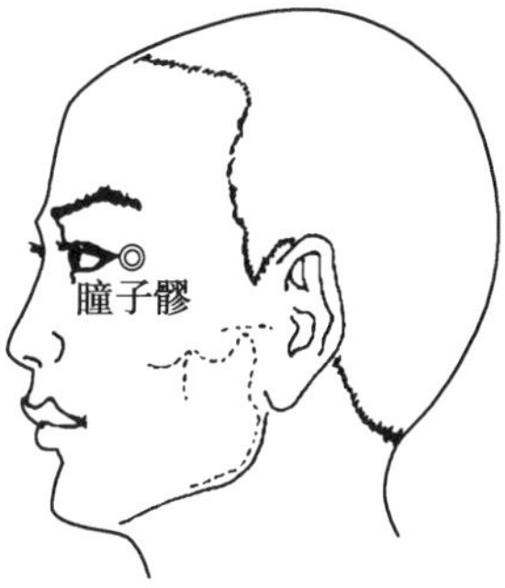

【功用】平肝息风，明目退翳。

【主治病证】头面五官病证：头痛、目赤肿痛、畏光流泪、目翳、青盲、口眼㖞斜等。

【操作方法】

1. **毫针**　平刺 0.3 ～ 0.5 寸，局部胀痛。

2. **三棱针**　点刺出血。

3. **梅花针**　中度手法叩刺至微出血，用于面瘫、面肌痉挛。

4. **细火针**　点刺 0.1 ～ 0.2 寸，每次 3 ～ 5 针，用于眼睑下垂。

5. **锋钩针**　进针 0.5 寸，勾割 3 ～ 5 针，或使之出血，用于目赤肿痛。

6. **灸法**　艾条灸 5 ～ 10 分钟。

图 3-149　瞳子髎

听会　Tīnghuì（GB2）

【标准定位】在面部，耳屏间切迹与下颌骨髁突之间的凹陷中。（图 3-146）

【取法】正坐仰靠位，在耳屏间切迹前，当听宫直下，下颌骨髁突后缘，张口有空处取穴。

【穴位解剖】穴下为皮肤、皮下组织、腮腺囊、腮腺。皮肤由下颌神经的分支耳颞神经支配。腮腺内部的血管主要有颈外动脉、颞浅动静脉、上颌动静脉、面横动静脉、面后静脉，神经有耳颞神经和面神经丛。

【功用】开窍聪耳，通经活络。

【主治病证】头面五官病证：耳鸣、耳聋、聤耳、齿痛、口㖞、面痛、下颌关节疼痛或脱臼。

【操作方法】

1. **毫针**　微张口，直刺 0.5 ～ 0.8 寸，局部酸胀。

2. **灸法**　艾条灸 5 ～ 10 分钟。

曲鬓　Qūbìn（GB7）

【标准定位】在头部，鬓角发际后缘与耳尖水平线的交点处。（图 3-150）

【取法】正坐仰靠或侧伏位，在耳前鬓角发际后缘的垂线，约当角孙前 1 横指处取穴。

【穴位解剖】在颞肌中；有颞动、静脉顶支；有耳颞神经和枕大神经会合。

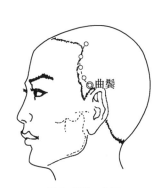

图 3-150　曲鬓

【功用】清热止痛，活络通窍。

【主治病证】头面五官病证：偏头痛、齿痛、颔颊肿、目赤肿痛、牙关紧闭、暴喑。

【操作方法】

1. 毫针　向后平刺 0.5 ～ 0.8 寸，局部酸胀。

2. 灸法　间接灸 3 ～ 5 壮，艾条灸 5 ～ 10 分钟。

率谷　Shuàigǔ（GB8）

【标准定位】在头部，耳尖直上入发际 1.5 寸。（图 3-151）

【取法】正坐或侧伏位，在耳尖上方，角孙直上，入发际 1.5 寸处取穴。

【穴位解剖】穴下为皮肤、皮下组织、耳上肌（提耳肌）、颞筋膜、颞肌。皮肤由下颌神经的分支耳颞神经支配。耳上肌是皮肌，起自帽状腱膜而止于耳郭软骨，可上提耳郭，由面神经分支支配。在皮下组织内，有颞浅动、静脉和耳颞神经。

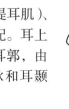

图 3-151　率谷

【功用】平肝息风，通经活络。

【主治病证】

1. 头面五官病证　偏正头痛、眩晕、耳鸣、耳聋。

2. 其他病证　小儿惊风。

【操作方法】

1. 毫针　平刺 0.5 ～ 0.8 寸，局部酸胀，可扩散至颞侧头部。

2. 锋钩针　针入 0.1 ～ 0.2 寸，勾割 3 ～ 5 针，多用于偏头痛。

3. 细火针　点刺 0.1 ～ 0.2 寸，每次 3 ～ 5 针，用于面瘫、面肌痉挛。

4. 灸法　间接灸 3 ～ 5 壮，艾条灸 5 ～ 10 分钟。

完骨　Wángǔ（GB12）

【标准定位】在颈部，耳后乳突的后下方凹陷中。（图 3-152）

【取法】正坐或侧卧位，在乳突后下方凹陷中取穴。

【穴位解剖】穴下为皮肤、皮下组织、枕额肌（止点）。皮肤由颈丛的分支耳大神经支配。在皮下组织内，耳大神经与耳后动、静脉伴行。枕额肌起于枕骨上项线外侧和乳突上部，止于帽状腱膜后缘，可拉牵帽状腱膜，由面神经的耳后支支配。

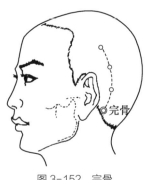

图 3-152　完骨

【功用】通络宁神，祛风清热。

【主治病证】

1. 头面五官病证　头痛、齿痛、颊肿、口㖞、口噤不开。

2. 经脉病证　颈项强痛。

3. **其他病证** 失眠、癫痫、疟疾。

【操作方法】

1. **毫针** 平刺 0.5 ～ 0.8 寸，局部酸胀，可扩散至头顶部。

2. **灸法** 间接灸或温针灸 3 ～ 5 壮，艾条灸 5 ～ 10 分钟。

本神　Běnshén（GB13）

【标准定位】在头部，前发际上 0.5 寸，头正中线旁开 3 寸。（图 3-153）

【取法】正坐或卧位，于入前发际 0.5 寸，神庭与头维连线的内 2/3 与外 1/3 的交点处取穴。

【穴位解剖】穴下为皮肤、皮下组织、枕额肌、帽状腱膜下结缔组织、骨膜（额骨）。皮肤由额神经的分支眶上神经支配。皮下组织内除分布神经外，还有额动、静脉及其分支。额腹是枕额肌的前部，起自帽状腱膜（该膜分 2 层，包绕额腹的止部），肌纤维向前下方，止于眉部皮肤，并与眼轮匝肌纤维相互交错；其深面的筋膜，则止于眶上缘的上部。枕额肌由面神经的颞支支配。

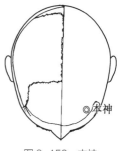

图 3-153　本神

【功用】祛风定惊，安神止痛。

【主治病证】

1. **头面五官病证** 头痛、眩晕、目赤肿痛。

2. **神志病证** 小儿惊风、癫痫、中风昏迷。

【操作方法】

1. **毫针** 平刺 0.5 ～ 0.8 寸，局部酸胀。

2. **灸法** 间接灸 3 ～ 5 壮，艾条灸 5 ～ 10 分钟。

阳白　Yángbái（GB14）

【标准定位】在头部，瞳孔直上，眉上 1 寸。（图 3-154）

【取法】正坐或卧位，在前额，于眉毛中点上 1 寸处取穴。

【穴位解剖】穴下为皮肤、皮下组织、枕额肌、帽状腱膜下结缔组织、骨膜（额骨）。皮肤由额神经的分支眶上神经和滑车上神经双重支配。（参看本神）

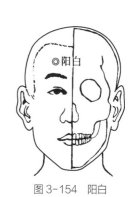

图 3-154　阳白

【功用】清头明目，祛风泄热。

【主治病证】头面五官病证：头痛、眩晕、目痛、视物模糊、眼睑𥆧动、眼睑下垂、面痛、面瘫。

【操作方法】

1. **毫针** 平刺 0.5 ～ 0.8 寸，局部胀痛；或向下透鱼腰；或向左右透攒竹、丝竹空，局部酸胀，可扩散至头部或眼眶。

2. **梅花针** 叩刺至微出血。

3. **细火针** 点刺 0.1 ~ 0.2 寸，每次 3 针。

4. **灸法** 艾条灸 5 ~ 10 分钟。

头临泣 Tóulínqì（GB15）

【标准定位】在头部，前发际上 0.5 寸，瞳孔直上。（图 3-155）

【取法】正坐仰靠或仰卧位，在前额阳白直上，入发际 0.5 寸处，于神庭与头维连线的中点处取穴。

【穴位解剖】穴下为皮肤、皮下组织、枕额肌、腱膜下结缔组织、骨膜（额骨）。有眶上神经和眶上动、静脉分布。

【功用】聪耳明目，安神定志。

【主治病证】

1. **头面五官病证** 头痛、目眩、目翳、目痛、流泪、鼻塞、鼻渊。

2. **神志病证** 小儿惊风、癫痫。

【操作方法】

1. **刺法** 平刺 0.5 ~ 0.8 寸，局部酸胀。

2. **灸法** 艾条灸 5 ~ 10 分钟。

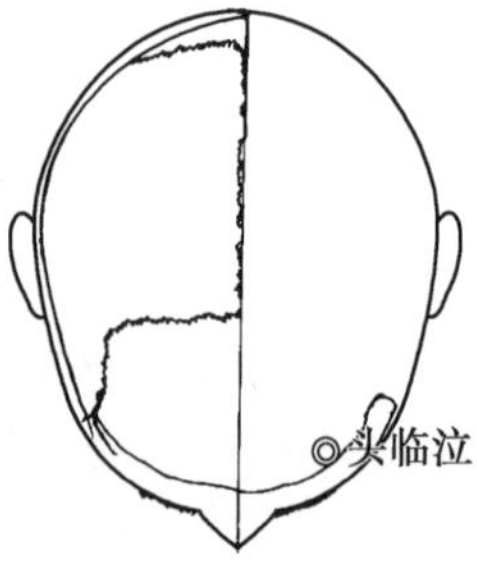

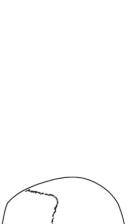

图 3-155 头临泣

风池 Fēngchí（GB20）

【标准定位】在项部，枕骨之下，胸锁乳突肌上端与斜方肌上端之间的凹陷中。（图 3-156）

【取法】正坐俯伏或俯卧位，在项后发际上 1 寸，当胸锁乳突肌上端与斜方肌上端之间的凹陷中取穴。

【穴位解剖】穴下为皮肤、皮下组织、斜方肌外侧、头夹肌、头半棘肌、枕下三角。皮肤由颈丛的分支枕小神经支配，且神经纤维来自第 3 颈神经；皮下组织内有第 3 颈神经的皮支和皮下静脉；头夹肌由第 2 ~ 5 颈神经后支的外侧支支配；头半棘肌位于头夹肌的深面，由相应的胸神经后支支配；枕下神经从枕下三角深面穿出。一般针刺该穴以不穿透枕下三角较为安全。

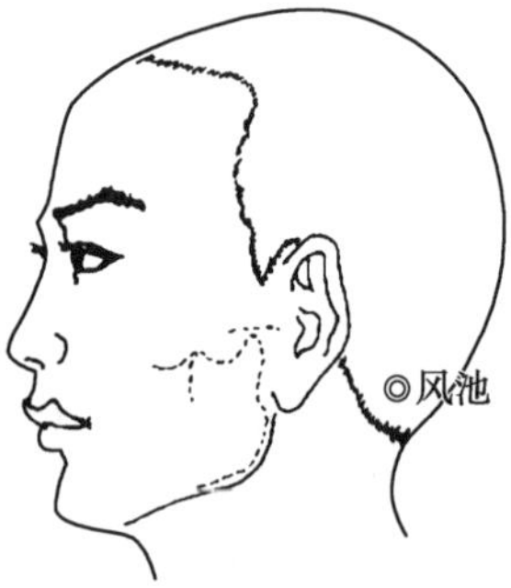

图 3-156 风池

【功用】平肝息风，祛风解毒，通利官窍。

【主治病证】本穴为治疗头、目、耳、口、鼻、脑、神志疾患，以及上肢病的常用要穴。

1. **头面五官病证** 头痛、目赤肿痛、视物不明、鼻塞、鼻衄、耳鸣、咽喉肿痛。

2. **外感病证** 感冒、热病。

3. **内风所致病证** 癫痫、眩晕、中风。

4. **经脉病证** 颈项强痛。

【操作方法】

1．毫针　针尖微下，向鼻尖方向斜刺 0.8 ～ 1.2 寸，或平刺透风府。局部酸胀感明显，易扩散。

2．锋钩针　针入 1.0 寸，每穴勾割 3 ～ 5 针，多用于头痛、眩晕。

3．细火针　速刺 1.0 寸，用于头痛、恶风、怕凉、面瘫、面肌痉挛。

4．磁圆梅针　中度手法叩刺，使振动感向穴位四周放射，用于颈项强直。

5．灸法　温针灸 3 ～ 5 壮，艾条灸 10 ～ 20 分钟。

【提示】深部中间为延髓，故针刺时应严格掌握进针的角度、深度，一般以不超过 1.2 寸为宜。

肩井　Jiānjǐng（GB21）

【标准定位】在颈后部，第 7 颈椎棘突与肩峰最外侧点连线的中点。（图 3-157）

【取法】正坐位，当大椎（督脉）与肩峰连线的中点取穴。

【穴位解剖】穴下为皮肤、皮下组织、斜方肌筋膜、斜方肌、肩胛提肌、上后锯肌。针经皮肤、皮下筋膜穿斜方肌筋膜及其下方斜方肌，在颈横动脉的内侧，深进肩胛提肌、上后锯肌。皮肤由锁骨上外侧神经支配；斜方肌由副神经支配；肩胛提肌位于颈椎横突和肩胛骨内侧角与脊柱缘上部之间，由肩胛脊神经支配。上后锯肌在上述肌的深面稍下方，起自第 6、7 颈椎和第 1、2 胸椎棘突，止于第 2 ～ 5 肋骨肋角的外面，由第 1 ～ 4 胸神经后支支配。

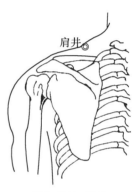

图 3-157　肩井

【功用】祛风清热，活络消肿。

【主治病证】

1．经脉病证　颈项强痛、肩背疼痛、上肢不遂。

2．乳房病证　乳汁少、乳癖、乳痈。

3．产科病证　难产、胞衣不下。

【操作方法】

1．毫针　直刺 0.5 ～ 0.8 寸，局部酸胀。

2．梅花针　中度手法叩刺。

3．细火针　表皮点刺 0.1 寸，采用点刺法，多用于肩背恶寒。

4．磁圆梅针　中度手法叩刺。

5．灸法　艾炷灸 3 ～ 5 壮，艾条灸 10 ～ 20 分钟。

【提示】深部正当肺尖，不可深刺，以防刺伤肺尖造成气胸。孕妇禁针。

辄筋　Zhéjīn（GB23）

【标准定位】在侧胸部，第 4 肋间隙中，腋中线前 1 寸。（图 3-158）

【取法】平乳头，第4肋间隙中，腋中线前1寸。

【穴位解剖】在胸大肌外缘，有前锯肌和肋间内外肌；有胸外侧动、静脉；有第4肋间神经外侧皮支分布。

【主治病证】胸胁疼痛、呕吐吞酸。

【操作方法】

1．毫针　斜刺或平刺0.5～0.8寸。不可深刺，以免伤及脏器。

2．锋钩针　刺入皮下0.1寸，勾割3～5针，用于胁肋疼痛。

3．细火针或多头火针　表皮点刺0.1寸，每次3～5针，用于胁肋疼痛。

4．梅花针　中度手法叩刺。

【提示】不可深刺，以免伤及脏器。

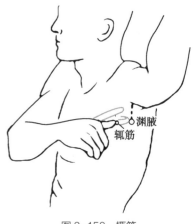

图3-158　辄筋

日月　Riyuè（GB24）　胆之募穴

【标准定位】在前胸部，第7肋间隙中，前正中线旁开4寸。（图3-159）

【取法】正坐或仰卧位，在乳头下方，当第7肋间隙处取穴。

【穴位解剖】穴下为皮肤、皮下组织、胸部深筋膜、腹外斜肌（腱膜）、腹直肌、肋间外韧带、肋间内肌、腹横肌、胸内筋膜。皮肤由第6～8肋间神经的前皮支重叠支配。胸膜薄而透明，是非常坚韧的浆膜，可以分为内、外两层；内层包绕肺的表面，称脏胸膜（肺胸膜）；外层贴附于胸腔各壁的内面，称壁胸膜。由于贴附部位不同，壁胸膜又分为：衬于胸内筋膜内面的肋胸膜；覆盖于膈肌上面，并与其紧密相贴的膈胸膜；从两侧覆盖纵隔器官的浆膜，即纵隔胸膜。此外，胸膜壁层突出于胸廓上口，第1肋上方的部分，称胸膜顶；其突出的程度，与胸廓的形状有关。胸膜的脏层与壁层相互

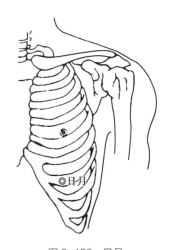

图3-159　日月

移动，形成潜在性间隙——胸膜腔。胸膜各部的相互移行处，肺的边缘不能伸入其内，这些空隙称胸膜窦。肋胸膜和膈胸膜的返折处，是最大而位置最低的胸膜窦，且其最低处相当于第12肋处，称肋膈窦。因此，针刺该穴时，若盲目进针，除穿经上列结构外，可经肋窦膈、肺、膈达肝（右侧）、胃（左侧），其后果是严重的。

【功用】利胆疏肝，降逆和胃。

【主治病证】

1．肝胆病证　黄疸、胁肋胀痛。

2．胃病　呕吐、吞酸、呃逆、胃脘痛。

【操作方法】

1．毫针　沿肋间隙向外斜刺或平刺0.5～0.8寸。

2. **梅花针** 中度手法叩刺，多用于治疗胁肋疼痛、胃痛、胆绞痛等。

3. **锋钩针** 刺入 0.3 寸，勾割 3 ～ 5 针。

4. **细火针** 表皮点刺 0.1 寸，采用速刺法。

5. **灸法** 艾炷灸 3 ～ 5 壮，艾条灸 10 ～ 20 分钟。

【提示】右侧穴下为胆囊底部所在，故针刺时应注意掌握针刺的角度、深度。

京门　Jīngmén（GB25）　肾之募穴

【标准定位】在侧腹部，第 12 肋骨游离端的下际。（图 3-160）

【取法】侧卧位，于侧腹部，当第 12 肋游离端下际取穴。

【穴位解剖】穴下为皮肤、皮下组织、腹部深筋膜、腹外斜肌、腹内斜肌、腹横筋膜、腹膜下筋膜。皮肤由第 11、12 胸神经和第 1 腰神经侧支的前支重叠支配。腹肌是腹壁的重要组成部分。腹外斜肌位于腹前外侧最浅层，肌束由后上方向前下斜行；深层的腹肌由后下方向上方斜行；腹横肌则由后向前横行。因此，腹肌能保持腹腔内一定的压力（腹压），以维持腹腔内器官的正常位置。穴位对应的腹腔内器官有升（右）降（左）结肠、小肠、乙状结肠等。

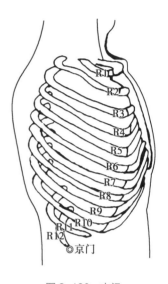

图 3-160　京门

【功用】健脾通淋，温阳益肾。

【主治病证】

1. **肾病** 腰痛、小便不利、水肿、遗精、阳痿等。

2. **胃肠病证** 肠鸣、泄泻、腹胀。

3. **经脉病证** 胁肋疼痛。

【操作方法】

1. **毫针** 直刺 0.5 ～ 1.0 寸，局部酸胀，可扩散至季胁部。

2. **梅花针** 中度手法叩刺。

3. **细火针** 刺入 0.5 寸，点刺 1 ～ 3 针，用于肾虚引起的阳痿、早泄、遗精等。

4. **灸法** 艾炷灸 5 ～ 9 壮，艾条灸 10 ～ 20 分钟。

【提示】本经渊腋至京门深部有重要脏器，不可直刺或深刺。

带脉　Dàimài（GB26）

【标准定位】在侧腹部，第 11 肋骨游离端垂线与脐水平线的交点上。（图 3-161）

【取法】侧卧位，在第 11 肋骨游离端直下，与脐相平处取穴。

【穴位解剖】穴下为皮肤、皮下组织、腹横筋膜、腹膜下筋膜。皮肤由第 11、12 胸神经和第 1 腰神经前支的外侧皮支支配。腹横筋膜是腹内筋膜的一部分，由疏松结缔组织组

成。（参看京门）

【功用】健脾利湿，调经止带。

【主治病证】

1. 妇科病证　带下、月经不调、经闭、阴挺。

2. 经脉病证　胁痛、腰痛、小腹痛、疝气。

【操作方法】

1. 毫针　直刺 1.0～1.5 寸，局部酸胀，可扩散至侧腰部。

2. 梅花针　中度手法叩刺。

3. 细火针　深刺入 1.0～1.5 寸，每次 1～3 针，采用速刺法。

4. 灸法　艾炷灸 5～7 壮，艾条灸 10～20 分钟。

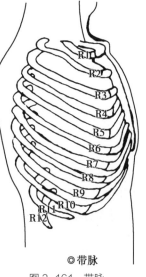

◎带脉

图 3-161　带脉

居髎　Jūliáo（GB29）

【标准定位】在臀部，髂前上棘与股骨大转子最凸点连线的中点处。（图 3-162）

【取法】侧卧位，在髂前上棘与股骨大转子之最高点连线的中点处取穴。

【穴位解剖】穴下为皮肤、皮下组织、阔筋膜、阔筋膜张肌、臀中肌。皮肤由股外侧皮神经支配。阔筋膜张肌以短腱起于髂前上棘，约在股骨中上 1/3 处移行于髂胫束，束的下端止于胫骨外髁，被阔筋膜包裹。阔筋膜张肌和臀中肌均由臀上神经和血管支配与供应。

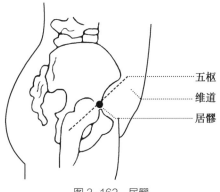

五枢
维道
居髎

图 3-162　居髎

【功用】舒筋活络，益肾强健。

【主治病证】

1. 经脉病证　腰痛、下肢痿痹。

2. 其他病证　疝气、少腹痛。

【操作方法】

1. 毫针　直刺 1.0～1.5 寸，局部酸胀可扩散至整个髋关节、臀部和腹外侧。

2. 梅花针　中度手法叩刺。

3. 细火针　深刺入 1.0～2.0 寸，每次 1～3 针，采用速刺法。

4. 灸法　艾炷灸或温针灸 5～7 壮，艾条灸 10～20 分钟。

环跳　Huántiào（GB30）

【标准定位】在臀部，股骨大转子最凸点与骶管裂孔连线的外 1/3 与中 1/3 交点处。（图 3-163）

【取法】侧卧屈股位（下面的腿伸直，上面屈髋、屈膝），在股骨大转子最高点与骶管裂孔的连线上，外 1/3 与中 1/3 的交点处取穴。

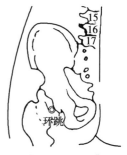

图 3-163　环跳

【穴位解剖】穴下为皮肤、皮下组织、臀肌筋膜、臀大肌、坐骨神经、股方肌。皮肤由髂腹下神经的外侧支和臀上皮神经双重支配，且神经纤维来自第 2 腰神经后支的皮支；臀大肌由臀下神经支配，到该肌的神经纤维来自第 5 腰神经和第 1、2 骶神经；坐骨神经由第 4、5 腰神经及第 1～3 骶神经的前支纤维组成，刺中时可有触电感放射至足部；针尖偏向内侧 0.5cm 左右，可刺中股后皮神经和臀下动、静脉，触电感可放射至大腿上部，不到足底；股方肌由骶丛分出的股方肌神经支配，到该肌的神经纤维来自第 4、5 腰神经和第 1 骶神经。

【功用】祛风化湿，强健腰膝。

【主治病证】

1．**经脉病证**　下肢痿痹、半身不遂、腰胯腿痛。

2．**其他病证**　风疹。

【操作方法】

1．**毫针**　直刺 2.0～3.0 寸，局部有胀重感，或有触电感向下肢远端放散。

2．**灸法**　艾炷灸或温针灸 5～7 壮，艾条灸 10～20 分钟。

风市　Fēngshì（GB31）

【标准定位】在股外侧，腘横纹上 9 寸，髂胫束后缘。（图 3-164）

【取法】侧卧位，大腿外侧，腘横纹上 9 寸，股外侧肌与股二头肌之间；当直立垂手时，中指尖处取穴。

【穴位解剖】穴下为皮肤、皮下组织、阔筋膜、髂胫束、股外侧肌、股中间肌。皮肤由股外侧皮神经支配。股外侧肌和股中间肌参与股四头肌的形成，由股神经支配。旋股外侧动脉起自股深动脉的外侧壁，在股直肌深面分为上下支，下支营养股前外侧肌。

【功用】祛风化湿，通经活络。

【主治病证】

1．**经脉病证**　半身不遂、下肢痿痹、麻木、脚气。

2．**其他病证**　遍身瘙痒。

【操作方法】

1．**毫针**　直刺 1～1.5 寸，局部酸胀，可向下放散。

2．**梅花针**　中度手法叩刺；叩刺出血，多用于治疗股外侧皮神经炎。

3．**细火针**　刺入 1.0～1.5 寸，采用速刺法，多用于

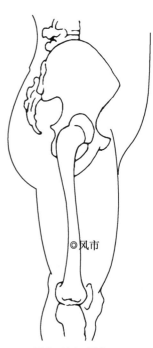

图 3-164　风市

治疗股外侧皮神经炎。

4. **灸法** 艾炷灸或温针灸 3 ～ 5 壮，艾条灸 10 ～ 20 分钟。

阳陵泉　Yánglíngquán（GB34）　合穴　筋会

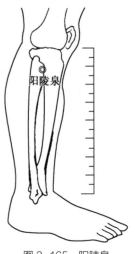

图 3-165　阳陵泉

【**标准定位**】在小腿外侧，腓骨头前下方凹陷中。（图 3-165）

【**取法**】正坐屈膝垂足位，在腓骨头前下方凹陷处取穴。

【**穴位解剖**】穴下为皮肤、皮下组织、小腿深筋膜、腓骨长肌、趾长伸肌、胫腓关节。皮肤由腓肠外侧皮神经支配，到该穴皮肤的神经纤维来自第 5 腰神经；皮下组织内有上述皮神经和浅静脉；腓骨长肌由腓前神经支配，到该肌的神经纤维来自第 4 腰神经到第 1 骶神经；趾长伸肌位于腓骨长肌内侧，由腓深神经支配，到该肌的神经纤维来自第 4 腰神经到第 1 骶神经。

【**功用**】疏肝利胆，强健腰膝。

【**主治病证**】

1. **经脉病证** 肩痛、下肢痿痹、膝髌肿痛、腿肚转筋。

2. **肝胆病证** 黄疸、口苦、呕吐、胁肋疼痛。

3. **其他病证** 小儿惊风。

【**操作方法**】

1. **毫针** 直刺 1 ～ 1.5 寸，局部酸胀，或有麻电感向下肢远端放散。

2. **梅花针** 中度手法叩刺。

3. **细火针** 刺入 1.0 ～ 1.2 寸，每次 3 ～ 5 针。

4. **锋钩针** 刺入 1.0 ～ 1.2 寸，勾割 3 ～ 5 针，用于膝髌肿痛、腿肚转筋。

5. **灸法** 艾炷灸或温针灸 5 ～ 7 壮，艾条灸 10 ～ 20 分钟。

光明　Guāngmíng（GB37）　络穴

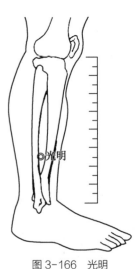

图 3-166　光明

【**标准定位**】在小腿外侧，外踝尖上 5 寸，腓骨前缘。（图 3-166）

【**取法**】正坐垂足或仰卧位，在外踝尖直上 5 寸，当腓骨前缘取穴。

【**穴位解剖**】穴下为皮肤、皮下组织、小腿筋膜、腓骨长短肌、趾长伸肌、踇长伸肌。皮肤由腓浅神经支配。腓浅神经由腓总神经发出，进入腓骨长、短肌之间，下降至腓骨肌和趾长伸肌之间，在小腿中下 1/3 交界处，穿小腿深筋膜至皮下筋膜内下降，分布于小腿下部的外侧及足背皮肤。

【**功用**】清肝明目，活络消肿。

【**主治病证**】

1. **目疾** 目痛、夜盲、目视不明。

2．经脉病证　胸胁胀痛、下肢痿痹。

3．乳房病证　乳房胀痛、乳汁少。

【操作方法】

1．毫针　直刺 0.5 ～ 0.8 寸，局部酸胀，可向足背扩散。

2．灸法　艾炷灸或温针灸 3 ～ 5 壮，艾条灸 10 ～ 20 分钟。

悬钟　Xuánzhōng（GB39）　八会穴之髓会

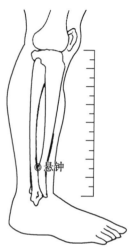

【标准定位】在小腿外侧，外踝尖上 3 寸，腓骨前缘。（图 3-167）

【取法】正坐垂足或卧位，外踝尖上 3 寸，当腓骨前缘取穴。

【穴位解剖】穴下为皮肤、皮下组织、小腿深筋膜、腓骨长短肌腱、趾长伸肌、踇长伸肌。皮肤由腓总神经的分支腓浅神经支配。腓骨长、短肌由腓浅神经的肌支支配，踇长伸肌和趾长伸肌由腓深神经支配。（参看光明）

【功用】平肝息风，疏肝益肾。

【主治病证】

1．经脉病证　颈项强痛、胸胁胀痛、下肢痿痹。

2．其他病证　痴呆、中风等髓海不足疾患。

【操作方法】

1．毫针　直刺 0.5 ～ 0.8 寸，局部酸胀，可扩散至足。

2．梅花针　中度手法叩刺。

3．细火针　刺入 0.5 ～ 0.8 寸，每次 3 ～ 5 针，用于中风偏瘫、骨髓炎等。

4．锋钩针　刺入 0.5 ～ 0.8 寸，勾割 3 ～ 5 针。

5．灸法　艾炷灸或温针灸 3 ～ 5 壮，艾条灸 10 ～ 20 分钟。

图 3-167　悬钟

丘墟　Qiūxū（GB40）　原穴

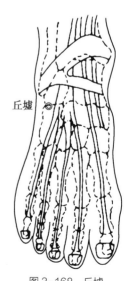

【标准定位】在踝前外侧，外踝的前下方，趾长伸肌腱的外侧凹陷中。（图 3-168）

【取法】正坐垂足着地或侧卧位，在外踝前下方，当趾长伸肌腱的外侧凹陷处取穴。

【穴位解剖】穴下为皮肤、皮下组织、足背筋膜、趾短伸肌。皮肤由腓肠神经的足背外侧皮神经支配。足背深筋膜较薄弱，两筋膜之间有丰富的足背静脉网，分别汇入小隐静脉。针经皮肤、皮下筋膜穿足深筋膜，在趾长伸肌腱外侧，深进骰骨表面的趾短伸肌。外踝前动脉在踝关节附近发自胫前动脉，且该血管向外在趾长伸肌腱的下方至外踝，与跗外侧动脉和腓动脉的穿支吻合。

【功用】健脾利湿，泄热退黄，舒筋活络。

图 3-168　丘墟

【主治病证】

1．目疾　目赤肿痛、目翳等。

2．经脉病证　胸胁胀痛、下肢痿痹、外踝肿痛、足内翻、足下垂等。

【操作方法】

1．毫针　直刺 0.5 ～ 0.8 寸，局部酸胀；或向外斜刺 0.8 ～ 1.2 寸透申脉，局部酸胀，可扩散至足踝部。

2．灸法　艾炷灸或温针灸 3 ～ 5 壮，艾条灸 5 ～ 10 分钟。

足临泣　Zúlínqì（GB41）　输穴　八脉交会穴（通于带脉）

【标准定位】在足背，第 4、5 跖骨底结合部的前方，第 5 趾长伸肌腱外侧凹陷中。（图 3-169）

【取法】正坐垂足或仰卧位，在第 4、5 跖骨结合部的前方凹陷中取穴，穴当第 5 趾长伸肌腱的外侧。

【穴位解剖】穴下为皮肤、皮下组织、足背筋膜、趾短伸肌、骨间背侧肌。皮肤由足背外侧皮神经和足中间皮神经双重支配。足背皮薄，活动度大。皮下组织结构疏松，皮下筋膜中有足背静脉网及大、小隐静脉的起始部。针经皮肤、皮下筋膜穿足背深筋膜，在趾长伸肌腱至第 4、5 趾的肌腱之间，经趾短伸肌腱外侧，入骨间背侧肌。

【功用】疏肝息风，化痰消肿。

【主治病证】

1．头面五官病证　偏头痛、目赤肿痛。

2．经脉病证　胁肋疼痛、足跗肿痛。

3．乳房病证　乳胀、乳痛。

4．其他病证　月经不调、瘰疬、疟疾。

【操作方法】

1．毫针　直刺 0.5 ～ 0.8 寸，局部有酸胀感。

2．三棱针　点刺出血。

3．灸法　艾炷灸或温针灸 3 ～ 5 壮，艾条灸 5 ～ 10 分钟。

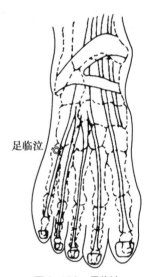

图 3-169　足临泣

足窍阴　Zúqiàoyīn（GB44）　井穴

【标准定位】在足趾，第 4 趾末节外侧，趾甲根角侧后方 0.1 寸（图 3-170）。

【取法】正坐垂足或仰卧位，在第 4 趾末节外侧，趾甲根角侧后方 0.1 寸处取穴。

【穴位解剖】穴下为皮肤、皮下组织、趾背腱膜、趾骨骨膜。皮肤由足背中间皮神经的外侧支和腓肠外侧皮神经支配。

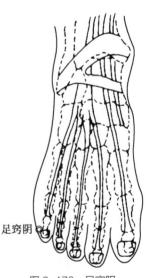

图 3-170　足窍阴

跖背动脉在趾蹼处分出 2 支趾背动脉，分布于各趾的相对缘。趾底总动脉也发出趾底固有动脉到各趾，因此各趾均有 4 条趾动脉，即 2 条趾背动脉、2 条趾底固有动脉；各动脉均与同名静脉和神经伴行，走行于各趾的跖背面与侧面的交界线上，在趾端形成各自的网，营养并支配趾间关节、腱膜和皮肤。

【功用】疏肝解郁，通经活络。

【主治病证】

1．**头面五官病证**　头痛、目赤肿痛、咽喉肿痛。

2．**经脉病证**　胁痛、足跗肿痛。

3．**神志病证**　失眠、多梦、中风偏瘫。

4．**其他病证**　热病、各种内出血。

【操作方法】

1．**毫针**　浅刺 0.1 寸，用于各种内出血。

2．**三棱针**　点刺放血，用于热病、眼病、中风偏瘫等。

3．**梅花针**　中度手法叩刺。

4．**细火针**　刺入 0.1 寸，采用速刺法。

5．**灸法**　艾炷灸 3～5 壮，艾条灸 5～10 分钟。

（十二）足厥阴肝经

本经共有 14 穴，其中 3 个穴位分布在足背，9 个穴位分布于下肢内侧面，2 个穴位分布于胸胁部。首穴大敦，末穴期门（图 3-171）。本经腧穴主治肝胆、脾胃病，妇科病、少腹病、前阴病，以及本经经脉所过部位的病证。

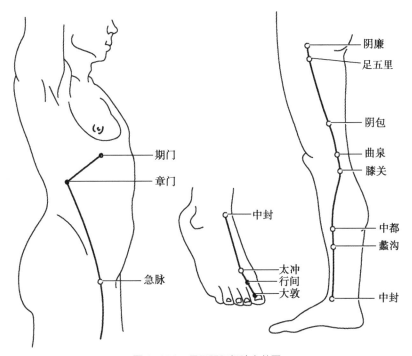

图 3-171　足厥阴肝经腧穴总图

大敦　Dàdūn（LR1）　井穴

【标准定位】在足趾，跗趾末节外侧，趾甲根角侧后方 0.1 寸。（图 3-172）

【取法】正坐伸足或仰卧位，在跗趾末节外侧，趾甲根角侧后方 0.1 寸处取穴。

【穴位解剖】穴下为皮肤、皮下组织、趾骨骨膜。腓深神经终末支的侧支分出 2 条趾背支，分布至第 1、2 趾相对缘的皮肤。

【功用】回阳救逆，调经通淋。

【主治病证】

1．前阴病证　疝气、缩阴证、遗尿、癃闭、小便不利。
2．妇科病证　月经不调、崩漏、经闭、阴挺。

【操作方法】

1．毫针　浅刺 0.1 ～ 0.2 寸，局部有刺痛感，用于崩漏等各种内出血。
2．三棱针　点刺放血，多用于热病。
3．细火针　浅刺 0.1 寸，多用于疝痛。
4．梅花针　中度手法叩刺。
5．灸法　艾炷灸 3 ～ 5 壮，艾条灸 5 ～ 10 分钟。

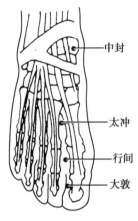

图 3-172　大敦

行间　Xíngjiān（LR2）　荥穴

【标准定位】在足背，第 1、2 趾间，趾蹼缘后方赤白肉际处。（图 3-173）

【取法】正坐或仰卧位，于足背第 1、2 趾趾缝端凹陷处取穴。

【穴位解剖】穴下为皮肤、皮下组织、骨间背侧肌。皮肤由腓深神经终末支的内侧支支配。趾蹼外足背与足底的皮肤和皮下筋膜互相移行。针经皮肤、皮下筋膜穿足背深筋膜，在跗长、短伸肌腱的外侧，穿经腓深神经的末支（或经其内、外侧；第 1 跖骨动脉行于该神经的外侧，跖背、趾背动脉均有穿支与跖底、趾底动脉吻合），继入第 1 骨间背侧肌（该肌由足底外侧神经的深支支配）。

【功用】清肝泻热，凉血安神，息风活络。

【主治病证】

1．肝胆病证　胁痛、口苦、黄疸、急躁易怒。
2．头面五官病证　头顶痛、眩晕、目赤肿痛、青盲。
3．前阴病证　疝气、小便不利、尿痛。
4．妇科病证　月经不调、痛经、经闭、崩漏。
5．经脉病证　足背肿痛、足趾麻木。

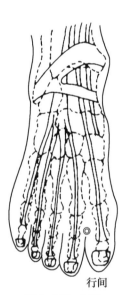

行间

图 3-173　行间

6．**神志病证** 中风、癫痫。

【操作方法】

1．**毫针** 直刺或斜刺 0.5～0.8 寸，局部酸胀，可放散至足背。

2．**梅花针** 中度手法叩刺，用于中风偏瘫、足背肿痛。

3．**灸法** 直接灸 3～5 壮，艾条灸 5～10 分钟。

<h2>太冲　Tàichōng（LR3）　输穴　原穴</h2>

【标准定位】在足背，第 1、2 跖骨间，跖骨底结合部前方凹陷中，或触及动脉搏动。（图 3-174）

【取法】正坐垂足或仰卧位，于足背第 1、2 跖骨底结合部前方凹陷处取穴。

【穴位解剖】穴下为皮肤、皮下组织、踇短伸肌与趾长伸肌腱之间、踇短伸肌腱外侧、第 1 骨间背侧肌。皮肤由腓深神经的皮支支配，到该穴皮肤的神经纤维来自第 5 腰神经；皮下组织内有上述神经的皮支、足背内侧皮神经和足背静脉网；踇长伸肌、趾长伸肌及踇短伸肌腱均由腓深神经支配；第 1 骨间背侧肌由足底外侧神经支配，到该肌的神经纤维来自第 1、2 骶神经。

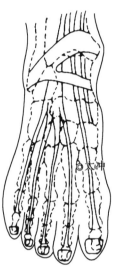

图 3-174　太冲

【功用】平肝泄热，疏肝养血，清利下焦。

【主治病证】针麻常用穴之一。

1．**头面五官病证** 头痛、眩晕。

2．**前阴病证** 疝气、遗尿。

3．**妇科病证** 月经不调、崩漏。

4．**神志病证** 中风、癫痫。

5．**局部病证** 足背肿痛。

【操作方法】

1．**毫针** 直刺 0.5～0.8 寸，局部酸胀或向足底放散。

2．**细火针** 刺入 0.5～1.0 寸，采用速刺法。

3．**梅花针** 中度手法叩刺，用于中风偏瘫、足背肿痛等。

4．**灸法** 艾炷灸或温针灸 3～5 壮，艾条灸 10～20 分钟。

<h2>蠡沟　Lígōu（LR5）　络穴</h2>

【标准定位】在小腿前内侧，内踝尖上 5 寸，胫骨内侧面的中央（图 3-175）。

【取法】正坐或仰卧位，当足内踝尖上 5 寸，胫骨内侧面的中央。

【穴位解剖】穴下为皮肤、皮下组织、小腿三头肌（比目鱼肌）。皮肤由隐神经支配。皮下组织疏松，内有浅静脉、皮神经和

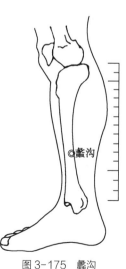

图 3-175　蠡沟

浅淋巴管。大隐静脉与隐神经伴行，并起自足背静脉网内侧部，经内踝前方向上至小腿内侧面上行。下肢的浅淋巴管起自足趾，于足背、足底汇成淋巴管网。大部分浅淋巴管沿大隐静脉及属支汇入腹股沟浅淋巴结，仅小部分浅淋巴管沿小隐静脉汇入腘淋巴结。针经皮肤、皮下筋膜穿小腿深筋膜后，可直抵无肌肉保护的胫骨骨膜；或经胫骨内侧，直抵骨后小腿三头肌中的比目鱼肌（该肌由胫神经支配）。

【功用】疏肝理气，调经止带。

【主治病证】针麻常用穴。

1. **妇科及前阴病证**　月经不调、带下、外阴瘙痒；疝气、睾丸肿痛、小便不利、遗尿。

2. **其他病证**　足胫疼痛。

【操作方法】

1. **毫针**　平刺 0.5～0.8 寸，局部酸胀。

2. **细火针**　刺入 0.1～0.2 寸，每穴 1～3 针，采用速刺法，用于带下、不孕等。

3. **灸法**　艾炷灸 3～5 壮，艾条灸 5～10 分钟。

曲泉　Qūquán（LR8）　合穴

【标准定位】在膝内侧，腘横纹内侧端，半腱肌腱内缘凹陷中。（图 3-176）

【取法】屈膝正坐或卧位，股骨内侧髁的后缘，于膝内侧横纹端凹陷处取穴。

【穴位解剖】穴下为皮肤、皮下组织、股内侧肌。皮肤由股内侧皮神经支配。皮下组织疏松，内含脂肪组织较多。大隐静脉由小腿内侧上升，经股骨内侧髁的后方，至大腿内侧，在大腿阔筋膜隐静脉裂孔汇入股静脉。深筋膜的深面有发自腘动脉的膝上内侧动脉，参与膝关节网。针经皮肤、皮下筋膜穿大腿深筋膜，入股内侧肌（该肌由股神经支配）。

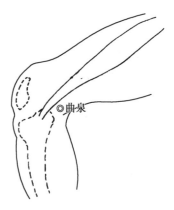

图 3-176　曲泉

【功用】清利湿热，通调下焦。

【主治病证】

1. **前阴病证**　阴痒、遗精、小便不利。

2. **经脉病证**　膝股肿痛、活动不利。

【操作方法】

1. **毫针**　直刺 1.0～1.5 寸，局部酸胀，可向周围放散。

2. **细火针**　刺入 1.0～2.0 寸，每穴 1～3 针，用于膝关节疼痛、活动不利。

3. **灸法**　艾炷灸 3～5 壮，艾条灸 10～20 分钟

章门　Zhāngmén（LR13）　脾之募穴　八会穴之脏会

【标准定位】在侧腹部，在第 11 肋游离端的下际。（图 3-177）

【取法】仰卧位或侧卧位，在腋中线上，合腋屈肘时，当肘尖止处是该穴。

【穴位解剖】穴下为皮肤、皮下组织、腹外斜肌、腹内斜肌、腹横肌、腹横筋膜、腹膜下筋膜。皮肤由第11、12胸神经前支的外侧皮支支配。以上诸肌均由第5～12对胸神经前支和髂腹下神经、髂腹股沟神经支配。穴位相对应的腹腔器官为升结肠、小肠（右）、降结肠（左）。

【功用】疏肝健脾，理气散结，清利湿热。

【主治病证】此穴为脏会穴，统治五脏疾病。

1. **脾胃病证** 腹痛、腹胀、腹泻。

2. **肝胆病证** 胁痛、黄疸。

【操作方法】

1. **毫针** 直刺0.8～1.0寸，侧腹部有酸胀感，并可向腹后壁传导。

2. **梅花针** 中度手法叩刺，用于胁肋痛。

3. **灸法** 艾炷灸5～9壮，艾条灸10～20分钟。

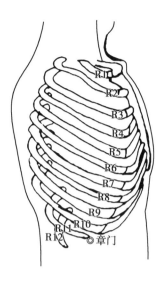

图3-177 章门

期门 Qīmén（LR14） 肝之募穴

【标准定位】在前胸部，第6肋间隙，前正中线旁开4寸。（图3-178）

【取法】仰卧位，先定第4肋间隙的乳中穴，并于其下2肋（第6肋间）处取穴。对于女性患者，应以锁骨中线的第6肋间隙处定取。

【穴位解剖】穴下为皮肤、皮下组织、腹外斜肌、肋间外肌、肋间内肌、胸横肌、胸内筋膜。皮肤由第5～7肋间神经重叠支配。肋胸膜和膈胸膜于肺下缘处相互移行，形成肋膈窦（为胸膜腔的一部分），其深面是膈肌，右侧可至肝，左侧抵胃体。因此，该穴不可盲目深进针。

【功用】健脾疏肝，理气活血。

【主治病证】胸胁胀痛、咳喘、胸热、胆绞痛等。

【操作方法】

1. **毫针** 斜刺或平刺0.5～0.8寸，局部酸胀，可向腹后壁放散。

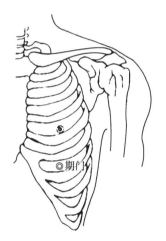

图3-178 期门

2. **梅花针** 重度手法叩刺，用于胸胁疼痛。

3. **灸法** 艾炷灸5～9壮，艾条灸10～20分钟。

【提示】针刺时应控制好方向、角度和深度，以防刺伤肝、肺。

（十三）督脉

本经共有29穴，分布于人体后正中线、头颈部，起于长强，止于龈交（图3-179）。本经腧穴主治骶、背、头项等局部病证，以及相应的内脏疾病、神志病。

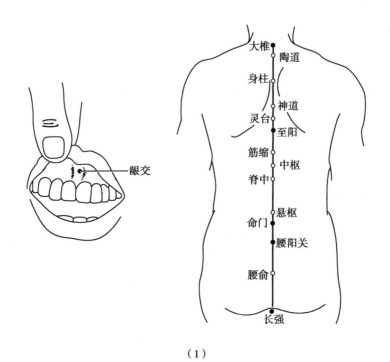

（1）

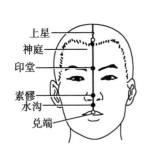
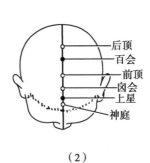
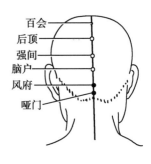

（2）

图 3-179　督脉腧穴图

长强　Chángqiáng（GV1）　络穴

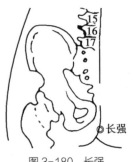

【标准定位】在会阴部，尾骨下方，尾骨端与肛门连线的中点处。（图 3-180）

【取法】跪伏或胸膝位，于尾骨尖与肛门连线之中点取穴。

【穴位解剖】穴下为皮肤、皮下组织、肛尾韧带。浅层主要分布有尾神经的后支。深层有阴部神经的分支，肛神经，阴部内动、静脉的分支或属支，肛动、静脉。

【功用】解痉止痛，调畅通淋。

图 3-180　长强

【主治病证】

1. 肠腑病证　痔疾、脱肛、便血、便秘、腹泻、痢疾等。

2. 其他病证 腰脊和尾骶骨疼痛、癫狂痫。

【操作方法】

1. **毫针** 针尖向上紧靠尾骨斜刺 0.8 ～ 1 寸。

2. **细火针** 点刺 0.3 ～ 0.5 寸，采用速刺法，用于治疗脱肛、痔疾等。

3. **梅花针** 轻中度手法叩刺出血，用于肛门湿疹、瘙痒等。

【提示】不宜直刺，以免伤及直肠，引起感染。本穴不灸。

腰阳关　Yāoyángguān（GV3）

【标准定位】在腰部，后正中线上，第 4 腰椎棘突下凹陷中。（图 3-181）

【取法】俯卧，两髂嵴最高点连线的中点下方凹陷处取穴。

【穴位解剖】穴下为皮肤、皮下组织、棘上韧带、棘间韧带、弓间韧带。浅层主要有第 4 腰神经后支的内侧支和伴行的动、静脉。深层有棘间的椎外（后）静脉丛，第 4 腰神经后支的分支和第 4 腰动、静脉的背侧支的分支或属支。

【功用】祛寒除湿，舒筋活络。

【主治病证】

1. **经脉病证** 腰骶疼痛、下肢痿痹。

2. **妇科病证** 月经不调、赤白带下等。

3. **男科病证** 遗精、阳痿等。

【操作方法】

1. **毫针** 向上斜刺、直刺 0.5 ～ 1 寸。

2. **火针** 细火针点刺 0.5 ～ 0.8 寸，或三头火针表皮点刺 1 ～ 3 针。

3. **磁圆梅针** 轻中度手法叩刺 10 ～ 20 针。

4. **锋钩针** 刺入 0.5 ～ 0.8 寸，勾割 3 ～ 5 针，用于前列腺炎、直肠炎等。

5. **梅花针** 轻中度手法叩刺 10 ～ 15 针。

6. **火针灸法** 多用于点灸；可灸。

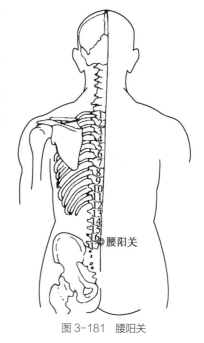

图 3-181　腰阳关

命门　Mìngmén（GV4）

【标准定位】在腰部，后正中线上，第 2 腰椎棘突下凹陷中。（图 3-182）

【取法】俯卧，于后正中线上，第 2 腰椎棘突下凹陷中取穴。

【穴位解剖】穴下为皮肤、皮下组织、胸腰筋膜、棘上韧带或竖脊肌、棘间韧带、弓间韧带。皮肤由第 2 腰神经后支的内侧支支配；胸腰筋膜包裹竖脊肌；棘上韧带由第 2 腰神经后支支配，竖脊肌由脊神经后支支配；第 2、3 腰椎棘突间的棘间韧带由第 2 腰神经后支支配；继续深刺可刺过弓间韧带进入椎管。

【功用】补肾壮阳。

【主治病证】

1. 经脉病证　腰脊强痛、下肢痿痹。

2. 妇科病证　赤白带下、月经不调、痛经、经闭、不孕等。

3. 男性病证　遗精、阳痿、精冷不育、小便频数等。

4. 其他病证　小腹冷痛、腹泻。

【操作方法】

1. 毫针　针尖稍向上刺 0.5～1 寸。

2. 火针　细火针点刺 0.5～0.8 寸，或三头火针表皮点刺 1～3 针。

3. 磁圆梅针　轻中度手法叩刺 10～20 针。

4. 锋钩针　刺入 0.5～0.8 寸，勾割 3～5 针，用于前列腺炎、直肠炎等。

5. 梅花针　轻中度手法叩刺 10～15 针。

6. 火针灸法　多用于点灸，治疗阳痿等；可灸。

【提示】针刺过深，会刺过弓间韧带，进入蛛网膜下腔，此时针尖阻力突然消失，患者下肢出现强烈触电样感。应予注意。

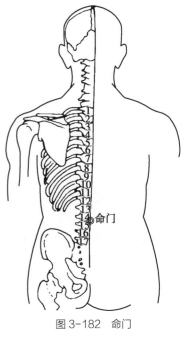

图 3-182　命门

至阳　Zhìyáng（GV9）

【标准定位】在背部，后正中线上，第 7 胸椎棘突下凹陷中。（图 3-183）

【取法】俯伏或俯卧位，在与两肩胛骨下角平齐的第 7 胸椎棘突下凹陷中取穴。

【穴位解剖】在腰背筋膜、棘上韧带及棘间韧带中；有第 7 肋间动脉后支和棘间皮下静脉丛；有第 9 胸神经后支的内侧支。

【功用】清热利胆，止咳平喘。

【主治病证】

1. 肝胆病证　黄疸、胸胁胀满等。

2. 经脉病证　腰背疼痛、脊强。

3. 其他病证　咳嗽、气喘。

【操作方法】

1. 毫针　向上斜刺 0.5～1 寸；局部有酸胀感，或向下背或前胸放散。

2. 细火针　刺入 0.8～1 寸，采用速刺法刺 1～3 针，对于脊柱炎等可深刺 1.2～1.5 寸。

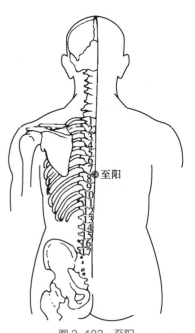

图 3-183　至阳

3．三头火针　表皮点刺 1～3 针。

4．火锟针　膏药上点灸 20 余下。

5．锋钩针　刺入 0.5～0.8 寸，勾割 3～5 针。

6．梅花针　轻中度手法叩刺 10～15 针。

7．磁圆梅针　轻中度手法叩刺 10～20 针。

大椎　Dàzhuī（GV14）

【标准定位】在颈后部，后正中线上，第 7 颈椎棘突下凹陷中。（图 3-184）

【取法】俯伏或正坐低头，于第 7 颈椎棘突下凹陷处取穴。

【穴位解剖】穴下为皮肤、皮下组织、斜方肌腱、棘上韧带、棘间韧带。皮肤由第 8 颈神经后支的内侧皮支支配；斜方肌由副神经及第 3、4 颈神经前支支配；棘上韧带由第 8 颈神经后支的内侧支支配；第 7 颈椎棘突与第 1 胸椎棘突间的棘间韧带由第 8 颈神经后支的内侧支支配；再继续深刺会刺过黄韧带而进入椎管。

【功用】清热解表，截疟止痫。

【主治病证】

1．外感病证　热病、恶寒发热、咳嗽、气喘等。

2．神志病证　癫狂痫证、小儿惊风等。

3．经脉病证　项强、脊痛。

4．其他病证　风疹、痤疮、疟疾。

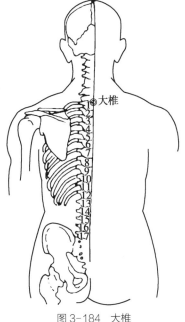

图 3-184　大椎

【操作方法】

1．毫针　向上斜刺 0.5～1 寸。

2．三棱针　点刺出血，可配合拔罐，多用于外感热病。

3．锋钩针　刺入 0.8～1.0 寸，勾割 3～5 针。

4．细火针　刺入 0.8～1.0 寸，采用速刺法，用于颈项强痛、肩背痛等。

5．梅花针　轻中度手法叩刺 10～15 针。

6．磁圆梅针　轻中度手法叩刺 10～20 针。

【提示】针刺时若针尖阻力突然消失，出现触电感向四肢放散，应立即退针，否则会伤及脊髓。可灸。

哑门　Yǎmén（GV15）

【标准定位】在颈后部，后正中线上，第 2 颈椎棘突上际凹陷中。（图 3-185）

【取法】正坐，头稍前倾，于后正中线，入发际 0.5 寸之凹陷中取穴。

【穴位解剖】穴下为皮肤、皮下组织、左右斜方肌之间、项韧带、左右头夹肌之间、左右头半棘肌之间。皮肤由枕大神经和第 3 枕神经支配，分别来自第 2、3 颈神经；皮下组织内有上述皮神经和皮下静脉；左右头夹肌及左右头半棘肌由颈神经后支支配。

【功用】散风息风，开窍醒神。

【主治病证】

1．**言语障碍**　舌强不语、暴喑。

2．**经脉病证**　头痛、颈项强痛。

3．**神志病证**　癫狂痫、癔症等。

【操作方法】

1．**毫针**　伏案正坐位，使头微前倾，项肌放松，向下颌方向缓慢刺入 0.5～1 寸。

2．**锋钩针**　刺入 0.5～0.8 寸，勾割 3～5 针。

3．**细火针**　刺入 0.8～1.0 寸，采用速刺法。

4．**梅花针**　轻、中度手法叩刺 10～15 针。

5．**磁圆梅针**　轻、中度手法叩刺 10～20 针。

【提示】针尖不可向上深刺，以免刺入枕骨大孔，误伤延髓。可灸。

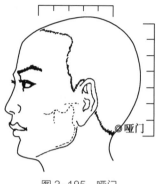

图 3-185　哑门

风府　Fēngfǔ（GV16）

【标准定位】在颈后部，枕外隆凸直下，两侧斜方肌之间凹陷中。（图 3-186）

【取法】正坐，头微前倾，于后正中线上，后发际直上 1 寸处取穴。

【穴位解剖】穴下为皮肤、皮下组织、左右斜方肌之间、项韧带（左、右头半棘肌之间）、左右头后大小直肌之间。皮肤由枕大神经和第 3 枕神经支配，分别来自第 2、3 颈神经；皮下组织内有第 2、3 颈神经的皮支和皮下静脉；针刺该穴一般不宜穿透项韧带。

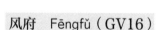

图 3-186　风府

【功用】散风息风，通关开窍。

【主治病证】

1．**神志病证**　癫狂痫、癔症等。

2．**其他病证**　中风、头痛、眩晕、颈项强痛、咽喉肿痛、失音、目痛、鼻衄等。

【操作方法】

1．**毫针**　伏案正坐，使头微前倾，项肌放松，向下颌方向缓慢刺入 0.5～1 寸。

2．**锋钩针**　刺入 0.5～0.8 寸，勾割 3～5 针。

3．**细火针**　刺入 0.8～1.0 寸，采用速刺法。

4．**梅花针**　轻、中度手法叩刺 10～15 针。

5．**磁圆梅针**　轻、中度手法叩刺 10～20 针。

【提示】针尖不可向上，以免刺入枕骨大孔，误伤延髓。可灸。

百会　Bǎihuì（GV20）

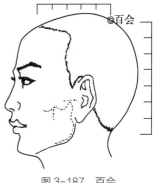

图 3-187　百会

【标准定位】在头部，前发际正中直上 5 寸。（图 3-187）

【取法】正坐或俯伏，在前发际正中直上 5 寸，或于两耳尖向上连线的中点处取穴。

【穴位解剖】穴下为皮肤、皮下组织、帽状腱膜、腱膜下疏松结缔组织、颅骨外膜与颅骨。皮肤内有颅前部来的眶上神经，颅后部来的枕大神经和颅两侧来的耳颞神经；眶上神经为三叉神经第 1 支的分支，枕大神经为第 2 颈神经后支的内侧支，耳颞神经为三叉神经第 3 支的分支。皮下组织内有上述神经纤维和枕动、静脉，颞浅动静脉的吻合网。帽状腱膜为坚韧致密的结缔组织膜；腱膜下疏松结缔组织又称腱膜下隙，范围较广，若出血可形成较大血肿。

【功用】息风醒脑，升阳固脱。

【主治病证】

1．**神志病证**　痴呆、中风、失语、瘛疭、失眠、健忘、癫狂痫、癔症等。

2．**头面病证**　头痛、眩晕、头风、耳鸣等。

3．**中气下陷病证**　脱肛、阴挺、胃下垂、肾下垂等。

【操作方法】

1．**毫针**　平刺 0.5～0.8 寸。

2．**锋钩针**　刺入皮下，勾割 3～5 针；多用于头顶痛、高血压。

3．**三头火针**　表皮点刺 5～10 针，用于眩晕、中气下陷等。

4．**梅花针**　轻、中度手法叩刺 5～15 针。

5．**磁圆梅针**　轻度手法叩刺 10～20 针，多用于糖尿病。

6．**火镍针**　在姜片或蒜片上点灸 2 分钟，使热力传入脑中。

7．**灸法**　多用于升阳举陷。

【提示】皮下组织内有丰富的纤维束和血管，针尖进入此层有一定阻力，并易出血，故不宜用力提插和捻转。

上星　Shàngxīng（GV23）

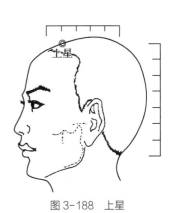

图 3-188　上星

【标准定位】在头部，前发际正中直上 1 寸。（图 3-188）

【取法】正坐或仰靠，在头部中线入前发际 1 寸处取穴。

【穴位解剖】穴下为皮肤、皮下组织、帽状腱膜、腱膜下疏松结缔组织。有额神经的分支和额动、静脉的分支或属支。

【功用】息风清热，宁神通鼻。

【主治病证】

1．**头面部病证**　眩晕、头痛、目赤肿痛、迎风流泪、鼻渊、鼻衄等。

2．**外感病证** 热病汗不出、疟疾。

3．**神志病证** 癫狂。

【操作方法】

1．**毫针** 平刺 0.5～0.8 寸；可灸。

2．**梅花针** 轻、中度手法叩刺 10～15 针。

3．**磁圆梅针** 轻度手法叩刺 10～20 针。

4．**三棱针** 点刺出血，多用于鼻塞、面肿。

【提示】小儿囟门未闭者禁灸。

印堂　Yìntáng（GV24⁺）

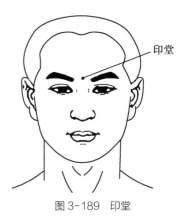

图 3-189　印堂

【标准定位】在头部，两眉毛内侧端中间的凹陷中。（图 3-189）

【取法】仰靠或仰卧位取穴。

【穴位解剖】穴下为皮肤、皮下组织和降眉间肌。皮肤由额神经的分支滑车上神经支配。肌肉由面神经的颞支支配，血液供应来自滑车上动脉和眶上动脉的分支及伴行同名静脉。

【功用】清头明目，通鼻开窍。

【主治病证】

1．**神志病证** 痴呆、痫证、失眠、健忘等。

2．头痛、头晕。

3．鼻衄、鼻渊。

4．小儿惊风、产后血晕、子痫。

【操作方法】

1．**毫针** 提捏局部皮肤，向下平刺 0.3～0.5 寸。

2．**三棱针** 点刺出血。

3．**锋钩针** 刺入 0.2～0.3 寸，勾割 1～2 针。

4．**细火针或三头火针** 表皮点刺 1～3 针。

5．**梅花针** 轻、中度手法叩刺 5～15 针。

6．**磁圆梅针** 轻、中度手法叩刺 10～20 针。

素髎　Sùliáo（GV25）

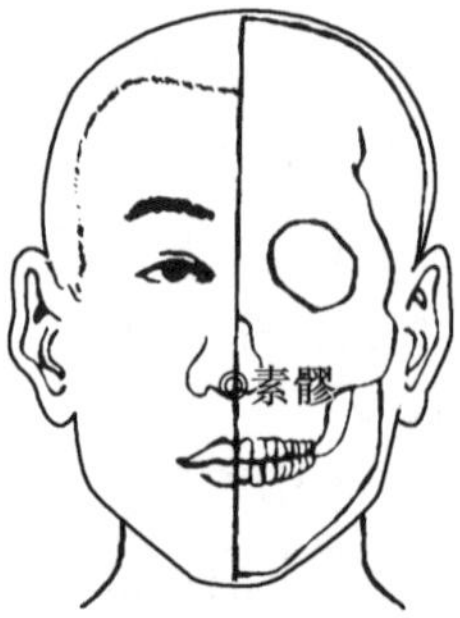

【标准定位】在面部，鼻尖的正中央。（图 3-190）

【取法】正坐仰靠或仰卧，当鼻尖处取穴。

【穴位解剖】穴下为皮肤、皮下组织、鼻中隔软骨、鼻外侧软骨。有筛前神经鼻外支及面动、静脉的鼻背支。

图 3-190　素髎

【功用】清热消肿，通利鼻窍。

【主治病证】

1．**鼻部病证**　鼻塞清涕、鼻渊、鼻衄。

2．**神志病证**　抽搐、昏迷、休克、新生儿窒息。

【操作方法】

1．**毫针**　向上斜刺 0.3 ～ 0.5 寸。

2．**三棱针**　点刺出血。

3．**细火针**　点刺 0.5 寸，采用速刺法；不灸。

水沟　Shuǐgōu（GV26）

【标准定位】在面部，人中沟的上 1/3 与下 2/3 交点处。（图 3-191）

【取法】仰靠或仰卧，于人中沟的上 1/3 与下 2/3 交点处取穴。

【穴位解剖】穴下为皮肤、皮下组织、口轮匝肌。有眶下神经的分支和上唇动、静脉。

【功用】醒神开窍，清热息风。

【主治病证】

1．**神志病证**　昏迷、晕厥、抽搐、中风、癫痫。

2．**头面五官病证**　口㖞、唇肿、齿痛、鼻塞、鼻衄、牙关紧闭。

3．**经脉病证**　闪挫腰痛、脊膂强痛。

4．**其他病证**　消渴、黄疸、遍身水肿。

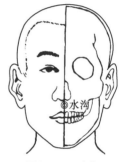

图 3-191　水沟

【操作方法】

1．**毫针**　向上斜刺 0.3 ～ 0.5 寸（或用指甲按切）。

2．**细火针**　点刺 0.3 ～ 0.5 寸，采用速刺法，多用于口㖞、鼻塞；不灸。

（十四）任脉

本经共有 24 穴，分布于人体前正中线，起于会阴，止于承浆（图 3-192）。本经腧穴主治腹、胸颈、头面等局部病证及相应的内脏器官病证，部分腧穴有强壮作用，少数腧穴可治疗神志病。

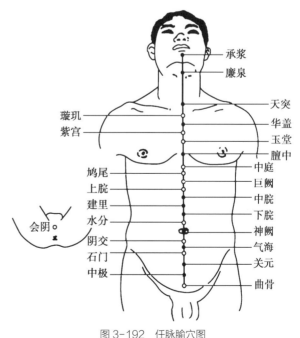

图 3-192　任脉腧穴图

中极　Zhōngjí（CV3）　膀胱募穴

【标准定位】在下腹部，前正中线上，脐中下4寸。（图3-193）

【取法】腹中线上，仰卧取穴，耻骨联合中点上1寸。

【穴位解剖】穴下为皮肤、皮下组织、腹白线、腹横筋膜、腹膜外脂肪、壁腹膜。皮肤由髂腹下神经支配。髂腹下神经是腰丛的分支，支配腹内斜肌、腹横肌及耻骨区和臀前部的皮肤。皮下组织内有上述神经纤维和腹壁浅动静脉；腹直肌包裹于腹直肌鞘内，由肋间神经（由第6～12胸神经组成）支配。

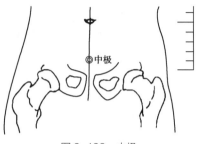

图3-193　中极

【功用】益肾兴阳，通经止带。

【主治病证】

1．前阴病证　癃闭、尿频、疝气偏坠。

2．妇科及男科病证　带下、痛经、崩漏、阳痿、遗精。

3．其他病证　水肿。

【操作方法】

1．毫针　直刺1.0～1.5寸，需在排尿后进行针刺。

2．梅花针　轻、中度手法叩刺5～15针。

3．磁圆梅针　中度手法叩刺10～20针。

4．细火针　直刺0.5～0.8寸，采用速刺法，1～3针。

5．三头火针　表皮点刺1～3针。

6．火锟针　隔药膏熨10针左右；孕妇禁针；可灸。

【提示】针刺过深，会进入腹腔而刺中小肠，膀胱充盈时亦可刺中膀胱；孕妇不宜针刺。

关元　Guānyuán（CV4）　小肠募穴

【标准定位】在下腹部，前正中线上，脐中下3寸。（图3-194）

【取法】在脐中下3寸，腹中线上，仰卧取穴。

【穴位解剖】穴下为皮肤、皮下组织、腹白线、腹横筋膜、腹膜外脂肪、壁腹膜。皮肤由肋下神经前皮支的内侧支支配；皮下组织内有上述神经分支和腹壁浅动静脉；腹直肌包裹于腹直肌鞘内，由肋间神经（由第6～12胸神经组成）支配。

【功用】培补元气，导赤通淋。

【主治病证】

1．妇科及男科病证　带下、痛经、崩漏、阳痿、遗精。

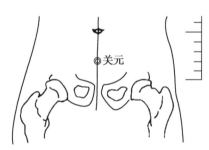

图3-194　关元

2. **二阴病证**　癃闭、尿频、疝气偏坠、腹痛泄泻。

3. **虚劳病证**　中风脱肛、虚劳、羸瘦无力。

4. **其他病证**　水肿。

【操作方法】

1. **毫针**　直刺 0.5～0.8 寸，需在排尿后进行针刺。

2. **细火针**　直刺 0.5～0.8 寸，采用速刺法，1～3 针。

3. **三头火针**　表皮点刺 1～3 针。

4. **火锃针**　隔药膏熨 10 针左右。

5. **梅花针**　轻、中度手法叩刺 5～15 针。

6. **磁圆梅针**　中度手法叩刺 10～20 针。

7. **灸法**　可灸。

【提示】针刺过深，会进入腹腔而刺中小肠，膀胱充盈时亦可刺中膀胱；孕妇不宜针刺。

气海　Qìhǎi（CV6）肓之原穴

【标准定位】在下腹部，前正中线上，脐中下 1.5 寸。（图 3-195）

【取法】在脐中下 1.5 寸，腹中线上，仰卧取穴。

【穴位解剖】穴下为皮肤、皮下组织、腹白线或腹直肌。皮肤由第 11 肋间神经前皮支的内侧支支配；皮下组织内有上述神经分支和腹壁浅动静脉；腹直肌包裹于腹直肌鞘内，由肋间神经（由第 6～12 胸神经组成）支配。

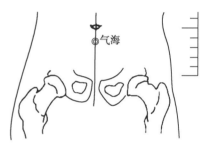

图 3-195　气海

【功用】益气助阳，调经固经。

【主治病证】

1. **气虚病证**　虚脱、真气不足、形体羸瘦、乏力等。

2. **肠腑病证**　下腹疼痛、大便不通、泄痢不止等。

3. **泌尿生殖病证**　癃淋、遗尿、阳痿、遗精、滑精等。

4. **妇科病证**　月经不调、痛经、闭经、崩漏、带下、阴挺、产后恶露不止等。

【操作方法】

1. **毫针**　直刺 1.0～1.5 寸。

2. **细火针**　直刺 0.5～0.8 寸，采用速刺法，1～3 针。

3. **三头火针**　表皮点刺 1～3 针。

4. **火锃针**　隔药膏熨 10 针左右。

5. **梅花针**　轻、中度手法叩刺 5～15 针。

6. **磁圆梅针**　中度手法叩刺 10～20 针；宜灸。

【提示】针刺过深，会进入腹腔而刺中小肠；妇女经期及孕妇更不宜深刺。

神阙　Shénquè（CV8）

【标准定位】在上腹部，脐中央。（图3-196）

【取法】仰卧，于脐窝中点取穴。

【穴位解剖】穴下为皮肤、结缔组织、壁腹膜。浅层主要有第10胸神经前支的前皮支和腹壁脐周静脉网。深层有第11胸神经前支的分支。

【功用】温阳救逆，利水固脱。

【主治病证】

1. **中风脱证**　虚脱等元阳暴脱。

2. **肠腑病证**　腹痛、腹胀、泄痢、脱肛等。

3. **其他病证**　水肿、小便不利等。

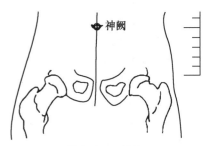

图3-196　神阙

【操作方法】本穴毫针禁刺；但师氏以三头火针、火锟针隔物点刺、熨灸效佳；宜灸。

下脘　Xiàwǎn（CV10）

【标准定位】在上腹部，前正中线上，脐中上2寸。（图3-197）

【取法】在脐中上2寸，腹中线上，仰卧取穴。

【穴位解剖】穴下为皮肤、皮下组织、腹白线、腹横筋膜、腹膜外脂肪、壁腹膜。浅层主要有第9胸神经前支的前皮支和腹壁浅静脉的属支。深层有第9胸神经前支的分支。

【功用】健脾和胃，降逆止呕。

【主治病证】腹痛、腹胀、腹泻、呕吐、完谷不化、小儿疳积等。

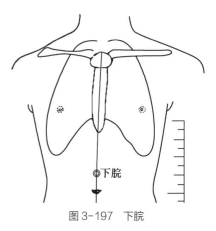

图3-197　下脘

【操作方法】

1. **毫针**　直刺0.5～0.8寸。

2. **细火针**　直刺0.5～1.5寸，采用速刺法，1～2针，或采用留刺法，1针。

3. **三头火针**　表皮点刺1～3针。

4. **火锟针**　隔药膏熨10针左右。

5. **梅花针**　轻、中度手法叩刺5～15针。

6. **灸法**　可灸。

中脘　Zhōngwǎn（CV12）　胃之募穴　八会穴之腑会

【标准定位】在上腹部，前正中线上，脐中上4寸。（图3-198）

【取法】腹中线上，仰卧取穴，在脐中上4寸。

【穴位解剖】穴下为皮肤、皮下组织、腹白线或腹直肌。皮肤由第8肋间神经支配；

皮下组织内有上述神经和胸腹壁浅静脉；腹直肌由
肋间神经支配。

【功用】和胃健脾，降逆利水。

【主治病证】

1．**脾胃病证**　胃痛、腹痛、腹胀、呕逆、反
胃、纳呆、小儿疳积等。

2．**其他病证**　黄疸、癫狂、脏躁。

【操作方法】

1．**毫针**　直刺 1.0 ～ 1.5 寸。

2．**细火针**　直刺 0.5 ～ 1.5 寸，采用速刺法，
1 ～ 2 针，或采用留刺法，1 针。

3．**三头火针**　表皮点刺 1 ～ 3 针。

4．**火镍针**　隔药膏熨 10 针左右。

5．**梅花针**　轻、中度手法叩刺 5 ～ 15 针。

6．**磁圆梅针**　轻、中度手法叩刺 10 ～ 20 针；可灸。

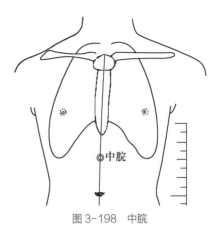

图 3-198　中脘

【提示】此穴深刺时可刺破腹横筋膜、腹膜外脂肪、壁腹膜而进入腹膜腔刺中胃，若
提插捻转可能将胃内容物带入腹膜腔，引起腹膜炎；肝脾肿大者，不宜深刺。

膻中　Dànzhōng（CV17）　心包募穴　八会穴之气会

【标准定位】在前胸部，前正中线上，横平第 4 肋
间隙。（图 3-199）

【取法】在两乳头之间，胸骨中线上，横平第 4 肋
间隙，仰卧取穴。

【穴位解剖】穴下为皮肤、皮下组织、胸骨体。
主要有第 4 肋间神经的前皮支和胸廓内动、静脉的
穿支。

【功用】理气止痛，生津增液。

【主治病证】

1．**胸中气机不畅的病证**　咳嗽、气喘、胸闷、
心痛、噎膈、呃逆等。

2．**胸乳病证**　产后乳少、乳痈、乳癖等。

【操作方法】

1．**毫针**　平刺 0.3 ～ 0.5 寸。

2．**三头火针**　表皮点刺 1 ～ 3 针。

3．**火镍针**　隔药膏熨 10 针左右。

4．**梅花针**　轻、中度手法叩刺 5 ～ 15 针。

5．**磁圆梅针**　轻、中度手法叩刺 10 ～ 20 针。

6．**锋钩针**　刺入 0.2 ～ 0.3 寸，勾割 1 ～ 2 针；可灸。

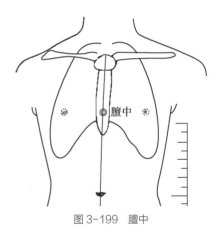

图 3-199　膻中

天突　Tiāntū（CV22）

【标准定位】在颈前部，胸骨上窝中央，前正中线上。（图 3-200）

【取法】胸骨上窝正中，正坐仰头取穴。

【穴位解剖】穴下为皮肤、皮下组织、左右胸锁乳突肌腱（两胸骨头）之间、胸骨柄颈静脉切迹上方、左右胸骨甲状肌、气管前间隙、胸腺。皮肤由两侧的颈横神经支配，纤维来自第 2、3 颈神经前支；胸腺位于气管前方及两侧，由来自迷走神经及颈交感干的分支支配，而其被膜的感觉神经纤维来自膈神经。

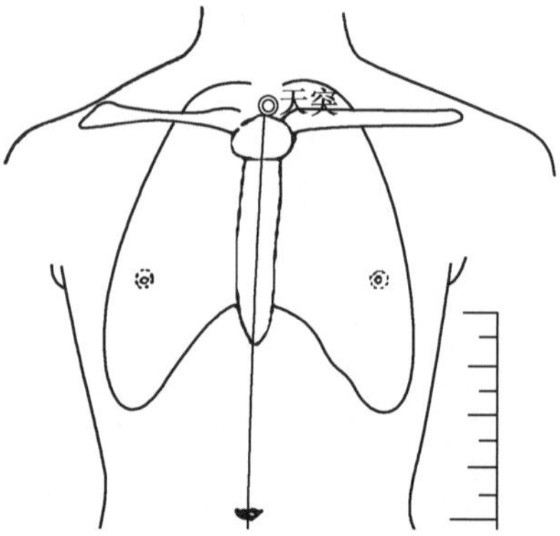

【功用】宣通肺气，消痰止咳。

【主治病证】

1. **肺系病证**　哮喘、咳嗽、胸痛、咽喉肿痛、暴喑等。
2. **气机不畅病证**　瘿气、梅核气、噎膈等。

【操作方法】

1. **毫针**　先直刺 0.2 ～ 0.3 寸，当针尖超过胸骨柄内缘后，即向下紧靠胸骨柄后缘、气管前缘缓慢向下刺入 1.0 ～ 1.5 寸。
2. **三头火针**　表皮点刺 1 ～ 3 针。
3. **梅花针**　轻、中度手法叩刺 5 ～ 15 针至微出血，用于咽喉干痒。
4. **磁圆梅针**　轻、中度手法叩刺 10 ～ 20 针。
5. **锋钩针**　刺入 0.2 ～ 0.3 寸，勾割 1 ～ 2 针，用于口干、咽炎等；可灸。

【提示】必须严格掌握针刺的角度和深度，以防刺伤肺和有关动、静脉。

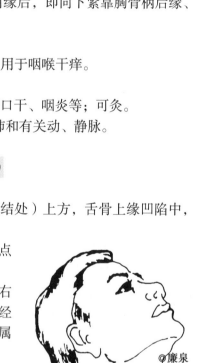

图 3-200　天突

廉泉　Liánquán（CV23）

【标准定位】在颈前部，甲状软骨上缘（约相当于喉结处）上方，舌骨上缘凹陷中，前正中线上。（图 3-201）

【取法】正坐，微仰头，在喉结上方，当舌骨上缘中点处取穴。

【穴位解剖】穴下为皮肤、皮下组织（含颈阔肌）、左右二腹肌前腹之间、下颌骨肌、舌骨肌、舌肌。浅层有面神经颈支和颈横神经上支的分支。深层有舌动、静脉的分支或属支，舌下神经的分支和下颌舌骨肌神经等。

【功用】利喉舒舌，消肿止痛。

【主治病证】中风失语、暴喑、吞咽困难、舌缓流涎、舌下肿痛、口舌生疮、喉痹等。

【操作方法】

1. **毫针**　向舌根刺入 0.5 ～ 0.8 寸。

图 3-201　廉泉

2．细火针　直刺 0.5 寸，点刺 1 ～ 3 针。

3．锋钩针　刺入 0.2 ～ 0.3 寸，勾割 1 ～ 2 针。

4．梅花针　轻、中度手法叩刺 5 ～ 15 针。

5．磁圆梅针　轻、中度手法叩刺 10 ～ 20 针。

6．灸法　可灸。

承浆　Chéngjiāng（CV24）

【标准定位】在面部，颏唇沟的正中凹陷处。（图 3-202）

【取法】正坐仰靠，于颏唇沟正中凹陷处取穴。

【穴位解剖】穴下为皮肤、皮下组织、口轮匝肌、降下唇肌。有下牙槽神经的终支神经和动、静脉。

【功用】生津敛液，舒筋活络。

【主治病证】口喁、齿龈肿痛、流涎等口部病证；暴喑；癫狂。

【操作方法】

1．毫针　斜刺 0.3 ～ 0.5 寸。

2．锋钩针　刺入 0.2 ～ 0.3 寸，勾割 1 ～ 2 针。

3．梅花针　轻、中度手法叩刺 5 ～ 15 针。

4．磁圆梅针　轻、中度手法叩刺 10 ～ 20 针。

5．三棱针　点刺出血。

6．灸法　可灸。

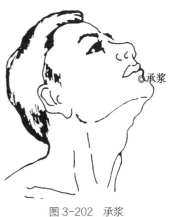

图 3-202　承浆

（十五）经外奇穴

四神聪　Sìshéncōng（EX-HN1）

【标准定位】在头部，百会前后左右各旁开 1 寸，共 4 个穴位。（图 3-203）

【取法】取穴时患者取坐位或仰卧位，先取头部正中线与耳尖向上连线的交点（百会），在其前后左右各 1 寸处取穴。

【穴位解剖】穴下有皮肤、皮下组织和帽状腱膜。皮肤由额神经、耳郭神经、耳小神经和枕大神经交织支配。该处血管有枕动、静脉，颞浅动、静脉的额支和顶支，眶上动、静脉的吻合网。

【功用】镇静安神，清头明目，醒脑开窍。

【主治病证】头痛、眩晕、失眠、健忘、癫痫等。

【操作方法】

1．毫针　平刺 0.5 ～ 0.8 寸，局部酸胀。

2．梅花针　轻、中度手法叩刺 5 ～ 15 针。

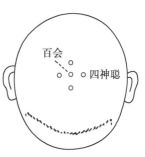

图 3-203　四神聪

3．磁圆梅针　轻、中度手法叩刺 10 ～ 20 针。

4．三棱针　点刺出血。

5．细火针或三头火针　表皮点刺 1 ～ 3 针。

6．灸法　可灸。

太阳　Tàiyáng（EX-HN5）

【标准定位】在头部，眉梢与目外眦之间，向后约 1 横指的凹陷中。（图 3-204）

【取穴】正坐位或侧伏位，当眉梢与目外眦之间，向后约 1 横指的凹陷处。

【穴位解剖】穴下有皮肤、皮下组织、眼轮匝肌、颞筋膜和颞肌。皮肤由颧面神经支配，而颧面神经是三叉神经第 2 支（上颌神经）的分支；皮下组织内有上述神经和颞浅动静脉；眼轮匝肌由面神经的颞支和颧支支配；颞肌由三叉神经第 3 支（下颌神经）的分支颞深神经支配。

【功用】清肝明目，通络止痛。

【主治病证】头痛；目疾；面瘫。

【操作方法】

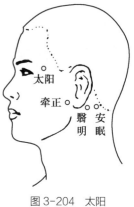

图 3-204　太阳

1．毫针　直刺或斜刺 0.3 ～ 0.5 寸。

2．三棱针　点刺出血。

3．锋钩针　刺入 0.2 ～ 0.3 寸，勾割 1 ～ 2 针。

4．细火针或三头火针　表皮点刺 1 ～ 3 针。

5．梅花针　轻、中度手法叩刺 5 ～ 15 针。

6．磁圆梅针　轻、中度手法叩刺 10 ～ 20 针。

耳尖　Ěrjiān（EX-HN6）

【标准定位】在耳郭的上方，折耳向前时，耳郭上方的尖端处。（图 3-205）

【取穴】正坐位或侧伏坐位，在耳郭的上方，当折耳向前时，耳郭上方的尖端处。

【穴位解剖】穴下有皮肤、皮下组织和耳郭软骨。分布有颞浅动静脉的耳前支、耳后动静脉的耳后支，耳颞神经耳前支、枕小神经耳后支和面神经耳支等。

【功用】清热祛风，解痉止痛。

【主治病证】目疾；头痛；咽喉肿痛。

【操作方法】毫针直刺 0.1 ～ 0.2 寸，或用三棱针点刺出血。可灸。

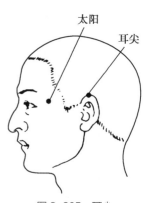

图 3-205　耳尖

金津　Jīnjīn（EX-HN12）　玉液　Yùyè（EX-HN13）

【标准定位】在口腔内，舌下系带两侧的静脉上，左为金津，右为玉液。（图3-206）

【取穴】正坐位，张口，在舌下系带两侧的静脉处取穴。

【穴位解剖】穴下有黏膜、黏膜下组织和舌肌。分布有下颌神经和面神经鼓索的神经纤维，以及舌动脉的分支舌深动脉，舌静脉的属支舌深静脉。

【功用】清泻热邪，生津止渴。

【主治病证】口疮、舌强、舌肿；呕吐、消渴。

【操作方法】三棱针：点刺出血。

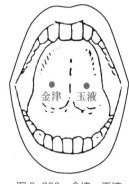

图 3-206　金津、玉液

翳明　Yìmíng（EX-HN14）

【标准定位】在颈部，翳风后1寸。（图3-207）

【取穴】正坐位，头略前倾，在翳风后1寸。

【穴位解剖】穴下有皮肤、皮下组织、胸锁乳突肌、头夹肌和头最长肌。皮肤由耳大神经、枕小神经支配（耳大神经为颈丛皮支，由第2、3颈神经纤维组成；枕小神经由第2颈神经纤维组成）；皮下组织内有上述神经纤维和耳后动静脉的分支或属支；胸锁乳突肌由副神经脊髓根及第2、3颈神经前支支配；头夹肌由颈中部脊神经后支的外侧支支配；头最长肌由颈下部脊神经后支支配。

【功用】明目聪耳，宁心安神。

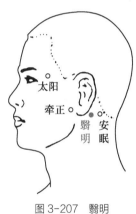

图 3-207　翳明

【主治病证】头痛、眩晕、失眠；目疾、耳鸣。

【操作方法】直刺0.5～1寸。

【提示】针的深面有颈深动静脉，再深面有椎动脉，故不宜针刺过深，以免损伤深部血管。

子宫　Zǐgōng（EX-CA1）

【标准定位】在下腹部，脐中下4寸，前正中线旁开3寸。（图3-208）

【取穴】卧位，在脐中下4寸，中极旁开3寸处取穴。

【穴位解剖】穴下有皮肤、皮下组织、腹直肌。浅层有髂腹下神经和腹壁浅动脉分布；深层有髂腹股沟神经的肌支和腹壁下动脉分布；再深则可进入腹腔而刺及小肠。

【功用】调经理气，升提下陷。

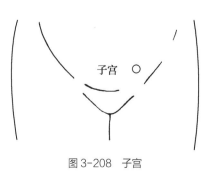

图 3-208　子宫

【主治病证】阴挺、月经不调、痛经、崩漏、不孕等妇科病证。

【操作方法】直刺 0.8 ～ 1.2 寸，局部酸胀感向外生殖器放散；可灸。

定喘 Dìngchuǎn（EX-B1）

【标准定位】在脊柱区，横平第 7 颈椎棘突下，后正中线旁开 0.5 寸。（图 3-209）

【取穴】俯卧或正坐低头位，于第 7 颈椎棘突下大椎旁开 0.5 寸处取穴。

【穴位解剖】穴下有皮肤、皮下组织、斜方肌、菱形肌、颈夹肌、上后锯肌、竖脊肌。皮肤由第 8 颈神经后支的内侧支支配；皮下组织有上述皮神经的分支通过；斜方肌由副神经及第 3、4 颈神经前支支配；菱形肌由肩胛背神经支配，到该肌的神经纤维由第 4、5 颈神经组成；颈夹肌由第 2 ～ 5 颈神经后支的外侧支支配；上后锯肌由第 1 ～ 4 肋间神经支配；竖脊肌由脊神经后支节段性支配，到穴区肌肉的神经主要是第 8 颈神经后支的外侧支和第 1 胸神经后支的外侧支。

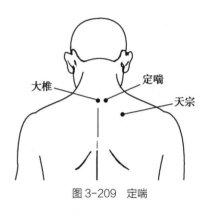

图 3-209 定喘

【功用】止咳平喘，通宣理肺。

【主治病证】哮喘、咳嗽；肩背痛、落枕。

【操作方法】直刺 0.5 ～ 0.8 寸，可灸。

夹脊 Jiájǐ（EX-B2）

【标准定位】在脊柱区，第 1 胸椎至第 5 腰椎棘突下两侧，后正中线旁开 0.5 寸，一侧 17 穴。左右共 34 穴。（图 3-210）

【取穴】俯伏或俯卧位，于脊柱棘突间两侧，后正中线旁开 0.5 寸处取穴。

【穴位解剖】穴下有皮肤、皮下组织、浅肌层（斜方肌、背阔肌、菱形肌、上后锯肌、下后锯肌）、深层肌（竖脊肌、横突棘肌）。浅层有第 1 胸神经至第 5 腰神经的内侧皮支和伴行的动、静脉。深层有第 1 胸神经至第 5 腰神经后支的肌支，肋间后动、静脉背侧支的分支或属支。

【功用】调节脏腑功能。

【主治病证】主治范围比较广，其中上胸部穴位治疗心肺、上肢疾病，下胸部穴位治疗胃肠疾病，腰部穴位治疗腰、腹及下肢疾病。

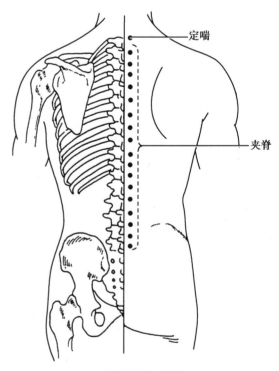

图 3-210 夹脊

【操作方法】直刺 0.3～0.5 寸，或用梅花针叩刺；可灸。

腰眼　Yāoyǎn（EX-B7）

【标准定位】在腰部，横平第 4 腰椎棘突下，后正中线旁开约 3.5 寸凹陷中。（图 3-211）

【取穴】俯卧位，先取与髂嵴相平的腰阳关，在与腰阳关相平左右各旁开 3.5 寸处取穴。

【穴位解剖】穴下有皮肤、皮下组织、背阔肌和竖脊肌。浅层有第 3 腰神经后支的皮支分布；深层有第 4 腰神经后支的肌支和腰动脉分布。

【功用】强腰健肾。

【主治病证】腰痛、月经不调、带下；虚劳。

【操作方法】直刺 1.0～1.5 寸；可灸。

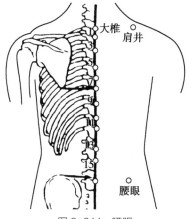

图 3-211　腰眼

腰痛点　Yāotòngdiǎn（EX-UE7）

【标准定位】在手背，第 2、3 掌骨间及第 4、5 掌骨间，腕背侧远端横纹与掌指关节的中点处，一手 2 穴，左右共 4 个穴位。（图 3-212）

【取穴】伏掌取穴。

【穴位解剖】桡侧穴下有皮肤、皮下组织、指伸肌腱和桡侧腕短伸肌腱。尺侧穴下有皮肤、皮下组织、小指伸肌腱与第 4 指伸肌腱之间。穴区浅层有桡神经浅支的手背支（桡侧穴）和尺神经手背支（尺侧穴）分布；深层有桡神经肌支和掌背动脉分布。

【功用】舒筋通络，化瘀止痛。

【主治病证】急性腰扭伤。

【操作方法】由两侧向掌中斜刺 0.5～0.8 寸；可灸。

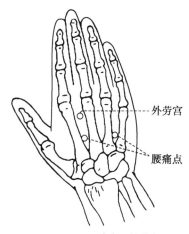

图 3-212　腰痛点、外劳宫

外劳宫　Wàiláogōng（EX-UE8）

【标准定位】在手背，第 2、3 掌骨间，掌指关节后 0.5 寸凹陷中。（图 3-212）

【取穴】伏掌取穴。

【穴位解剖】穴下有皮肤、皮下组织、第 2 骨间背侧肌和第 2 骨间掌侧肌。穴区分布有桡神经浅支的指背神经、手背静脉网和掌背动脉。

【功用】通经活络，祛风止痛。

【主治病证】落枕、手臂肿痛；脐风。

【操作方法】直刺 0.5～0.8 寸；可灸。

八邪 Bāxié（EX-UE9）

【标准定位】在手背，第 1 ～ 5 指间，指蹼缘后方赤白肉际处，左右共 8 穴。（图 3-213）

【取穴】握拳取穴。

【穴位解剖】穴下有皮肤、皮下组织、拇收肌和骨间肌之间。穴区浅层有桡神经浅支的手背支、尺神经手背支及手背静脉网；深层有尺神经肌支和掌背动脉。

【功用】祛风通络，清热解毒。

【主治病证】手背肿痛、手指麻木；烦热、目痛；毒蛇咬伤。

【操作方法】

1. **毫针** 斜刺 0.5 ～ 0.8 寸；三棱针点刺出血。

2. **细火针或三头火针** 点刺 1 ～ 3 针。

3. **梅花针** 轻、中度手法叩刺 5 ～ 15 针。

4. **磁圆梅针** 轻、中度手法叩刺 10 ～ 20 针。

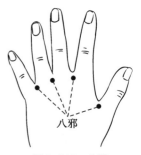

图 3-213 八邪

四缝 Sìfèng（EX-UE10）

【标准定位】在手指，第 2 ～ 5 指掌面的近侧指间关节横纹的中央，一手 4 穴，左右共 8 穴。（图 3-214）

【取穴】仰掌伸指，当第 2 ～ 5 指的指间关节处取穴。

【穴位解剖】穴下有皮肤、皮下组织和指深屈肌腱。穴区浅层有指掌侧固有动脉分布；深层有正中神经肌支（桡侧 3 个半手指）和尺神经肌支（尺侧 1 个半手指）分布。

【功用】消食导滞，祛痰化积。

【主治病证】小儿疳积、百日咳。

【操作方法】三棱针：点刺 0.1 ～ 0.2 寸，挤出少量黄白色透明样黏液或出血。

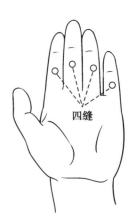

图 3-214 四缝

十宣 Shíxuān（EX-UE11）

【标准定位】在手指，十指尖端，距指甲游离缘 0.1 寸，左右共 10 个穴位。（图 3-215）

【取穴】仰掌，十指微屈取穴。

【穴位解剖】穴下有皮肤和皮下组织，有指掌侧固有神经（桡侧 3 个半手指由正中神经发出，尺侧 1 个半手指由尺神经发出）和指掌侧固有动脉分布。

【功用】清热开窍。

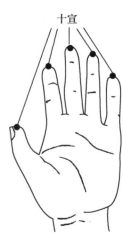

图 3-215 十宣

【主治病证】

1．用于急救　昏迷、休克、中暑、癔病、惊厥等。

2．用于各种热证等　高热、咽喉肿痛；手指麻木。

【操作方法】毫针浅刺 0.1 ～ 0.2 寸；三棱针点刺出血；可灸。

鹤顶　Hèdǐng（EX-LE2）

【标准定位】在膝前区，髌底中点的上方凹陷处。（图 3-216）

【取穴】屈膝取穴。

【穴位解剖】穴下有皮肤、皮下组织和股四头肌腱。穴区浅层有股神经前皮支分布；深层有股神经肌支和膝关节动脉网分布。

【功用】通利关节。

【主治病证】各种膝关节病、足胫无力、瘫痪。

【操作方法】直刺 0.8 ～ 1.0 寸，可灸。

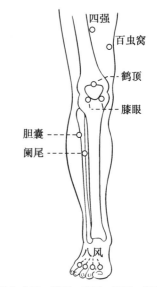

图 3-216　鹤顶、膝眼、阑尾、胆囊

膝眼　Xīyǎn（EX-LE5）

【标准定位】在膝部，髌韧带两侧凹陷处，在内侧的称内膝眼，在外侧的称外膝眼。（图 3-216）

【取穴】屈膝取穴。

【穴位解剖】穴下有皮肤、皮下组织、髌韧带与髌内侧支持带之间、膝关节囊。浅层有隐神经分支和股神经前皮支分布；深层有股神经关节支和膝关节动脉网分布。

【功用】活血通络，疏利关节。

【主治病证】各种原因引起的膝关节病、髌骨软化症等。

【操作方法】屈膝，向膝中斜刺 0.5 ～ 1 寸，或透刺对侧膝眼；可灸。

胆囊　Dǎnnáng（EX-LE6）

【标准定位】在小腿外侧，腓骨头前下方凹陷处直下 2 寸。（图 3-216）

【取穴】正坐位或侧卧位，于阳陵泉直下 2 寸左右之压痛最明显处取穴。

【穴位解剖】穴下有皮肤、皮下组织和腓骨长肌。皮肤由腓肠外侧皮神经支配，到该穴皮肤的神经纤维来自第 5 腰神经；皮下组织内有上述皮神经；腓骨长肌由腓浅神经支配，到该肌的神经纤维来自第 4 腰神经至第 1 骶神经；针的深面是腓深神经和胫前动静脉，有可能刺中。

【功用】利胆通腑。

【主治病证】急慢性胆囊炎、胆石症、胆道蛔虫症等胆腑疾患；下肢痿痹。

【操作方法】直刺 1 ～ 1.5 寸；可灸。

阑尾　Lánwěi（EX-LE7）

【标准定位】在小腿外侧，髌韧带外侧凹陷下5寸，胫骨前嵴外1横指（中指）。（图3-216）

【取穴】正坐位或仰卧屈膝，于足三里与上巨虚两穴之间压痛最明显处取穴。

【穴位解剖】穴下有皮肤、皮下组织、胫骨前肌、小腿骨间膜和胫骨后肌。皮肤由腓肠外侧皮神经支配，到该穴皮肤的神经纤维来自第5腰神经；皮下组织内有上述皮神经；胫骨前肌由腓深神经支配，针经过其外侧部；小腿骨间膜前面由腓深神经的分支支配，后面由胫神经的分支支配；胫骨后肌由胫神经支配，到该肌的神经纤维来自第5腰神经和第1骶神经。

【功用】清热解毒，化瘀通腑。

【主治病证】急、慢性阑尾炎；消化不良；下肢痿痹。

【操作方法】直刺1.5～2寸；可灸。

八风　Bāfēng（EX-LE10）

【标准定位】在足背，第1～5趾间，趾蹼缘后方赤白肉际处，一足4穴，左右共8个穴位。（图3-217）

【取穴】正坐位或仰卧位，于各趾间缝纹头尽处取穴。

【穴位解剖】穴下有皮肤、皮下组织，第3、4趾的趾长、短伸肌腱。有趾背神经（八风1为腓深神经终末支，八风2、3、4为腓浅神经终末支）和趾背动脉分布。

【功用】祛风通络，清热解毒。

【主治病证】足跗肿痛、趾痛；毒蛇咬伤；脚气。

【操作方法】向上斜刺0.5～0.8寸，或用三棱针点出血；可灸。

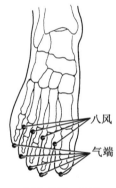

图3-217　八风

三、新九针疗法常用穴

（一）师氏头部阴阳诊疗图

1. **头部阴阳诊疗图分区说明**　以头顶部百会为中心点，从百会向前至印堂、向后至枕外隆凸画一纵轴线，再从百会向两侧角孙画一横轴线，这样就形成一个以百会为中点，以印堂至枕外隆凸连线为纵轴线，以左右角孙连线为横轴线，沿头顶走行的十字线。在此十字线上，以百会为中点，在头顶的前半部是一女性仰卧人体，该女性人体的头部位于印堂，印堂与前发际中点之间是颈部，会阴位于百会，前发际中点与百会之间是躯干，双手位于两侧太阳，前发际中点与太阳的连线为上肢，双足位于左右两侧耳和髎，百会与耳和髎的连线为下肢；仍以百会为中点，在头顶的后半部是一男性俯卧人体，该男性人体头部位于枕外隆凸，枕外隆凸上2cm为颈部，会阴位于百会，颈部与百会之间为躯干，双手位于左右两侧脑空，颈部与脑空的连线为上肢，双足位于两侧头窍阴，百会与头窍阴的连线为下肢（图3-218）。

2. 头部阴阳诊疗图的诊断和治疗方法

（1）诊断：以磁圆梅针轻度手法叩打人体在头部阴阳图中的相应部位，如上肢瘫即在上肢区叩打，下肢瘫即在下肢区叩打，女性患者叩其女性分布区（即头前半部），男性患者叩其男性分布区（即头后半部）。叩打时疼痛过敏区即是脑血管病变部位，与患者的 CT、MRI 对比验证，此疼痛过敏区大致与脑病变部位相符。

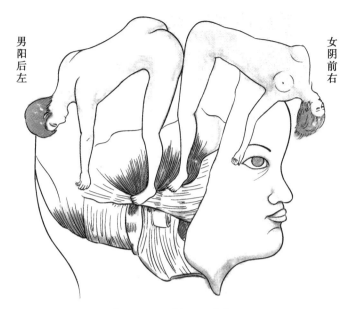

图 3-218　头部阴阳诊疗图

（2）治疗

1）针具配伍：梅花针、细火针、毫针。

2）治疗部位：①经磁圆梅针叩打发现的疼痛过敏区；②病变肢体在头部阴阳诊疗图中对应的部位；③头部阴阳诊疗图中的头区。

3）治疗方法及步骤：先用梅花针轻叩头部各经 3～5 遍，然后在上述治疗部位重叩 3～5 遍。再用细火针点刺上述治疗部位。最后用 1.5 寸毫针沿皮透刺，留针 30 分钟。

3. 头部阴阳诊疗图的理论依据　根据阴阳学说，男性为阳，女性为阴，人体前为阴，后为阳，头部亦应如此。故女性身体投影于头前，男性身体投影于头后。数十年前，师怀堂即注意到阳经督脉终止于龈交，阴经任脉终止于承浆，然而经络学说中以前为阴、以后为阳，何故督脉为阳经却走前入阴经与任脉会合，岂不有悖于阴阳理论。师怀堂曾以此请教过一些针灸史家，均未得到满意解释，只言承前人之说而已。师怀堂退而思之，以为当以百会为任督二脉交会点更为妥当，既便于临床应用，又不悖于经络学说。头部阴阳诊疗图中，女前男后亦出此思想，临床初步证明有一定意义。

（二）师氏夹脊穴的新九针应用（左右共 44 穴）

1. 颈夹脊（左右共 10 穴）

［标准定位］第 3～7 颈椎棘突下旁开 0.5 寸。

［取穴］俯伏位或俯卧位，于颈椎棘突间两侧，后正中线旁开 0.5 寸处取穴。每侧 5 穴，两侧共 10 穴。

［穴位解剖］穴下有皮肤、皮下组织、斜方肌、菱形肌、头夹肌、上后锯肌、竖脊肌。穴区浅层有颈神经后支的皮支分布；深层有颈神经后支的肌支、副神经和颈横动脉、颈深动脉分布。

［主治病证］治疗范围较广。主治颈项部、胸背部、上肢部疾病。如颈项部肌肉僵直、落枕、肩周炎；咽喉肿痛、气管炎、慢性咽炎；癫痫、手指麻木、脊椎骨质增生等。

［操作方法］

毫针：直刺 0.5 ～ 2 寸，滞针手法。

细火针：采用点刺法，直刺至表皮下、真皮上，每次 1 ～ 3 针。

梅花针：用中度手法叩刺，每穴 5 ～ 15 针。

磁圆梅针：用中度手法叩击，每穴 10 ～ 20 针。

锋钩针：用勾刺法，每穴勾割 1 ～ 3 针。

2. 胸夹脊（左右共 24 穴）

［标准定位］第 1 ～ 12 胸椎棘突下旁开 0.5 寸。

［取穴］俯伏位或俯卧位，于胸椎棘突间两侧，后正中线旁开 0.5 寸处取穴。每侧 12 穴，左右共 24 穴。

［穴位解剖］在背肌浅层（斜方肌、菱形肌、胸腰筋膜、后锯肌）及背肌深层（竖脊肌）中。穴区浅层有胸神经后支的皮支分布；深层有胸神经后支和肋间后动脉分布。

［主治病证］主治五脏六腑病和上肢、下肢、胸、背、腰、腹部疾病。如胸闷、气短、咳嗽等心胸病证；各种胃肠疾患；肝、胆、胰腺疾病；落枕、手指麻木、颈项强直、脊髓炎、类风湿关节炎等。

［操作方法］

毫针：直刺 1 ～ 2 寸，滞针手法。

细火针：采用点刺法，深刺或留刺法。直刺 0.5 ～ 1 寸。尤其适用于脊柱病变。

锋钩针：用勾刺法。刺入皮下肌肉中勾割 1 ～ 6 针。

梅花针：用中度手法叩刺，每穴 5 ～ 15 针。

磁圆梅针：用中度手法叩击，每穴 10 ～ 20 针。

3. 腰夹脊（左右共 10 穴）

［标准定位］第 1 ～ 5 腰椎棘突下旁开 0.5 寸。

［取穴］俯伏位或俯卧位，于腰椎棘突间两侧，后正中线旁开 0.5 寸处取穴。每侧 5 穴，左右共 10 穴。

［穴位解剖］在背肌浅层（斜方肌、菱形肌、胸腰筋膜、后锯肌）及背肌深层（竖脊肌）中。穴区浅层有腰神经后支的皮支分布；深层有腰神经后支和肋间后动脉、腰动脉分布。

［主治病证］主要治疗腰腿痛、坐骨神经痛等；腹痛、腹泻、便秘等肠腑病证；遗精、阳痿、带下等生殖系统病证。

［操作方法］

毫针：直刺 1 ～ 2 寸，滞针手法。

细火针：采用点刺法，深刺或留刺法；直刺 0.5 ～ 1 寸。三头火针点刺至表皮下、真皮上；治疗肠鸣腹泻及各种脊柱病变，用细火针点刺效佳。

锋钩针：用勾刺法。刺入皮下肌肉中勾割 1 ～ 3 针。用于阑尾炎，在第 4、5 腰夹脊勾刺效佳。

梅花针：用中度手法叩刺，每穴 5 ～ 15 针。

磁圆梅针：用中度手法叩击，每穴 10 ～ 20 针。

（三）脐周穴

［定位］脐的四壁。

［解剖］有腹壁下动、静脉；有第10肋间神经前支的内侧皮支（内部为小肠）。

［主治］腹痛、泄泻、脱肛、水肿、虚脱。

［操作］火针点刺。

（四）代秩边

［定位］侧卧，分别以股骨大转子和髂前上棘为等边三角形底边的两个点，连线为底边，向臀部方向做一个等边三角形，顶点处即为代秩边，因其明显不在秩边而近其处，故以代秩边而名之。

［主治］利尿通淋。

［操作］长针刺之，使针感传至会阴、尿道。

（张天生　李德根）

第三节　针灸处方

一、概论

针灸处方，是在辨证论治思想指导下的最佳穴位组合。它有明确的组方法则、明确的刺灸方法和明确的使用范围。它是针灸理论和临床治疗的桥梁。处方是针灸治病的关键步骤。处方的组成是否合理，直接关系到治疗效果，故处方必须在中医学基本理论和治疗原则的指导下，根据经络的循行分布、交叉交会和腧穴的分布、功能，结合疾病涉及的脏腑、病情的标本缓急进行严密组合，做到理、法、方、穴、术的有机结合。本节主要介绍处方分类、选穴原则、配穴方法、组方规律等内容。

（一）处方分类

目前，针灸处方的分类尚欠统一说法，是一个值得深入研究的问题。根据不同的划分原则可分为以下两类，即按腧穴数量分类和按腧穴距离病位的远近分类。

1. 按腧穴数量分类　《素问·至真要大论》说："治有缓急，方有大小。"这里虽言方药处方，但针灸处方仍可借鉴。按腧穴数量，可以将针灸处方分为单穴方、双穴方及多穴方3类。

（1）单穴方：由一个腧穴组成的针灸处方，称单穴方。单穴方自古有之，记载颇多，有对症之方、对病因之方、对病变部位之方。如《素问·骨空论》："从风憎风，刺眉头。"《灵枢·杂病》："膝中痛取犊鼻，以员利针发而间之，针大如氂，刺膝无疑。"《灵枢·邪气脏腑病形》："胆病者，善太息，口苦，呕宿汁，心下澹澹，恐人将捕之，嗌中吤吤然，数唾……其寒热者，取阳陵泉。"《素问·骨空论》："风从外入，令人振寒，汗出头痛，身重恶寒，治在风府，调其阴阳，不足则补，有余则泻。"由于单穴方仅取一穴，患者痛苦少，易于接受。故一穴一方治疗疾病在现代针灸临床也受到高度重视，现有多部单穴运用的专著。就疗效而言，有时独取一穴和取多穴的临床效果基本相同。

（2）双穴方：由 2 个腧穴组成的针灸处方，称双穴方，也称对穴方。两个腧穴配伍组合，在治疗作用上互补，在治疗力度上增强，可取得更为快捷、更为理想的治疗效果。如《灵枢·厥病》："厥心痛，色苍苍如死状，终日不得太息，肝心痛也，取之行间、太冲。""厥心痛，腹胀胸满，心尤痛甚，胃心痛也。取之大都，太白。"《标幽赋》："头风头痛，刺申脉与金门。"近代针灸学术界对针灸双穴方的研究也非常重视，且有对穴专著出版。临床常用的表里配穴法、原络配穴法、八脉交会穴配穴法等，也可以组成针灸双穴方，用于治疗相应的病证。

（3）多穴方：由 3 个或 3 个以上腧穴组成的针灸处方，称多穴方。由于疾病的多样性和复杂性，有些疾病用针灸治疗需要多个腧穴配伍组合。多穴方是临床最常用的处方，且不少针灸医籍涉及针灸处方时，其内容以多穴方为主。有的多穴方成为古今治疗某些病证的效方，如《黄帝明堂灸经》记载的中风半身不遂、言语謇涩的灸法治疗："宜于七处一齐下火，各灸三壮。如风在左灸右，在右灸左。"这七处腧穴是：百会、耳前发际（上关）、肩井、风市、足三里、绝骨、曲池。

2. 按腧穴距离病位的远近分类　由于医者的体会不同，就腧穴位置与病位位置而言，针灸处方可分为病位局部处方、病位远端处方和远近结合处方 3 类。

（1）病位局部处方：以病位的局部或邻近的腧穴组成处方，即病位局部处方。如治疗咳喘，以肺俞、风门、天突、膻中组成的处方即属此类。《百症赋》："咳嗽连声，肺俞须迎天突穴。"病位局部处方可用于治疗局部的疼痛。如治疗腰扭伤，可在压痛点或自觉痛点处，用毫针施以阻力针法；治疗腱鞘囊肿，可在局部用火针点刺等。还可以用于治疗全身性疾病，如以中脘、梁门、脾俞、胃俞组成的治疗脾胃病的处方，除了治疗胃脘疼痛之外，还可以治疗由于脾胃功能失调引起的多种病证。

（2）病位远端处方：某一部位患病后，根据经络与脏腑的联系，不在局部选穴，而完全选取距病位较远腧穴组成的处方，即病位远端处方。如同为咳喘，只选尺泽、鱼际、列缺、合谷、曲池亦能收效，即属此类处方。《玉龙歌》所载"寒痰咳嗽更兼风，列缺二穴最可攻，先把太渊一穴泻，多加艾火即收功"，即属此义。这种处方应用的概率也很高。

（3）远近结合处方：某一部位患病后，既在病患处的局部邻近选穴，又根据经络与脏腑的联系，选取距病位较远腧穴，共同组成的处方，称远近结合处方。这类处方最常用。还以咳嗽为例，可用肺俞、风门、天突、膻中、鱼际组成远近相配的处方以治之。《杂病歌》："咳嗽列缺与经渠，须用百壮灸肺俞，尺泽鱼际少泽穴，前谷解溪昆仑隈，膻中七壮不可少，再兼三里实相宜。"这组处方不仅体现远近相配，而且蕴含多穴方、同部组合、同经组合、前后组合等多重内容。

（二）选穴原则

选穴原则是指选取腧穴的基本法则。它是配穴处方的第一步。历代医家都非常重视对腧穴的选择。如《席弘赋》说："凡欲行针须审穴。"《百症赋》也说："百症俞穴，再三用心。"证明了临证选穴的重要性。常用的选穴原则有近部选穴、远部选穴和对症选穴等。

1. 近部选穴　近部选穴是指在病证的局部和邻近部位选取穴位进行治疗。这是根据腧穴的近治作用而制定的一种基本选穴方法。如鼻病选素髎或迎香，眼病选睛明、瞳子髎、球后、攒竹，面瘫选颊车或地仓，脱肛选会阴或长强，胃痛选中脘、梁门等；也可根据"以痛为输"的原则，在局部寻找压痛点，并对压痛点施术。近部选穴可选取病痛局部的腧穴进行治疗，体现了"腧穴所在，主治所在"的规律。如头痛选百会或太阳的部位作为施术点。本法也常用于全身性疾病，如俞募穴治疗全身性疾病即为其典范。

2．**远部选穴**　远部选穴是指在距离病变部位较远的部位选穴，《黄帝内经》中称之为"远道刺"。它是依据腧穴的远治作用而制定的选穴方法。远道选穴紧密结合经络的循行，体现了"经络所过，主治所在"的治疗规律。如四肢肘膝关节以下的腧穴，多用于治疗头面、五官、躯干、内脏病证。历代医家积累了丰富的经验。《灵枢·终始》说："病在上者下取之，病在下者高取之，病在头者取之足，病在腰者取之腘。"《素问·五常政大论》："病在上，取之下；病在下，取之上；病在中，傍取之。"《针灸聚英·肘后歌》所载"头面之疾针至阴，腿脚有疾风府寻，心胸有病少府泻，脐腹有病曲泉针"及"四总穴歌"等均属此类。

在临床具体应用时，又分本经选穴、表里经选穴、同名经选穴等。

（1）本经选穴：本经选穴是指在病变所在的经脉上选取穴位。本法既适用于肢体病，又适用于内脏病。如头痛：诸阳经脉虽然均循行到头，但在头部的具体分布却不同，故临床要根据疼痛的部位，确定属于何经病变，然后再选取穴位。手阳明经筋、足阳明经脉均至额颅，故前头痛为"阳明头痛"，本经选穴可取合谷、解溪；少阳经脉行于头之两侧，故偏头痛为"少阳头痛"，本经选穴可取中渚、侠溪；太阳经脉行于头枕部，故后头痛为"太阳头痛"，本经选穴可取后溪、申脉；足厥阴经脉与督脉会于巅，故头顶痛为"厥阴头痛"，本经选穴可取太冲；肾主骨生髓，通于脑，故脑内痛为"少阴头痛"，本经选穴可取涌泉、太溪。又如腰腿痛：足三阳经均分布于下肢，临床可根据经络的分布和病变的部位选取穴位。足太阳经分布于腰部和下肢的后面，若症见腰骶部、腘、踹、外踝后疼痛者，属足太阳经经气不调，治取秩边、承扶、殷门、委中、承山、飞扬、昆仑等穴；若症见腰背痛连及髋部，沿股外侧、小腿外侧、外踝部疼痛者，属太阳少阳经气不调，治取大肠俞、委中、环跳、风市、阳陵泉、悬钟、丘墟等穴。若腰痛连及腹股沟、大腿前外侧、胫骨前缘、足背疼痛者，为太阳阳明经气不调，治取大肠俞、委中、气冲、伏兔、足三里、解溪等穴。肺病选取太渊、鱼际，脾病选取太白、三阴交，胃病选取足三里，则源于治疗内脏病的范例。

（2）表里经选穴：表里经选穴是指某经或其所属的脏腑组织器官发生病变时，选取与其相表里经脉上的腧穴（进行治疗）。它是根据表里经相通的规律而制定的选穴方法。表里经在临床应用时，一般多采用本经和表里经配合应用。如鼻病选少商、合谷；胃病选足三里、公孙；腹胀选公孙、太白、足三里、上巨虚等。

（3）同名经选穴：同名经选穴是指某经或其所属的脏腑组织器官发生病变时，选取与其经络名称相同经脉上的经穴（进行治疗）。它的依据是相同名称的经络相通。手足名称相同的阳经在头部相接；手足名称相同的阴经在胸部相接。如条口治疗肩痛。同名经选穴与本经选穴常结合应用，在临床应用广泛，如头项痛、背痛取昆仑、申脉、足通谷，又可选后溪；胃脘痛取足三里，又可选取合谷；胁痛选阳陵泉，又可选支沟；咳嗽、喘甚者选太渊，又可取太白。

3．对症选穴　一种疾病可以出现多种症状，一个症状也可以在多种疾病中出现，因此对错综复杂的症状应加以分析。在明确辨证后，为解除患者疾苦，而对某些症状，选择有效的腧穴进行治疗，即为对症选穴。例如，发热者选大椎或曲池；痰多者选丰隆或中脘；贫血者选膈俞或足三里；低血压者选素髎或内关；失眠可选神门、三阴交；流涎选水沟、颊车、合谷；舌强选哑门、廉泉、通里；疳积选四缝；崩漏选隐白；阴痒选蠡沟等。

对症选穴应属治标范畴，但个别症状的解除，可以为治本创造有利条件。本法的产生，是基于脏腑经络学说和腧穴的特异性而得来的。应用时，应根据病情的标本缓急，适当对症选穴，也是针灸处方中不可忽视的环节。

4．按穴名选穴　按穴名的含义进行选穴即为按穴名选穴。如三阴交，穴属足太阴脾经，又为足厥阴肝经、足少阴肾经交会穴，故名三阴交。由于脾统血、生血，肝藏血，肾藏精，加之三阴交为肝、脾、肾三经交会穴，精血同源，因此三阴交为精血之穴，但凡精亏血少所致病证皆可用其治之，如眩晕、耳鸣耳聋、目疾、心悸、失眠、健忘、胁肋隐痛等。由于肝经过阴器，故男女生殖病证皆可选三阴交作为治疗主穴之一，如月经不调、痛经、带下、遗精、阳痿、不孕、不育等。又由于肾主水、脾主运化、肝主疏泄，故凡水肿、小便不利亦皆以三阴交为治疗主穴之一。从中不难看出，只要紧紧抓住三阴交这个穴名特点，就可以灵活深入地运用和理解三阴交的主治病证。再如承灵治疗神志病，目窗、光明治疗目疾，背俞穴治疗相关脏腑病，气海补气等，皆属此类。

5．根据解剖学选穴　根据解剖学选穴是指在辨证论治的基础上，根据病情，结合解剖部位选穴。在具体应用时，可分为以下几类：

（1）按局部解剖选穴：按局部解剖选穴是指在病变脏器或器官的附近选取穴位，哪个脏器或器官有病，就在病变部位的附近选取穴位。如头痛、头晕或脑的病证可选百会、四神聪、风池、风府等；眼病可选睛明、攒竹、瞳子髎、球后；耳病可选耳门、听宫、听会、翳风；哮喘与肺有关，可选膻中、天突、肺俞等距离肺脏较近的穴位。其他如治疗下肢痿软无力，若小腿活动受限，病在大腿，可取诸如伏兔、箕门、风市等穴；若足下垂，病在小腿，可取足三里、丰隆、阳交、外丘等穴。

此法看上去与局部选穴近似，然由于中医与西医在解剖、生理病理等方面均存在着不同，在此主要强调西医解剖部位，如心病指西医的心脏病，而不包括癫狂、失眠等；失眠与大脑皮质的生理功能失调有关，故治疗时可选取头部穴位四神聪、百会。

（2）按神经节段选穴：按神经节段选穴是根据脊神经的节段走行和分布选取穴位。如华佗夹脊穴，按照脊神经的不同节段，可治疗不同的病证：颈1～颈4治疗头部病证；颈1～颈7治疗颈部疾病；颈1～胸1治疗上肢病证；颈3～胸9治疗胸廓及胸腔内脏病证；胸5～腰5治疗腹腔内脏病证；胸11～骶2治疗腰骶病证等。

（3）按神经干走向和分布选穴：神经干有固定的分布，所以在针灸临床中，可以在辨证的基础上，结合神经干刺激进行治疗，对某些疾病，尤其是神经系统的病证，有一定疗效。如面神经麻痹可配合牵正、翳风等穴刺激面神经干；三叉神经痛可配合下关，根据不同的针刺方向分别刺激三叉神经第1、第2、第3支，达到治疗三叉神经痛的目的；正中神经损伤、上肢瘫痪、前臂神经痛等可配合郄门、内关等刺激正中神经。

（三）配穴方法

配穴方法，是在选穴的基础上，根据不同病证的治疗需要，将有协同作用的2个或2个以上的穴位进行配伍应用的方法。配穴方法很多，常用的有以下几种：

1．前后配穴法　前指胸腹部位，后指背腰部位。前后配穴是指选用位于前后部的腧穴进行配伍。因为前属阴，后属阳，躯干部为脏腑所主，所以这种配穴方法有两大治疗特点：其一，以治疗脏腑疾病为主；其二，以调整阴阳气机为主。常用的俞募配穴法即属此法。但在使用时尚有主次之分，如治脏病使用此法，则以俞穴为主穴，以募穴为配穴；治腑病使用此法，则以募穴为主穴，以俞穴为配穴。取穴时还可不限于俞穴、募穴，其他经穴亦可选用，如胃痛反酸者，在前可选梁门，在后可选胃仓。《灵枢·官针》所指"偶刺"亦属此法，但以治心痹为主。

2．上下配穴法　指取上部穴位和下部穴位进行配伍的方法。因为阳气聚集于上，阴气聚集于下，阳气下降而化为阴，阴气上升而化为阳，所以此种配穴法对气机的升降调和能起到较大作用。八脉交会穴配穴法即属于本法。此法在使用时亦有主次之分，如选内关治疗疾病时，配用公孙就能加强内关的治疗作用；反之，选用公孙治疗疾病时，亦可配内关以加强公孙的治疗作用。上下配穴法也不仅限于八脉交会穴，其他穴位亦可采用。如肝风头昏痛，可上取风池、下取太冲进行配伍治疗；牙痛可上取颊车、下取合谷进行配伍治疗；胃病可上取内关、下取足三里进行配伍治疗等。

3．左右配穴法　指取左侧的穴位与右侧的穴位进行配伍的方法。因为左为阳，右为阴，左右阴阳的调节与平衡，对全身气血的运行、气机的升降都有着较大影响。左右配穴的作用，就是为了使左右阴阳达到相对平衡。使用本法选用穴位时，也有主次之分。如病在左，取之右，当以右侧的穴位为主要穴位，以左侧穴位作为配穴，反之亦然。如治疗面瘫，常以患侧穴位为主要穴位，并适当配用健侧穴，往往能取得更好的疗效。这是因为患侧瘫软时间较长之后，健侧容易处于一种紧张收缩状态，左右阴阳的偏盛偏衰就比较明显，而使用本法后，能补虚泻实，使左右阴阳复归于平衡，故能收到明显效果。

双侧取同名穴，也应归属于左右配穴法。如治疗腹痛常取双侧足三里，因左右足三里虽为同名穴（总的功能主治相同），但因有左右之分，则阴阳升降之理不尽相同，故互相配合，相得益彰。

4．远近配穴法　近指距离病位较近的穴位，远指距离病位较远的穴位，二者以经络相关或相联系。因为经络运行气血，经络通畅则病情向愈，而且经络运行气血有趋病性，能主动向病变部位输送气血，故应用本法配穴之后，能更有目的地对病变部位进行治疗。使用本法选穴时，也有主次之分。一般来说，四肢和头部的病变，选近部穴为主穴，远部穴为配穴；胸腹部（尤其是内脏）病变，选远部穴为主穴，近部穴为配穴。这是因为胸腹部（尤其是内脏）病变往往有充血、积水、积液、肿大、内部蠕动等，先针刺远部穴可适当改善病情，当在近部针刺时可减少后顾之忧，针刺时较主动。如腹痛选足三里、天枢，先刺足三里，待疼痛缓解后再刺天枢，以收全功。而四肢病变多在肌肉、筋膜等处，按《灵枢·经筋》所说"以痛为输"的原则，先取局部穴，对打通局部阻滞、解除局部症状有利。如肩关节疼痛选肩髃、养老，先刺肩髃，适当做带针活动后再刺养老，既便于针刺留针，又能取得较好疗效。

5. **表里配穴法**　表指阳经，里指阴经。本法指在阴阳经上（以表里经为主）选穴进行配伍。这种配伍能调整阴阳经的经气，进而对脏腑阴阳气机进行调整。原络配穴法即属于此法。原络配穴法又称主客配穴法，可见亦有主次之分。如肺经病选手太阴原穴太渊为主穴，选手阳明络穴偏历为配穴；大肠经病选手阳明原穴合谷为主穴，选手太阴络穴列缺为配穴。但是，表里配穴法又不仅限于原络穴配伍，也可选用其他穴位配伍，如《灵枢·五邪》所说："邪在肾，则病骨痛阴痹。阴痹者，按之而不得，腹胀腰痛，大便难，肩背颈项强痛，时眩。取之涌泉、昆仑。"其中，涌泉为井穴，昆仑为经穴。这就属于阴阳经的井、经穴配穴法。

6. **内外配穴法**　内指内侧穴位，外指外侧穴位。因为外为阳，内为阴，所以本配穴法是以调整内外阴阳为主的方法。使用本法时也有主次之分，若阳经病则选用外侧穴位为主穴，以内侧穴位为配穴；反之，阴经病选用内侧穴位为主穴，以外侧穴位为配穴。如足内翻选足太阳经申脉为主穴，以足少阴经照海为配穴；足外翻则以照海为主穴，以申脉为配穴。另外，阴陵泉、阳陵泉，内关、外关，三阴交与足三里，间使与支沟，血海与梁丘等，都可以归属于内外配穴法。这样配伍后，比取单侧穴治疗效果明显。

（四）组方规律

根据辨证，确定相应的治疗原则，将腧穴有机合理地搭配，施以恰当的补泻方法和操作顺序，即是组方规律。本部分包括局部整体兼顾、腧穴主辅有别、施术先后有序、刺灸方法有异等内容。

1. **局部整体兼顾**　针灸治病，须局部治疗与整体治疗相结合，这就是局部整体兼顾。身体某一部位的病证往往是整体性疾病的一部分。例如，咽喉疼痛，除了咽喉局部的病理表现外，往往是肺、大肠、胃、脾、心、肾、三焦等多脏腑的疾病的兼症；肢体某一关节的疼痛，除了局部经络不通、气血凝滞外，还可能是脾、肾、三焦水湿运化失调的内在因素的反映。因此，在针灸组方时，应充分考虑局部与整体的关系，确定恰当的治疗局部病证和所关联的脏腑、经络、气血津液等失调的处方。

无论是经穴、阿是穴，还是奇穴，都可用于所在部位的病证治疗。而整体治疗，则需要通过经络辨证、脏腑辨证、气血津液辨证、三焦辨证等，确定与之相关脏腑、经络的病因、病机，选取相关经脉的腧穴来治疗。

2. **腧穴主辅有别**　一个完整的处方，有主穴与辅穴的区别。主穴是体现处方主要治疗目的的穴位。辅穴，也称配穴，是辅助主穴达到治疗目的的穴位，或针对兼症而选择的穴位。急则治标时，治标的穴位即是主穴；缓则治本时，治本的腧穴即是主穴；需要标本兼治时，治本治标的穴位都是主穴。例如晕厥，治法为苏厥醒神，选用水沟、中冲、涌泉等作为主穴，虚证者加用关元、气海、百会作为辅穴，实证者加用合谷、太冲作为辅穴。

任何一种疾病均有其基本的处方，根据不同的兼症又可有随症的配穴。这个基本处方的穴位是主穴，而随症的配穴即是辅穴。如胃脘痛，中脘、足三里、内关、胃俞是治疗一切胃脘痛的基本处方，为主穴。根据辨证和兼症可选用相应的配穴：饮食停滞者加下脘、天枢；肝气犯胃者加太冲；气滞血瘀者配膈俞、公孙；脾胃虚弱者加脾俞；脾胃虚寒甚者加气海、关元；胃阴不足、虚火上炎者加内庭。

3.施术先后有序　腧穴处方的组成，还要考虑到该处方具体施术的先后顺序。一般而言，一个腧穴处方的施术顺序是先背部后腹部，先上后下，先取有病之本经腧穴，后取相表里之经腧穴。但对于一些特殊的病证，施术先后顺序有其特殊性。例如：急性疼痛类病证，应先根据经脉的循行选取远端的腧穴或有显著疗效的奇穴等，当疼痛缓解后再取局部穴位；急性腰扭伤，应先选取人中、后溪或养老、腰痛点等，并让患者活动腰部，当腰痛基本缓解后，再取腰部的穴位或压痛点；急性胃痉挛，应先取梁丘、足三里，待胃痛缓解后，再取腹部的中脘、梁门等穴。慢性疼痛，往往先取疼痛局部的穴位，再根据病变所属经脉选取远端穴位。如腰肌劳损，先于腰部寻找压痛点，或取肾俞、大肠俞、腰俞等穴，再选委中、昆仑等穴。明代杨继洲《针灸大成·治症总要》中所列许多病证处方，根据病证的具体情况有先刺、后刺之分："第八，中风，左瘫右痪：三里、阳溪、合谷、中渚、阳辅、昆仑、行间。问曰：数穴针之不效，何也？答曰：风痰灌注经络，气血相搏，再受风寒湿气入内，凝滞不散，故刺不效，复刺后穴。先针无病手足，后针有病手足。风市、丘墟、阳陵泉。"此例针对中风肢体瘫痪，先针无病手足，后针有病手足，先针基本穴位，若不效再刺辅助穴位。

处方中腧穴的施术先后顺序，有常有变，临床应用时应根据具体病情知常达变，方能真正达到该处方的治疗目的。

4.刺灸方法有异　针灸处方的确立，还要考虑到所选择的刺灸方法的不同。各种刺灸方法虽然治病的基本原理是相同的，都是平衡阴阳、调整脏腑、疏通经络等，但不同的刺灸方法均有其治疗的特点和相适应的腧穴，因此，在组成针灸处方时，要和"术"紧密结合。

毫针刺法是针灸临床应用最广泛的一种刺法，适用于绝大多数的腧穴，但由于手法的多样性和补泻的不同，在组方时，为达到预期的治疗效果，需要选择与腧穴相适应的补泻手法。如为了达到循经感传的效果，需要做行气手法，应选用患病之经脉的原穴，因行气手法有利于在原穴处激发该经脉之气的运行而使气至病所，提高治疗的效果；若病情需要行烧山火、透天凉等手法时，在选穴上，要考虑到所选择的穴位应在肌肉较丰厚的部位，否则这些手法难以实施。

对于灸法，虽然寒证、热证皆可用之，但在应用时有着占人、费时和污染空气的缺陷，所以临床上还是在虚寒病证、慢性病证、顽固性病证中应用较多，以弥补针法在这些病证中治疗效果的不足。在考虑应用灸法时，其组方也多选用补益作用较强的腧穴，如神阙、气海、关元、命门、足三里等，有利于提高对全身的补益作用。

其他如电针法多用于循经和沿神经干循行径路感传的疾病；穴位埋线多用于背俞穴和按神经脊髓节段选穴；火针多用于患部选穴；穴位注射多用于背俞穴和病理反应点等。这些不同针法的用穴特点在组方时应给予充分考虑。

采用恰当的留、行、出针的方法也应在处方中予以体现。

（五）特定穴在针灸处方中的作用

特定穴是指十四经中具有某种特殊作用的腧穴。由于内容系统、形式固定、作用不同，故特定穴有特定的含义和名称，在临床中应用广泛。

1.单穴应用　特定穴分为五输穴、原穴、络穴、下合穴、郄穴、背俞穴、募穴、八脉交会穴、八会穴、交会穴等十大类。

（1）五输穴：十二经脉在肘膝关节以下各有 5 个重要腧穴，分别为井穴、荥穴、输穴、经穴、合穴，合称"五输穴"，共 60 穴（表 3-6，表 3-7）。五输穴在临床上主要用于脏腑病和经络病的治疗。常用的方法有以下两种：

表 3-6　阴经五输穴

经脉	井（木）	荥（火）	输（土）	经（金）	合（水）
手太阴肺经	少商	鱼际	太渊	经渠	尺泽
手厥阴心包经	中冲	劳宫	大陵	间使	曲泽
手少阴心经	少冲	少府	神门	灵道	少海
足太阴脾经	隐白	大都	太白	商丘	阴陵泉
足厥阴肝经	大敦	行间	太冲	中封	曲泉
足少阴肾经	涌泉	然谷	太溪	复溜	阴谷

表 3-7　阳经五输穴

经脉	井（金）	荥（水）	输（木）	经（火）	合（土）
手阳明大肠经	商阳	二间	三间	阳溪	曲池
手少阳三焦经	关冲	液门	中渚	支沟	天井
手太阳小肠经	少泽	前谷	后溪	阳谷	小海
足阳明胃经	厉兑	内庭	陷谷	解溪	足三里
足少阳胆经	足窍阴	侠溪	足临泣	阳辅	阳陵泉
足太阳膀胱经	至阴	足通谷	束骨	昆仑	委中

1）按五输穴主病对证取穴应用：关于五输穴的主治作用，早在《黄帝内经》中就有论述。如《灵枢·顺气一日分为四时》："病在脏者，取之井；病变于色者，取之荥；病时间时甚者，取之输；病变于音者，取之经；经满而血者，病在胃及以饮食不节得病者，取之合。"《难经·六十八难》提出："井主心下满，荥主身热，俞主体重节痛，经主喘咳寒热，合主逆气而泄。"根据《黄帝内经》《难经》的论述，在临床应用时，无论阴经阳经，只要出现类似证候，均可选用相应的五输穴治疗。但要在分清病情、病因、病位等基础上才能正确地加以运用。

五输穴的主治范围是比较大的，除了上述共性外，还有其特殊性。实际上，十二经各表现出不同的病候，而每条经中的五输穴，其主治也各有特点。

2）子母补泻法：五输穴在临床上的应用，还可根据五输穴与五行的配属关系，按照补母泻子的方法选取穴位，其原则是《难经·六十九难》所载"虚者补其母，实者泻其子"。在临床应用时，分为以下几法：

A. 本经子母补泻法：选取病变经脉上的五输穴进行补泻。

如足厥阴肝经在五行中属木，肝之实证、热证，按"实者泻其子"的原则，可取本经荥穴行间泻之；因荥穴属火，是木之子。肝之虚证，按"虚者补其母"的原则，可选曲泉；因曲泉为合穴，属水，为木之母。

B. 异经子母补泻：按十二经脉配合五行的关系，选取病变经脉的母经母穴或子经子穴进行治疗。

如手太阴肺经在五行中属金，肺之实证，可选足少阴肾经的合穴阴谷；因足少阴肾经属水，其合穴阴谷也属水，水为金之子，故泻之。肺之虚证，可选足太阴脾经的太白；因足太阴脾经属土，土能生金，太白为输土，故可以补肺。

（2）原穴：十二经脉在腕、踝关节附近各有 1 个重要经穴，是脏腑原气输注、经过和留止的部位，称原穴，又名十二原。每经 1 个，共 12 个（表 3-8）。

表 3-8　十二经原穴

经脉	原穴	经脉	原穴
手太阴肺经	太渊	手阳明大肠经	合谷
手厥阴心包经	大陵	手少阳三焦经	阳池
手少阴心经	神门	手太阳小肠经	腕骨
足太阴脾经	太白	足阳明胃经	冲阳
足厥阴肝经	太冲	足少阳胆经	丘墟
足少阴肾经	太溪	足太阳膀胱经	京骨

原穴主要用于脏腑病的治疗和诊断。原穴具有激发原气，抗御病邪的功能。原穴的主治性能，既有补虚的作用，也有祛邪的作用。

在临床治疗时，原穴常用于脏腑病的治疗，即脏腑有病，可以选相应经脉的原穴治疗。《灵枢·九针十二原》："五脏有疾，当取之十二原。"如：咳嗽、气喘，可选肺经原穴太渊；肠鸣、泄泻，可选脾经原穴太白；肝胆疾患，可选太冲、丘墟。

此外，原穴还用于脏腑病的诊断，可以通过原穴诊查十二经原气的盛衰。如《灵枢·九针十二原》说："五脏有疾也，应出十二原。而原各有所出，明知其原，睹其应，而知五脏之害矣。"说明通过诊察十二原，了解脉气盛衰情况，能够推断脏腑的疾病。在具体应用时，常在原穴上找反应点，以此作为诊断内脏疾病的依据。如心肌炎，大陵出现压痛；肾小球肾炎、肾盂肾炎，太溪出现压痛。也可以用经络仪测定原穴的电位差，以此确定脏腑经络的虚实，并可取其原穴治之。

（3）络穴：络脉在由经脉别出的部位各有 1 个腧穴，称络穴。十二经脉各有 1 个络穴，皆位于肘膝以下，加上任脉之络穴鸠尾，督脉之络穴长强，脾之大络大包，共有 15 穴，故称"十五络穴"（表 3-9）。

络穴的主要作用是联系和调节表里两经，所以络穴主要应用于表里两经、两脏腑病证的治疗。如足阳明的络穴丰隆，既可治喉痹、癫狂（登高而歌，弃衣而走）、腹胀腹痛等足阳明经病，又能治面浮肿、四肢肿、身重、呕吐等足太阴经病。又如手太阴的络穴列缺，既可治咳嗽、胸痛、喉痛等手太阴肺经病证，又能治面瘫、鼻塞、头痛等手阳明大肠经的病变。

表3-9 十五络穴

经脉	络穴	经脉	络穴
手太阴肺经	列缺	手阳明大肠经	偏历
手厥阴心包经	内关	手少阳三焦经	外关
手少阴心经	通里	手太阳小肠经	支正
足太阴脾经	公孙	足阳明胃经	丰隆
足厥阴肝经	蠡沟	足少阳胆经	光明
足少阴肾经	大钟	足太阳膀胱经	飞扬
任脉	鸠尾	督脉	长强
脾之大络	大包		

此外，由于任脉的络脉散布于腹部，故胸腹疾患可用鸠尾；督脉的络脉散布于头部并走足太阳经，故头部和腰背部痛可取长强；脾之大络散布于胸胁，网罗周身气血，可用于全身病痛和全身关节松弛的治疗。

（4）背俞穴：脏腑经络之气输注于背腰部并以脏腑的名字命名的特定穴，称背俞穴。背俞穴位于背腰部足太阳膀胱经的第一侧线上，大体依脏腑位置而上下排列，共12穴（表3-10）。

表3-10 六脏、六腑背俞穴

脏腑	背俞穴	脏腑	背俞穴
肺	肺俞	大肠	大肠俞
心包	厥阴俞	三焦	三焦俞
心	心俞	小肠	小肠俞
脾	脾俞	胃	胃俞
肝	肝俞	胆	胆俞
肾	肾俞	膀胱	膀胱俞

背俞穴是内脏与体表联系的部位，具有反映内脏疾病和治疗相应内脏病变的作用，故可治疗脏腑病，同时也可用于脏腑病的辅助诊断。当脏腑组织器官发生病变时，往往在相应背俞穴上出现某些异常的变化，如皮肤变色、凹陷、突起，按压有结节、条索、压痛等。如《灵枢·背腧》说："欲得而验之，按其处，应在中而痛解。"针灸背俞穴即可治疗相应内脏病。如痤疮患者，在背部俞穴附近常出现皮肤颜色的改变，并用于治疗痤疮；肺俞可治肺的疾病；心俞可治心的疾病；肝俞可治肝的疾病；以此类推。因为背俞穴可调节内脏的功能，所以通过这一作用，还可以治疗与内脏有关的部位、器官之疾病。如肝开窍于目，取肝俞可治疗目疾；肾开窍于耳，取肾俞可治疗耳鸣、耳聋；脾主四肢，取脾俞可治四肢乏力。

（5）募穴：募穴是指脏腑经络之气汇聚于胸腹部的特定穴。每一脏腑都有1个募穴，共12个（表3-11）。

表 3-11 六脏、六腑募穴

脏腑	募穴	脏腑	募穴
肺	中府	大肠	天枢
心包	膻中	三焦	石门
心	巨阙	小肠	关元
脾	章门	胃	中脘
肝	期门	胆	日月
肾	京门	膀胱	中极

募穴多位于脏腑附近，具有调节脏腑功能的作用。在临床应用时，募穴与背俞穴相似，可用于脏腑病的辅助诊断，更多地用于脏腑病的治疗。如胃痛在中脘处常有压痛；泄泻在天枢出现压痛；尿失禁、癃闭在中极有压痛。因此，可取募穴进行治疗。

背俞穴和募穴均为脏腑经脉之气所输注、结聚的部位，皆可治疗相应脏腑病。但古人认为，两者的主治作用又各有特点。《难经本义》："阴阳经络，气相交贯，脏腑腹背，气相通应。"说明经气可以由阳行阴，由阴行阳，阴阳互通，腹背前后相应，从而达到阴阳相对平衡，并维持正常的生理功能。当机体发生病变时，五脏或阴经的病邪，常可由阴出阳，而六腑和阳经的病邪，常可由阳出阴。正如《难经·六十七难》："阴病行阳，阳病行阴。"《素问·阴阳应象大论》对阴病和阳病的治疗作了明确概括："善用针者，从阴引阳，从阳引阴。"明代张世贤《图注八十一难经辨真》在《黄帝内经》《难经》的基础上，对俞募的治疗特点进行了具体说明："阴病行阳，当从阳引阴，其治在俞；阳病行阴，当从阴引阳，其治在募。"故背俞穴多用于治疗阴性病证，包括五脏病、慢性病、虚证、寒证，针刺时多采用补法，并加灸法；募穴多用于治疗阳性病证，包括六腑病、急性病、实证、热证，针刺时多采用泻法。但这仅是古人的一种观点，现在看来没有细分的必要，当某一脏腑出现病变时，无论虚实、寒热，均可采用相应的俞募穴治疗。

（6）八会穴：八会穴是指脏、腑、气、血、筋、脉、骨、髓等精气所会聚之处。

在临床应用时，凡脏、腑、气、血、筋、脉、骨、髓的病变，都可选其精气会聚的腧穴进行治疗。如腑病取中脘；脏病取章门；气病取膻中；血病取膈俞等。

（7）八脉交会穴：八脉交会穴是指奇经八脉与十二正经脉气相交通的8个穴位。

由于八脉交会穴属于十二经脉，又通于奇经八脉，所以它具有调节奇经八脉和十二经脉的双重作用。八脉交会穴的应用极为广泛，既可治疗十二正经病证，又可治疗奇经病证，故《医学入门》有云"周身三百六十穴，统于手足六十六穴。六十六穴又统于八穴"，可见八脉交会穴至为重要。在临床具体应用时，可以单独使用，如督脉或小肠病证可选后溪；冲脉或足太阴病可选公孙等。也可配合应用。

（8）下合穴：下合穴是指六腑之气汇注于下肢的6个穴位，也称六合穴（参见表3-18）。

下合穴主要用于六腑病的治疗。如《素问·咳论》："治脏者治其俞，治府者治其合。"如胃痛选足三里；痢疾、泄泻、肠痈选上巨虚；胁痛选阳陵泉。

（9）郄穴：郄穴是指经脉之气深聚部位的腧穴。十二经脉各有1个郄穴，奇经中的阴维脉、阳维脉、阴跷脉、阳跷脉也各有1个郄穴，总称"十六郄穴"（表3-12）。

表 3-12 十六郄穴

经脉	郄穴	经脉	郄穴
手太阴肺经	孔最	手阳明大肠经	温溜
手厥阴心包经	郄门	手少阳三焦经	会宗
手少阴心经	阴郄	手太阳小肠经	养老
足太阴脾经	地机	足阳明胃经	梁丘
足厥阴肝经	中都	足少阳胆经	外丘
足少阴肾经	水泉	足太阳膀胱经	金门
阴维脉	筑宾	阳维脉	阳交
阴跷脉	交信	阳跷脉	跗阳

郄穴具有汇聚气血、调理气血的作用，在临床应用时，既用于辅助诊断，也用于治疗。许多疾病可以在郄穴上产生病理反应。如胃痉挛时，梁丘处有压痛，故取其治疗胃脘痛。一般认为，郄穴主要用于治疗脏腑和经络的急性病证及顽固性疾患。但阴经和阳经的郄穴在应用时各有所侧重，阳经郄穴多治疗急性疼痛，阴经郄穴多治疗出血。如胃痛取梁丘；背痛取养老；咳血取孔最；呕血取郄门；便血、崩漏取地机等等。现在看来，郄穴的应用不必细分，无论是脏腑的急性病还是慢性病都可选其进行治疗。

（10）交会穴：交会穴是指两经或数经相交汇合的腧穴。其中腧穴所属的经脉为本经，相交会的经脉为交会经。如三阴交，为足太阴脾经穴位，是足三阴经的交会穴，故足太阴脾经为本经，足少阴肾经、足厥阴肝经为交会经。

交会穴具有调理本经和交会经所属脏腑及组织器官的作用；在临床治疗时，既可治疗本经病，也可治疗交会经的病。如百会属督脉，为足厥阴、足少阳、手少阳、足太阳之会，故凡这些经脉引起的头痛、头晕均可治疗。又，风池为足少阳与阳维脉之交会穴，故既可治疗外风，也可治疗内风。

2．配穴应用

（1）原络配穴：指将原穴和络穴配合应用。常用的方法有两种——表里原络配穴和同经原络配穴。

1）表里原络配穴：表里原络配穴是指将表里经的原穴和络穴配合应用。因原穴为原气经过和留止之处，络穴为表里两经的联络点，故表里原络配穴可加强原络穴的作用，为治疗脏腑病的主要配穴之一（表 3-13）。

表 3-13 表里原络配穴

原络配穴		原络配穴		原络配穴	
原穴	络穴	原穴	络穴	原穴	络穴
太渊	偏历	神门	支正	大陵	外关
合谷	列缺	腕骨	通里	阳池	内关
冲阳	公孙	京骨	大钟	丘墟	蠡沟
太白	丰隆	太溪	飞扬	太冲	光明

表里经在经络上由络脉相互联系，在脏腑上有络属关系，故表里两经原络相配可起协同作用。在应用时，无论是表经还是里经，均以原穴为主，络穴为客，所以又称主客配穴。配穴原则为：

根据脏腑经络的先病与后病：先病者为主，取其原穴；后病者为客，取其络穴。如肝火旺影响到胆，而致肝胆火旺，为肝先病，选其原穴太冲为主，胆后病，配其络穴光明为客。又如心火下移小肠，为心先病，选取心经原穴神门为主，小肠后病，配以络穴支正为客。

根据病变脏腑：以病变脏腑的原穴为主，以相表里脏腑的络穴为客。如肝血不足引起的视物不清，病在肝为主，故选肝经原穴太冲为主，配合胆经络穴光明为客。又如脾气不足引起的肠鸣泄泻、食欲不振，可选脾经原穴太白为主，配合胃经络穴丰隆为客。

2）同经原络配穴：同经原络配穴是指将同一经的原穴和络穴配合应用（表3-14）。根据"初病在经，久病在络"及"久病多虚"之理可知，沉疴痼疾每每正气耗损，且气血痰湿等邪气积聚多由经入络。故凡因外感、内伤而致的多种慢性疾病，在取原穴的同时，常配合本经的络穴以协同治疗。如久咳不愈，取手太阴经原穴太渊，配合络穴列缺；心悸、胸痛，取手厥阴经原穴大陵，配合络穴内关。

表3-14　同经原络配穴

原络配穴		原络配穴		原络配穴	
原穴	络穴	原穴	络穴	原穴	络穴
太渊	列缺	神门	通里	大陵	内关
合谷	偏历	腕骨	支正	阳池	外关
冲阳	丰隆	京骨	飞扬	丘墟	光明
太白	公孙	太溪	大钟	太冲	蠡沟

（2）俞募配穴：指将同一脏腑的背俞穴和募穴配合应用（表3-15）。背俞穴和募穴都是脏腑之气输注或汇聚之处，与脏腑关系极为密切，既可反映脏腑的病证，又可调节脏腑功能以治疗脏腑病。如《难经·六十七难》说："阴病行阳，阳病行阴，故令募在阴，俞在阳。"《素问·阴阳应象大论》："善用针者，从阴引阳，从阳引阴。"可见俞募配穴可以调节脏腑之阴阳。

表3-15　俞募配穴

脏腑	背俞穴	募穴	脏腑	背俞穴	募穴
肺	肺俞	中府	膀胱	膀胱俞	中极
大肠	大肠俞	天枢	肾	肾俞	京门
胃	胃俞	中脘	心包	厥阴俞	膻中
脾	脾俞	章门	三焦	三焦俞	石门
心	心俞	巨阙	胆	胆俞	日月
小肠	小肠俞	关元	肝	肝俞	期门

病变是复杂的，往往脏病及腑，腑病及脏，虚实并见，寒热错杂，故可俞募同用。

①脏腑病证：因俞募穴位居胸腹背腰，接近脏腑，故多用于治疗脏腑病证。如肝的病变选肝俞、期门；胆的病变选胆俞、日月；心的病变选心俞、巨阙；小肠的病变选小肠俞、关元。②脏腑所主组织器官病证：肝主筋，开窍于目；心主脉，开窍于舌；脾主肉，开窍于口；肾主骨，开窍于耳及二阴。如痉挛瘈疭，目赤羞明，选肝俞、期门及胆俞、日月；肌肉痿软，取脾俞、章门；口舌生疮，小便黄赤，取心俞、巨阙或小肠俞、关元等。

（3）原原配穴：指五脏与六腑的原穴阴阳上下相配的方法（表3-16）。适用于内脏有病，而症状主要反映在体表器官的病变。

表3-16 脏腑原原配穴

少阴配少阳		太阴配太阳		厥阴配阳明	
少阴经	少阳经	太阴经	太阳经	厥阴经	阳明经
神门	丘墟	太渊	京骨	大陵	冲阳
太溪	阳池	太白	腕骨	太冲	合谷

从部位来讲，内为阴，外为阳，阴经经穴主治偏重内脏疾患，阳经经穴主治偏重体表疾患。在内脏有病而症状主要反映在体表器官的情况下，取阴经原穴的同时，需再配以阳经原穴以增强疗效。如少阴配少阳，太阴配太阳，厥阴配阳明。同时应注意上下相配。如阴虚肝旺所致的头晕、目眩，或郁怒伤肝而致的手足拘挛，其病位主要责之于肝，症状大都反映在头目或四肢，故取足厥阴原穴太冲，配手阳明原穴合谷，两穴（四关穴）相合，阴阳上下，同气相求，以达治疗病证的目的。

（4）俞原配穴：指将同一脏腑的原穴与相应的背俞穴相配（表3-17）。原穴偏治内脏病，背俞穴亦偏治内脏病，二者在主治上存在共性，可相互协同，增强疗效。如气虚喘咳，可将肺的背俞穴肺俞与肺经的原穴太渊相配；又如肾虚而致的遗精，取肾俞、太溪。

表3-17 俞原配穴

脏腑	背俞穴	原穴	脏腑	背俞穴	原穴
肺	肺俞	太渊	膀胱	膀胱俞	京骨
大肠	大肠俞	合谷	肾	肾俞	太溪
胃	胃俞	冲阳	心包	厥阴俞	大陵
脾	脾俞	太白	三焦	三焦俞	阳池
心	心俞	神门	胆	胆俞	丘墟
小肠	小肠俞	腕骨	肝	肝俞	太冲

（5）募合配穴：指将同腑的募穴与下合穴相配（表3-18）。募穴主治六腑病，下合穴亦主治六腑病，二者配合起来，可以增强疗效。如胃脘痛，取中脘、足三里；肠鸣下痢或便秘，取天枢、上巨虚等。

表 3-18　募合配穴

脏腑	募穴	下合穴	脏腑	募穴	下合穴
大肠	天枢	上巨虚	膀胱	中极	委中
胃	中脘	足三里	三焦	石门	委阳
小肠	关元	下巨虚	胆	日月	阳陵泉

（6）八脉交会配穴：指将奇经八脉与十二正经脉气相交通的 8 个穴位配合应用（表3-19）。配合的方法：内关配公孙，外关配足临泣，列缺配照海，后溪配申脉。通过这样相配，扩大了单穴的治疗范围，并提高了治疗效果。如心胸、胃脘病证，可选公孙配内关；头项、背腰疼痛，可选后溪配申脉等。

表 3-19　八脉交会穴配伍主治

所属经脉	穴名	所通经脉	主治范围
手太阴肺经 足少阴肾经	列缺 照海	任脉 阴跷脉	肺系、咽喉、胸膈病证
手太阳小肠经 足太阳膀胱经	后溪 申脉	督脉 阳跷脉	耳、目内眦、头项、肩胛、腰背病证
足太阴脾经 手厥阴心包经	公孙 内关	冲脉 阴维脉	心、胸、胃病证
足少阳胆经 手少阳三焦经	足临泣 外关	带脉 阳维脉	耳、目外眦、侧头、颈肩、胸胁病证

（7）原合配穴：指将原穴与合穴（或下合穴）配合应用。常用的方法有 3 种：同经原合配穴、表里经原合配穴和异经原合配穴。

1）同经原合配穴：指将同经的原穴和合穴配合应用。如合谷配曲池可用于治疗风热所致的头痛鼻衄、牙龈肿痛等；太白配阴陵泉可用于治疗脾虚湿盛而致的食少便溏、下肢水肿等。

2）表里经原合配穴：指将表里经的原穴和合穴配合应用。常以阴经原穴配阳经合穴（或下合穴），如太白配足三里用于治疗脾胃失和所致的恶心、呕吐、腹胀、腹泻等；太冲配阳陵泉用于治疗肝胆火旺引起的头晕目眩、口苦耳鸣、目赤肿痛、胸胁疼痛等。

3）异经原合配穴：异经原合配穴的应用范围更大。如太冲配足三里用于治疗肝胃不和；合谷配足三里用于治疗胃肠积滞。

（8）郄募配穴：指将郄穴和募穴配合应用。主要用于治疗脏腑急性病证。如梁丘配中脘可用于治疗急性胃脘疼痛。

（9）郄会配穴：指将郄穴与八会穴配合应用。主要用于脏、腑、气、血、津、液、骨、髓的急性病证。如气逆咳血，可用孔最配膻中；崩漏不止，可用地机配膈俞。

二、常用针灸处方

辨证类处方

（一）调理气血类处方

1．补气方

[组成] 气海、足三里、膻中。

[功能] 补益元气。

[操作] 针用补法，或针灸并用。

[主治] 少气懒言，声音低微，呼吸气短，神疲乏力，面色㿠白，或有头晕目眩，自汗，活动后诸症加重。舌质淡，脉虚无力。

[方义] 气海、膻中：气海穴属任脉，位于下焦，为生气之海，可补益元气。《铜人腧穴针灸图经》谓此穴可治疗"脏气虚惫，真气不足，一切气疾久不差"。膻中为气之会穴，位于上焦，又有上气海之称，调肺益气，又可调一身之气；与气海相配，一上一下，既可补元气，又可益肺气，使气调而免生郁滞。

足三里：既补脾胃之气，又益元气。元气的充足，既有赖于先天禀赋，也有赖于后天滋养，正如《脾胃论》所云"元气之充足，皆由脾胃之气无所伤，而后能滋养元气。……脾胃之气既伤，而元气亦不能充，而诸病之所由生也"，故有"脾胃为后天之本"之说。足三里为足阳明胃经的合穴，功擅健脾胃、益气血，使后天之气得充而先天之气得养。故《太平圣惠方》说："五劳羸瘦，七伤虚乏，大小人热，皆调三里。"

[临床应用]

（1）便秘：大便秘结，无力努挣者，可加支沟、天枢，以通利三焦和大肠腑气，增强大肠传化功能。

（2）癃闭：小便欲解不能，或滴沥不爽者，可加肾俞、膀胱俞、中极，以增强膀胱气化功能。

（3）气虚外感：恶寒发热，或恶风汗出，倦怠无力，气短懒言，舌质淡，脉浮无力者，可加曲池、肺俞，以疏风解表。若气虚卫阳不固致使易感风邪而反复感冒者，可加灸肺俞，以益气固表。

（4）气脱：若元气亏虚进一步发展，出现呼吸微弱、或见昏迷、汗出不止、口开眼合、手撒身软、二便失禁、脉微欲绝等，宜灸神阙、百会，以益气回阳固脱。

（5）养生保健：本方可作为中老年人的养生保健基本处方，具有强身健体、防病延年的作用。

[备选方]

（1）肺俞、脾俞、肾俞、足三里，针用补法，或针灸并用。

（2）足三里、中脘、肾俞、气海，针用补法，或针灸并用。

（3）气海、肺俞、中脘、章门，针用补法，或针灸并用。

2．行气方

[组成] 膻中、内关、合谷、太冲。

[功能] 理气解郁。

［操作］针用平补平泻法或泻法。

［主治］局部胀闷而痛，痛无定处；症状时重时轻，得嗳气或矢气后胀痛减轻，情志不畅则加重。女子乳房胀痛，月经失调。舌苔薄白，脉弦。

［方义］膻中：膻中穴属任脉，为气之会穴，有"上气海"之称，有通达内外、调气宽胸之功，为治疗"气病"之要穴，故《行针指要歌》指出"或针气，膻中一穴分明记"。

内关：内关穴属手厥阴心包经，络于手少阳三焦经，善调三焦之气，与膻中配伍，则理气之功相得益彰。

合谷、太冲：合谷有调气行气的作用。太冲为足厥阴肝经之原穴、输穴，肝主疏泄，具有疏调气机的功能。二穴原原相伍，意在疏肝理气、调气和血。

［临床应用］

（1）胃脘痛：胃脘痞满胀痛、走窜胁背，可加期门、中脘，以疏肝和胃。

（2）咳喘：若胸中气机郁滞不通而致胸满咳喘者，可加璇玑、列缺，以宣肺降气、止咳平喘。

（3）梅核气：若气滞痰阻，阻于胸膈，症见咽中如有物阻，吞之不下、咯之不出，加列缺、天突、丰隆，以宣肺利气、化痰散结。

（4）急躁易怒：若气机郁滞日久化火，兼见急躁易怒、口苦、嘈杂泛酸，舌红苔黄，脉弦数，可加支沟、行间、侠溪，以清肝利胆。

［备选方］

（1）内关、期门、阳陵泉，针用平补平泻法或泻法。

（2）支沟、太冲、丘墟，针用平补平泻法或泻法。

（3）外关、太冲、期门，针用平补平泻法或泻法。

3. 和中降逆方

［组成］中脘、足三里、内关、膈俞。

［功能］调中理气，和胃降逆。

［操作］针用平补平泻法或泻法。

［主治］呃逆、嗳气、恶心、呕吐。

［方义］中脘、足三里：中脘为胃之募穴，腑之所会；足三里为胃之下合穴。腑病取合穴，二穴募合配伍，可和胃降逆。

内关、膈俞：内关络于手少阳三焦经、通于阴维脉，取之可宽胸理气、和胃；膈俞通于横膈，有利膈止逆之功。二穴配伍，则疏利胸膈、和胃降逆之功尤著。

［临床应用］

（1）胃脘痞满：若兼见胃脘痞满不舒、得热则减、遇寒加重者，可加灸胃俞、关元，以补阳温胃。

（2）便秘：若兼见大便秘结、口臭烦渴者，可加内庭、合谷，以清泻阳明腑热。

（3）食滞：若兼见呕吐酸腐食物、脘腹痞胀、舌苔厚腻，可加天枢、内庭，以消食导滞。

（4）痰饮：若兼见呕吐清水或痰涎、脘闷痞满、口干不欲饮，舌苔白滑，证属痰饮停胃者，可加脾俞、阴陵泉，以健脾蠲饮。

（5）胃络瘀阻：若久病入络，瘀阻于胃，兼见胃脘疼痛、呕吐呃逆入夜尤甚，舌质紫暗或有瘀斑，可加太冲，以理气活血、消瘀散结。

　　[备选方]

　　（1）内关、中脘、公孙，针用平补平泻。

　　（2）中脘、膻中、期门，针用平补平泻。

　　（3）内关、天突、胃俞，针用平补平泻。

4．升阳举陷方

　　[组成]百会、气海、脾俞、阳陵泉。

　　[功能]补中益气，升阳举陷。

　　[操作]针用补法，或针灸并用。

　　[主治]头晕目眩，耳鸣，少气倦怠，四肢无力，腹部有坠胀感。胃下垂，脱肛，子宫脱垂，久泻久痢。舌淡苔白，脉虚弱。

　　[方义]百会：督脉为阳脉之海。百会属督脉，为督脉、足太阳之会，居于巅顶，施以灸法，可升阳举陷。

　　气海：气海为生气之海、呼吸之根，取之以培元益气。

　　脾俞、阳陵泉：脾主运化升清，脾气以升为健；少阳主升发。方中取脾俞以健脾益气，升清降浊；取足少阳胆经之合穴阳陵泉以利少阳之升发，更益补气之效。两穴配伍，则益气升清相得益彰。

　　[临床应用]

　　（1）内脏下垂：胃下垂，加上脘、胃俞；肾下垂，加肾俞、京门；子宫下垂，加子宫、次髎；脱肛，加长强、天枢。

　　（2）久泻、久痢：宜加灸天枢、命门，以温阳固涩。

　　（3）重症肌无力：可加相关经筋处的经穴或阿是穴。

　　[备选方]

　　（1）足三里、中脘、脾俞、胆俞，针用补法，或针灸并用。

　　（2）百会、气海、足三里、三阴交，针用补法，或针灸并用。

　　（3）足三里、太白、中脘、百会，针用补法，或针灸并用。

5．补血方

　　[组成]膈俞、肝俞、足三里、三阴交。

　　[功能]养血调血，益气生血。

　　[操作]针用补法。

　　[主治]头晕眼花，心悸失眠，手足麻木；妇女经量少、愆期甚或闭经；面色萎黄或苍白，唇爪色淡。舌质淡，脉细无力。

　　[方义]膈俞、肝俞：血会膈俞，故膈俞为血病常用主穴；肝藏血，具有储存血液和调节血量的功能，故取肝俞与膈俞配伍，可养血和血。

　　足三里、三阴交：足三里、三阴交分别属于足阳明胃经、足太阴脾经，脾胃为气血生化之源，取之以健脾胃、益气生血。

　　[临床应用]

　　（1）心悸惊惕：加心俞、神门，以养心安神。

　　（2）目涩眼花：加太溪、养老，以滋肝明目。

（3）血虚有热：加曲池、血海，以清热凉血。

（4）血虚有寒：宜加关元、大椎，灸之以暖血通脉。

（5）乳少：宜加膻中、少泽，以调气通络。

（6）月经量少或经闭：加归来、次髎，以调冲任、益气血。

（7）虚风内动：若兼见筋脉跳动、或手足拘挛不伸者，为血虚风动之征，宜加阳陵泉、筋缩，以舒筋通络止痉。

［备选方］

（1）膈俞、肝俞、绝骨、三阴交，针用补法。

（2）脾俞、肝俞、心俞、足三里，针用补法。

（3）膈俞、气海、肝俞，针用补法，或针灸并用。

6．活血化瘀方

［组成］膈俞、血海、合谷。

［功能］疏经通脉，活血化瘀。

［操作］针用平补平泻或泻法。膈俞、血海可用刺络出血法。

［主治］局部痛如针刺，部位固定，拒按，或有肿块，或见出血，血色紫暗，有血块，面色晦暗，肌肤甲错。唇舌紫暗，或舌有瘀斑，脉涩等。

［方义］膈俞、血海：膈俞为血之会，为治血病之要穴；血海属足太阴脾经，具有化瘀导滞之功效，为活血要穴之一。

合谷：阳明经为多气多血之经。合谷为手阳明大肠经原穴，功擅行气导滞、通经活络；与血海合用，一阴一阳，一上一下，共奏行气导滞、通脉活血之功。

［临床应用］

（1）头痛：头痛经久不愈，疼痛如刺，痛有定处，可加阿是穴、委中刺络出血，以通络止痛。

（2）癫狂：瘀血痹阻清窍、神明逆乱，症见躁扰不安、恼怒多言，或妄闻妄见，可加水沟、神门、太冲，以通窍醒神。

（3）胁肋痛：若瘀阻肝胁，症见胁痛如刺，固定不移，疼痛入夜尤甚，或见胁下痞块，加支沟、期门、阳陵泉，以疏利肝胆、通络止痛。

（4）胃脘痛：若瘀阻胃络，症见胃脘痛如针刺或刀割、大便色黑，可加中脘、梁丘，以和胃通络止血。

（5）经闭、痛经：若瘀阻胞宫，症见少腹疼痛，月经不调，或痛经，或闭经，可加地机、中极、次髎，以通经活血，调冲任。

（6）腰痛：若闪挫扭伤，或日久劳损，瘀阻于腰，症见腰部疼痛固定、如刺如折，轻则俯仰不便，重则痛剧不能转侧，痛处拒按，昼轻夜重，可加人中、委中、阿是穴，以通经活血。

（7）扭挫伤：症见局部青紫肿胀疼痛，可于局部施以刺血拔罐。

［备选方］

（1）膈俞、血海、太冲、委中，针用平补平泻或泻法。

（2）太冲、合谷、血海、三阴交，针用平补平泻或泻法。

（3）曲池、血海、大椎、太冲，针用平补平泻或泻法。

7．清热凉血方

［组成］血海、委中、曲泽、少冲、大椎、曲池。

［功能］泻热凉血，宁血安神。

［操作］针用泻法，除曲池、血海外，他穴可用三棱针点刺出血。

［主治］心烦，躁扰不宁，口干不欲饮，身热以夜间为甚，或见吐、衄、尿血及斑疹等，妇女月经提前、量多、色深红等。舌红绛，脉数。

［方义］血海、委中：血海属足太阴脾经，为治血之要穴；委中为足太阳膀胱经合穴，又称血郄；两穴相配，泻之可凉血宁血。

少冲、曲泽：心主血脉，血分有热，选手少阴心经之井穴少冲、手厥阴心包经之合穴曲泽，二穴刺络出血可清心泻热、凉血安神。

曲池、大椎：曲池为手阳明大肠经之合穴，阳明经多气多血；大椎为手足三阳、督脉之会。两穴相配，泻之可清热透气，促使营血之热转气分而得清。

［临床应用］

（1）咳血：加孔最、鱼际，以清肺泻热止血。

（2）吐血：加内庭、气冲，以清胃降逆止血。

（3）衄血：加泻合谷、上星，以清热凉血。

（4）尿血：加膀胱俞、中极，以清利膀胱，凉血止血。

（5）月经先期：加三阴交、地机，以调冲任。

（6）崩漏：加三阴交、隐白，以固冲止血。

（7）热毒炽盛、斑色紫黑：可加刺八风、八邪出血，以泻热凉血。

（8）神昏谵语：若血热内扰心神而致神昏谵语者，宜加水沟、劳宫，以开窍醒脑，泻心安神。

（9）血热风动而见抽搐：可加泻太冲、十宣（放血），以凉血泻热，平肝息风。

［备选方］

（1）曲池、十宣、三阴交，针用泻法，十宣宜三棱针点刺出血。

（2）大椎、膈俞、太冲、涌泉、曲泽，针用泻法，大椎、曲泽宜三棱针点刺出血。

8．温经通脉方

［组成］太渊、膈俞、大椎、关元。

［功能］温经散寒，活血通脉。

［操作］温针灸，或灸法。

［主治］手足冷痛，肤色紫暗发凉，或少腹拘急疼痛，或月经愆期，痛经，经闭，经色紫暗，夹有血块。舌淡紫，脉沉迟、或弦或涩。

［方义］大椎、关元：督脉为阳脉之海，大椎属督脉，为督脉与手足三阳之交会穴，乃纯阳之穴；任脉为阴脉之海，关元属任脉，为任脉与足三阴之交会穴，元气出入之要道。取大椎、关元灸之，可温经通络、散寒止痛。

太渊、膈俞：脉会太渊，血会膈俞，二穴配伍，灸之可温经通脉、活血止痛。

［临床应用］

（1）寒疝：睾丸疼痛，牵引少腹冷痛，肢冷，脉沉弦，可加大敦、归来、三阴交，灸之以暖肝散寒、通脉止痛。

（2）月经愆期：加灸命门、血海，以温阳暖宫、活血通脉。

（3）痛经：加地机、次髎，以通经活血止痛。

（4）闭经：加中极、归来、次髎，以通调冲任。

（5）血栓闭塞性脉管炎：可加阳陵泉、阿是穴灸之，以舒筋通络，活血止痛。

（6）厥证：若手足厥冷、脉微细欲绝者，加灸神阙、百会，以通脉回阳。

［备选方］

（1）心俞、太渊、足三里、三阴交、关元俞，温针灸，或灸法。

（2）曲池、外关、阳溪、足三里、阴陵泉，温针灸，或灸法。

9．行气活血方

［组成］膻中、膈俞、合谷、太冲。

［功能］疏经通络，行气活血。

［操作］针用平补平泻法，膈俞用三棱针点刺法。

［主治］局部胀满疼痛，时轻时重，情志不舒则病情加重。舌质紫暗或有瘀点。苔薄白，脉弦或涩。

［方义］膻中、膈俞：气会膻中，血会膈俞，两穴配伍，膻中针用平补平泻、膈俞以三棱针点刺出血，可调气活血。

合谷、太冲：此二穴合称四关穴。合谷为手阳明大肠经原穴，为阳、主气、属腑；太冲为足厥阴肝经原穴，为阴、主血、属脏。两穴相配，一上一下、一阴一阳、一气一血，调理经脉气血。

［临床应用］

（1）痛经：妇女经前、经期小腹胀痛拒按，或伴乳房胀痛，月经量少不畅，色暗有血块，可加血海、归来，以活血通经。

（2）闭经：月经停闭，小腹胀痛，加归来、次髎，以通经活血，调冲任。

（3）胁痛：可加期门、阳陵泉，以疏泄肝胆经气，通络止痛。

（4）胸痹心痛：可加内关、巨阙，以宽胸理气，通脉活血。

（5）痹病：可加曲池、阿是穴，以祛风通络，活血止痛。

［备选方］

（1）期门、太冲、膻中、三阴交，针用平补平泻法。

（2）血海、膻中、合谷、太冲，针用平补平泻法。

（3）膻中、合谷、内关、三阴交、血海，针用平补平泻法。

（二）调理津液类处方

1．祛痰化浊方

［组成］中脘、足三里、丰隆、阴陵泉。

［功能］理气和中，化痰降浊。

［操作］针用平补平泻法，或针灸并用。

［主治］胸脘痞闷，恶心纳少，呕吐痰涎，头重眩晕，身重困倦，形体多肥胖，或咳嗽咳痰，或神昏而喉中痰鸣，或神志错乱而为癫、狂、痴、痫，或见瘰疬、瘿瘤、乳癖、核块。舌苔腻，脉濡滑。

［方义］中脘、足三里：中脘为胃之募穴、腑之所会，功擅理中调气；足三里为胃之合穴，功擅健脾和胃。两穴配伍，可健运脾胃，通调腑气，使清升浊降，则痰浊除。《行针指要歌》曰："或针痰，先针中脘、三里间"。

　　丰隆、阴陵泉：丰隆为足阳明胃经之络穴，络于足太阴脾经，功擅化痰降浊，为治痰之要穴；阴陵泉为足太阴脾经合穴，可健脾利湿。二穴配伍，则理脾化湿、除痰降浊。

　　［临床应用］

　　（1）中风：若痰浊内盛而动风，症见头晕目眩，喉中痰鸣，突然仆倒，口眼㖞斜，舌强不语，四肢麻木，偏瘫等，可加内关、水沟以开窍醒神，加太冲以平肝息风。

　　（2）郁证：痰气郁结，兼见精神抑郁，忧虑多愁，哭笑无常，自语或不语者，可加太冲、内关，以疏肝解郁，开窍醒神。

　　（3）乳癖：痰浊内结于乳房而见乳房肿块者，宜加膻中、乳根、太冲，以宽胸理气，散结通络。

　　（4）瘰疬、瘿瘤：痰浊结于颈项、腋下而为瘰疬者，可加灸肩井、肘尖、阿是穴，以散结消瘰；痰浊结于颈而见颈前喉结两侧漫肿或结块，并随吞咽而上下移动者，可加天突以疏通任脉、化痰降气，加太冲以行气散结。

　　（5）痴呆：若痰阻脑络，兼见神情淡漠，善忘迟钝，寡言少语者，可加四神聪、神庭、内关、太冲，以疏经通络、开窍醒神。

　　（6）胸痹：若痰阻胸阳，兼见心胸窒闷或如物压，心悸气短者，可加膻中、内关，以宽胸利气、振奋胸阳。

　　（7）眩晕：若痰浊上蒙导致头重如裹，视物旋转者，可加头维、百会，以通络开窍。

　　（8）久病脐下悸动、肢冷畏寒：加灸命门、关元，以温肾除寒。

　　［备选方］

　　（1）中脘、阴陵泉、足三里、胃俞，针用平补平泻法。

　　（2）脾俞、胃俞、章门、内关、阴陵泉，针用平补平泻法。

　　（3）耳穴：胃、脾、耳中、神门、三焦、肺，毫针刺法，或耳穴贴压法。

　　2．豁痰开窍方

　　［组成］四神聪、太冲、丰隆、水沟、鸠尾。

　　［功能］豁痰去浊，开郁醒神。

　　［主治］痰厥、痫证及癫证。若为痰厥则为意识模糊，甚则昏不知人，常伴脘闷作呕。若为痫证，则见昏仆、不省人事、口吐涎沫、喉间有痰声。癫证则表现为精神抑郁，表情淡漠。

　　［操作］针用平补平泻法

　　［方义］四神聪：经外奇穴，位居巅顶，善开窍醒神，常用于治疗各类脑部疾病。

　　水沟、鸠尾：水沟通于督脉，别名人中、鬼市。鸠尾为任脉之络穴，主治神志病，可调和阴阳、开窍醒脑。《玉龙歌》谓："鸠尾独治五般痫。"所以历代都将鸠尾作为治疗痫证之要穴。二穴相配，任督相互为用，则开窍醒脑之功著。

　　太冲、丰隆：太冲为足厥阴肝经之原穴，《马丹阳天星十二穴治杂病歌》谓其"能医惊痫风"，故以太冲调理气血，平肝柔肝，使气机顺则痰自消。丰隆功擅调理脾胃，豁痰化浊。

［临床应用］

（1）郁证：加膻中、内关。膻中为气会，又为手厥阴心包经之募穴，具有降气、宽胸、宁心之功用。内关为心包经之络穴，通于阴维脉，且心包为心之宫城，故取内关以宽胸理气。

（2）痫证：加腰奇。腰奇为经外奇穴，尾骨尖直上 2 寸，为治痫证之要穴。

（3）癫证：加足三里、气海，以温阳行气。

［备选方］

（1）通里、三阴交、阴陵泉、心俞、内关，针用泻法。

（2）印堂、四神聪透百会、劳宫、大陵、丘墟透照海，针用泻法。

3．利水消肿方

［组成］水分、阴陵泉、外关、三焦俞、复溜。

［功能］化气利水，消肿。

［操作］针用补法，或灸法。

［主治］水肿，或见于下肢，或见于面睑，或见于全身，按之凹陷，或腹满如鼓、叩之声浊，小便不利。舌淡苔润滑，脉濡缓或沉。

［方义］水分、阴陵泉：水分属任脉，穴名即指本穴有分利水湿之功，为治疗水病之要穴，灸之尤佳。《行针指要歌》曰：“或针水，水分侠脐上边取。”阴陵泉为足太阴脾经之合穴，属水，取之以理脾健运、祛湿利水，治疗水肿时，常与水分配伍，如《百症赋》指出“阴陵、水分，去水肿之脐盈”。

外关、三焦俞：三焦是气的升降出入通道，又是气化的场所，有主持诸气、总司全身气机和气化的功能，故《难经·三十一难》指出“三焦者……气之所终始也”。同时，三焦还是水液运行的道路，所谓“三焦者，决渎之官，水道出焉”（《素问·灵兰秘典论》）。方中外关属手少阳三焦经，通于阳维脉；三焦俞属足太阳膀胱经，为三焦背俞穴；二穴配伍，可调畅气机、疏利水道、促进气化，使水湿除而肿消。

复溜：肾主水，为气化之本，在体内水液代谢平衡中，起着极其重要的作用，故《素问·水热穴论》指出“肾者，胃之关也，关门不利，故聚水而从其类也。上下溢于皮肤，故为胕肿”。复溜为足少阴肾经之经穴，灸之以温肾通经、利水消肿。

［临床应用］

（1）风水：若水肿始于面部，继而遍布全身，伴发热恶风者，可加尺泽、合谷，以疏风宣肺，利水消肿。

（2）面浮足肿：午后加重，伴脘腹胀闷，纳呆泛恶、身体困重者，加脾俞、中脘，以健脾利水。

（3）鼓胀：若腹满如鼓，叩之声浊，可加灸神阙、脾俞，以温振脾阳、利水消肿。

（4）阴水：若水肿腰以下尤甚，伴腰部冷痛酸重、怯寒神疲者，可加灸关元、肾俞，以温肾利水。

［备选方］

（1）尺泽、水分、阴陵泉、复溜、气海俞，针用平补平泻法，或针灸并用。

（2）阴陵泉、关元、合谷、三焦俞、复溜，针用平补平泻法，或针灸并用。

（3）耳穴：肺、脾、肾、三焦、膀胱、皮质下，毫针刺法，或耳穴贴压法。

按部位病证处方

（一）头面五官病证处方

1. 头部病证处方

［组成］合谷、太冲、风池、太阳、阿是穴。

［功能］调和经气。

［操作］平补平泻法，阿是穴用围法或梅花针叩刺法。

［主治］全头痛、偏头痛、巅顶痛、前额痛、后头痛、神经性头痛、血管性头痛、高血压头痛、神经症头痛。

［方义］合谷、太冲：合谷为手阳明大肠经原穴，通经止痛；太冲为足厥阴肝经原穴，平肝镇痛。二穴合用为四关穴，有良好止痛作用。

风池：为足少阳胆经穴，经络所过，主治所在。

太阳：可通其闭塞，通则不痛。具有祛风通络之效。

阿是穴：因局部经气闭塞不通而头痛，故当取本穴。

［临床应用］

（1）前头痛：加头维、神庭、内庭，远近配穴，以增强疏经通络作用。

（2）侧头痛：加足临泣、颔厌透悬颅、外关，以和解少阳、祛风通络止痛。

（3）头顶痛：加百会、四神聪，属局部取穴，以增强通络止痛之效。

（4）后头痛：加天柱、后溪、昆仑，经脉所过，主治所在。天柱、昆仑为足太阳膀胱经穴，后溪为手太阳小肠经穴、八脉交会穴、通督脉。以上诸穴均经过后头部，上下、远近配穴，以达疏经通络之效。

［备选方］

（1）三间、行间、头维、风府、阿是穴，阿是穴用围刺法，他穴用平补平泻法。

（2）耳针：皮质下、额、枕、神门，一侧或双侧留针20～30分钟，每5分钟行针1次，或用埋针法。顽固性头痛可在耳背静脉点刺出血。

（3）皮肤针：用皮肤针叩刺印堂、太阳、阿是穴。

2. 脑部病证处方

［组成］神门、太溪、手三里、足三里、水沟、神庭、承灵。

［功能］调和经气。

［操作］用平补平泻法。

［主治］眩晕、头痛、阿尔茨海默病（老年性痴呆）、癫狂痫、失眠、健忘、小儿大脑发育不全、中风偏瘫、神志病。

［方义］神门、太溪：上下对应部位配穴法，养心神，填肾精。

手三里、足三里：上下对应部位配穴法，补后天以养先天。

水沟、神庭：属督脉，督脉入属于脑，经脉所过，主治所在。

承灵：穴名即指本穴有健脑窍、复神明的作用。

［临床应用］

（1）癫狂：可配十三鬼穴，亦可加丰隆以祛痰。

（2）阿尔茨海默病：可加肾俞、关元以补肾填精，加风府以补脑髓、调神明。

（3）中风偏瘫：加环跳、阳陵泉、三阴交。健患同用，或健患交替使用。

[备选方]

（1）阴郄、复溜、本神、脑空、风池、合谷、太冲、内关，平补平泻法。

（2）印堂、风府、百会、三阴交、肾俞、气海、关元，平补平泻法。

3. 面部病证处方

[组成] 合谷、内庭、太阳、印堂、颊车、下关、水沟、承浆。

[功能] 通经，活络，止痛。

[操作] 根据疾病虚实之不同采用相应的补泻手法，或可加灸。

[主治] 面痛、面瘫、面肌痉挛、粉刺、面疔。

[方义] 合谷、内庭：合谷，手阳明大肠经之原穴；内庭，足阳明胃经之荥穴。二经皆上行面部，经络所过，主治所及，故此二穴通经活络，善治头面诸疾。

颊车、下关、水沟、承浆、太阳、印堂：颊车、下关，足阳明胃经之穴；水沟、印堂，督脉之穴；承浆，任脉之穴；太阳，经外奇穴。均为局部取穴，以疏通局部经气。

[临床应用]

（1）面痛（三叉神经痛）：额部痛为第1支疼痛，加阳白、鱼腰、攒竹；上颌痛为第2支疼痛，加四白、颧髎；下颌痛为第3支疼痛，加夹承浆。上述诸穴均在面部三叉神经分布区，属局部取穴法，旨在疏通患部经气，以达通则不痛之目的。

（2）面瘫：加翳风、牵正、地仓。翳风可祛风止痛，适用于初病耳后疼痛。牵正、地仓为局部取穴，又可祛风清热。阳白透鱼腰，印堂透山根，以加强疏经通络之功。

（3）面肌痉挛：加攒竹、四白、地仓。均为局部取穴。可用动静结合法，所谓动法即指留针过程中，当患者出现痉挛时，再行小幅度、高频率捻转之术，直至痉挛停止；所谓静法，即指在留针之时，若患者不见痉挛之状，可用久留法。

（4）粉刺：去局部穴，加大肠经合穴曲池，足太阴脾经血海、三阴交，足阳明胃经合穴足三里，以疏风清热凉血，运脾化湿。或用背部走罐和刺络拔罐法。

（5）面疔：去局部穴，加灵台、身柱，二穴为督脉经穴，能疏泻阳经之毒热，为治疗疔疮的经验穴；加大椎通调督脉经气，清热解毒；加血海、委中，用三棱针刺络出血，以清泻血中毒热而消肿止痛。

[备选方]

（1）三间、行间、头维、风府、阿是穴，阿是穴用围刺法，他穴用平补平泻法。

（2）耳针：皮质下、额、枕、神门，一侧或双侧留针20～30分钟，每5分钟行针1次，或用埋针法。顽固性头痛可在耳背静脉点刺出血。

（3）皮肤针：用皮肤针叩刺印堂、太阳、阿是穴。

4. 眼部病证处方

[组成] 三间、行间、风池、丝竹空透瞳子髎、目窗透头临泣、睛明。

[功能] 通经明目。

[操作] 用平补平泻法。治疗目疾时，风池处针尖对准对侧眼球，针刺深度不超过1.2寸，用小幅度提插手法，使针感向上传导，若能至目窗周围则更佳。若达不到这样的针感，可改变针刺角度，耐心试之，久之则可得心应手。

[主治] 目赤肿痛、眼睑下垂、视物不清、迎风流泪等病证。

［方义］三间、行间：上下对应配穴，以加强疏通经络、调和气血之功。

风池：治疗上眼睑下垂，以及其他各种目疾的必用之穴。

睛明：局部经穴，统治各种目疾。

丝竹空透瞳子髎、目窗透头临泣：腧穴所在，主治所及，可疏通局部气血。

［临床应用］

（1）睑腺炎：单用背部走罐加刺络拔罐法，操作方法见面部处方之痤疮治法。

（2）目赤肿痛：去睛明，加耳尖或太阳穴处点刺出血法。

［备选方］

（1）合谷、太冲、外关、光明、攒竹、太阳，用平补平泻法。

（2）耳尖、四白、球后、中渚、足临泣，用平补平泻法。

5. 鼻部病证处方

［组成］三间、陷谷、风池、迎香、印堂。

［功能］调经气，开肺窍。

［操作］用平补平泻法。用风池治疗鼻疾时，针尖宜对准鼻尖，用提插与捻转相结合的手法，使针感在局部扩散。

［主治］鼻塞、鼻衄、鼻渊、嗅觉失灵。

［方义］三间、陷谷：经络所过，主治所在。

迎香、印堂：腧穴所在，主治所在。

风池：属少阳经。少阳经虽与鼻无直接联系，但因"胆移热于脑，则辛颏鼻渊"，故少阳经之风池穴是治疗鼻疾必不可少之穴。有医籍记载，按压风池，可有鼻部酸胀之感。

［临床应用］

（1）鼻渊：加足三里艾灸法和枕外隆凸梅花针叩刺法。此病缠绵难愈。在急性期过后，此法可连续应用1～2个月。

（2）鼻衄：除用鼻渊治法之外，尚可加脐部之九宫八卦穴。该穴在脐之上下左右和左上、左下、右上、右下各1寸处，共8个点。也即以脐中为圆心，确定横竖坐标之后，将半径为1寸的圆分成8份，每45°为1份。每次对选2～4点。用针刺法，亦可用药物制饼敷贴法，所选药物以辛温药为主。

（3）鼻衄：加血海。还应根据病机之不同，随症配以补气、凉血之穴。

（4）酒糟鼻：去迎香、风池，加背部走罐和刺络拔罐法，具体操作见第四章第四节痤疮。

［备选方］

（1）风府、百会、通天、合谷、太冲、神庭，用平补平泻法。

（2）囟会、头临泣、外关、悬钟、素髎、内迎香，用平补平泻法。

6. 耳部病证处方

［组成］中渚、足临泣、后溪、风市、耳门、听宫、听会。

［功能］调和经气。

［操作］用平补平泻法。耳门、听宫、听会，教材中均示应张口取穴，临床实践证明闭口取穴应无问题，且便于留针。此三穴可采用一针三穴法，即从耳门进针，向下斜刺1～1.5寸，为安全有效之法。

［主治］耳鸣、耳聋、聤耳等病证。

［方义］风市：属胆经，乃治疗耳疾有效之穴。

中渚、足临泣、后溪：手足少阳、手太阳均入耳中，疏通三经气机。

耳门、听宫、听会：腧穴所居，主治所在。局部作用。

治疗头面诸疾，常用手足部腧穴。但据报道和笔者临床体会，风市对耳鸣、耳聋的疗效较显著。

［临床应用］

（1）聤耳：加枕外隆凸梅花针叩刺法，背部走罐合刺络拔罐法，三角灸（亦可用针刺法）、足三里（亦可用点按法或灸法）。因本病缠绵难愈，指导患者在足三里、枕外隆凸、三角灸处用灸法或点按法自疗，以图缓功。

（2）暴聋：多属实证，加合谷、太冲。

（3）耳鸣：本方适用于肝胆火盛者。若属肝肾阴虚者加太溪，若属痰湿内阻者加丰隆、阴陵泉。

［备选方］

（1）翳风、瘛脉、外关、悬钟、合谷、曲池、太冲，用平补平泻法。

（2）天牖、上关、下关、三间、陷谷、后溪、金门，用平补平泻法。

7. 牙部病证处方

［组成］合谷、内庭、颊车、下关。

［功能］调和经气。

［操作］用平补平泻法。

［主治］牙痛、龋齿、牙龈肿胀等病证。

［方义］合谷、内庭：分属手阳明、足阳明经，经脉所过，主治所在。

颊车、下关：局部作用。

［临床应用］

（1）牙痛：加太阳穴，行深刺法，使牙部有较强麻胀感后留针，在留针期间可再行手法，仍然使之产生较强针感。亦可用不留针法。

（2）牙龈红肿疼痛：可加局部火针点刺。

［备选方］

（1）下关、太阳、三间、陷谷，用平补平泻法。

（2）巨髎、翳风、二间、内庭，并使之得气，用平补平泻法。

8. 舌喉部病证处方

［组成］劳宫、涌泉、阳溪、商丘、哑门、金津、玉液、翳风。

［功能］调和经气。

［操作］用平补平泻法。若有吞咽、发音困难者，远端穴行针之时应让患者做吞咽或发音动作。舌体麻木者可在患处用毫针散刺。翳风可深刺，针刺方向是向咽喉部斜刺。

［主治］舌痛、舌强语謇等病证。

［方义］劳宫、涌泉：分别位于手足心，开窍通闭，治舌强语謇之经验穴。

阳溪、商丘：手阳明经别、足太阴经络嗌连舌本，经络所过，主治所在。

哑门：穴名即指本穴治构音困难，《针灸甲乙经》卷三指本穴"入系舌本"。

翳风：刺向咽喉部，以疏通局部经气。

金津、玉液：局部作用。

［临床应用］吞咽困难、构音障碍：加风池、风府、廉泉。风池属足少阳胆经，风府系督脉经穴，此二穴均经颈项部，并直接或间接联系于脑，有通窍醒脑之功。廉泉属任脉，"至喉咙，上颐"，位于颈部局部，其下布有舌下神经分支及舌咽神经分支。廉泉先直刺得气后，再将针提至皮下，分别向左右斜刺，并使之得气，在直刺位留针。

9. 咽喉部病证处方

［组成］合谷、曲池、鱼际。

［功能］清利咽喉。

［操作］用平补平泻法。

［主治］咽部、喉部的肿胀、疼痛。

［方义］风热犯肺，热邪熏灼肺系，或胃火上蒸，津液受灼，引起咽喉肿痛；或肾阴不足，阴液不能上润咽喉，虚火上炎，熏灼咽喉，均可导致咽喉肿痛。

鱼际：为手太阴经的荥穴，喉为肺窍，故可利咽清肺热。

合谷、曲池：疏风散热。

［临床应用］

（1）急性咽喉炎：加少商、尺泽。少商系手太阴经的井穴，点刺出血，可清泻肺热；尺泽为手太阴经的合穴，泻肺经实热，取实则泻其子之意。

（2）慢性咽喉痛：加太溪、照海。太溪为足少阴经原穴，照海为足少阴经和阴跷脉的交会穴（两脉均循行于喉咙）；二穴合用，可滋阴降火利咽。

（3）真性延髓麻痹：加外金津、外玉液。针刺时针尖向舌根方向刺入1.2寸，速刺而不留针，为局部取穴，有改善进食、发音之效。

（4）假性延髓麻痹：加百会、神庭、头针运动区的中下1/3。头针运动区的中下1/3为头面部运动中枢的体表投影；百会、神庭为督脉之穴，督脉为阳脉之海，而六阳经皆直接或间接联系于脑，脑为元神之府，故二穴可治元气涣散、哭笑无常。

［备选方］

（1）少商、商阳、大椎，用平补平泻法。

（2）关冲、中冲、陶道，用平补平泻法。

（3）内关、水沟、通里、风池、完骨、翳风，用平补平泻法。

（4）天柱、天容、大椎、阴郄、间使，用平补平泻法。

（二）上肢病证处方

1. 肩部病证处方

［组成］肩髃、肩贞、臂臑、曲池、外关、阿是穴。

［功能］通络止痛。

［操作］疼痛者针用泻法，瘫痪者针用平补平泻法，可灸；阿是穴可用火针法、刺络拔罐法、阻力针法等。

［主治］肩部沉重、疼痛、麻木、活动受限、运动障碍等。

［方义］肩髃、肩贞、臂臑：局部取穴，可祛瘀阻，通经络，搜风逐邪。

阿是穴：找压痛点、活动痛点，可疏通局部气血。

曲池：为大肠经合穴，善行气血、通经络。

外关：循经远取，可治上肢痹痛。

［临床应用］

（1）肩周炎：肩前部疼痛为主者加肩前、尺泽；肩外侧疼痛为主者加合谷、偏历；肩后部疼痛为主者加肩髎、后溪。腋部痛为主者加极泉。此外，无论哪一部位的肩痛均加阳陵泉，活动受限者均加条口透承山，同属上下配穴法。

（2）神经根型颈椎病：加颈部夹脊、风池、风府、合谷。颈部夹脊可有效改善颈部气血循行，调畅局部气血；风池、风府为治风要穴，可祛风、舒筋、化湿、调气，兼疏通局部气血；合谷可助疏散颈部经络之风邪，宣通气血。若疼痛放射至桡侧，所取曲池正合适，因其深部有桡神经干通过。若疼痛放射至尺侧，加小海，因其深部有尺神经干通过。

［备选方］

（1）肩髃、天井、曲池、阳谷、关冲，操作法同前。

（2）肩髃、膈俞、天宗、阳池、支正，操作法同前。

（3）耳针：肩、肩关节、锁骨、肾上腺、压痛点，每次针 2 ～ 3 穴，强刺激，留针 10 ～ 20 分钟。

2. 肘部病证处方

［组成］曲池、合谷、手三里、外关。

［功能］活血舒筋。

［操作］针用平补平泻，可灸。

［主治］肘部沉重、疼痛、麻木、活动受限、运动障碍等。

［方义］曲池、合谷、手三里：同经组合，行气血、通经络；曲池又位于肘部局部，可通行肘部经络气血，散瘀导滞。

外关：能缓解肘部拘急疼痛，助曲池通络散结之功。

［临床应用］

（1）肱骨外上髁炎：若前臂旋前受限，选上廉、下廉；若前臂旋后受限，选尺泽。在肱骨外上髁处围刺或火针点刺。

（2）肱骨内上髁炎：去合谷、手三里，加小海、郄门、通里，以疏通内收肌群的气血。在肱骨内上髁处围刺或火针点刺。

（3）尺骨鹰嘴滑囊炎：加天井。天井正好位于尺骨鹰嘴上方的凹陷中，故取病灶处穴以加强宣散局部气血之功。

［备选方］

（1）曲池透尺泽、内关透外关、合谷透后溪，用平补平泻法。

（2）曲池、手三里、肘髎、天井，用平补平泻法。

3. 腕手部病证处方

［组成］内关、大陵、阳溪、阿是穴、合谷。

［功能］舒筋通络。

［操作］针用平补平泻，可灸。

［主治］腕部沉重、疼痛、麻木、活动受限、运动障碍等。

［方义］内关：其深部有正中神经通过，经络所过，主治所及。

大陵、阳溪、阿是穴：为局部取穴，有疏通腕部经气、调和腕部气血的功能，可治腕关节周围软组织疾病。

合谷：可助疏散腕部经络之风邪，宣通气血。

［临床应用］

（1）桡神经损伤所致腕下垂：加极泉、臂臑、阳池、阳谷。极泉与臂臑深部均为桡神经经过的部位，阳池与阳谷均位于腕部，以助疏通经气，促使经络气血畅通。

（2）腕管综合征：针刺大陵时，针尖向腕管内刺入。同时，加八邪、三间。八邪（一手四穴）与三间相配合，一手五穴，可减轻本病引起的手指麻木等症状，具有舒筋通络、活血化瘀的作用。

（3）腕关节扭伤：加阳池、阳谷。此二穴均位于手腕局部，以助疏通经气，促使经络气血畅通。

（4）指间关节扭挫伤：加八邪、后溪。此二穴均位于手部局部，以助通经活血，祛瘀止痛。

［备选方］

（1）大陵、八邪、内关、外关，用平补平泻法。

（2）神门、阳溪、阳谷、支沟，用平补平泻法。

（3）耳针：腕、肾上腺，用压丸法。

（三）下肢病证处方

1. 臀部病证处方

［组成］环跳、秩边、居髎、腰阳关、大肠俞、阳陵泉、委中。

［功能］活络止痛。

［操作］针用平补平泻法。

［主治］臀部的疼痛、活动受限、运动障碍等。

［方义］环跳、秩边、居髎：腧穴所在，主治所在。

腰阳关：助阳散寒化湿。

大肠俞：邻近取穴，可疏通局部经络。

阳陵泉、委中：臀部乃少阳、太阳所过之处，经络所过，主治所在，调和太阳、少阳气血。

［临床应用］

（1）坐骨神经痛：大腿后侧放射痛者加承山；小腿前侧放射痛者加委阳、悬钟；根性坐骨神经痛者加腰部夹脊，意在加强疏通少阳、太阳经气。

（2）髋关节滑囊炎：可配合灸法或火针点刺法，用以温通经络，疏散风寒。

（3）梨状肌痉挛：在梨状肌分布区排刺 3～5 针，用阻力针法。

［备选方］

（1）大肠俞、腰夹脊、环跳、委中、阳陵泉、悬钟、丘墟，针用平补平泻法。

（2）耳针：相应敏感点、脑、神门，强刺激，留针 20～30 分钟。

2. 膝部病证处方

［组成］血海、梁丘、足三里、阳陵泉、悬钟、犊鼻。

［操作］针用平补平泻，阿是穴可用围刺法、火针法、阻力针法。

［主治］膝部及小腿部的沉重、疼痛、麻木、活动受限、运动障碍等。

［方义］血海、梁丘：血海为理血要穴，取治风先治血、血行风自灭之意。二穴均具有疏通局部气血的作用。

足三里：有通阳、活血、渗湿、散寒之功。

阳陵泉、悬钟：亦可祛风湿、舒筋通络。

犊鼻：疏通局部气血。

［临床应用］

（1）膝关节腓侧副韧带损伤、胫侧副韧带损伤：胫侧副韧带损伤加曲泉、阴谷、内膝眼，腓侧副韧带损伤加膝阳关，均可宣散局部气血、通经止痛。

（2）腓总神经损伤：加陵后、上巨虚、下巨虚，穴处有腓总神经通过。

［备选方］

（1）耳针：相应区压痛点、交感、神门，中强刺激，留针 20～30 分钟。

（2）鹤顶、膝眼、梁丘、阳陵泉、阴陵泉，针用平补平泻。

3．足踝部病证处方

［组成］丘墟、照海、太冲、阿是穴。

［功能］消肿止痛。

［操作］针用平补平泻，阿是穴用围刺法、刺血法。

［主治］足踝部的疼痛、麻木、运动障碍等。

［方义］丘墟：为足少阳经之原穴，善治足跗疼痛。

照海：可散足踝部之瘀滞，止疼痛。

太冲：为肝经原穴，可行瘀散结。

阿是穴：在压痛点、自觉痛点、活动痛点处围刺、刺血，可疏通局部气血。

［临床应用］

（1）踝关节扭伤：加申脉、商丘，可散瘀消肿止痛。

（2）足跟痛：加昆仑、太溪，以补肾养阴柔筋，疏通局部气血。加大陵，为对应选穴。加风池，为下病上取法。

［备选方］

（1）承山、太溪、昆仑，针用平补平泻。

（2）解溪、丘墟、昆仑，针用平补平泻。

（四）胸胁腹部病证处方

1．胸部病证处方

［组成］内关、膻中、阴郄。

［功能］调气宽胸，通络止痛。

［操作］针用泻法。

［主治］胸痛、胸闷。

［方义］内关：为心包经络穴，联络三焦经，手少阳经"布膻中"，其络脉"注胸中"。针刺用泻法，可调气活血、通络止痛，为治疗胸痛、胸闷的常用穴。故有"心胸内关谋"

之说。

膻中：穴居胸之正中，为心包之募穴，气之会穴，针刺能疏通经气，宽胸通络止痛，心胸内外病证均治。

阴郄：手少阴经筋"结于胸中"，阴郄为心经郄穴，针刺郄穴可缓急止痛。

［临床应用］

（1）胸痹心痛、心律不齐：加郄门、丘墟透照海、心俞、厥阴俞（与心俞交替使用），以行气活血，宣痹通阳。

（2）胸闷：属气滞者加合谷、太冲，以行气开郁；属痰饮内阻者加足三里、阴陵泉、丰隆，以蠲饮化痰；属血瘀者加膈俞、血海，以活血化瘀。

［备选方］

（1）神门、内关透外关、太冲，用平补平泻法。

（2）耳针：神门、心、交感、肝，毫针刺，或揿针埋藏，或王不留行贴压。

2．乳房部病证处方

［组成］乳根、膻中、肩井、天宗。

［功能］疏调经气。

［操作］针用平补平泻法。膻中向乳房部平刺。

［主治］乳少、乳痈、乳癖。

［方义］肝郁不舒，气血不足，冲任不调，皆可导致乳房诸疾。

乳根：为阳明经穴，位于乳头直下。乳房为阳明分野，故本穴调理阳明与局部作用均兼。

膻中：行气与局部作用相结合。

肩井：属足少阳胆经，为手少阳、阳维之会穴。《会元针灸学》曰："肩井者，在肩部阳气冲出显明之处，而通于五脏、推荡淤血，而生青阳之气……以实五脏，而开阴窍。"其经筋又系于膺乳，故为治产妇乳汁不下、乳痛的常用穴。

天宗：位于肩胛冈下窝的中央，为对应选穴。

［临床应用］

（1）乳汁少：加少泽，根据虚实的不同，分别采用相应的迎随补泻法。虚证再加足三里、气海；实证再加合谷、太冲。

（2）乳痈：此病乃胃热肝郁，火毒凝结而致。针刺用泻法。在未成脓时，选取阿是穴，隔蒜泥灸，若已成脓可用火针点刺，加拔罐吸脓法。

（3）乳癖：是指妇女乳房部常见的慢性良性肿块，以乳房肿块和胀痛为主症，好发于中青年女性。基本病机多为气滞痰凝，冲任失调。以本方为主疏调经气，配三阴交、丰隆、关元，以加强健脾化痰、调理冲任之功。

［备选方］

（1）膺窗、腕骨、肩井、光明，用平补平泻法。

（2）屋翳、足三里、膻中，用平补平泻法。

（3）耳针：内分泌、胸、乳腺、肝、胃，毫针刺，中等刺激，或王不留行贴压。

3．胁肋部病证处方

［组成］期门、支沟、阳陵泉、内关、太冲、相应夹脊穴。

［功能］疏肝理气，通络止痛。

［操作］针刺用泻法，或针灸并用。

［主治］胁痛、蛇丹。

［方义］期门：局部作用与疏肝理气作用相结合。

支沟、阳陵泉：同属少阳，同名经相伍。此二穴常为治疗胁肋诸疾之对穴。

内关、太冲：同属厥阴，同名经相伍。此二穴亦为治疗胁肋诸疾的常用对穴。

相应夹脊穴：西为中用。

［临床应用］

（1）肋间神经痛：加相应夹脊穴。

（2）蛇丹：加局部刺络拔罐，以疏通局部气血；加合谷、大椎，以泻热止痛。

（3）胆囊炎：加肝俞、胆俞、日月，以疏肝理气；加阴陵泉，以利湿清热。

［备选方］

（1）外关、丘墟、日月、阿是穴，针用平补平泻法。

（2）支沟、外丘、期门、日月，针用平补平泻法。

4．上腹部病证处方

［组成］中脘、梁门、内关、足三里。

［功能］调和脾胃。

［操作］用平补平泻法。或根据病机虚实之不同而采用相应的补法或泻法。中脘可用深刺法，穿透腹壁达胃前壁。根据患者胖瘦的不同，针刺深度一般在 2～4 寸。

［主治］脘腹胀满疼痛、嘈杂似饥、呕吐吞酸、不思饮食。

［方义］中脘、梁门：正当上腹的中央，属同部配穴。

内关：手厥阴心包经历络三焦。

足三里：《四总穴歌》："肚腹三里留。"足三里对上腹部的治疗范围，当在两脾经之间。

［临床应用］

（1）胃脘疼痛：在上方基础上，可做如下变法。①前后对应配穴法：中脘、梁门与脾俞、胃俞相配；②同部组合法：中脘分别与梁门、建里相配；③同经组合法：足三里分别与梁门、上巨虚、下巨虚相配。

（2）恶心呕吐：在上述处方中本着先远后近的原则针刺。即先刺足三里，得气后稍候片刻，再针内关，最后针中脘、梁门。为加强作用，内关常分别与间使、大陵等相配。严重者可用素髎、水沟。

［备选方］

（1）上脘、下脘、公孙、太白，用平补平泻法。

（2）建里、脾俞、胃俞，用平补平泻法。

5．中腹部病证处方

［组成］天枢、神阙、气海、下巨虚。

［功能］疏调肠腑。

［操作］神阙隔姜灸，其他穴毫针平补平泻法。

［主治］绕脐疼痛、泄泻。

［方义］天枢：足阳明胃经穴，位于脐旁 2 寸处，为大肠募穴，针刺直接调理肠腑，理气止泻。

神阙、气海：任脉经穴。任脉直穿脐中线。神阙为生命之根蒂，真气之所系，隔姜灸之，能温通经脉、理气止痛，配气海效果更佳。

下巨虚：小肠下合穴，配大肠募穴天枢，通调肠腑，止痛，止泻。

[临床应用]

（1）泄泻：加阴陵泉、足三里，以健脾止泻。

（2）虫积：加四缝、百虫窝，二穴主治虫积而致绕脐疼痛。针药并用，排虫效果好。

（3）湿热者：加内庭，针刺泻法。

（4）肾虚者：加肾俞、命门，针刺补法加灸。

[备选方]

（1）神阙、下脘、关元、足三里，神阙用灸法，他穴用平补平泻法。

（2）肓俞、水分、阴交、曲泉，用平补平泻法。

6．小腹部病证处方

[组成]中极、关元、膀胱俞、归来、三阴交。

[功能]调理冲任，通利小便。

[操作]平补平泻法，或加灸。

[主治]痛经、尿闭、泌尿系感染。

[方义]中极、膀胱俞：中极为膀胱募穴，居脐中直下 4 寸处，同膀胱俞合用，为俞募配穴法，直接疏利膀胱气机，治尿闭、尿急、尿频、尿痛。

关元：任脉经穴，居小腹部。腧穴所在，主治所在，又具补元益肾之功。

归来、三阴交：归来为足阳明胃经穴，三阴交为脾经穴，二穴合用，健脾利水，助膀胱气化；配关元，通胞脉而调和气血，治生殖病。

[临床应用]

（1）痛经：去膀胱俞，加地机、至阴针刺，灸中极、归来，调经止痛。

（2）尿闭：去归来，加气海、阴陵泉。

（3）泌尿系感染所致尿频、尿急、尿痛：去归来，加阴陵泉、行间，针用泻法。

[备选方]

（1）次髎、三阴交、秩边透水道。根据胖瘦不同，针刺秩边透水道的深度在 2 ～ 3 寸，应微向上向内斜 45°，以针感放射至小腹部或会阴部为佳。

（2）合谷、太冲、次髎、大赫，针用平补平泻法。

7．前阴部病证处方

[组成]三阴交、中极、太冲、次髎。

[功能]调和前阴经气。

[操作]针用泻法为主。或针灸并用。

[主治]带下、阴部湿疹、阴痒、疝气。

[方义]湿热下注是带下病、阴部湿疹、阴痒的基本病机。有"诸疝皆属于肝"之说，故疝气与肝经失调密切相关。

三阴交：脾经穴，为足三阴经交会穴。针刺用补法能健脾养血，用泻法能活血化瘀。主治男、女泌尿生殖系统疾患，是治疗月经过多、子宫出血、闭经、阴茎痛、遗尿、遗精、早泄、膀胱炎、前列腺炎、尿道炎、淋病等的常用穴。

中极：膀胱募穴，位于小腹，配三阴交，既可健脾祛湿止痒，治湿疹、带下、阴痒，亦可调理冲任而治疗月经病。

太冲：肝经原穴，既可补虚又可泻实，配三阴交能健脾益肝养肾，配中极用泻法则清利下焦湿热。

次髎：膀胱经穴。配膀胱经募穴中极、三阴交，能助膀胱气化，清热利湿。临床上为治前阴部病证的常用有效穴。

［临床应用］

（1）外阴瘙痒：就其病机而言，一是肝经湿热下注导致，瘙痒而有渗出液，加刺行间、蠡沟，以清肝经湿热；二是阴虚血燥而成，以局部干痒、焮红、夜间更甚为特征，多见于中老年人，补太溪、血海、膈俞、神门，以滋阴养血止痒。

（2）疝气：加刺大敦、归来、中都；灸百会、中脘。

［备选方］

（1）耳针：肾、脾、内生殖器、外生殖器、皮质下、交感，每次选2～3穴，毫针刺，用中等刺激，留针30分钟，或用揿针埋藏，或用王不留行贴压。

（2）穴位埋线：曲骨透横骨、关元透中极、带脉透维道，每次选2组穴位，依法埋入羊肠线2～3cm，20天后再埋植1次。

（五）项背腰骶部病证处方

1．项部病证处方

［组成］后溪、金门、风池、颈夹脊。

［功能］调和经气。

［操作］用平补平泻法。颈夹脊穴的操作可有如下方法：①盘龙法，左右两侧分别用奇数和偶数针刺；②依次排刺法；③双侧排刺法，即首先按标准方法针刺，然后在斜方肌外侧与标准夹脊穴相平处再针刺两排，亦可与盘龙法相结合。针刺深度，以刺至横突为准。

［主治］颈项强直、颈项疼痛等病证。

［方义］后溪、金门：分属手足太阳，太阳至项，手太阳交会于大椎。经脉所过，主治所在。

风池：散风作用与局部作用相结合。

颈夹脊：疏通局部气血。

［临床应用］

（1）落枕：加落枕穴，边捻转边令患者活动项部。将风池、颈夹脊改为阿是穴。针刺阿是穴时，可将阻力针法与多向刺法（即鸡足刺法）相结合使用。

（2）颈型颈椎病：在原方基础上可加合谷、天窗、天髎等。

（3）感冒：可去金门、颈夹脊，改用外关、曲池等。并根据不同临床表现而随症配伍。

（4）高血压：此方适用于高血压之项部强痛不适者。临床可分多种证型，如阴虚阳亢者加三阴交、太冲；痰浊者加丰隆、阴陵泉。

［备选方］

（1）外关、悬钟、养老、跗阳，用平补平泻法。

（2）天窗、扶突、肩中俞、肩外俞、大椎、风府，用平补平泻法。

2．背部病证处方

［组成］养老、承山、肺俞、心俞、厥阴俞、身柱、膈俞。

［功能］调和经气。

［操作］背俞穴呈45°角进针向内斜刺，一直刺到脊椎，然后采用捻转法，使局部酸胀，或沿肋间神经向胸前传导。还可以用拔罐法和走罐法。

［主治］脊背疼痛、酸胀。

［方义］从生理学和解剖学角度看，胸椎的活动范围小于颈椎和腰椎。所以，诸如胸椎骨刺等疾病较少出现。而心、肺、胆囊的疾患常导致背部疼痛，临证切当详审。

养老、承山：同属太阳，手足太阳在睛明处相接。二穴相配，疏通背部气机。

肺俞、心俞、厥阴俞、身柱、膈俞：疏通背部气机。

［临床应用］

（1）冠心病：去养老、身柱，加内关、郄门、膻中。

（2）背肌疼痛：条口透承山，背部加用拔火罐，明显痛处用阻力针法。

［备选方］

（1）内关、太冲、条口透承山、大椎，用平补平泻法。

（2）陶道、神堂、至阳、照海，用平补平泻法。

3．腰部病证处方

［组成］水沟、后溪、委中、腰痛穴、阿是穴。

［功能］调和经气。

［操作］平补平泻法。

［主治］腰扭伤、腰痛、腰椎病。

［方义］水沟：督脉贯脊，是治疗腰骶疼痛的常用穴。

后溪、委中：二穴同属太阳，手足太阳在睛明处相接，属同名经相配。

腰痛穴：治腰痛之经外奇穴。

阿是穴：在自觉痛点、压痛点、活动痛点处予以针刺。以痛为腧，疏通局部气机。

［临床应用］

（1）腰肌劳损、扭伤：水沟的刺法，可以微向上斜刺，拇指向前捻转，使针体微有阻力，再行雀啄术。也可以在人中沟外侧进针，通过水沟，使针尖在人中沟另一侧透出，然后施以捻转手法，并令患者活动腰部，即所谓运动行针法也，还可以用刺络拔罐法。可用5号注射器针头，刺入0.2～0.3寸，连刺2～3个点，然后再拔火罐，令其出血。根据疼痛部位的大小，每次施用2～4罐为宜。当然，有出血疾病者禁用此法。腰部穴的针刺深度应适当加深，肥瘦一般的人可刺2.5～3寸。但肾俞及肾俞以上的腧穴不宜采用这样的深度。还可以在腹部行深刺法：在腹部找准与腰部最痛点的对应点，穿透腹壁，得气后立即出针。也可用浅刺法：不穿透腹壁，用捻转法，使腹部产生较强针感。

（2）肾小球肾炎、肾盂肾炎：治疗腰部酸痛时可在肾的体表投影处选用夹脊穴或背俞穴，不要仅局限于肾俞、志室等。这些穴针感不宜过强，用灸法、温针灸、针罐法也可以。

［备选方］

（1）条口透承山、天柱、命门、气海俞，用平补平泻法。

（2）合谷透后溪、肾俞、志室、大肠俞，用平补平泻法。

4．尻部病证处方

［组成］水沟、风市、承山、次髎。

［功能］调和经气。

［操作］次髎，应针刺至骶骨前缘为宜，一般针刺深度应不小于1.5寸。

［主治］骶尾骨部位的疼痛。

［方义］尻部疼痛，一部分与腰痛的病机相一致，可取承山；另一部分由生殖、泌尿系统疾病所引起，诸如前列腺炎、痛经等。

水沟：督脉所过。

风市：足少阳经筋结于尻。

次髎：局部取穴。

［临床应用］

（1）尾骨尖痛：加兑端。有时单用此穴即可获效，属下病上取法。

（2）泌尿、生殖系统疾病：参考小腹部处方。

［备选方］

（1）合阳、会阳、合谷透后溪，用平补平泻法。

（2）长强、次髎、条口透承山，用平补平泻法。

对症处方

1．开窍醒神方

［组成］水沟、十二井、太冲、合谷。

［功能］开窍醒神。

［操作］用泻法。水沟用雀啄法，以眼球湿润或流眼泪为佳。十二井穴用点刺出血法。每次选2～3穴即可，每个点的出血量不应少于5～10滴。

［主治］昏迷。

［方义］水沟：属督脉，调阳气，开窍通闭而复神明。

十二井：通三阴三阳。放血可使邪热随血而泻。

太冲：肝经原穴，肝经上巅，泻太冲以平上亢之风阳。

合谷：与太冲合称四关，原原相配，解郁利窍，疏调一身气机。

［临床应用］

（1）高热：加背部走罐，或在大椎刺络拔罐，以泻其热。

（2）中风：加内关、三阴交，以滋阴潜阳，醒神开窍。

（3）痰涎壅盛：加丰隆，以祛痰。

［备选方］

（1）印堂、四神聪透百会、大椎、风府，用泻法。

（2）内关、水沟、十宣、涌泉，用泻法。

2．退热方

［组成］大椎、曲池、外关、背部走罐。

［功能］退热。

［操作］用泻法，大椎用刺络拔罐法。

［主治］高热。

［方义］大椎：属督脉，督脉为阳脉之海，为诸阳经交会穴，纯阳主表，适用于各种热证，刺络出血更增强泻热之功。

曲池：肺与大肠相表里，肺主皮毛，根据表里经选穴法原理，此穴为解表清热之常用穴。

外关：通阳维脉，阳维主一身之表，亦为解表退热要穴。

背部走罐：背部为足太阳分布区，太阳主表，此法退热迅速。

［临床应用］

（1）咽喉肿痛：加少商、商阳、鱼际，以泻肺热，消肿止痛。

（2）寒热往来：加间使、外关，以和解少阳。

［备选方］

（1）陶道、合谷、风池、大杼，用泻法。

（2）尺泽、合谷、大椎、十宣，用泻法。

3．止搐方

［组成］水沟、筋缩、阳陵泉、太冲、合谷。

［功能］息风止搐。

［操作］用泻法。水沟用雀啄术，并与捻转泻法相结合。

［主治］抽搐。

［方义］突发性抽搐可见于高热、癫痫及多种脑病中。

水沟：开窍止搐。

筋缩：穴名即指本穴有治抽搐之用。

阳陵泉：筋会，舒筋止搐。

太冲：肝经上巅，泻太冲以平上僭之风阳。

合谷：与太冲原原相配，合称四关，醒神止搐。

［临床应用］

（1）高热：加大椎刺络拔罐，或背部走罐法，以泻其热。

（2）癫痫：加丰隆化痰，以治其本。

［备选方］

（1）印堂、风府、后溪、涌泉，用泻法。

（2）风池、合谷、申脉、后溪，用泻法。

4．固表止汗方

［组成］合谷、复溜、大椎、气海、足三里。

［功能］固表止汗。

［操作］用补法。

［主治］自汗，伴神疲乏力等。

［方义］自汗乃卫阳不固、气不摄津所致。

合谷：对汗证有双向调节作用，用补法，可固表止汗。

复溜：穴名即指本穴治疗汗证，具有双向调节作用，既发汗又止汗。既可用于高热汗出，又可用于气虚自汗，还可用于阴虚盗汗。

大椎：纯阳主表之穴，有双向调节作用，在此有固表之功。

气海、足三里：益元补气而摄津。

［临床应用］

（1）心慌气短：加内关、膻中，以补气强心。

（2）易感冒：加灸大椎、足三里，持之以恒，以益气固表。

［备选方］

（1）合谷、阴郄、外关、关元，用补法。

（2）合谷、太溪、三阴交、足三里，用补法。

5．滋阴敛汗方

［组成］复溜、阴郄、神阙、太溪、足三里。

［功能］滋阴敛汗。

［操作］用补法或平补平泻法。神阙可用灸法或拔罐法。

［主治］盗汗，伴午后潮热、心烦失眠、手足心热等。

［方义］盗汗以肺肾阴虚为主，亦有宿食停滞者。

复溜、阴郄：复溜属肾经，阴郄属心经，二穴均有治疗阴虚盗汗的作用，同名经配穴，更具滋阴敛汗之功。

神阙：阴虚盗汗之有效穴，通过补真气而滋阴扶正。

太溪：足少阴经原穴，滋肾阴以治本。

足三里：益气血之源，阳中求阴。

［临床应用］

（1）肺痨：加膏肓。古有膏肓灸法，专治肺痨，盗汗为其症状之一。

（2）宿食：加下脘、璇玑、四缝，消宿食以治其本。

［备选方］

（1）三阴交、太溪、神门、通里、气海，用补法。

（2）后溪、大椎、三阴交、关元，用补法。

6．降血压方

［组成］人迎、曲池、三阴交、足三里、风池。

［功能］降血压。

［操作］针感宜轻，宜适当久留针。

［主治］高血压。

［方义］肝阴不足、肝阳上亢为高血压的基本病理机转。

人迎：降血压之经验穴，西为中用。

曲池：降血压之经验穴，可养血、活血。

三阴交：肝脾肾三经交会穴，为精血之穴，在此滋阴潜阳。

足三里：有单用本穴治疗高血压者。

风池：息风止眩，疏解太阳、少阳，以治项强。

［临床应用］

（1）眩晕者：加四神聪透百会，局部作用，以止眩晕。

（2）失眠者：加神门、安眠，以养心安神。

（3）心烦不宁者：加四神聪透百会、内关，以清心除烦。

［备选方］

（1）百会、丰隆、阴陵泉、中脘、内关，用平补平泻法。

（2）风池、太溪、三阴交、太冲，用平补平泻法。

7．清热明目方

［组成］太阳、耳尖、风池、行间。

［功能］清热明目。

［操作］太阳、耳尖三棱针点刺放血，他穴用泻法。

［主治］目赤肿痛。

［方义］郁热上扰、感受时邪为目赤肿痛的基本病机。

太阳、耳尖：点刺放血，清热泻火。

行间：目为肝之窍。行间为肝经荥穴，擅清肝经郁热。

风池：散风明目，治目疾之常用穴。

［临床应用］头胀痛：加天柱，疏风泻热明目。

［备选方］

（1）瞳子髎、上星、商阳、太冲，用泻法。

（2）丝竹空、行间、三间、内庭，用泻法。

8．治鼻衄方

［组成］上星、囟会、合谷、血海。

［功能］泻热止衄。

［操作］用泻法。

［主治］鼻衄。

［方义］肺胃蕴热，充斥鼻窍，络脉损伤，为鼻衄的基本病机。

上星、囟会：属督脉。督脉为阳脉之海，行于鼻。二穴同经相配，泻热凉血。

合谷：手阳明经既与手太阴经相表里，又与足阳明胃经相接于鼻旁，故本穴为泻热要穴，功能与循经相兼并用。

血海：擅治血证，配合谷清热凉血。

［临床应用］

（1）干咳少痰：加鱼际，以泻肺热。

（2）口臭口渴：加内庭，以清胃火。

（3）烦躁易怒、头痛：加太冲，清肝解郁，引血下行。

［备选方］

（1）迎香、印堂、孔最、三间、风池，用泻法。

（2）上星、迎香、印堂、曲池，用泻法。

9．启闭开音方

［组成］廉泉、哑门、通里、合谷。

［功能］调心启喉。

［操作］用泻法。

［主治］暴喑。

［方义］暴喑指突然不能言语，责之于心，属郁证范畴，类似于西医学神经症中的癔症性失语。

廉泉、哑门：前后配穴法，疏通局部气机。

通里：手少阴经经别走喉咙，且言为心声。

合谷：手阳明经经别上循喉咙，且具开闭之功。

［临床应用］经久不愈者：加内关、太冲，以疏肝、行气、醒神。

［备选方］

（1）神门、天突、间使、内庭、风府，用泻法。

（2）廉泉、扶突、照海、太溪、商阳，用泻法。

10．止涎方

［组成］承浆、廉泉、地仓、合谷。

［功能］摄津收涎。

［操作］口唇周围穴用捻转法，以局部酸胀为准。

［主治］流涎。

［方义］承浆：属任脉。任脉络口唇。穴名即有治疗流涎之意。通调局部气机，有协调阴阳而增强双唇收摄之功。

廉泉：亦属任脉，穴名即指本穴有摄津收涎之用。

地仓：局部取穴。

合谷：手阳明经通上唇，足阳明经通下唇，手足阳明经相通。加强双唇收摄能力。

［临床应用］宿食内停者：加四缝、下脘，以消宿食。

［备选方］

（1）口禾髎、夹承浆、中封、公孙，用平补平泻法。

（2）地仓、颊车、三间、陷谷，用平补平泻法。

11．解语方

［组成］天突、商丘、照海、劳宫、阳溪。

［功能］利咽启喉。

［操作］商丘、照海、劳宫等远端穴可用运动行针法，即边行针边令患者做发音或吞咽动作，亦可令患者在行针的同时慢饮温水。

［主治］构音障碍、吞咽困难。

［方义］本方主要用于中风所致者。

天突：近取法。

商丘：咽部为脾经经别所达之处。

照海：喉咙为肾经所达之处。

劳宫：手厥阴经别出喉咙，为治疗本病的经验穴。对于咽喉部各种症状皆有效。

阳溪：手阳明经别上循喉咙，为本经选穴法。

［临床应用］应与中风的处方结合应用。

［备选方］

（1）廉泉、大椎、涌泉、合谷，用泻法。

（2）风池、翳风、少府、陷谷，用泻法。

12．除口臭方

［组成］劳宫、金津、玉液、内庭。

［功能］清胃热。

［操作］金津、玉液用三棱针或员利针点刺。他穴用泻法。

［主治］口臭，伴口干、口渴等。

［方义］胃热内蒸为口臭的基本病机。

劳宫：经验穴，尤对口臭疗效突出。

金津、玉液：穴名证明其既治口干口渴，又治口臭。

内庭：胃经荥穴，擅清胃热。

［临床应用］

（1）兼便秘者：加支沟、丰隆、左五枢、左维道，以通便泻热。

（2）口干口渴：加阳池、三阴交、足三里，以滋阴清热。

［备选方］

（1）内庭透里内庭、支沟、合谷，用泻法。

（2）海泉、龈交、厉兑、三间，用泻法。

13．治梅核气方

［组成］天突、劳宫、列缺、照海。

［功能］理气利咽。

［操作］用运动行针法，边捻转边让患者吞咽唾液或饮水。

［主治］梅核气。

［方义］梅核气属郁证范畴，类似于西医学的神经症。

劳宫：开胸顺气，经验效穴。

天突：局部作用，理气利咽。

列缺、照海：八脉交会穴配穴法，"列缺照海膈喉咙"。

［临床应用］

（1）有痰者：加丰隆、阴陵泉，以化痰。

（2）肝郁者：加内关、太冲，以疏肝解郁。

［备选方］

（1）大椎、天突、廉泉、太溪，用泻法。

（2）哑门、翳风、太冲、涌泉，用泻法。

14．平喘方

［组成］肺俞、定喘、膻中、孔最。

［功能］理肺平喘。

［操作］肺俞、定喘用刺络拔罐法，他穴用平补平泻法。

［主治］哮喘。

［方义］哮喘以肺气不利、宣发肃降功能失调为主要病机。

肺俞、定喘：定喘为治哮喘的经外奇穴，配肺俞以调节肺宣发肃降的功能。

膻中：气会，肺主气，调气平喘止咳。穴处又为宗气之所居，可调宗气以利肺之宣发肃降。

孔最：本经选穴，通利肺气。

［临床应用］

（1）外感：加大椎、风门、合谷，以解表祛邪。

（2）痰湿：加丰隆、阴陵泉，以祛痰。

（3）阴虚：加三阴交、太溪，以滋阴润肺。

（4）肝火灼肺：加合谷、太冲，以清肝泻火。

（5）肾不纳气：加气海、关元、肾俞，以补肾纳气。

［备选方］

（1）孔最、列缺、中府、膏肓，用平补平泻法。

（2）风门、天突、丰隆、尺泽，用平补平泻法。

15．降逆止呃方

［组成］翳风、中脘、内关、足三里、公孙。

［功能］降逆止呃。

［操作］平补平泻法。

［主治］呃逆不止，或兼胃脘隐痛，绵绵不休，倦怠纳少。

［方义］本病的基本病机是胃气挟膈气上逆。

翳风：止呃逆之经验穴，穴处有膈神经与迷走神经，西为中用。

中脘：为胃募，和胃降逆。

足三里：升清降浊，调理脾胃之中坚。

公孙、内关：八脉交会穴之一对，擅治胃心胸诸疾。

［临床应用］因情志不畅诱发者：加太冲、阳陵泉，疏肝解郁。

［备选方］

（1）天突、间使、梁门、内庭，用平补平泻法。

（2）膻中、膈俞、建里、太冲，用平补平泻法。

16．利尿方

［组成］秩边透水道、中极、次髎、三阴交、合谷、太冲。

［功能］通利膀胱。

［操作］根据病机虚实不同而采用相应的补法或泻法。中极以 70° ～ 80° 角向下斜刺为宜，这样更有利于气至病所。针刺次髎时，针尖宜微向下，以顺应骶后孔的解剖结构；秩边透水道应向上向内斜刺，透向水道，深度在 5 ～ 6 寸，此二穴针感可有局部酸胀，若至小腹或会阴部更佳。

［主治］尿闭。

［方义］病因病机不一，虚实不同，但病位均在膀胱与肾。

秩边透水道：为治疗前列腺肥大导致的尿闭或尿失禁的经验穴。

中极：膀胱募，近取法。

次髎：局部作用。

三阴交：足三阴交会穴，调理肝脾肾气机，通治小腹病。

合谷、太冲：开闭，调节肝主疏泄的功能。

［临床应用］

（1）兼白浊者：属肾虚者，加补肾俞，以补肾；属湿浊者，加阴陵泉、蠡沟，以利湿浊；属气虚者，加足三里、气海，以补气固摄。

（2）兼尿道涩痛者：加血海、蠡沟，以清热凉血、清利湿热。

［备选方］

（1）曲骨、水道用泻法，肾俞、太溪用补法

（2）关元、膀胱俞、中封、太溪，用泻法。

17．化痔方

［组成］阿是穴（腰骶部反应点、痔核）、二白、承山。

［功能］消肿止痛。

［操作］腰骶部紫红点以三棱针挑刺出血，再在紫红点周围点刺 2～3 下，然后拔火罐。痔核处用火针点刺。

［主治］痔疮。主要治疗其红肿、热痛和出血。

［方义］痔疮为热毒炽盛或局部气血痹阻而致。

腰骶紫红点：清热解毒，经验穴。

痔核：局部作用。

二白：治痔疮之经外奇穴。

承山：足太阳经别别入于肛。

［临床应用］肛门肿痛配孔最、飞扬；便秘配支沟、天枢；便后出血配孔最、膈俞。

［备选方］

（1）承筋、委中、长强，用泻法。

（2）孔最、飞扬、次髎，用泻法。

18．调经方

［组成］三阴交、次髎、子宫。

［功能］调冲任，理月经。

［操作］令患者排空小便再行治疗。用平补平泻法。

［主治］月经先期、月经后期、月经先后无定期、痛经、经闭、崩漏、月经过多、月经过少等。

［方义］冲任不调是基本病机。

三阴交：通治各种月经病。

次髎、子宫：局部作用，通治各种月经病。

［临床应用］

（1）痛经：加地机、至阴。此二穴治疗痛经作用明显。瘀血者，加血海、膈俞，以活血化瘀。

（2）月经过多：加隐白。此穴有明显止血作用。

（3）月经先后无定期：加内关、太冲，行气开郁。肝郁不舒为本病常见病机。

（4）月经后期：实证加合谷、太冲，行气活血。虚证加太溪、足三里，补先后天而益精血之源。

（5）月经前期：气虚者，加气海、足三里、百会，补气摄血。血热者，加血海，以清

热凉血。

［备选方］

（1）曲骨、肾俞、交信、地机，用平补平泻法。

（2）次髎、归来、中封、太溪，用平补平泻法。

19．止带方

［组成］中极、阴陵泉、三阴交。

［功能］化湿止带。

［操作］先排空小便再行针刺。

［主治］带下症。

［方义］带下症以湿邪为基本病因，但有属寒属热之不同。

三阴交：通治妇科诸疾，有"小腹三阴交"之语。

中极：局部作用，还具有利水祛湿之功。

阴陵泉：功专利水祛湿。

［临床应用］

（1）湿热者：加合谷、太冲，以清热。

（2）寒湿者：加关元，以温阳。

［备选方］

（1）曲骨、中封、上髎，用泻法。

（2）白环俞、命门、带脉，用泻法。

20．生发方

［组成］阿是穴（脱发区）、血海、三阴交、肝俞、肾俞。

［功能］养血和血生发。

［操作］脱发区局部用皮肤针轻度叩刺，其他腧穴针刺时用补法。

［主治］斑秃、脱发。

［方义］发为血之余，若精血亏虚，不能濡养毛窍，可见斑秃或脱发。

血海、三阴交：均为脾经腧穴，同经相配以加强行血养血之效。

肝俞、肾俞：肝藏血，肾藏精，精血同源，补之以化生精血，助发再生。

脱发区：局部叩刺以通络生发。

［临床应用］脂溢性脱发：加阴陵泉、丰隆，健脾化痰。

［备选方］膈俞、太溪、太冲、百会，脱发区局部用皮肤针轻度叩刺，他穴用补法。

21．治荨麻疹方

［组成］曲池、合谷、血海、委中、膈俞。

［功能］调和营卫，散风止痒。

［操作］针用泻法，风寒束表或湿邪较重者可灸，血虚风燥者只针不灸，补泻兼施。

［主治］荨麻疹。

［方义］曲池、合谷：同属阳明，擅于开泄，既可疏风解表，又能调和营卫。故凡营卫不和之瘾疹，不论是外邪侵袭还是肠胃蕴热者，用之皆宜。

膈俞、委中、血海：本病邪在营血，膈俞为血之会，委中又名血郄，血海功专理血，三穴同用，可调理营血，而收"治风先治血，血行风自灭"之效。

［临床应用］

（1）风邪侵袭者：加外关、风池，以祛风。

（2）肠胃积热者：加足三里、天枢，以清热理肠。

（3）湿邪较重者：加阴陵泉、三阴交，以健脾利湿。

（4）血虚风燥者：加足三里、三阴交，以养血润燥。

（5）恶心呕吐者：加内关、足三里，以降逆止呕。

［备选方］血海、三阴交、合谷、外关、尺泽，用泻法。

22．消痤方

［组成］曲池、百虫窝、阿是穴（背部阳性反应点）。

［功能］调和营卫，散风止痒。

［操作］阳性反应点挑刺出血，然后拔火罐。他穴用泻法或平补平泻法。

［主治］痤疮。

［方义］病在皮肤，多由风毒所为，亦有因血燥生风者。

曲池：疏风清热。

百虫窝：治皮肤病之经外奇穴。

背部阳性反应点：清热、散风、解毒。

［临床应用］

（1）皮肤湿疹有渗出物者：加阴陵泉，以化湿。

（2）皮肤干燥而瘙痒者：加太溪、三阴交，以养阴。

［备选方］

（1）血海、膈俞、三阴交、合谷、外关，用泻法。

（2）风池、曲池、外关、至阳，用泻法。

（冀来喜　乔云英）

〜 第四节　新九针处方 〜

一、新九针治疗原则

新九针疗法的施针原则是辨证施针，针分主辅、合理配伍，系统治疗。它在因证施针的基础上，进行辨证配针，即发挥多种不同针具各自治疗作用的同时，通过不同针具的相互配合而产生独特的治疗效果。

1．辨证施针　新九针是中医外治法中的一种，是在中医理论指导下的治疗措施。辨证是中医治病的特点和精髓。新九针疗法作为中医疗法的一种，必然要遵循辨证论治这一原则。只有"证"明，治疗起来才能得心应手，针到病除，否则适得其反。

2．针分主辅、合理配伍　新九针治病是在整体观念指导下，根据脏腑、经络学说，运用四诊八纲理论，将临床所见的各种不同证候，按脏腑疾患、经络病候和相应组织器官病证的形式进行分析归纳、辨证论治。同样是辨证论治，中药方剂讲君臣佐使等药物的配伍应用，而新九针治病的辨证，还有一层含义是不同针具的辨证使用，就是针分主辅、合理配伍。

《黄帝内经》记载："九针之宜，各有所为，长短大小，各有所施，不得其用，病弗能移。"这就说明了九针的两大特点是特异性和整体性，即每一种针具有其自身的针具特点、施针方法和主治范围，就是"各有所为"和"长短大小，各有所施"。九针作为一个有机的整体，在临床治疗中，不同针具相互配合进行施治，如用药的君臣佐使一样，而针分主辅，否则"不得其用，病弗能移"。

在临床实践中，毫针可以治疗许多疾病，但对寒凉之证，虽可用烧山火手法，但远不如以火针施治简便效佳；二者配合治疗，以火针为主，毫针为辅，可以治疗大多数疾病的寒凉证型。对于小儿和畏针者，则以磁圆梅针和梅花针为主，其他针具为辅治疗。再如面瘫患者，若为风寒型，早期就以火针为主温经散寒，梅花针、毫针等为辅，通经活络；若为风热型，早期以梅花针和锋针为主疏风泻热，毫针等为辅，祛邪通络；若后期顽固难治者，以火针和锋钩针为主温经通络，而以毫针、梅花针等为辅，益气养血，濡养经脉。

3. 系统治疗 疾病的轻重缓急因人、因时、因病之不同而有所变化，其关键就在辨证和配伍。辨证是基础、是前提，配伍是应用、是辨证的结果和落实，二者是统一的，在临床中只有灵活应用，制订出完整的治疗方案，包括治疗用具、治疗方法、治疗周期，才能在短时间内取得满意疗效。如新九针治疗过敏性鼻炎时，应用梅花针、火针、毫针，结合不同证型，梅花针、毫针每天1次、10次1个疗程，火针1周1～2次、5次1个疗程；治疗慢性咽炎慢性炎症期时，选取火针、锋钩针、毫针、梅花针，根据辨证，梅花针、毫针每天1次、5次1个疗程，而火针配合锋钩针一般1次即愈，1次未愈者可于1个月后同法治疗。

二、新九针治疗作用

九针治病，其着眼点在"筋、骨、气、血"。盖因"筋、骨、气、血"乃人之四维，是构成人体的基本功能物质。四维不调，即可导致人体的各种病证。经络塞滞、气血不畅、脏腑失调、阴阳失衡等病机变化，均可利用不同的九针针具加以治疗。

1. 疏通经络 疏通经络是针灸治病最主要、最直接的作用。中医学认为，大凡疼痛，多由经络闭阻不通，气血瘀滞不行而引起，故说"不通则痛"。正因为如此，《灵枢·经脉》才说："经脉者，所以能决死生，处百病，调虚实，不可不通也。"九针以不同针具，不同的刺激方式，作用于经络、腧穴，使经络通畅，气血调和，变"不通则痛"为"通则不痛"。

2. 温通气血 气血为病，主要表现在虚和瘀两方面，所谓"不荣则痛"。九针中的火针不仅是针和灸双重作用的完美结合，更是以"火"之性治"水湿阴寒"之性的对制之法。现代的火疗以及动物生病后寻找太阳的自疗方法，启示火热开阳、温通气血、补虚祛瘀对于治疗疾病的重要性。

3. 泻邪外出 病邪既是导致疾病的因素，也是疾病的病理产物。只有将病邪驱除体外，疾病才能痊愈。九针中的锋针，即三棱针放血疗法，是泻邪外出疗法的典范，其主要针对的是邪在血分之病。中医有"瘀血去而新血生"的理论，当邪壅于内无法外排，久之瘀滞不通时，刺络以放血，则给邪以出路，则邪去身安，疾病痊愈。另如风邪为患，以毫针在风池、风府、风市等"风穴"，给予泻法，即明显可感风随针柄而出，其凉意如丝，缕缕应手。

4. 松筋解结 松筋，就是松解粘连痉挛的经筋；解结，就是疏通郁结，条达经气。这是针对"不松则痛"的病机而采取的相应治疗。现代软组织损伤理论认为，粘连、挛缩、瘢痕、堵塞是致痛的基本病理产物。九针中的锋钩针勾拉浅层粘连软组织，"以点带面"，即勾拉一处便可带动其下大面积的部位相应松解；刀钩针则可以深入深层而起到勾拉和切割的双重作用，可谓集锋钩针与小针刀之大成。

5. 通关过节 骨与关节是人体的框架和支撑，其痛除了自身骨本质的病变外，相当一部分是由于其周围的软组织损伤。九针中的长针和员利针，即是为"骨"而设。如骨关节炎的患者，关节僵直不能屈伸，利用长针上下、前后、左右——透刺疏通，通利关节，施术后患者马上就能屈伸关节，可谓疗效神速。

6. 扶正祛邪 扶正祛邪是针灸治病的根本法则和手段。扶正就是扶助正气，补益脏腑气血，增强抗病能力。正气得复有利于抗邪祛邪，就能祛除病邪，减轻疾病症状，消除致病因素，而病邪得除，又可以减轻对正气的损伤。九针扶正祛邪作用的实现，主要体现在各种针具不同的作用及对不同腧穴的灵活应用上。

三、新九针临床诊治特点

根据祖国传统医学理论，疼痛的发生不外乎经络不通、气血失调，而疏通经络、调和气血阴阳正是针灸所长。九针是劳动人民在长期与疾病作斗争的实践中创造出来，并通过临床实践不断地认识而逐步发展起来的一种医疗方法，是我国医务工作者劳动与智慧的结晶。

1. 九针之宜，各有所为 九针各有其不同的用途。古代医家认为："泻阳气者，宜镵针；泻气分者，宜员针；致脉气者，宜锃针；发痼疾者，宜锋针；取大脓者，宜铍针；取暴气者，宜员利针；取痛痹者，宜毫针；取远痹者，宜长针；泻机关之水者，宜大针。此其各有所宜也。"九针者，皆有通经络、调气血以止痛之功，又各有所长。毫针长于调气调神，气调神怡方能祛邪外出；火针温阳通痹，祛风寒湿；锋针刺血泻热，松筋活络；刀钩针以点带面，事半功倍；长针通关过节，一针透多穴；员利针针身粗大治痼疾；磁圆梅针磁针结合，疏通经脉，通则不痛；锃针定位点穴，九针之使。

2. 据病择针，有的放矢 根据病性不同，选择不同的针具。寒证多选火针温通，或针灸并用，或"烧山火"的毫针手法；热证多选锋钩针、刀钩针放血泻热；虚证多选磁圆梅针疏通经络、调和阴阳；实证多选长针、员利针泻实。根据病位不同，肌肉丰厚处可选长针、员利针；病变范围广则选磁圆梅针，筋骨病多选锋钩针、刀钩针、火针；关节病以长针、员利针通关过节；神经系统疾病多选用梅花针；脏腑病以毫针调理脏腑经气。毫针、锃针、埋线针则不论寒热虚实、新病久病，皆可选用。

3. 一针见效，单枪直入 九针针具各有专长，临床应用常独取一针，"单兵作战"，即可取效。如治疗肠粘连时，仅用一支毫针，以独特滞针手法，即取得较好疗效。再如磁圆梅针治疗静脉曲张，也是独建奇功；下肢痹痛，用长员利针于"代秩边"穴刺激坐骨神经，待患者忽麻至足跟，3次后出针，往往"针似电击，效如闪电"。

4．数针并用，整体治疗 当初师氏新九针打破了"一根毫针治百病"的局面，享有"九针震华夏"的盛誉，就是因为其不但扩大了针灸临床的治疗范围，而且明显提高了临床疗效。九针针具形殊功异，各有短长，独取一针得心应手，多针配合亦相得益彰。火针温阳通络；锋钩针松筋活络；长针通关过节，一针透多穴；员利针针身粗大治痼疾；磁圆梅针疏通经脉，调和阴阳；锓针点穴按压，陷脉致气；毫针重在调神驭气，使阴阳平衡、气血调和而病自除。整体性与"针分主辅，合理配伍"的原则，是九针施用原理之一。九针针具及其针法是一个有机的整体，在临床治疗中，它们相互配合进行施治，如同用药的君臣佐使一样，有主有辅。许多病证，通过不同针具的合理配伍施治，才能取得满意疗效。如肩周炎，若患者身体强壮，唯有上臂举伸障碍，则应以锋钩针为主治针具，在局部勾割以泻之；然后再以毫针为辅治针具，针刺肩髎、曲池、外关以通之。若患者年老体弱，气力不足，遇寒肩痛益甚，则应以毫针为主治针具，针刺足三里、阳陵泉以补之；并以火针为辅治针具，点刺局部患处温通之。

5．霸道劫病，见效迅速 九针治痛显效迅速，其治疗过程也是痛快淋漓。火针以"火"的热烈和豪气，锋针以"锋"的刃利和锐气，让病魔知难而退；毫针单枪直入，钩针横扫千军，镵针、铍针逢山开路，过关斩将，无不霸气十足；正所谓"狭路相逢勇者胜"，疾病应手而愈已是必然。而患者有时略呼疼痛，其实"此痛非彼痛"，只在呼痛的一瞬间治疗即告结束，有道是"痛快痛快，先痛后快，不痛不快"，"长痛不如短痛"。治疗时，疼痛反应愈强烈、远期疗效愈好的例子，在临床上屡见不鲜。

6．重视刺法，要点明确 熟练掌握操作技术是实现疗效的前提。九针各有操作，其刺法直观易学。《灵枢·本脏》云："经脉者，所以行血气而营阴阳，濡筋骨，利关节者也。"当动力不足，气血运行无力时，梅花针、磁圆梅针可以起到鼓舞气血加速运行的作用；当脉道涩滞，气血运行受阻时，毫针可以通调脉道，促进气血运行滑利；当气血瘀滞不行时，三棱针、锋钩针可以活血化瘀，恢复气血运行。病在皮部，取镵针、铍针、火针，或铲或切、或削或熨，"气顺滞除，瘀去新生"；在筋骨，取锋钩针、刀钩针、员利针，或钩或拉、或划或割，"骨正筋柔，血气以流"；在经络，取梅花针、磁圆梅针，或补或泻、或以经取之，"明乎顺逆，以平为期"；病入脏腑，取毫针，或深或浅、或久或暂，"开四关""聚五虎""斩六淫""定七情"，用之得法，气血自调。总之，九针针具各显神通，恢复经络运行气血津液、渗灌脏腑百骸、沟通上下内外的功能，使气血通、神志清，整体调节、内外兼治，改善致痛的病理条件，从而起到治痛、镇痛的作用。

四、新九针处方

新九针自诞生以来，治疗范围不断扩大，对160余种疾病具有疗效。这一疗法在很大程度上扩展了针灸的治疗范围。经过30余年的临床实践，逐渐形成了以具有山西地域特色的"新九针"疗法为主的多种针灸技术的综合运用。其中，新九针磁圆梅针应用最为广泛。磁圆梅针融古代员针、梅花针和磁疗治疗作用为一体，因此几乎所有新九针处方中都可以加入其作为排头兵、先锋官，通过循经叩刺经络腧穴以激发气血运行，加快得气和增强疗效。

新九针处方，除遵循传统的针灸处方选穴以外，更是有了针具针法处方的特点。按照针具选取分为单针具处方和多针具处方，一般根据针具的主治特点和疾病的临床需要选择。

1. 单针具处方 梅花针治疗斑秃，磁圆梅针治疗下肢静脉曲张，火针治疗局限性神经性皮炎、急性胃肠炎、口腔溃疡、肛周脓肿、腱鞘囊肿，毫针滞针法治疗术后肠粘连，锋钩针治疗肩周炎、鼻窦炎、急性扁桃体炎，火锟针治疗慢性咽炎等。

2. 多针具综合处方

（1）脾胃病处方

针具处方：磁圆梅针、火针、毫针。

针法处方：磁圆梅针叩刺背部督脉、膀胱经，腹部任脉，下肢足阳明胃经，普叩经，重叩穴（至阳、脾俞、胃俞、中脘、天枢、关元、气海、梁丘、足三里、上巨虚、下巨虚等）。火针以俞募配穴加下合穴为基本处方，细火针速刺不留针。毫针常规针刺即可。

（2）泌尿生殖病处方

针具处方：磁圆梅针、芒针、火针、毫针。

针法处方：磁圆梅针叩刺腰背部督脉、膀胱经，下腹部任脉，下肢部足三阴经，普叩经，重叩穴（命门、腰阳关、肾俞、膀胱俞、肓俞、气海、关元、水道、三阴交、太溪等）。芒针"秩边透水道"针法。毫针常规针刺。寒证还可以加用火针针刺督脉、膀胱经和任脉腰腹部穴位。

（3）骨科疾病处方

针具处方：磁圆梅针、锋钩针、火针、员利针、芒针、毫针。

针法处方：根据不同疾病病位选择组合。磁圆梅针遵循"经脉所过，主治所及"原则，选取病变部位周围经络腧穴叩刺。锋钩针多在局部疼痛伴有功能障碍时选用，火针几乎所有骨科疾病都可选用，员利针、芒针一般治疗深邪暴痹时选用，毫针常规配合使用。如治疗肩周炎时，选择磁圆梅针、锋钩针、毫针；治疗腰椎间盘突出症时，选择磁圆梅针、员利针、毫针；治疗膝骨关节炎时，选择火针、毫针。具体见第四章新九针治疗。

（4）神经系统疾病处方

针具处方：磁圆梅针、梅花针、芒针、火针、毫针、镵针。

针法处方：根据不同疾病病位选择组合。磁圆梅针叩刺督脉、膀胱经、病变部位经络；梅花针叩刺头部诸经，普叩经，重叩穴（百会、四神聪、神庭、头维、率谷等）。芒针"秩边透水道"针法调理二便，四肢部透刺法通经活络；火针温经通络，与毫针交替进行；镵针划割颊黏膜，活血消肿通经络。如治疗面瘫时选择梅花针、毫针、镵针；治疗中风后遗症时选择磁圆梅针、梅花针、芒针、火针、毫针；治疗痿证时选择磁圆梅针、芒针、火针、毫针。具体见第四章新九针治疗。

（5）皮肤科疾病处方

针具处方：火针、梅花针、毫针、镵针、铍针。

针法处方：根据不同疾病选择组合。火针是皮肤科疾病常用针具，病变局部浅点刺疏通经络，调和气血，加辨证取穴深速刺调和脏腑；梅花针亦称皮肤针，局部叩刺出血与火针浅点刺有异曲同工之妙；镵针、铍针可以切割赘生物，划割放血以调和气血；毫针常规辨证施治。如临床治疗良性黑色素瘤时选用火针、铍针；治疗丝状疣，大者选用镵针、火针，小者单用火针；治疗斑秃选用梅花针局部叩刺出血，加毫针辨证施治。

（6）儿科疾病处方

针具处方：磁圆梅针、三棱针、锋钩针、毫针。

针法处方：根据不同疾病选择组合。古今众多医家都认为论治小儿疾病时，应立足脾胃，注重加强脾胃纳运功能。三棱针点刺四缝放血调理脾胃几乎贯穿所有儿科疾病的治疗。锋钩针多在扁桃体肿大、腺样体肥大时使用。毫针治疗往往采用速刺不留针，更易为患儿接受。如治疗小儿消化不良、纳食不馨、便秘等选用三棱针四缝放血，可以配合磁圆梅针叩刺背俞穴、募穴和下合穴；急性化脓性扁桃体炎选用三棱针四缝放血，配合锋钩针勾刺肿大扁桃体。

（7）肛肠疾病处方

针具处方：镵针、铍针、锟针、火针、毫针。

针法处方：镵针、铍针局部切割、划割；火锟针修复创面；火针破脓消肿；毫针辨证施治。如外痔选用镵针划割舌系带，铍针局部切割；肛周脓肿选用火针局部点刺，毫针辨证施治。

（8）五官科疾病处方

针具处方：梅花针、毫针、锋钩针、三棱针、锟针。

针法处方：根据不同疾病选择组合。梅花针叩刺头面部诸经以疏通经络、调和气血、激发经气；锋钩针、三棱针勾刺、点刺放血以泻热和血通窍；冷锟针点穴通络，火锟针局部熨烫祛邪通经；毫针辨证施治。如治疗耳鸣耳聋时选择梅花针、锋钩针、毫针；治疗慢性咽炎时选用火锟针、三棱针、毫针；治疗睑腺炎时选用三棱针、毫针。

（张天生　曹玉霞　李德根）

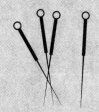

第四章
新九针治疗

第一节　内科病证

一、感冒

【概述】

感冒是感受触冒风邪所导致的常见外感疾病，临床表现以鼻塞、流涕、喷嚏、咳嗽、头痛、恶寒、发热、全身不适等为特征。本病四季均可发生，尤以春、冬为多见。早在《黄帝内经》中便已记载，如《素问·骨空论》。参苏饮治"感冒风邪，发热头痛，咳嗽声重，涕唾稠黏"。清代李用粹则提出了"虚人感冒"的理论。历代医家都有大量治疗感冒的论述。

针灸治疗感冒，《伤寒论》《针灸甲乙经》《针灸资生经》《针灸大成》等书虽无专章论述，但在"太阳病篇""伤寒""头痛""风病"等门中，均有记载，可资参考。现代医学将感冒分为普通感冒和流行性感冒。普通感冒为感冒病毒（如鼻病毒等）引起的上呼吸道炎症，又称"伤风""急性鼻炎"，属于西医学"急性上呼吸道感染"范畴，以鼻咽部卡他症状（咽干、咽痒、咽痛、喷嚏、流涕、鼻塞、听力减退、味觉迟钝、咳嗽、头痛、轻度畏寒等）为主要临床表现。流行性感冒为流感病毒引起的急性呼吸道传染病；全身症状重，有高热、头痛、乏力、全身酸楚等表现，呼吸道卡他症状较轻。此外，还有"胃肠型感冒"，是由柯萨奇病毒引起并伴有细菌性混合感染而导致呼吸系统和消化系统共同致病，常表现为呕吐、胃胀、腹痛、腹泻等，易误诊为急性胃肠炎。

中医认为，感冒是由于六淫、时行病毒侵袭人体所致，以风邪为主。而风邪伤人多与寒热暑湿之邪夹杂为患，冬季多感风寒，春季多感风热，夏季多夹暑湿，秋季多兼燥气。外邪从皮毛、口鼻而入，故多见肺卫之症状。偏寒者，寒袭肌表，毛窍闭塞，肺气不宣而病；偏热者，热邪犯肺，肺失清肃而病；夹湿者，湿留腠理，阻遏清阳，留连难解。

【临床表现】

1. 气候突然变化和受凉以及与感冒患者有接触史。

2. 典型的恶寒、发热、头痛、鼻塞、咳嗽、喷嚏、流涕等症状。

3. 注意寒热的轻重、出汗的多少、咽痛、乏力与否、咳嗽特点及舌脉等，以区分不同证型。

4. 病程多为 3～7 天。普通感冒一般不传变，流行性感冒少数可传变入里，变生他病。

5. 四季均可发病，而以冬春季节为多。

6. 对高热持续不退者，应注意与其他类似感冒的传染病相鉴别。

【辨证分型】

1. 风寒感冒　鼻塞、声重，鼻痒、喷嚏、流清涕，恶寒重、发热轻，无汗或少汗，头痛、肢节酸痛，舌淡苔白、脉浮紧。

2. 风热感冒　发热重，不恶寒或微恶风，汗出或汗出不畅，口干、头痛、鼻塞不畅、流黄涕，咽喉红肿疼痛，舌苔薄黄、脉浮数。

3. 感冒夹湿　恶寒发热，身热不扬，少汗，肢节酸重，头昏胀如裹，咳嗽，吐白黏痰，咳声重浊不扬，胸脘痞闷，纳呆，腹胀闷不舒，大便溏或泄泻，小便黄少，舌苔白腻或黄腻，多见濡脉。

4．体虚感冒　久病或老弱体虚者，常易感冒，临床除具有一般的感冒症状外，根据虚弱的不同情况而有所差异。气虚者，多见语声低怯，气短，倦怠，脉浮无力等；阳虚者，多兼见面色㿠白，语言低微，四肢不温，舌淡胖，脉沉细等；阴虚者，多见盗汗，口干咽燥，五心烦热，干咳少痰，舌质红，脉细数等；血虚者，多见面色少华，心悸、头昏、苔白，脉细或浮而无力等。

【新九针治疗】

（一）治则

祛风解表。

（二）针具选择

火罐、毫针、三棱针或锋钩针。

（三）治疗方案

1．风寒感冒

第一步　走罐治疗

（1）部位：背部膀胱经。

（2）操作方法：患者俯卧位，背部涂抹刮痧药油、石蜡油或生姜油，选用4号或5号火罐，沿脊柱两侧上、下反复走罐，以皮肤红润、充血或出现痧点为度。（图4-1，图4-2）

第二步　毫针治疗

（1）取穴：风池、列缺。

（2）操作方法：患者俯卧位，风池常规用1.5寸毫针向鼻尖方向斜刺0.8～1.2寸；伴咽部疼痛者可用2寸毫针刺向咽喉部方向，进针深度为1.5～2寸；列缺向上斜刺0.5～0.8寸，采用泻法，留针30分钟。

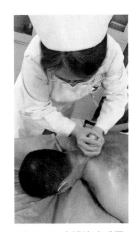
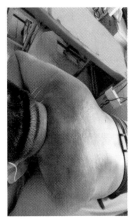

图 4-1　走罐治疗感冒　　　　图 4-2　皮肤痧点

2．风热感冒

第一步　走罐治疗（同外感风寒型）

第二步　刺络放血治疗

（1）取穴：成人选取大椎、少商、耳尖。儿童选取四缝。

（2）操作方法：常规消毒，以三棱针或锋钩针在穴位处浅刺出血，挤出5～10滴，至血的颜色变为正常为度；可在大椎处外加火罐拔罐治疗，留罐10分钟。

第三步　毫针治疗

（1）取穴：曲池、孔最、鱼际。

（2）操作方法：常规针刺，泻法，留针30分钟。

【治疗现状】

西医多采用抗炎、抗病毒、抗过敏、解痉、镇咳、雾化等治疗，各项检查繁多，尤其是要经过药敏试验、痰培养、咽拭子检测等指导用药，且过用抗生素易破坏人体正常菌群生长，长时间运用极易造成耐药性，最终随着抗生素升级而导致无药可用。中医多采用中药及针灸治疗。本方案将针刺、走罐及放血疗法相结合，见效快，病程短，便于操作，易被患者接受，适宜推广使用。

【临床体会】

1. 关于适应证的问题　尽管感冒在临床上最为常见，然并非首选针灸治疗的适宜病种。而且感冒是一种自愈性疾病，针灸治疗感冒主要是对症治疗，对于部分感冒症状，如配合针灸、走罐、放血等，效果肯定，值得推广。如当感冒初起、恶寒、周身酸痛时，背部走罐配合放血疗法效佳，甚至可立竿见影；当发热、体温升高时，用三棱针放血，体温多数会下降，尤其对于小儿感冒更是如此；当伴有咽痛时，少商、商阳点刺放血即刻有效；当伴有鼻塞症状时，火针速刺或锋钩针勾刺迎香，鼻塞即可减轻。

2. 关于放血疗法的使用　一般认为，当风热较甚时，方可采用放血疗法，但临床体会表明，无论风寒、风热，放血均有效果，这可能与放血可以宣泻肺中邪气有关。

3. 关于配合药物的问题　尽管针灸对部分症状有较好疗效，但多数患者仍需配合中西药物治疗，如口服感康（复方氨酚烷胺片）、白加黑（氨酚伪麻美芬片Ⅱ/氨麻苯美片）、银翘解毒丸等，简便有效；如体温升高超过39℃、血常规相应检测指标升高者，宜配合抗生素治疗；对于平素体虚易感冒者，逢季节急剧变化时可服玉屏风散等药物预防感冒；对于久咳痰少者，特别是风热感冒后遗咳嗽症状的患者，应配合中药以疏风散热、宣肺解表，并重用养阴润肺之品，可取得较好疗效。

4. 部分疾病初期症状与感冒相似，可根据感冒的治疗方案，异病同治即可取效。

5. 胃肠型感冒　与中医的"暑湿"相类似，主要是由于患者素体阳虚、卫阳不固，感受寒湿而致湿困脾胃，肺胃同病。临床可用芳香化湿的藿香正气散类方剂化裁加减治疗。运用针灸治疗时，需将调理脾胃与治疗感冒并重。治疗相应的脾胃症状时，可参照本书脾胃病相关的部分进行治疗。

【生活调摄】

1. 平时注意保暖、合理饮食，适度锻炼以增强体质。

2. 休息，忌烟、酒刺激。

【验案】

刘某，男，50余岁。外感发热，体温39℃，伴有头痛、咽喉肿痛、恶寒、四肢乏力。辨证：外感风热。治疗：①走罐：背部涂抹生姜油，选用大号蜜蜡罐在背部督脉、膀胱经走罐至皮肤紫红。②锋钩针：勾刺双侧风池，点刺背部痧点、大椎、双侧少商、商阳放血。③毫针速刺风门、肺俞、太阳、天突、曲池、孔最，用泻法；针刺列缺、关元、气海、足三里、照海，平补平泻，留针30分钟。针后头痛、咽痛及恶寒症状明显减轻，体温37.8℃，配合口服中药，日1剂，3剂后痊愈。（曹玉霞医案）

二、发热

【概述】

发热是指在致热原作用下，体温调节中枢的调定点上移而产热增多和/或散热减少，引起的体温调节性升高（超出正常范围 0.5℃）。另一类体温病理性升高，并非致热因子导致体温调定点上移引起，而是体温结构失调或调节障碍引起的一种被动性体温升高，如甲状腺功能亢进（简称甲亢）的产热异常增多等。此外，健康人在剧烈运动、月经前期、妊娠期等生理条件下，体温升高超过正常体温 0.5℃，称生理性体温升高。西医将发热分为感染性发热（细菌、病毒、支原体、真菌等病原体引起）、非感染性发热（病原体以外的其他病因引起），且临床上感染性发热最常见。西医学认为，能刺激机体产生致热性细胞因子的物质——发热激活物，作用于机体后产生致热原细胞（包括单核细胞、中性粒细胞等），进而产生并释放白细胞介素 –1、肿瘤坏死因子、干扰素及白细胞介素 –6 等致热原细胞因子，作用于下丘脑内皮细胞产生前列腺素 E_2，增加脑组织内环磷酸腺苷含量，从而导致体温中枢调定点升高，一方面通过垂体内分泌机制增加代谢率，或通过运动神经使骨骼肌紧张度增高或寒战，引起产热增加，另一方面经交感神经使皮肤血管收缩，引起散热减少，于是产热大于散热，体温上升到体温调定点相适应的新水平，而引起发热。

　　发热往往可以单独出现，也可以合并其他疾病伴随出现。发热一词最早见于《黄帝内经》。对于针刺治疗热病，《灵枢·热病》《素问·刺热》《素问·水热穴论》进行了重点论述，特别是通过对"热病五十九刺""热病五十九俞""热病气穴"的深入分析，揭示了热病用穴的规律和特点，确立了针刺治疗发热性疾病的重要作用和地位。如《灵枢·热病》载："热病而汗且出，及脉顺可汗者，取之鱼际、太渊、大都、太白，泻之则热去，补之则汗出。"强调了热病在治疗中，针泻能发汗祛邪、针补又能保护阴液的特点，以体现"泻其热而出其汗，实其阴以补其不足"的热病治疗原则。张仲景在《伤寒论》中屡屡论及阳病用刺法。张仲景阳病用刺法的适应证主要有：一是三阳热证，在于散邪泻热，如太阳中风取风池、风府以疏散风邪。二是热入血室证，若是太阳病热入血室，刺期门以泻邪热，散血结；阳明病热入血室者，刺期门以泻血中之实邪；若因女性经期或其前后感受外邪，邪热陷于血室者，刺期门以泻风木之火邪；肝为藏血之脏，今因血室郁滞，致肝脉受阻，气血流行不畅，故刺肝经的募穴期门以泻热除实。三是太阳病肝乘脾、肝乘肺，刺期门以泻实；太阳与少阳并病，刺大椎、肺俞、肝俞以外解太阳之邪，宣肺畅肝；太少并治，若误用汗法而见谵语脉弦，则刺期门以泻风木之火；太阳之邪七日，未解者，针足阳明扶正祛邪。庞安时对于热病的治疗，在取穴和针刺的方法上，注重六经辨证。王士雄临证十分重视用针刺法使"邪气外泄"，让"邪有出路"而达到"邪去则正安"的目的；其主要采用针刺出血和砭去恶血治疗热病，使邪得外泄，可以望生，否则失治即死。

　　中医将发热分为外感发热、内伤发热两种。因感受外邪，起病较急，病程较短，发热初期多伴有恶寒，加衣被不减，体温大多较高，兼有头身疼痛、鼻塞、流涕、咳嗽、脉浮等表证的发热，称外感发热；多由感受风寒、风热、暑热、湿热外邪，正邪交争所致，以实证居多。内伤发热是以内伤为病因，以脏腑功能失调、气血阴阳失衡为基本病机，以发热为主要临床表现的病证；一般起病较缓，病程较长，热势轻重不一，以低热为多，或自觉发热而体温并不升高。

　　【临床表现】

　　1．发热的临床分度　　低热 37.3～38.0℃，中等度热 38.1～39.0℃，高热 39.1～41.0℃，超高热＞41.0℃。

　　2．发热的临床过程　　体温上升期，高热持续期，体温下降期。

3. 热型及临床意义

（1）稽留热：是指体温恒定地维持在 39～40℃以上的高水平，达数天或数周，24 小时内体温波动范围不超过 1℃。常见于大叶性肺炎、斑疹伤寒及伤寒高热期。

（2）弛张热：又称败血症热型，是指体温常在 39℃以上，波动幅度大，24 小时内体温波动范围超过 2℃，但都在正常水平以上的体温曲线类型。常见于败血症、风湿热、重症肺结核及化脓性炎症等。

（3）间歇热：体温骤然升达高峰后持续数小时，又迅速降至正常水平，无热期（间歇期）可持续 1 天至数天，如此高热期与无热期反复交替出现。见于疟疾、急性肾盂肾炎等。

（4）回归热：是指体温急剧上升至 39℃或以上，持续数天后又骤然下降至正常水平，高热期与无热期各持续若干天后规律性交替 1 次的体温曲线类型。可见于回归热、霍奇金淋巴瘤等。

（5）波状热：体温逐渐上升达 39℃或以上，数天后又逐渐下降至正常水平，持续数天后又逐渐升高，如此反复多次。常见于布鲁氏菌病。

（6）不规则热：发热的体温曲线无一定规律。可见于结核病、风湿热、支气管肺炎、渗出性胸膜炎等。

4. 热程

（1）急性发热：临床上一般将热程在 2 周以内的发热称急性发热。通常为高热，其中急性感染占首位，各种病原体中以细菌最为常见，其次为病毒。

（2）长期不明原因发热（简称 FUO）：是指发热持续 3 周以上，体温 ≥ 38.5℃，经完整的病史询问、体格检查及实验室常规检查后，仍不能明确诊断者。此类发热以弛张热和不规则热多见。一般来说，热程短，有乏力、寒战等中毒症状者，有利于感染性疾病的诊断；热程中等，但呈进行性消耗、衰竭者，以肿瘤多见；热程长，无毒血症的症状，但发作与缓解交替出现者，有利于结缔组织病的诊断。

（3）慢性低热：凡口腔温度在 37.3～38.0℃、除外生理性原因（如孕妇及女性排卵期）并持续 1 个月以上者，称慢性低热。慢性低热一般可分为器质性低热和功能性低热两大类。器质性低热常见，病因又以慢性感染为多，也可见于结缔组织病、内分泌疾病、恶性肿瘤等；功能性低热有神经功能性低热、感染治愈后低热、月经周期的排卵期及妊娠期低热、受孕热等。

【辨证分型】

1. 外感发热 因感受外邪，起病较急，病程较短，发热初期多伴有恶寒，加衣被不减，体温大多较高，兼有头身疼痛、鼻塞、流涕、咳嗽、脉浮等表证。

（1）风寒型：恶寒重，发热轻，无汗或少汗，头痛，肢节酸痛，鼻塞，声重，鼻痒，喷嚏，流清涕，舌淡苔白，脉浮紧。

（2）风热型：发热重，不恶寒或微恶风，汗出或汗出不畅，口干、头痛、鼻塞不畅、流黄涕、咽喉红肿疼痛，舌苔薄黄，脉浮数。

（3）风燥型：微寒、身热，干咳、喉痒，咽喉干痛、唇鼻干燥，无痰或痰少而粘连成丝，不易咳出，舌质红干而少津，苔薄黄或薄白，脉浮数或小数。

（4）暑湿型：身热、微恶风，汗少，肢体酸重疼痛，头昏重胀痛，咳嗽痰黏，鼻流浊涕，口中黏腻，渴不多饮，胸中脘痞，泛恶，腹胀，大便或溏，小便短赤，舌苔薄黄而腻，脉濡数。

2．内伤发热 以内伤为病因，以脏腑功能失调、气血阴阳失衡为基本病机，以发热为主要临床表现的病证。一般起病较缓，病程较长，热势轻重不一，以低热为多，或自觉发热而体温并不升高。

（1）阴虚发热：午后潮热，或夜间发热，不欲近衣，手足心热，烦躁，少寐多梦，盗汗，口干咽燥，舌质红，或有裂纹，苔少甚至无苔，脉细数。

（2）血虚发热：发热，热势多为低热，头晕眼花，神倦乏力，心悸不宁，面白少华，唇甲色淡，舌质淡，脉细弱。

（3）气虚发热：发热，热势或低或高，常在劳累后发作或加剧，倦怠乏力，气短懒言，自汗，易于感冒，食少便溏，舌质淡，苔薄白，脉细弱。

（4）阳虚发热：发热而欲近衣，性寒怯冷，四肢不温，少气懒言，头晕嗜卧，腰膝酸软，纳少便溏，面色㿠白，舌质淡胖，或有齿痕，苔白润，脉沉细无力。

（5）气郁发热：发热多为低热或潮热，热势常随情绪波动而起伏，精神抑郁，胸胁胀满，烦躁易怒，口干而苦，纳食减少，舌红苔黄，脉弦数。

（6）痰湿郁热：低热，午后热甚，心内烦热，胸闷脘痞，不思饮食，渴不欲饮，呕恶，大便稀薄或黏腻不爽，舌质白腻或黄腻，脉濡数。

（7）瘀血发热：午后或夜间发热，或自觉身体某些部位发热，口干咽燥，但不多饮，肢体或躯干有固定痛处或肿块，面色萎黄或晦暗，舌质青紫或有瘀点、瘀斑，脉弦或涩。

【新九针治疗】

（一）治则

祛邪扶正，调营退热。

（二）针具选择

火罐、毫针、三棱针或锋钩针。

（三）治疗方案

1．外感发热

（1）风寒型

第一步　走罐治疗

部位：背部膀胱经。

操作方法：同感冒。

第二步　毫针治疗

取穴：风池、列缺。

操作方法：患者俯卧位，用1.5寸毫针针刺风池，针尖微下，向鼻尖斜刺0.8～1.2寸，采用泻法，留针30分钟。

（2）风热型

第一步　走罐治疗（同感冒）

第二步　刺络放血治疗

取穴：成人选取大椎、少商、耳尖，儿童选取四缝。

操作方法：同感冒。

第三步　毫针治疗

取穴：曲池、孔最、鱼际。

操作方法：常规针刺，泻法，留针30分钟。

2. 内伤发热

第一步　走罐治疗（同感冒）

第二步　毫针治疗

取穴：大椎、曲池、外关、陶道、大杼、风池、合谷、十宣。

操作方法：常规针刺，平补平泻法，留针30分钟。阴虚发热，可加复溜、太溪、三阴交、阴陵泉；血虚发热，加足三里、血海、膈俞；气虚发热，加艾灸关元、气海；阳虚发热，加艾灸神阙、命门、肾俞；气郁发热，加太冲、期门；痰湿发热，加足三里、丰隆、阴陵泉；血瘀发热，加膈俞、血海、委中。儿童发热，加四缝放血。

【治疗现状】

西医主要通过血常规、血沉、C反应蛋白、尿常规、便常规、痰培养、脓液或细菌培养、药敏试验、类风湿三项、传染系列、TORCH感染免疫检测等检查来寻找发病原因，进而通过经验用药以及药敏试验指导（抗生素、抗病毒）用药来退热，若患者用药后持续发热，予复查降钙素等来判断感染情况从而指导用药。中医多采用中药内服及针灸治疗。本方案将针刺、走罐及放血疗法相结合，见效快，病程短，便于操作，易被患者接受，适宜推广使用。

【临床体会】

1. **关于适应证的问题**　发热在临床上最为常见。针灸可以作为应急处理发热的措施之一。但引起发热的原因较多，在针刺治疗的同时，需查明原因，明确诊断，针对病因进行治疗。

2. **关于放血疗法的使用**　一般认为，当辨为实证发热较甚时，方可采用放血疗法，但临床体会表明，无论寒证、热证，放血均有效果，这可能与放血可以宣泻血中邪气有关。尤其儿童发热，多以脾胃不调为因，点刺四缝放血既可调理脾胃，也可调和营卫散热。

3. **关于配合药物的问题**　尽管针灸对部分症状有较好疗效，但多数患者仍需配合中西药物治疗，如口服银翘解毒丸、小柴胡颗粒、双黄连口服液、清开灵口服液等，简便有效；如体温升高超过39℃、血常规相应检测指标升高者，宜配合抗生素治疗。

4. **其他疗法的配合问题**　在高热的情况下，关于耳针的配合，发热较甚时，可取耳尖、耳背静脉，用三棱针点刺出血；关于穴位注射的配合，亦可外感发热采用柴胡注射液、板蓝根注射液，内伤发热采用鱼腥草注射液、清开灵注射液，在曲池、风门、肺俞上进行穴位注射；关于刮痧的配合，可取脊柱两侧和背俞穴，用刮痧板刮至皮肤出现紫暗为度，在痧点处进行锋钩针勾割放血则疗效更佳。

5. 当出现持续发热不解时，可从患者职业考虑，如患者在农村以饲养牛羊为职业，可考虑布病（布鲁氏菌病），针灸方法可配合治疗，但应以西医治疗为主。

【生活调摄】

1. 高热汗多者，应多饮糖盐水。

2. 注意饮食宜清淡、易消化，忌油腻、辛辣厚味之品。

【验案】

杨某，女，24岁，学生，2019年8月14日初诊。主诉：发热，伴咳嗽1周。患者1周前因受凉后出现发热，最高体温达39.1℃，伴咳嗽，有痰咳不出，在社区治疗，予输液、口服药物等，症状稍有好转，但仍发热不退，伴有咳嗽，夜间为甚，口干不喜饮，纳眠差，大便偏稀，小便色黄，舌尖红，苔黄厚腻，脉滑。中医诊断：外感发热。初诊予背部走罐、刺络放血、毫针治疗。3日后复诊，继予上述方案。三诊时，患者体温正常，诸症减轻，继以毫针巩固治疗，同时嘱患者多饮盐水，清淡饮食。（冀来喜医案）

三、咳嗽

【概述】

咳嗽是机体清除外界侵入呼吸道的异物和气道分泌物，以消除呼吸道刺激因子，抵御感染的一种保护性反射动作，可伴（或不伴）咳痰。西医将咳嗽的病因归于呼吸道疾病、胸膜疾病、心血管疾病、中枢性因素、药物、胃食管反流病等。咳嗽的频率过快、程度加重、伴有痰液，会对患者的工作、生活和社会活动造成严重影响。

中医认为，咳嗽是指肺失宣降，肺气上逆作声，咳吐痰液而言，为肺系疾病的主要证候之一。有声无痰为咳，有痰无声为嗽，一般多为痰声并见，难以截然分开，故以咳嗽并称。对于咳嗽的论述最早见于《黄帝内经》。直至《景岳全书·杂证谟·咳嗽》才提出将咳嗽分为外感和内伤两类。咳嗽既是独立的病证，又是肺系多种疾病可伴有的一个症状。咳嗽的病变主脏在肺，与肝、脾有关，久则及肾；主要病机为邪犯于肺，肺气上逆，冲击声门而发。临床常见外感风寒证、外感风热证、外感风燥证、内伤久咳证等。

【临床表现】

临床上以咳嗽咳痰为主要临床表现。外感咳嗽起病急、病程短，常伴有肺卫表证；内伤咳嗽常反复发作，病程长，多有其他兼证。

1. **咳嗽的性质**　咳嗽无痰或痰量极少，称干性咳嗽（简称干咳）。干咳或刺激性咳嗽常见于急性或慢性咽喉炎、喉癌、急性支气管炎初期、气管受压、支气管异物、支气管肿瘤、胸膜疾病、原发性肺动脉高压以及二尖瓣狭窄等。咳嗽伴有咳痰，称湿性咳嗽，常见于慢性支气管炎、支气管扩张、肺炎、肺脓肿和空洞型肺结核等。

2. **咳嗽的时间与规律**　突发性咳嗽常由吸入刺激性气体或异物、淋巴结或肿瘤压迫气管或支气管分叉处引起。发作性咳嗽可见于百日咳、支气管内膜结核，以及以咳嗽为主要症状的支气管哮喘（变异性哮喘）等。长期慢性咳嗽，多见于慢性支气管炎、支气管扩张、肺脓肿及肺结核。夜间咳嗽常见于左心衰竭和肺结核患者，可能与夜间肺淤血加重及迷走神经兴奋性增高有关。

3. **咳嗽的音色**　咳嗽声音嘶哑，多为声带的炎症或肿瘤压迫喉返神经所致；鸡鸣样咳嗽，表现为连续阵发性剧咳伴有高调吸气回声，多见于百日咳，会厌、喉部疾患或气管受压；金属音咳嗽，常见于纵隔肿瘤、主动脉瘤或支气管癌直接压迫气管所致的咳嗽；咳嗽声音低微或无力，见于严重肺气肿、声带麻痹及极度衰弱者。

4. **咳痰性质**　黏液性痰多见于急性支气管炎、支气管哮喘及大叶性肺炎的初期，也可见于慢性支气管炎、肺结核等。浆液性痰见于肺水肿。脓性痰见于化脓性细菌性下呼吸道感染。血性痰是由于呼吸道黏膜受侵害、损害毛细血管或血液渗入肺泡所致。恶臭痰提示有厌氧菌感染。铁锈色痰为典型肺炎球菌肺炎的特征；黄绿色或翠绿色痰提示铜绿假单胞菌感染；痰白黏稠且牵拉成丝难以咳出，提示有真菌感染；大量稀薄浆液性痰中含粉皮样物，提示棘球蚴病（又称包虫病）；粉红色泡沫痰是肺水肿的特征。痰量增多常见于支气管扩张、肺脓肿和支气管胸膜瘘，日咳数百至上千毫升浆液泡沫痰还需考虑肺泡癌的可能。

【辨证分型】

1．外感咳嗽

（1）风寒咳嗽：咳嗽声重，咽痒，咳痰稀薄色白，伴鼻塞，流清涕，恶寒，肢体酸楚，苔薄白，脉浮紧。

（2）风热咳嗽：咳嗽，咽喉干痛，咳痰不爽，痰稠黄，伴流黄涕，口渴，身热，苔薄黄，脉浮数。

（3）风燥咳嗽：干咳，喉痒，唇鼻干燥，无痰或痰少，不易咳出，口干，舌质红而少津，脉浮数或小数。

2．内伤咳嗽

（1）痰湿蕴肺：咳嗽反复，咳声重浊，痰多，痰出咳止，每于早晨或食后咳甚痰多，胸闷，体倦，苔白腻，脉濡滑。

（2）痰热郁肺：咳嗽气息粗促，痰多，质稠黄，咳痰不爽，有热腥味，吐血痰，面赤，身热，口干欲饮，苔黄腻，脉滑数。

（3）肝火犯肺：上气咳逆阵作，症状随情绪波动增减，胸胁胀痛，常感痰滞咽喉，苔薄黄少津，脉弦数。

（4）肺阴亏虚：起病缓慢，干咳，咳声短促，痰少，口干咽燥，手足心热，潮热盗汗，舌质红少苔，脉细数。

【新九针治疗】

（一）治疗原则

宣肺止咳。

（二）针具选择

火罐、毫针、三棱针或锋钩针。

（三）治疗方案

1．外感风寒型

第一步　走罐治疗

部位：背部膀胱经。

操作方法：同感冒。

第二步　毫针治疗

取穴：风池、列缺。

操作方法：同风寒感冒。

2．外感风热型

第一步　走罐治疗（同感冒）

第二步　刺络拔罐治疗

取穴：大椎。

操作方法：常规消毒穴位后，取三棱针或锋钩针，在穴位处浅刺 3 ～ 5 针，留罐 10 分钟。

第三步　毫针治疗

取穴：曲池、孔最、鱼际。

操作方法：常规针刺，泻法，留针 30 分钟。

3．内伤久咳型

第一步　走罐治疗（同感冒）

第二步　毫针治疗

取穴：肺俞、太渊、列缺、照海、肾俞、足三里、天突。

操作方法：常规针刺，平补平泻法，留针 30 分钟。

此外，还可以在三伏 / 三九天进行穴位贴敷，以达 / 增强"冬病夏治"的效果，或进行穴位埋线以防疾病发生。（具体可参照后文哮喘的穴位埋线治疗）

【治疗现状】

西医多采用口服抗炎、镇咳、祛痰药或吸入糖皮质激素、支气管扩张剂雾化等治疗，且血常规、胸片、C 反应蛋白、咽拭子、痰培养各项检查繁多，疗效短暂。中医多采用中药及针灸治疗。本方案将针刺、走罐及放血疗法相结合，见效快，病程短，便于操作，易被患者接受，适宜推广使用。

【临床体会】

1．**关于疗程**　走罐 1 周 1 ～ 2 次，刺络拔罐 1 周 1 次，毫针每日或隔日 1 次。急性咳嗽一般 1 ～ 3 次即可痊愈；慢性咳嗽一般 1 周 1 个疗程，需 1 ～ 3 个疗程。

2．**关于走罐的选用**　临床体会表明，无论哪一型咳嗽，均采用走罐疗法，可以起到宣肺理气的作用。

3．**关于配合中药的问题**　对于久咳痰少者，特别是风热感冒后遗咳嗽症状的患者，应配合中药以疏风散热、宣肺解表，并重用养阴润肺之品，可取得较好的疗效。

4．部分患者初期症状与感冒相似，则可根据感冒的治疗方案，异病同治即可治愈。

5．**关于原发病的问题**　针灸治疗咳嗽主要是对症治疗，仍需关注原发病的治疗。如许多慢性咳嗽是一种咽炎的刺激症状，是由咽炎引起，所以治疗时应治疗咽炎，可参照本书慢性咽炎部分进行治疗，咽炎治愈后咳嗽即可随之而愈；若为胃食管反流引起的咳嗽，亦应关注脾胃病的治疗，具体亦可参照本书脾胃病的治疗章节；若为中枢性因素导致的假性或真性球麻痹而引起的咳嗽，要积极治疗中枢性疾病，必要时配合风池、翳风等穴深刺，针向咽喉方向，进针 2 ～ 2.5 寸，以咽喉部有放射感为度；若为变态反应引起的咳嗽，也就是我们通常说的变异性哮喘，需参照本书哮喘部分进行治疗；另外，还需警惕肺癌等情况，需进行影像学检查予以排除。

【生活调摄】

平时注意避免受凉、劳累。忌烟、酒等刺激之品。

【验案】

马某，女，32 岁。初诊日期：2021 年 4 月 3 日。主诉：干咳 2 年余，加重 2 个月。现病史：患者自诉 2 年前无明显诱因出现咳嗽、咳痰，受凉加重。于当地诊所服用中药

（具体不详）1个月，无明显改善，遂来就诊。刻下：干咳，痰少难咳，色白，口干，无胸闷喘息，纳眠可，二便调，舌淡，苔薄白，脉细。诊断为咳嗽（肺阴亏虚）。治疗方案：①背部膀胱经走罐；②火针速刺双侧肺俞、膏肓；③毫针针刺膻中、列缺、照海、孔最，平补平泻，留针30分钟；④配合中药：炙麻黄10g，杏仁6g，细辛3g，炙甘草6g，百部6g，荷叶10g，知母10g，枇杷叶10g，沙参15g，五味子10g，茯苓10g，生姜6g，7剂，水煎服，每日1剂，早晚分服。每周治疗2次，前后共治疗3周，痊愈。（冀来喜医案）

四、哮喘

【概述】

哮喘是"支气管哮喘"的简称，是一种以慢性气道炎症和气道高反应性为特征的异质性疾病。主要特征包括气道慢性炎症，气道对多种刺激因素呈现的高反应性，多变的可逆性气流受限，以及随病程延长而导致的一系列气道结构的改变，即气道重构。临床表现为反复发作的喘息、气急、胸闷或咳嗽等症状，常在夜间及凌晨发作或加重，多数患者可自行缓解或经治疗后缓解。

中医学中，哮喘又称"哮病"。痰饮内伏，每因外邪侵袭、饮食失当、情志刺激、体虚劳倦而引动，痰随气逆，气因痰阻，二者搏结于气道，以致肺之宣降功能失常。本病成因虽多，但不外乎邪实、正虚两类。外感六淫、粉尘异味等刺激均可使肺失宣肃，致气道阻塞、凝津成痰；或饮食不当，致脾虚酿痰；或因肝失疏泄，致气郁蕴痰；或过劳、久病伤肺、肾，肺失宣肃、肾不纳气，而致哮喘。本病每因气候、情志、饮食等因素引伏痰而诱发，其中尤以气候变化为主。

【临床表现】

支气管哮喘的典型表现为反复喘息、气短、胸闷或咳嗽，多为季节性变化。它在冬季和春季、白天和夜间更频繁地发生，并且经常与吸入的外源性变应原相关。常因情绪激动、感冒、接触过敏原等诱发，发病前常见咽喉瘙痒、咽喉闷等。

哮喘发病与多基因遗传有关，同时受遗传因素和环境因素的双重影响。常见的哮喘危险因素及促发因素包括遗传因素（哮喘易感基因、过敏体质等）、环境因素（室内外变应原、职业暴露、食物、被动吸烟、大气污染、呼吸道感染等）、促发因素（运动、冷空气、药物、精神及心理）。

哮喘分型：

（1）根据诱发哮喘的病因，临床上将哮喘分为过敏性哮喘（或称外源性哮喘）、感染性哮喘（或称内源性哮喘）、运动性哮喘、药物性哮喘和混合性哮喘。

（2）根据病情轻重程度，分为轻度哮喘、中度哮喘和重度哮喘。

（3）根据发作程度，分为小发作（虽有发作但不影响睡眠，或应用口服、喷雾药物能在2小时内缓解）、中发作（发作甚剧，不能平卧，影响睡眠2小时以上或有类似程度的发作）、大发作（发作剧烈，患者不能忍受，常需注射给药才能缓解）。

（4）根据哮喘发作的症状，分为典型哮喘、不典型哮喘和特殊类型哮喘。①典型哮喘：伴有哮鸣音的呼气性呼吸困难，可伴有气促、胸闷、咳嗽；症状可在数分钟内发作，并持续数小时或者数天，经药物治疗后缓解或者自行缓解，夜间或凌晨加重。②不典型哮喘：临床症状中无喘息症状，仅表现为发作性咳嗽、胸闷或其他症状。其中，以咳嗽为唯一症状的不典型哮喘称咳嗽变异性哮喘（CVA）；以胸闷为唯一症状的不典型哮喘称胸闷变异性哮喘（CTVA）。③特殊类型哮喘：如有些青少年患者在运动时，尤其遭遇冷空气时出现胸闷、咳嗽和呼吸困难的症状，运动后出现哮喘症状，称"运动性哮喘"；阿司匹林哮喘（又称"阿司匹林综合征"，常具备哮喘、鼻息肉及阿司匹林不耐受三联征）以及哮喘 – 慢性阻塞性肺疾病重叠综合征（简称"ACOS"，指存在持续性气流受限并同时具备哮喘和慢性阻塞性肺疾病的多项临床特征，起病年龄常＞40岁。该病常有哮喘家族史或既往曾诊断为哮喘的家族病史，存在持续性活动后呼吸困难）。

【辨证分型】

1. 发作期

（1）冷哮：喉中哮鸣如水鸡声，呼吸急促，喘憋气逆，胸膈满闷如塞，舌苔白滑，脉弦紧或浮紧。

（2）热哮：喉中痰鸣如吼，气粗息涌，胸高胁胀，舌苔黄腻，质红，脉滑数或弦滑。

（3）风痰哮：喉中痰涎壅盛，声如拽锯，或鸣声如吹哨笛，喘急胸满，但坐不得卧，咳痰黏腻难出，或为白痰，舌苔薄白而滑，脉浮紧。

（4）寒包热哮：喉中鸣息有声，胸膈烦闷，呼吸急促，喘咳气逆，痰黏色黄，或黄白相间，舌苔白腻罩黄，舌尖边红，脉弦紧。

（5）正虚哮：喉中哮鸣如鼾，声低，气短息促，动则喘甚，发作频繁，甚则持续喘哮，舌质淡或偏红，或紫暗，脉沉细或细数。

2. 缓解期

（1）肺脾气虚：气短声低，喉中时有轻度哮鸣，痰多质稀色白，舌质淡，苔白，脉濡软。

（2）肺肾气虚：短气息促，动则为甚，吸气不利，咳痰质黏起沫，舌红少苔，脉细数，或舌淡苔白质胖，脉沉细。

【新九针治疗】

（一）治疗原则

祛邪定喘。

（二）针具选择

毫针、火针、三棱针、火罐、一次性使用埋线针（0.9mm）、胶原蛋白线（2-0）、针刀（4#0.6mm）。

（三）治疗方案

1. 发作期

第一步　走罐治疗

部位：背部足太阳膀胱经。

操作方法：背部涂抹生姜油，选用中号或大号火罐，沿脊柱两侧从上到下反复走罐，待皮肤红润、充血或出现瘀点，在大椎处留罐10分钟。

第二步　放血治疗

取穴：尺泽、商阳、少商。

操作方法：首先常规消毒，右手持三棱针对少商、商阳点刺放血，对尺泽刺络放血，出血停止后，用消毒干棉球按压针孔。

第三步　毫针治疗

取穴：孔最、列缺、鱼际。

操作方法：行提插捻转泻法，留针 30 分钟。

2．缓解期

（1）初诊：水针、埋线治疗。

取穴：①主穴：定喘、肺俞、脾俞、膻中、代尺泽、足三里、丰隆。②配穴：久病者加膏肓。

操作方法：常规消毒后，先注射水针，取维生素 B_{12} 注射液 1ml、2% 盐酸利多卡因注射液 4ml、醋酸曲安奈德注射液 40mg、0.9% 氯化钠注射液 1ml，共配成 10ml 混悬药液，针尖对准穴位迅速刺入，若回抽无血，再缓慢注射，每点注射 1ml。然后用一次性使用埋线针（0.9mm），置入胶原蛋白线（2-0），左手拇、示指略分开固定于穴位处，右手持针对准选好的穴位，快速斜刺埋植在穴位的肌层或皮下组织内。进针 1 ～ 1.5 寸，推出线体，拔针后用无菌干棉球按压针孔止血，并贴敷创可贴（背部腧穴朝脊柱方向斜刺，代尺泽、足三里、丰隆双侧交叉选取一组直刺），每月 1 次。代尺泽为尺泽上下 1 寸左右之阳性反应点。因尺泽位于关节处，不宜埋线，故选取阳性反应点代替。（图 4-3，图 4-4）

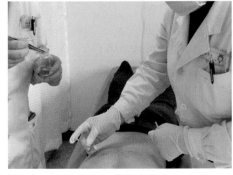

图 4-3　埋线治疗中

（2）次诊：针刀、拔罐、火针、毫针治疗（于埋线后 2 周进行）。

第一步　针刀、拔罐治疗

取穴：胸 1 ～ 3 夹脊穴。

操作方法：患者取俯卧位，采用 4#0.6mm 针刀，依据针刀手术入路，进行松解，出针后拔罐 5 分钟。

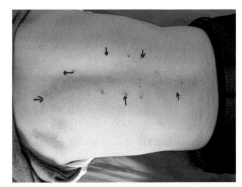

图 4-4　埋线治疗后

第二步　火针治疗

取穴：大椎、肺俞、脾俞。

操作方法：细火针，速刺，不留针。注意点刺深度以 3 ～ 5 分为宜，不可过深，以免造成气胸。

第三步　毫针治疗

取穴：天突、列缺、丰隆。

操作方法：施平补平泻手法，留针 30 分钟。

第四步　中药治疗

寒痰伏肺，以小青龙汤加减或苓桂术甘汤加减；痰热蕴肺，以大青龙汤合黄芩、瓜蒌加减为主。

【治疗现状】

西医在临床上以应用控制性药物 [即长期每天使用药物，如吸入性糖皮质激素（ICS）、白三烯调节剂、长效 β_2 受体激动剂（LABA）、缓释茶碱、色甘酸钠、抗 IgE 抗体、ICS 与 LABA 联合药物] 和缓解性药物 [按需药物，如短效 β_2 受体激动剂（SABA）、全身用糖皮质激素、短效抗胆碱能药物（SAMA）、短效茶碱] 口服、吸入或静脉滴注为主，只能对症治疗，不能根治，且副作用明显。针灸以传统毫针为主，但方案不明确。甚至现行教材都不分发作期与缓解期，这不符合临床实际。另，近年比较流行采用穴位敷贴（三伏三九贴）防治本病，有一定的作用。

【临床体会】

1．关于埋线疗法的使用　埋线疗法是将生物蛋白合成线按照特定腧穴处方植入体内的治疗方法。埋线后机体对该线逐步进行纤维包裹、液化、吸收等系列反应，是对穴位的一种慢性刺激；同时，所用线体属于异体蛋白，可诱导机体产生相应免疫物质，进而调节免疫。因此，埋线的机制可以概括为慢性刺激、免疫调节。此疗法可作为治疗哮喘及其他过敏性疾患的首选疗法。

2．关于急性期配合西药的治疗　哮喘急性期应当配合西医西药以快速缓解病情。如缓解症状药物：吸入型速效 β_2 受体激动剂、口服短效 β_2 受体激动剂、抗胆碱能药物、甲基黄嘌呤、全身性皮质激素。控制性药物：吸入性糖皮质激素、吸入型长效 β_2 受体激动剂、口服长效 β_2 受体激动剂、抗白三烯药物、甲基黄嘌呤、色甘酸钠 / 尼多克罗、全身激素减量疗法。

3．关于疗法组合的问题　对于病程较短者，初始仅予埋线疗法、1 个月 1 次即可；对于病程较长者，埋线约 3 周后症状有所反复，远期疗效也不稳定，故在 2 次埋线期间予针刀、火针、毫针巩固 1 次，效果良好。还可配服中药，针药结合则疗效更佳。

4．关于疗程安排　发作期，以控制病情为要。缓解期，每月治疗 2 次为 1 个疗程，连续治疗 3 ～ 5 个疗程。

5．关于运用针刀的理论问题　哮喘是由特异性体质的人体对过敏原或其他非过敏因素所产生的一种支气管反应性过度增高的疾病，以支气管发生可逆性阻塞为特点。引起哮喘的病因众多，但我们认为，其病理可能是脊柱区带软组织损伤卡压或牵拉支配支气管的交感神经，导致其功能失调所致。因此，针刀松解颈背部相应节段夹脊穴，可调节交感神经功能，缓解支气管平滑肌痉挛，从而达到治疗目的。这与传统针灸理论"阴病治阳"相吻合。

6．关于针刀的操作路径　目前业界公认"纵向切割、横向剥离"，但我们临床体会并非如此，完全可以"横切、斜切"，尤其对局部疼痛疾病，施以横切，刺激量大，效果更好。以后章节多处使用针刀，操作方法及体会不加赘述。

【生活调摄】

1．平时要积极锻炼身体，注意保暖，预防感冒。

2．要养成良好的生活习惯，戒除烟酒；忌食辛辣、肥腻之品。

3．若属于过敏体质，应避免接触过敏原或进食导致过敏的食物。

4．病情严重或哮喘呈持续状态时，应采取综合治疗措施。

5．久病患者可配合三伏贴、三九贴、三伏灸等预防治疗。

【验案】

案 1：白某，女，30 岁，2011 年 1 月 13 日初诊。患支气管哮喘 6 年，动则气喘，痰多，体虚易感，胃纳不佳，舌暗苔白腻，脉细涩。此次因感冒致使哮喘持续发作而入院。入院后即刻予以背部走罐，痧点放血，埋线取定喘→←、肺俞↑↑、肾俞→←、膻中↓、哮喘穴↑、脾俞→←、气海↓、足三里↓、丰隆↓，静脉滴注抗生素及化痰止咳平喘药物，当晚症状明显缓解，继续配合毫针、中药住院治疗 2 周出院。出院后患者坚持埋线治疗 4 次，诸症减轻十之七八。

案 2：李某，男，75 岁，2010 年 11 月 12 日初诊。患支气管哮喘 20 年，逐年加重，常年不能平卧睡眠，反复住院治疗，患者戏称"1 年至少有多半年是在医院度过"。就诊前曾于某医院住院 2 个月，静脉滴注糖皮质激素、抗生素、解痉平喘化痰药物，效果不佳。予以埋线治疗 1 次即症状明显缓解，可平卧睡眠。后间断埋线巩固，1 年未再住院。1 年半后因感冒，哮喘加重，夜不能寐，伴有恶心、呕吐，遂来院寻求埋线治疗，因病情较重住院。即刻予以走罐埋线治疗，配合静脉滴注抗生素、化痰平喘药物，当晚患者好眠。次日称："以前此种情况，静脉滴注 1 周甲强龙都不一定能止喘。"治疗 20 天好转出院。（曹玉霞医案）

五、胸痹

【概述】

胸痹是以胸部闷痛，甚则胸痛彻背、喘息不得卧为主症的一种疾病，轻者仅感到胸闷隐痛、呼吸欠畅，重者则有胸痛，严重者心痛彻背、背痛彻心。

胸痹的临床表现最早见于《黄帝内经》。《灵枢·五邪》指出："邪在心，则病心痛。"《黄帝内经》又有"卒心痛""厥心痛"之称。《灵枢·厥病》把心痛严重并迅速造成死亡者称"真心痛"，谓："真心痛，手足清至节，心痛甚，旦发夕死，夕发旦死。"汉代张仲景正式提出"胸痹"的名称，并作专篇论述，在《胸痹心痛短气病脉证治》中提出用"栝楼薤白白酒汤""栝楼薤白半夏汤"来治疗，指出本病病机为"阳微阴弦"，胸阳不振，阴寒内结，属"本虚标实"之证。明代王肯堂提出大剂桃仁、红花、降香、失笑散等治疗死血心痛。清代王清任著《医林改错》，以血府逐瘀汤治疗胸痹心痛。关于胸痹的证治（中药），古代医家多有阐述，但关于针灸治疗胸痹的专篇论述较少。

西医学认为，胸痹与冠状动脉粥样硬化性心脏病（稳定型心绞痛、急性冠脉综合征）关系密切，其他如心包炎、二尖瓣脱垂综合征、心脏神经症、胸膜炎、病毒性心肌炎、心肌病、慢性阻塞性肺气肿、肺动脉血栓等出现胸闷、心痛彻背、短气、喘不得卧等症状时，亦可参照本病治疗。西医认为，当冠状动脉的供血供氧与心肌的缺氧之间发生矛盾时，冠状动脉血流量不能满足心肌代谢的需要，引起心肌急剧的、暂时性的缺血缺氧时，即产生心绞痛。如果程度严重，在冠状动脉粥样硬化的基础上，发生斑块破裂或糜烂、溃疡、并发血栓形成，血管收缩、微血管栓塞等导致急性或者亚急性的心肌供氧时，即产生急性冠脉综合征（不稳定型心绞痛，非 ST 段抬高心肌梗死和 ST 段抬高心肌梗死）。

中医认为，本病病机为心脉痹阻，病位在心，涉及肝、脾、肾等脏；病理变化为本虚标实，虚实夹杂。本虚有气虚、血虚、阳虚、阴虚；标实有血瘀、寒凝、痰浊、气滞，且可相兼为病。新九针治疗胸痹，主要针对胸痹未发作时，具有简便、快捷、疗效显著的特点。

【临床表现】

1．胸闷心痛一般持续几分钟至十几分钟，经休息或服药后缓解。疼痛可窜至肩背、前臂、胃脘部等，甚至可沿手少阴心经、手厥阴心包经循行部位窜及中指或小指。呈发作性或持续不解。常伴有心悸、气短、自汗甚至喘息不得卧。

2．突然发病，时作时止，反复发作。严重者可见胸痛剧烈、持续不解，汗出肢冷、面色苍白、唇甲青紫等危候，甚至发生猝死。

3．多发生于中年以上，常因操劳过度、抑郁恼怒或多饮暴食、感受寒冷而诱发，亦有安静发病者。

4．需要与悬饮（与痰饮相关，表现为胸胁胀痛持续不解）、胃脘痛（与饮食相关）、真心痛（程度更重）、肋间神经痛（持续时间比胸痹长）等相鉴别。

【辨证分型】

1．中医分型

（1）心血瘀阻：心胸疼痛，如刺如绞，痛有定处，入夜为甚，甚至心痛彻背、背痛彻心，或痛引肩背，伴有胸闷，日久不愈，可因暴怒、劳累而加重，舌质紫暗、有瘀斑，苔薄，脉弦涩。

（2）气滞心胸：心胸满闷，胀痛阵发，痛无定处，时欲太息，遇情志不遂时容易诱发或加重，或兼有脘腹胀闷，得嗳气或矢气则舒，苔薄或薄腻，脉细弦。

（3）痰浊闭阻：胸闷重而心痛微，痰多气短，肢体沉重，形体肥胖，遇阴雨天而易发作或加重，伴有倦怠乏力，纳呆便溏，咯吐痰涎，舌体胖大且边有齿痕，苔浊腻或白滑，脉滑。

（4）寒凝心脉：猝然心痛如绞，心痛彻背，喘不得卧，多因气候骤冷或骤感风寒而发病或加重，伴形寒，甚则手足不温，冷汗自出，胸闷气短，心悸，面色苍白，苔薄白，脉沉紧或沉细。

（5）心脾两虚：心胸隐痛，时作时休，心悸气短，动则益甚，伴倦怠乏力，声息低微，面色㿠白，易汗出，舌质淡红，舌体胖且边有齿痕，苔薄白，脉虚细缓或结代。

（6）心肾阴虚：心痛憋闷，心悸盗汗，虚烦不寐，腰酸膝软，头晕耳鸣，口干便秘，舌红少津，苔薄或剥，脉细数或促代。

（7）心肾阳虚：心悸而痛，胸闷气短，动则更甚，自汗，面色㿠白，神倦怯寒，四肢欠温或肿胀，舌质淡胖、边有齿痕，苔白或腻，脉沉细迟。

2．西医分型

（1）稳定型心绞痛：临床上所指的稳定型心绞痛即稳定型劳力性心绞痛，常发生于劳力或者激动的时候，持续数分钟，休息或者用硝酸酯类制剂后消失。本病多见于男性，多数患者在 40 岁以上，劳力、情绪激动、饱餐、受寒、阴雨天气、急性循环衰竭等为常见诱因。本病多由冠状动脉粥样硬化引起，还可由主动脉狭窄或关闭不全、梅毒性主动脉炎、风湿性冠状动脉炎、类风湿性冠状动脉炎、肥厚型增生病、先天性冠状动脉畸形、心肌桥等引起。

（2）急性冠脉综合征

1）不稳定型心绞痛（UAP）和非ST段抬高心肌梗死（NSTEMI）：介于稳定型心绞痛与急性心肌梗死（AMI）之间，包括除稳定型心绞痛以外的初发型、恶化型劳力性心绞痛和各型自发性心绞痛。临床表现与典型的稳定型心绞痛相似，但程度更重，持续时间更长，可达30分钟，胸痛可在静息时发生。一般具有以下3个特征之一：静息时或者夜间发生心绞痛，常持续20分钟以上；新近发生的心绞痛（病程在近2个月内，且程度严重）；近期心绞痛逐渐加重和疼痛放射到新的部位。

2）ST段抬高心肌梗死（STEMI）：在冠状动脉粥样硬化的基础上，发生冠状动脉血流急剧减少或中断，使相应心肌严重而持久缺血所致的部分心肌急性坏死。

本病可通过症状联合实验室检查（心肌酶尤其是CK和CK–MB）、心电图（ECG）、动态ECG、ECG负荷试验、冠状动脉造影、心脏彩超、静息和负荷心肌灌注造影、心脏CT、左心导管检查等诊断。

【新九针治疗】

（一）治则

宽胸理气，通阳止痛。

（二）针具选择

锋钩针、毫针、磁圆梅针、埋线针、细火针。

（三）治疗方案

1．发作期治疗

第一步　磁圆梅针治疗

部位：左侧内关至大陵之间。

操作方法：如正在发作时，患者仰卧位，可用磁圆梅针重叩左侧内关至大陵之间，会有一触电感向上传导至心前区，心绞痛可立即缓解或消失。

第二步　锋钩针治疗

取穴：至阳、膻中、然谷、心俞。

操作方法：患者俯卧位，用锋钩针在至阳、心俞处勾刺出血；患者仰卧位，用锋钩针在然谷、膻中处点刺出血，每周1次。

第三步　毫针／细火针治疗

取穴：内关、膻中、心俞、心平。

操作方法：心平穴为心血管病经验效穴，于少海前下或后下硬结处取穴。患者侧卧位，用1.5寸毫针在内关直刺0.5～1寸，采用泻法；用1.5寸毫针在膻中平刺1.5寸或直刺0.3～0.5寸，采用泻法；用1.0寸毫针在心俞斜刺0.5～0.8寸，采用泻法，留针30分钟。可配合针刺中脘、关元、丰隆、足三里等穴治疗。毫针与细火针可交替运用，毫针1日1次，火针3日1次。细火针速刺不留针。

2．缓解期治疗

第一步　磁圆梅针治疗

部位：背部督脉（胸段）、背夹脊（胸段）、膀胱经（胸段）、手少阴心经、手厥阴心包经。

操作方法：患者俯卧位，以中度手法叩刺上述部位3～5遍，至皮肤微红。每日

1次。（10天为1个疗程，治疗1个疗程）

第二步　同发作期第二步（10天为1个疗程，治疗1个疗程）

第三步　同发作期第三步（10天为1个疗程，治疗1个疗程）

第四步　埋线治疗（10天后埋线）

取穴：心俞、厥阴俞、膻中、郄门、巨阙、足三里、三阴交。

操作方法：根据病情每次选取6～10穴，然后用一次性使用埋线针（0.9mm），置入胶原蛋白线（2-0），左手拇、示指略分开固定于穴位处，右手持针对准选好的穴位，快速斜刺埋植在穴位的肌层或皮下组织内。进针0.3～1.5寸，推出线体，拔针后用无菌干棉球按压针孔止血，并贴敷创可贴（背部腧穴朝脊柱方向斜刺，足三里双侧选取一侧直刺），每月1次。

第五步　中药治疗

血府逐瘀汤、栝楼薤白白酒汤、生脉散、天王补心丹、参附汤等。

【治疗现状】

西医多予抗心绞痛和抗缺血治疗[硝酸酯类药物、β受体阻滞剂（洛尔类）、钙通道阻滞剂（二氢吡啶类如地平类，非二氢吡啶类如帕米类、地尔硫䓬）、代谢类药物（曲美他嗪）、窦房结抑制剂（伊伐布雷定)]、预防心肌梗死和死亡的药物治疗（抗血小板、降脂、血管紧张素转换酶抑制剂）、抗凝、血管重建、再灌注治疗、介入治疗等等。中医只在缓解期采用中药治疗，而本方案将毫针、锋钩针、磁圆梅针、火针、埋线及中药相结合，在发作期及缓解期均具有一定疗效。

【临床体会】

1．关于适应证的问题　胸痹并非首选针灸治疗的适宜病种。急性期止痛具有一定疗效，以"通"为用，但应以西医治疗为主；缓解期可配合中药、针刺、埋线、火针等治疗，效果亦值得肯定。

2．根据中医针灸理论，痛证治疗用郄穴，应选取手少阴心经郄穴，但是临床中发现内关的效果优于阴郄，这可能与"心包代心受邪"有关。临证以磁圆梅针重度手法叩击内关或毫针强刺激内关，使针感沿手臂向胸部传导，往往迅速缓解患者疼痛。

3．心平穴为北京心血管研究协作专家组经过多年临床观察总结的心血管病经验效穴，经过临床验证，疗效确切。

4．对于胸痹患者，需要综合治疗。九针治疗心绞痛以止痛为主，同时也应重视中西医结合治本，防止复发。

5．关于选用郄门埋线的问题　因为内关处埋线极易导致出血水肿，故本方案埋线时将内关改为郄门。

6．部分患者虽有胸痛、胸闷、心慌、出汗、气短等症，但心脏相关检查均无明显异常，若以"冠心病"治疗后无明显改善，应当考虑为颈椎病所致。治疗方案可参照颈椎病章节。

【生活调摄】

平时注意保暖、合理饮食、休息，避风寒，注意适当锻炼增强体质。稳定型心绞痛患者应随身携带硝酸酯类药物，以及速效救心丸类急救药品。

【验案】

案1：李某，女，65岁，2011年10月31日复诊。患冠心病10余年，时有心悸、胸前区憋闷不适，劳累及生气后加重。1年前曾于我科住院治疗，因惧针而单纯静脉滴注活血药物治疗，未予中医治疗。本次住院，经说服患者，住院期间予以毫针针刺，出院前予以埋线治疗。因患者年老病久，且素有胃纳不佳，大便溏泻，故取双侧厥阴俞、天枢，单侧脾俞、肾俞、内关、足三里、三阴交（交替取穴）及膻中埋线治疗5次，治疗期间及半年随访，均未再出现心悸、胸前区不适。（曹玉霞医案）

案2：姜某，男，55岁，山西河曲县人，2010年9月20日初诊。冠心病心绞痛病史5年，反复发作性心前区疼痛，疼痛以刺痛或憋痛为主，唇舌紫暗，脉细涩，平素口服丹参滴丸等药物，门诊查心功能尚可。建议住院治疗，患者因经济等原因拒绝住院。予以埋线治疗，取心俞↑→←↑、膈俞→←、膻中↑、内关↑、血海↑、三阴交→←。治疗1次，感胸痛明显缓解，共治3次。1年后随访，胸痛未再发作，劳累时偶有胸前区憋闷，休息及含服丹参滴丸可缓解。（曹玉霞医案）

六、失眠

【概述】

失眠是最常见的睡眠障碍，是由于入睡或睡眠持续困难导致睡眠质量和时间下降，不能满足正常生理和体能恢复的需要，从而影响患者正常社会功能的一种主观体验。临床以入睡困难，或睡眠时间不足，或睡眠不深，严重时彻夜不眠为主要表现。睡眠时间与深度的不足主要表现为不能消除疲劳、恢复体力与精力，且常伴有醒后神疲乏力、头晕、头痛、心悸健忘及心神不宁等。

失眠在中医中又称"不寐"。《黄帝内经》中"不寐"又称"不得卧""目不瞑"。如《素问·逆调论》记载"胃不和则卧不安"，后世医家引申为凡脾胃不和，痰湿食滞内扰，以致寐寝不安者，均属于此。

针灸治疗失眠，虽然没有专篇论述，但是在《针灸甲乙经》《普济方》中均有相关记载。《普济方》云："治惊悸不得安寝，穴神庭"，"治不得卧，穴公孙"，"治不得卧，穴攒竹"等。中医学认为，形成不寐的原因很多，如思虑劳倦、内伤心脾、心肾不交、阴虚火旺、肝阳扰动、心胆气虚及胃中不和等因素，均可导致阴阳失交、心神不安，以致不寐。

西医学中的神经症、围绝经期综合征、神经衰弱等疾病，临床表现以失眠为主要症状者，都可以按本病进行辨证施治。

【临床表现】

随着社会压力加剧，失眠患者越来越多。男女均可发病，女性更多。表现为入睡困难（入睡时间超过30分钟），易醒（整夜觉醒次数≥2次），早醒和醒后再入睡困难，睡眠质量下降和总睡眠时间减少（通常少于6小时）等。频频从噩梦中惊醒，自感整夜都在做噩梦；睡过之后精力没有恢复；发病时间可长可短，短者数天可好转，长者持续数日难以恢复；容易被惊醒，有的对声音敏感，有的对灯光敏感；很多失眠的人喜欢胡思乱想；日间疲倦，体力下降，伴有紧张不安、情绪低落等，严重者可见心率加快、体温升高、周围血管收缩等自主神经功能紊乱症状。多数患者会过度关注自身睡眠问题而产生焦虑、抑郁、狂躁等身心疾病，而这些焦虑、抑郁、狂躁又会导致失眠，进而导致症状的恶性循环。流行病学调查结果显示，中国失眠发生率为45.4%。

【辨证分型】

1．中医分型

（1）肝火扰心：不寐多梦，甚至彻夜不眠、急躁、易怒，伴有头晕、头胀、目赤、耳鸣、口干而苦，不思饮食，便秘溲赤，舌红苔黄，脉弦而数。

（2）痰热扰心：心烦不寐，胸闷脘痞，泛恶嗳气，伴有头重、目眩，舌偏红，苔黄腻，脉滑数。

（3）心脾两虚：不易入睡，多梦易醒，心悸健忘，神疲食少，伴有头晕、目眩、面色少华、四肢倦怠、腹胀便溏，舌淡苔薄，脉细无力。

（4）心肾不交：心烦不寐，入睡困难，心悸多梦，伴有头晕、耳鸣、腰膝酸软、潮热、盗汗、五心烦热、咽干、少津、男子遗精、女子月经不调，舌红少苔，脉细数。

（5）心胆气虚：虚烦不寐，胆怯心悸，触事易惊，终日惕惕，伴气短自汗、倦怠乏力，舌淡，脉弦细。

2．西医分型

（1）根据失眠持续时间分类

1）急性失眠：失眠时间在1个月以内。可由突发性应激（如突发的脑血管事件）或服用中枢性兴奋药（如苯丙胺、哌甲酯等）引起。

2）慢性失眠：时间大于6个月，可见于帕金森病、痴呆、神经变性病等慢性神经系统疾病。可分为原发性失眠和继发性失眠。原发性失眠病因不详但最多，渐渐发展为慢性精神心理失眠。继发性失眠由疼痛、咳嗽、呼吸困难、夜尿多、心绞痛和其他的躯体疲劳和症状引起。

（2）按临床表现分类

1）睡眠潜入期：入睡时间超过30分钟。

2）睡眠维持：夜间觉醒次数超过2次或凌晨早醒。

3）睡眠质量：多噩梦。

4）早醒、醒后无法再入睡。

5）总的睡眠时间少于6小时。

6）日间残留效应：次晨感到头昏，精神不振，嗜睡，乏力等。

（3）按严重程度分类

1）轻度：偶发，对生活质量影响小。

2）中度：每晚发生，中度影响生活质量，伴一定症状（易怒、焦虑、疲乏等）。

3）重度：每晚发生，严重影响生活质量，临床症状表现突出。

（4）按周期分类

1）短暂性失眠（小于1周）：在经历到压力、刺激、兴奋、焦虑时，生病时，至高海拔的地方，或者睡眠规律改变时如时差、轮班工作等，都会有短暂性失眠障碍。这类失眠一般会随着事件的消失或时间的拉长而改善，但是短暂性失眠如处理不当，部分人会导致慢性失眠。短暂性失眠主要治疗原则为间歇性使用低剂量镇静安眠药或其他可助眠药物，养成好的睡眠卫生习惯。

2）短期性失眠（1周至1个月）：经受严重或持续性压力，如重大身体疾病、亲朋好友的过世，以及严重的家庭、工作或人际关系问题等，可能会导致短期性失眠。这种失眠与压力有明显相关性。治疗原则为短期使用低量镇静安眠药或其他可助眠药物，以及给予行为治疗（如肌肉放松法等）。短期性失眠如果处理不适当，也会导致慢性失眠。

3）长期失眠（大于1个月）：慢性失眠亦可维持数年之久。有些人面对压力（甚至仅仅为正常压力）时，就会失眠，就像有的人容易得慢性胃炎或偏头痛一样，已经形成了一种对压力的习惯性模式。

（5）按时间分类

1）发生在睡眠初期，表现为很难入睡，也是最常见的失眠症。大多由生活紧张、忧虑、焦急和恐惧引起。

2）表现为全夜时醒时睡。

3）发生在睡眠终期，患者过早苏醒，不能再入睡。这些患者的异相睡眠都少，并易诱发脑电的唤醒反应。从脑电图分析波看，他们的睡眠时间总是比主诉的为多，失眠的后果并不严重，长期失眠者有时精神萎靡，可用药物治疗纠正。这类失眠是高龄人群的必然现象，常在高血压和血管硬化症中发生。精神忧郁症患者常有此类失眠发生。

【新九针治疗】

（一）治则

调和阴阳，安神定志。

（二）针具选择

梅花针、磁圆梅针、毫针、耳穴贴、埋线针。

（三）治疗方案

第一步　梅花针治疗

操作方法：先安装梅花针消毒针头，然后用消毒干棉球缠绕针尖，中度手法叩刺头部诸经脉10～15分钟。（图4-5）

第二步　磁圆梅针治疗

操作方法："弹刺"法循经叩打，以背部足太阳膀胱经第一侧线为主，配合手少阴经、手厥阴经及足三阴经，以皮肤潮红为度。（图4-6）

第三步　毫针治疗

取穴：①主穴：百会、四神聪、印堂、水沟、内关、神门、三阴交、照海。②配穴：心火炽盛，配劳宫、少冲、少泽；肝郁化火，配行间、侠溪、太冲；痰热扰心，配丰隆、内庭；心肾不交，配心俞、肾俞；心脾两虚，配心俞、脾俞；心胆气虚，配心俞、胆俞；脾胃不和，配中脘、下脘、足三里、肓俞、气海、关元。

操作方法：神门从尺侧腕屈肌腱的尺侧进针，进针深度1寸，照海用补法，余穴常规针刺，留针30分钟。

第四步　耳穴贴敷治疗

取穴：神门、心、脑、枕。

操作方法：将王不留行或磁珠贴敷以上耳穴。嘱患者每日自

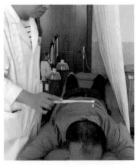

图4-5　梅花针叩刺头部

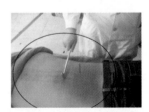

图4-6　磁圆梅针弹刺经脉

行按压 3～5 次，尤其应在睡前进行 1 次按压，每次每穴按压 30～60 秒，3 日更换 1 次，双耳交替。刺激强度视患者情况而定，以疼痛感能忍受为度。

第五步　埋线治疗

取穴：印堂、心俞、脾俞、三阴交、足三里、丰隆等。

操作方法：每次选取 8～12 穴，采用注线法，1 个月 1 次，3 次 1 个疗程。

第六步　中药治疗

根据患者症状辨证选取天王补心丹、柴胡桂枝龙骨牡蛎汤、酸枣仁汤等治疗。

【治疗现状】

现代医学对失眠的病因病理尚未完全明确，目前西医主要采用药物对症治疗。失眠的药物治疗主要包括 GABAA 复合体激动药、褪黑素受体激动药、抗抑郁药、非经典抗精神病药、抗组胺药。在该病早期治疗中，西药治疗可产生一定疗效，但长期服用易产生副作用，如耐药性、成瘾性、戒断性，以及日间镇静作用、困倦、头晕目眩、认知损害、动作不协调等。相对于西药治疗失眠，针灸治疗失眠具有安全有效、毒副作用小、治疗手段多的优点，但方案欠具体规范，更未普及。

【临床体会】

1．本方案的优势　本方案采用多种针灸疗法组合治疗失眠，疗效肯定，经济安全，且无副作用，在临床中治疗较多病例均取得良好的效果。

2．关于神门进针点的问题　神门传统进针点为尺侧腕屈肌腱桡侧，直刺进针，深度较浅。遵照杨长森的临床经验，神门宜从尺侧腕屈肌腱尺侧进针，针刺深度可达 1 寸，便于把握刺激量，施行补泻手法。

3．关于配合水沟　对重症失眠患者有抑郁倾向者，需配合水沟。水沟在此并非醒神，而重在调神。

4．关于疗程安排　组合治疗每周 3 次，1 周为 1 个疗程。虽然 1 个疗程即可见效，但易反复，需治疗 3 个疗程以上才能使疗效得到巩固。

5．关于配合中西药的问题　对重症失眠长期服用镇静类药物者，不主张立刻停服西药，可在治疗过程中逐渐减量，10 天减 1/4 量，直至停药，同时可配合口服中药治疗，加强疗效。

6．关于配合小针刀疗法的问题　对于失眠严重者，可配合颈部小针刀松解（方法同颈椎病的治疗），1 周 1 次，可加强治疗效果。

7．关于配合埋线疗法的问题　对于严重失眠已经用上述针灸组合疗法取得疗效者，可配合穴位埋线，1 个月 1 次。

8．关于星状神经节阻滞术的配合问题　临床上有医者善于应用星状神经节阻滞术（SGB）治疗失眠，并有一定效果。该法是在星状神经节附近注射局麻药，可调节自主神经系统功能，我本人应用较少，建议配合使用观察。具体方法：患者仰卧位，头部垫薄枕，颈部处于过伸位，消毒铺单，左手示指、中指将胸锁乳突肌、颈总动脉推向外侧并固定，示指于环状软骨水平触摸 C_6 横突，沿示指指甲边缘垂直进针至感针刺骨质，后退针尖 0.2～0.3cm，回抽针管无血液、脑脊液，缓慢注射利多卡因复合液 10ml（2% 利多卡因注射液 2.5ml+ 注射用水 7.5ml），按压针孔至不出血，约注射后 5 分钟可观察到霍纳综合征，即为阻滞成功。

【生活调摄】

1. 注重调控情绪，建立规律的作息制度，养成良好的睡眠习惯。
2. 适当进行体力劳动，加强体育锻炼、增强体质，辅助失眠的治疗。

【验案】

曹某，女，65 岁，失眠病史 20 年，平素口服阿普唑仑、佐匹克隆等药物，睡眠仍不佳，入睡困难，易醒，自诉每日睡眠 3 ～ 5 小时。2019 年 3 月来诊。门诊予以梅花针、毫针组合治疗，以梅花针叩刺头部诸经，毫针针刺百会、四神聪、印堂、神门（双）、内关（双）、关元、悬钟（双）、照海（双）、太冲（双），同时配合星状神经节阻滞术治疗（因其恐惧仅阻滞 2 次）。梅花针、毫针治疗 15 次后，症状明显减轻，予以埋线巩固疗效，3 次痊愈。患者诉因睡眠改善，原来口服冠心病药物亦停服，未再出现心前区不适，1 年后随访无复发。（曹玉霞医案）

七、癫痫

【概述】

癫痫是慢性反复发作性短暂脑功能失调综合征。不同病因引起的，脑部神经元高度同步化异常放电所导致的，反复、发作性、短暂性、通常也是刻板性的脑功能失调，称癫痫发作。而反复癫痫发作的慢性脑部疾病，称癫痫。患者脑部存在能导致癫痫反复发作的易感性，由于这种发作所引起的神经生化、认知、心理后果，以及 1 次以上非诱发性（或反射性）癫痫发作，是癫痫存在的三要素。癫痫的两大特征是脑电图上的痫样放电和癫痫的临床发作。临床表现为感觉、运动、自主神经、意识、精神、记忆、认知或行为异常。癫痫是神经系统常见疾病之一。流行病学调查显示，活动性癫痫的平均患病率为 7.2‰，全球有 5 000 多万癫痫患者，我国患者近千万，每年新发患者 40 万～ 60 万。由于癫痫猝死的存在，所以癫痫是一种潜在性致死性疾病。在对 165 879 例癫痫患者进行的调查中，发现癫痫患者的死亡率为普通人群的 3 倍。癫痫可发生于任何年龄，儿童期、老年期是两个发病的高峰时期。

癫痫首见于《黄帝内经》。针灸治疗痫病，在《针灸甲乙经》《针灸资生经》等著作中均有涉及。如《针灸资生经》提出"百会治风痫中风，角弓反张，或多哭，言语不择，发即无时，盛即吐沫，心惊烦，健忘"等等。本病属中医"痫病"范畴。痫病之发生，多由先天因素、七情内伤、痰迷心窍、脑部外伤或其他疾病之后造成脏腑功能失调，气机逆乱，阴阳失衡，元神失控所致，而尤以痰邪作祟最为重要。心脑神失用为本，风、痰、火、瘀致病为标，先天遗传与后天所伤是两大致病因素。

【临床表现】

痫病发作以突然意识丧失为主，甚则仆倒，不省人事，两目上视，口吐涎沫，强直抽搐，或口中怪叫，移时苏醒，醒后一如常人。发作前可有眩晕、胸闷等先兆，发作后常有疲倦乏力等症状。西医根据临床表现和脑电图特征将癫痫发作分为多种类型，表现亦不相同，详见辨证分型部分。

目前，癫痫的发病机制尚未完全清楚。目前有以下几种学说：①离子通道学说：神经元高度同步化异常放电是产生癫痫的病变基础，而异常放电的原因系离子异常跨膜运动所致。病因导致基因异常，进而导致神经递质或调质异常，离子通道功能异常，使得离子异常跨膜运动，导致神经元异常放电，最终癫痫发作。②异常网络学说：国际抗癫痫联盟认为，患者脑部存在能导致癫痫反复发作的易感性，是癫痫最为突出的病理生理特征。脑损伤导致神经元变性、坏死，形成异常网络，导致癫痫发作。每1次癫痫发作都可能引起神经元坏死，坏死区残存的神经元、新生神经元以及胶质细胞又会形成新的网络，加剧癫痫的发生，成为新癫痫发作的病因，最终形成癫痫反复发作的恶性循环。③脑电图上痫性放电与临床发作：神经元异常放电进入局部神经网络中，受到网络内兴奋性神经元的增益、放大，并增加到一定程度，可通过脑电图记录到时，才表现为脑电图上的痫性放电。当电流增加到足以冲破脑的抑制功能，或脑内对其抑制作用减弱时，就会沿"电阻"最小径路扩布，引起临床上的癫痫发作。④不同类型癫痫发作的可能机制：痫样放电被局限于一侧脑部网络时，临床上就表现为局灶性发作；痫性放电在双侧脑部网络内扩布则出现全面性癫痫；异常放电在边缘系统扩散时，可引起复杂部分性发作；放电扩布至丘脑神经元被抑制，则出现失神发作。

国际抗癫痫联盟根据发病原因的不同，将癫痫分为两大类——特发性癫痫、继发性（也叫症状性）癫痫。其中，继发性癫痫中尚不能明确病因者则称隐源性癫痫。目前，临床上倾向于将基因突变和某些先天因素所致，有明显遗传倾向，需用分子生物学方法才能发现病因的癫痫和目前仍不清楚病因的癫痫，均称特发性癫痫。继发性癫痫是由多种脑部器质性病变或代谢障碍所致，癫痫发作可随着原发疾病的好转而消失；临床比较常见的原发疾病有皮质发育障碍、肿瘤、头部外伤、中枢神经系统感染、脑血管疾病、寄生虫感染、遗传代谢病、神经变性病、继发性脑病等。

从中医理论讲，本病病因主要是风、火、痰、瘀、虚的积聚形成。本病发作期，多分为阳痫、阴痫。阳痫为癫痫大发作，表现为病发前有眩晕、头痛而胀等先兆症状，或无明显症状，旋即仆倒，不省人事，面色潮红或紫红，牙关紧闭，两目上视，项背强直，四肢抽搐，口吐涎沫或喉中痰鸣，或发怪叫，移时苏醒，除感疲乏、头痛外，一如常人，舌质红，苔黄腻，脉弦数或弦滑。阴痫为癫痫发作不典型者或癫痫小发作，表现为发病时面色晦暗青灰而黄，手足清冷，双眼半开半合，昏聩偃卧，手足拘急，或抽搐时作，口吐涎沫，一般口不啼叫，或声音微小，或仅为呆木无知，不闻不见，不动不语，或动作中断，手中物件落地；或头突然向前倾下，又迅速抬起；或二目上吊数秒乃至数分钟即可恢复，病发后对上述症状全然无知，多一日频作数次或十数次，醒后周身疲乏，或如常人，舌质淡，苔白腻，脉多沉细或沉迟。本病休止期辨证多见痰火扰神、风痰闭阻、心脾两虚、肝肾阴虚、瘀阻清窍等。

【辨证分型】

1．中医辨证分型

（1）发作期

1）阳痫：突然昏仆，不省人事，面色潮红、紫红，继之转为青紫或苍白，口唇青紫，牙关紧闭，两目上视，项背强直，四肢抽搐，口吐涎沫，或喉中痰鸣，或发怪叫，甚则二便自遗，移时苏醒如常人。病发前多有眩晕、头痛而胀，胸闷乏力，喜伸欠等先兆。平素多有情绪急躁，心烦失眠，口苦咽干，便秘尿黄等症。舌质红，舌苔白腻或黄腻，脉弦数或弦滑。

2）阴痫：突然昏仆，不省人事，面色晦暗青灰而黄，手足清冷，双眼半开半合，肢体拘急，或抽搐时作，口吐涎沫，一般不啼叫，或声音微小，醒后周身疲乏，或如常人。或仅表现为一过性呆木无知，不闻不见，不动不语，数秒至数分钟即可恢复，恢复后对上述症状全然不知，多一日频作数次或十数次。平素多见神疲乏力，恶心泛呕，胸闷咳嗽，纳差便溏等症。舌质淡，苔白腻，脉多沉细或沉迟。

（2）缓解期

1）肝火痰热：平时急躁易怒，面红目赤，心烦失眠，咳痰不爽，口苦咽干，便秘溲黄。发作时昏仆抽搐，吐涎或有吼叫。舌红，苔黄腻，脉弦滑而数。

2）脾虚痰盛：平素神疲乏力，少气懒言，胸脘痞闷，纳差溏薄。发作时面色晦滞或㿠白，四肢不温，蜷卧拘急，呕吐涎沫，叫声低怯。舌质淡，苔白腻，脉濡滑或弦细而滑。

3）肝肾阴虚：痫病频发，神思恍惚，面色晦暗，头晕目眩，伴两目干涩，耳轮焦枯不泽，健忘失眠，腰膝酸软，大便干燥。舌红，苔薄白或薄黄少津，脉沉细数。

4）瘀阻脑络：平素头晕头痛，痛有定处，常伴单侧肢体抽搐，或一侧面部抽动，颜面口唇青紫。多继发于中风、颅脑外伤、产伤、颅内感染性疾病后。舌质暗红或有瘀斑，舌苔薄白，脉涩或弦。

2．西医分型（根据临床表现和脑电图特征）

（1）自限性全面性发作：最初的症状学和脑电图提示发作起源于双侧脑部者，称全面性发作。这种类型的发作多在发作初期伴有意识的丧失。

1）全身强直-阵挛性发作：又称"癫痫大发作"。主要特征为意识丧失、双侧强直后紧跟有阵挛的序列活动。早期出现意识丧失，随后发作分为3期：首先出现全身骨骼肌持续性收缩，眼肌收缩出现眼睑上牵、眼球上翻或凝视；咀嚼肌收缩出现口强张，随后猛烈闭合，可咬伤舌尖；喉肌和呼吸肌强直性收缩致患者尖叫一声；颈部和躯干肌肉的强直性收缩使颈和躯干先屈曲，后反张；上肢由上举后旋转为内收前旋，下肢先屈曲后猛烈伸直，持续10～20秒进入阵挛期。阵挛期患者从强直转成阵挛，每次阵挛后都有一短暂间歇，阵挛频率逐渐变慢，间歇期延长，在1次剧烈阵挛后，发作停止，进入发作后期。以上两期均伴有呼吸停止、血压升高、瞳孔扩大、唾液和其他分泌物增多。发作后期尚有短暂阵挛，可引起牙关紧闭和大小便失禁。呼吸首先恢复，随后瞳孔、血压、心率渐至正常。肌张力松弛，意识逐渐恢复。从发作到意识恢复约历5～15分钟。醒后患者常感头痛、全身酸痛、嗜睡，部分患者有意识模糊，此时强行约束患者可能发生伤人和自伤。

2）强直性发作：表现为发作性全身或双侧肌肉的强烈持续的收缩，肌肉僵直，躯体伸展背屈或前屈。常持续数秒至数十秒，但是一般不超过1分钟。

3）阵挛性发作：主动肌间歇性收缩叫阵挛，导致肢体有节律性地抽动。发作期脑电图（EEG）为快波活动或棘慢/多棘慢波综合节律。

4）失神发作：又称"小发作"。典型失神表现为动作中止，凝视，叫之不应，不伴有或伴有轻微的运动症状，发作开始和结束均突然。通常持续5～20秒，罕见超过1分钟者。发作时EEG呈规律性双侧同步3Hz的棘慢波综合暴发。主要见于儿童失神癫痫和青少年失神癫痫。不典型失神表现为意识障碍发生与结束均较缓慢，可伴有轻度运动症状，发作时 EEG 可以表现为慢的棘慢波综合节律。主要见于伦诺克斯 – 加斯托综合征（Lennox-Gastaut 综合征），也可见于其他多种儿童癫痫综合征。

5）肌阵挛发作：表现为快速、短暂、触电样肌肉收缩，可遍及全身，也可限于某个肌群，常成簇发生。发作期典型的 EEG 表现为暴发性出现的全面性多棘慢波综合节律。肌阵挛包括生理性肌阵挛和病理性肌阵挛，但并不是所有的肌阵挛都是癫痫发作。只有同时伴 EEG 癫痫样放电的肌阵挛才为癫痫发作。肌阵挛发作既可见于一些预后较好的特发性癫痫患者（如良性婴儿肌阵挛癫痫、青少年肌阵挛性癫痫），也可见于一些预后较差的、有弥漫性脑损害的癫痫综合征（如早期肌阵挛脑病、婴儿严重肌阵挛癫痫、Lennox-Gastaut 综合征等）。

6）失张力发作：由于双侧部分或者全身肌肉张力突然丧失，导致不能维持原有的姿势，出现跌倒、肢体下坠等表现，发作时间相对短，持续数秒至 10 余秒多见，发作持续时间短者多不伴有明显意识障碍，EEG 表现为全面性暴发出现的多棘慢波节律、低波幅电活动或电抑制。

（2）自限性局灶性发作：主要包括运动性发作、感觉性发作、自动症等。除自动症外，局灶性发作的患者发作时神志清楚，发作后能复述发作的生动细节（是其主要特点）。当神经元异常放电从局部扩展到双侧脑部时，则可出现局灶性继发全面性发作。

1）局灶性运动性发作：除具有癫痫的共性外，发作时意识始终存在，发作后能复述发作的生动细节（是其主要特征）。

2）局灶性感觉性发作：发作通常先从一侧口角、指或趾等部位开始感觉异常，如针刺感、温热感、触电感或肢体缺失感，甚至产生难以描述的整个头部或全身异常感觉，可表现为闪光，也可为复杂图像或局部视野缺损等视觉性发作。尚有幻听觉、嗅觉发作、味觉发作和眩晕发作，可以听见单调性的音响，可闻到特殊臭味，可出现酸甜苦辣的味觉或突然感觉到摇晃、眩晕。

3）自动症：主要特征是有意识障碍，发作时患者对外界环境有一定的适应性和协调性，但发作后不能或部分不能回忆发作细节。

4）局灶性继发全面性发作：先出现上述局灶性发作，随之出现全面性发作。

（3）其他自限性发作

1）痴笑性发作：强调笑声是这种发作的特征。

2）偏侧阵挛发作：局限于单侧肌肉的节律性、反复收缩，频率大约为 2 ～ 3 次 /s，也可以延长。

【新九针治疗】

（一）治则

急则治标祛邪，缓则治本补虚。频繁发作时，以治标为主，着重豁痰顺气，息风开窍定痫；平时以治本为重，宜健脾化痰，补益肝肾，养心安神。

（二）针具选择

梅花针、毫针、一次性使用埋线针（0.9mm）、火针、三棱针。

（三）治疗方案

1．发作期 毫针治疗。

取穴：①主穴：水沟、劳宫、涌泉。②配穴：阳痫，配十宣或十二井穴；阴痫，配足三里、关元、三阴交。

操作方法：水沟用1寸毫针向鼻中隔斜刺0.5寸，运用雀啄法施以强刺激直至苏醒出针，其间不留针；劳宫、涌泉用1.5寸毫针直刺，强刺激不留针；阳痫用三棱针于十宣或十二井穴点刺放血，阴痫用1.5寸毫针针刺足三里、关元、三阴交。

2. 缓解期

（1）初诊：埋线治疗。

取穴：大椎、筋缩、肝俞、膈俞、腰奇、足三里、丰隆。

操作方法：局部皮肤常规消毒后，取胶原蛋白线（2-0），用一次性使用埋线针（0.9mm）将线体刺入到所需深度。埋线方向为：背俞穴向脊柱方向斜刺，大椎、腰奇向上斜刺，足三里、丰隆直刺，深度以初达肌层为宜。针孔处用创可贴覆盖。

（2）次诊：梅花针、火针、毫针治疗（在埋线后2周进行）。

第一步　梅花针治疗

操作方法：安装梅花针消毒针头，用消毒酒精棉球缠绕其针尖，中度手法叩刺头三阳经10～15分钟。

第二步　火针治疗

取穴：大椎、筋缩、肝俞、膈俞。

操作方法：局部皮肤常规碘伏消毒，将细火针在酒精灯上烧3～5秒，至白亮为度，浅速刺不留针。

第三步　毫针治疗

取穴：①主穴：腰奇、足三里、丰隆、膻中、中脘、阴陵泉、鸠尾、百会、四神聪。②配穴：痰火扰神，配行间、内关、合谷、中极；风痰闭阻，配本神、太冲；心脾两虚，配心俞、脾俞；肝肾阴虚，配肝俞、肾俞、太溪、太冲；瘀阻清窍，配太阳、膈俞。

操作方法：百会、四神聪可留针2小时，可嘱患者带针运动。余常规留针30分钟后起针。

第四步　中药治疗

根据辨证分型配合口服中药。

第五步　耳穴压豆治疗

取穴：脑干、皮质下、脑、神门、枕、肝、肾。

操作方法：将王不留行或磁珠贴敷在选用的耳穴上。每日自行按压3～5次，每次每穴按压30～60秒，3日更换1次，双耳交替。

【治疗现状】

目前，癫痫的西医治疗包括应用抗癫痫药物、手术、迷走神经刺激、神经调控方法（小脑电刺激、脑深部电刺激、脊髓电刺激、经颅磁电刺激、三叉神经电刺激）、立体定向放射治疗（伽玛刀、光子刀）、生酮饮食疗法等。抗癫痫药物按作用机制分为两类，一类是以降低神经细胞膜的兴奋性为主，如苯妥英钠、苯巴比妥等，另一类是以增强GABA（γ 氨基丁酸，一种中枢抑制性递质）介导的抑制性突触的传递功能，提高突触前或突触后抑制为主，如丙戊酸钠、硝西泮等；但是该类药物均有不同程度的副作用，长期服用会引起胃肠道、神经系统、血液系统等反应。针灸类教材介绍本病时不分发作期与缓解期，这与临床不符；虽然取穴、方法较多，但方案模糊。

【临床体会】

1．本方案的优势　本方案对于癫痫发作期和缓解期的治疗均有明晰的临床路径，且均有良好效果，可以缓解癫痫发作症状，缩短发作时间，减轻发作程度，延长发作间歇期，同时有改善患者异常脑电图变化的作用。穴位埋线疗法通过穴位刺激，使阴阳平衡，中枢神经系统和内分泌体液调节功能紊乱得以恢复，有简、廉、效的特点，并具有长效刺激优势，与梅花针、火针、毫针配合使用可使治疗时间缩短并提高疗效，同时也弥补了传统针灸的不足。

2．关于发作期的治疗　首选水沟，一般短时间就可醒神定痫。若病情较重，加刺劳宫与涌泉，用毫针即可，施行强刺激不留针，直至奏效。不宜选取大椎或腹部穴位，防止断针或内脏穿孔。

3．关于疗程　对于发作期者，中病即止；对于缓解期者，每月治疗2次为1个疗程，即使取效，也必须坚持治疗3～6个疗程，以巩固疗效。

4．关于配合服用西药　患者在针灸治疗期间，应嘱其切忌突然停用或改变西药的药量，应遵循逐渐减量的原则，一般每周后可减量1/4，同时可配合中药治疗。对于发作期病情较重或癫痫大发作者，需肌内注射或静脉注射地西泮，成人10～20mg，小儿0.25～1mg/kg，缓慢静脉注射至抽搐停止，注射中要注意呼吸心跳变化。发作控制后，应继续鼻饲或口服抗癫痫药物。

【生活调摄】

1．清淡饮食，少食肥甘、生冷、辛热等生痰助火之物。

2．注意休息，避免劳累。

3．调畅情志，避免惊恐、暴怒等情绪刺激。

【验案】

马某，男，35岁，2012年6月来诊。因头部外伤后出现癫痫。口服丙戊酸镁缓释片，仍时有发作，1个月发作2～3次，每次发作时口吐白沫、四肢抽搐、持续数分钟，平素纳眠尚可，无明显不适。发作后感身体乏累，2～3日方可恢复。患者因工作无法每日毫针治疗，遂予以穴位埋线治疗。取穴：长强、筋缩、脊中、神道、印堂、鸠尾、关元、阳陵泉、三阴交。治疗1次后，患者诉发作频次及持续时间明显减少；后坚持埋线治疗5次，患者在口服丙戊酸镁缓释片情况下，1年仅发作2～3次。中途于2015年曾因情绪刺激出现反复，继续予以埋线治疗2次，症状控制。随访至今，病情稳定。（曹玉霞医案）

八、胃痛

【概述】

胃痛是以上腹胃脘部近心窝处反复发作性胀闷不适或疼痛为主要表现的病证，又称胃脘痛；是以症状及部位命名的中医病证名词，多见于西医学的急慢性胃炎、消化性溃疡、功能性消化不良、胃肠神经症、胃痉挛等。各种原因导致胃黏膜刺激、受损或胃平滑肌痉挛，均可引起胃痛。

本病金元以前统称"心痛"，但与"真心痛"有显著区别。胃痛的病因主要有寒邪犯胃、饮食伤胃、情志不畅和脾胃虚弱，病位在胃，与肝、脾密切相关。到金元时期，李杲在《兰室秘藏》中首立"胃脘痛"一门，将胃痛作为独立病证。本病由外邪犯胃、饮食不节、情志失调、脾胃素虚及药物损害等导致胃气郁滞，失于和降，不通则痛，或不荣则痛。病机分为虚实两端，实证为寒凝、食滞、气郁、血瘀，致胃气阻滞，不通则痛；虚证为中焦阳虚、抑或阴亏，胃腑失于温煦或濡养，不荣则痛。病位在胃，与肝、脾密切相关。病理因素以气滞为主，并见食积、寒凝、热郁、湿阻、血瘀等。

【临床表现】

1. 胃痛不适部位在上腹胃脘部近心窝处，可有胀闷、刺痛、隐痛、剧痛等。

2. 常伴纳差、恶心、呕吐、泛酸、嗳气、胃脘嘈杂、腹泻等胃肠道症状。

3. 以中青年居多，起病或缓或急，发病前可有明显诱因，如感寒、恼怒忧郁、劳累、饮食不洁或不节、药毒所伤等；部分患者可因素体脾胃虚弱而致。可急性起病，亦可慢性迁延、反复发作。

本病需要与真心痛（部位不同，心电图、心肌酶检查可鉴别）、胁痛（部位不同可鉴别）、腹痛（部位不同可鉴别）鉴别。

【辨证分型】

1. **寒邪客胃** 胃痛暴作，拘急冷痛，恶寒喜暖，得温痛减，遇寒加重，口不渴，喜热饮，有感寒或食冷病史，舌苔薄白，脉弦紧。

2. **饮食伤胃** 胃脘疼痛，胀满拒按，嗳腐吞酸，或呕吐不消化食物，其味腐臭，吐后痛减，不思饮食，大便不爽，得矢气及便后稍舒，有暴饮暴食病史，舌苔厚腻，脉滑。

3. **肝气犯胃** 胃脘胀痛，或攻撑窜动，牵引背胁，遇怫郁烦恼则痛甚，嗳气、矢气则痛舒，胸闷叹息，大便不畅，舌苔薄白，脉弦。

4. **湿热中阻** 胃脘灼痛，吐酸嘈杂，脘痞腹胀，纳呆恶心，口渴不欲饮水，小便黄，大便不畅，舌红，苔黄腻，脉滑数。

5. **瘀血停胃** 胃脘刺痛，痛有定处，按之痛甚，疼痛延久屡发，食后加剧，入夜尤甚，甚或出现黑便或呕血，舌质紫暗或有瘀斑，脉涩。

6. **脾胃虚寒** 胃脘隐痛，绵绵不休，空腹痛，得食则缓，喜温喜按，劳累或受凉后发作或加重，泛吐清水，食少纳呆，大便溏薄，神疲倦怠，四肢不温，舌淡苔白，脉虚缓无力。

7. **胃阴不足** 胃脘隐隐灼痛，有时嘈杂似饥，或似饥而不欲食，口干咽燥，大便干结，舌红少津，或光剥无苔，脉弦细无力。

【新九针治疗】

（一）治则

和胃止痛。

（二）针具选择

毫针、火针、艾绒、一次性使用埋线针（0.9mm）、胶原蛋白线（2-0）。

（三）治疗方案

1. **急性胃痛**

第一步 火针治疗

取穴：至阳、肝俞、脾俞、胃俞。

操作方法：局部皮肤常规消毒后，用细火针浅速刺，不留针。（图4-7）

第二步　毫针、TDP照射治疗

取穴：①主穴：内关、中脘（避开火针眼，可用梁门代替）、足三里。②配穴：寒邪客胃，配胃俞、神阙；饮食伤胃，配梁门、下脘；肝气犯胃，配期门、太冲；瘀血停胃，配膈俞、三阴交。

操作方法：随证选穴，常规针刺得气后，留针30分钟，配合TDP照射胃脘部。

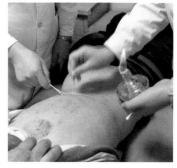

图4-7　火针点刺

2．慢性胃痛

（1）初诊：埋线治疗。

取穴：①主穴：至阳、肝俞、脾俞、胃俞、中脘、足三里。②配穴：瘀血停胃，配膈俞、血海；脾胃虚寒痰多，配丰隆。

操作方法：局部皮肤常规消毒，取1～2cm已消毒的胶原蛋白线（2-0），用一次性使用埋线针（0.9mm）将线体刺入到所需深度，埋植在穴位的肌层，针孔处用创可贴覆盖。

（2）次诊：于埋线后2周进行。

第一步　火针治疗

取穴：至阳、肝俞、脾俞、胃俞。

操作方法：局部皮肤常规消毒，用细火针速刺，不留针。

第二步　毫针、TDP照射治疗

取穴：①主穴：内关、中脘、足三里。②配穴：寒邪客胃，配胃俞、神阙；饮食伤胃，配梁门、下脘、公孙；肝气犯胃，配期门、太冲；瘀血停胃，配膈俞、三阴交；脾胃虚寒，配气海、脾俞、胃俞；胃阴亏耗，配胃俞、三阴交、太溪，虫积加百虫窝。

操作方法：随证选穴，针刺得气后，留针30分钟，配合TDP照射胃脘部。寒邪客胃、脾胃虚寒型可施以穴位铺灸或火疗。

【治疗现状】

急慢性胃炎、胃溃疡的西医治疗用药包括抑酸药物（H_2受体拮抗剂、质子泵抑制剂）、胃黏膜保护剂等，其中抑酸药物长期使用会导致腺体萎缩，需严格掌握使用疗程。慢性胃炎、功能性消化不良一般加用促进胃动力的药物及消化酶类药物作为外源性干预措施，部分药物如西沙必利可引起严重的心血管副作用。病因治疗中，根除幽门螺杆菌（Hp）的三联或四联药物可一定程度上预防胃黏膜萎缩、肠上皮化生的发生和发展，但能否逆转这些病变尚有争议；另外，尚需妥善权衡药物使用的疗程及其副作用的控制。胃痛虽为中医针灸治疗的优势病种，但因中医内科学和针灸类教材中对胃痛的辨证分型不统一、针灸方法单一，导致临床治疗混乱，不利于提高疗效。本方案旨在提供规范有效的治疗方案。

【临床体会】

1．**关于胃肠道疾病的针灸治疗地位**　根据本人研究团队多年的临床实践体会，急慢性胃肠炎可首选针灸治疗。在基础研究方面，我们与国内多数研究团队一致认为，针刺治疗对胃黏膜损伤有较好的保护作用，其作用机制包括促进胃酸分泌、缓解腺体萎缩、恢复胃蛋白酶活性，增加胃底部血流量并减少渗出，激活外周肠神经系统 P 物质，启动胃肠收缩活动等，为临床提供了科学依据。

2．**关于选穴**　我们前期的系列研究证实，中脘、内关、足三里对于炎性或痉挛性胃痛均有效，是治疗胃病的常用有效组方，并在大量临床和相关实验研究中得到证实，可作为治疗胃病的基本处方。我们将这 3 个穴的组合作为治疗胃病的基本处方，申请了国家自然科学基金课题（No.30572422），并将此 3 个穴冠名为"胃病方"，以此作为治疗胃病的主方主穴。

3．**关于多针具组合的优势**　多针具组合可弥补单纯毫针刺激量小、疗效不稳定等不足，尤其对于慢性胃痛者，首选埋线疗法，可产生长期穴位刺激作用。

4．**关于胃痛效穴"至阳"**　我们临床发现，至阳既是胃病的诊断点，又是治疗点。急性胃痛火针点刺至阳可取速效。至阳属督脉，督脉为阳脉之海。至阳为阳气最多之意，可散寒温胃止痛。从西医学来看，可能与神经节段支配有关。

5．**关于配合放血疗法的问题**　急性胃痛属炎症型伴发热者，加双侧委中、曲泽三棱针刺络放血，临床可直接取肘、腘静脉处刺血。

6．**关于急性阑尾炎误诊为急性胃炎的问题**　由于急性阑尾炎的诊断目前偏于滞后，初发时大多仅表现为胃痛、呕吐等急性胃炎的症状、体征，故临床基本上均按照急性胃炎治疗，待数小时后症状不减，反而出现转移性右下腹痛时，医者才考虑急性阑尾炎，此时可能出现了阑尾化脓，因而需要急诊手术。我们发现，阑尾穴在急性阑尾炎初期，即有明显压痛，而单纯胃炎则无压痛，因此，对于新发胃痛者，一定要按压阑尾穴，若压痛阳性者，提示可能是急性阑尾炎，此时治疗则需要静脉输注大量抗生素，同时可针刺阑尾穴，以截断病势。这样往往可避免手术之苦。

7．**关于针药并用**　急性胃痛针刺即愈，一般无须服药。慢性萎缩性胃炎病程较长，特别是伴非典型增生的患者应注意每半年复查 1 次胃镜，可针药联合使用，重视调畅气机，促进中焦升降功能的恢复。

8．**关于疗程**　急性胃痛者，施以火针及毫针，部分患者治疗 1 次即愈；1 次未愈者，可毫针每日 1 次，火针 3 天 1 次，1 周内可愈。慢性胃痛者，每月埋线 1 次，2 次埋线间隔期行火针及毫针治疗 1 次；1 个月为 1 个疗程，需要 3～5 个疗程。

9．**关于指针法的运用**　急性胃痛时，如果不具备针刺条件，可选取指压法。单手指压时患者取坐位或卧位，医者用右手拇指呈 45° 角点按神道或至阳 3～5 分钟，注意点按力量由轻到重，逐渐加压，用力切勿过猛，点按 1 分钟后将手指提起，等几秒后，再依法点按。双手指压时患者取俯卧位，医者用拇指沿脊柱两侧由上到下推按，在相当于胃俞、膈俞处出现明显压痛点或条索状结节时，用双手拇指按压反应点，手指上下滑动，使其有明显酸胀等感应为度，亦可持续按压 3～5 分钟。

10．**关于颈胃综合征的问题**　颈胃综合征是指由于颈椎病变引起的胃肠症候群，其临床表现除颈椎病特有的症状和体征外，伴有长期难愈的上腹部胀满隐痛、恶心嗳气、便秘或腹泻等胃肠道症状，临床不易明确诊断。本病是颈椎病综合症候群的一种，随着颈椎病的发病增加而增加，且年轻化。临床患者既有颈椎病的表现，如颈项强痛、僵硬、疲软不适，常伴头痛、头晕、眼胀耳鸣、心烦失眠等，又同时出现慢性胃炎的表现，如咽喉异感、胃脘胀痛，或伴灼热泛酸、恶心欲呕、嗳气频作等症状。患者颈椎影像资料可见骨质增生、韧带钙化、颈椎间盘变性膨出、颈椎不稳、颈椎生理曲度改变，甚至颈椎关节旋转错位等。现代医学认为，由于颈椎骨质增生或颈椎间盘退变，导致脊柱内外平衡失调，引起颈椎骨、关节及周围韧带、肌肉等产生一系列病理变化，从而刺激或压迫颈神经、脊髓、交感神经及椎动脉等引起本病；病变组织对颈部分布极其丰富的交感神经会产生不良刺激，并沿交感神经或副交感神经下传到胃及十二指肠，促使胃及十二指肠功能或器质发生病变。当交感神经兴奋性增高时，会抑制胃的蠕动和胃液的分泌，出现口干舌燥、不思饮食、腹胀不适、打嗝嗳气、上腹隐痛，甚至恶心、呕吐等一系列症状；而副交感神经兴奋性增高时，胃蠕动加快，胃液分泌增多，胃内容物反流进入食管，出现烧心、反酸、嗳气、上腹部饥饿性疼痛（进食后缓解）等溃疡症状。见到以胃肠道症状为主诉的患者，临床医师往往考虑消化系统疾病，而忽视与颈源性的关系，特别是久治不愈的胃肠病合并颈椎病症状的患者，应高度考虑颈胃综合征的可能。颈胃综合征，其痛在胃，然病因在颈，故需"颈胃同治"，颈部治疗方案参考颈椎病章节。这与传统中医理论认为痰浊中阻、清阳不升（半夏白术天麻汤证）相吻合。

【生活调摄】

1. 注意饮食调护。胃病三分治、七分养，要养成良好的饮食习惯和规律。忌暴饮暴食、饥饱无常，忌长期食用生冷、酗酒、辛辣、苦寒之品。

2. 饮食以清淡易消化为主，避免进食浓茶、咖啡和辛辣食物，必要时进流质和半流质饮食。

3. 保持精神愉快，避免忧思恼怒等情志内伤。

4. 要劳逸结合，起居有常，避免外邪内侵。

【验案】

侯某，男，20岁，2010年9月5日就诊。胃溃疡胃痛发作，疼痛剧烈，弯腰双手按压胃脘部。急以细火针速刺至阳、肝俞、胃俞、上脘、中脘、下脘、足三里，疼痛立止。因其胃溃疡病史已5年余，平素胃脘部憋胀不适，呃逆吐酸，纳食不馨，体瘦，时有剧烈胃痛发作，为彻底治疗，又火针治疗2次，埋线治疗3次，诸症消失，体重增加5kg。嘱其清淡饮食，规律进食，调畅情志。（曹玉霞医案）

九、呃逆

【概述】

呃逆，西医谓之膈肌痉挛或胃神经症，属膈肌功能障碍性疾病，系吸气时声门突然闭合产生的一种呃声，这种膈肌异常的收缩运动是由于迷走神经和膈神经受到刺激所引起。临床上，呃逆是一种症状，且引起呃逆的原因很多，如平常进食过快、进食刺激性食物和吸入冷空气等产生膈肌痉挛，轻者间断打嗝，重者可连续呃逆或呕逆，腹胀、腹痛，个别小便失禁。如患者膈肌痉挛连续发作数天不能停止，并影响休息或睡眠时，可称之为顽固性膈肌痉挛。

呃逆的病因很多，涉及神经系统疾病、消化系统疾病、呼吸系统疾病、横膈或纵隔附近组织病变、药物、心理疾病等。引起呃逆的病因以消化系统及脑血管疾病居多。致呃之由，总由气逆。胃失和降，膈间气机不利，胃气上逆动膈，是呃逆的发病机制。呃逆被认为是一个无意识的脊髓反射，具有完整的反射弧。传入神经由膈神经、迷走神经和从 $T_6 \sim T_{12}$ 发出的交感神经束组成；反射中枢由脑干、膈神经核、延髓网状结构、下丘脑组成；传出神经由膈神经、肋间神经组成；效应器由膈肌、肋间肌、前斜角肌组成。反射弧中的任何环节受到刺激皆可导致呃逆。呃逆的过程被证实由多个神经递质参与，包括 γ 氨基丁酸（GABA）和多巴胺。

中医认为，呃逆是指胃气上逆动膈，以气逆上冲，喉间呃呃有声，声短而频，难以自制为主要表现的病证。呃逆，古称"哕"，又称"哕逆"，至明代以后称"呃逆"，俗称"打嗝"。本病病位在膈，关键脏腑在胃，与肺、肾、肝、脾关系密切。中医临床多见胃中寒冷证、胃火上逆证、气机郁滞证、脾胃阳虚证、胃阴不足证等。

【临床表现】

1. 多见于青壮年，女性多于男性。常有进食过冷、过热、过于辛辣，或情志郁怒等诱因可询。

2. 以呃逆为主症，呃声频频，呈持续状态不能自制，可伴呕吐、情绪紧张、胸膈脘腹间疼痛，或有嗳气、纳呆，甚则厌食或拒食、不寐等症。

3. 偶发呃逆，或病危胃气将绝时之呃逆，均属短暂症状，不列为呃逆病。

4. X线钡餐及胃镜等检查无器质性病变征象。

【辨证分型】

1. 实证

（1）胃中寒冷：呃声沉缓有力，胸膈及胃脘不舒，得热则减，遇寒则甚，进食减少，口淡不渴，舌苔白，脉迟缓。

（2）胃火上逆：呃声洪亮有力，冲逆而出，口臭烦渴，多喜饮冷，脘腹满闷，大便秘结，小便短赤，苔黄燥，脉滑数。

（3）气机郁滞：呃逆连声，常因情志不畅而诱发或加重，胸胁满闷，脘腹胀满，纳减嗳气，肠鸣矢气，苔薄白，脉弦。

2. 虚证

（1）脾胃阳虚：呃声低长无力，气不得续，泛吐清水，脘腹不舒，喜温喜按，面色㿠白，手足不温，食少乏力，大便溏薄，舌质淡，苔薄白，脉细弱。

（2）胃阴不足：呃声短促而不得续，口干咽燥，烦躁不安，不思饮食，或食后饱胀，大便干结，舌质红，苔少而干，脉细数。

【新九针治疗】

（一）治则

理气和胃，降逆止呃。

（二）针具选择

锋钩针、火针、毫针、艾条。

（三）治疗方案

第一步 锋钩针治疗

取穴：双侧攒竹。

操作方法：遵照锋钩针勾割法进行操作。

第二步　火针治疗

取穴：至阳、膈俞、肝俞、脾俞、胃俞、中脘。

操作方法：常规碘伏消毒，细火针浅速刺不留针。

第三步　毫针、艾灸治疗

取穴：①主穴：天突、膻中、内关、足三里，上脘（艾灸）、中魁（艾灸）。②配穴：胃中寒冷，配胃俞、建里；胃火上逆，配胃俞、内庭；气机郁滞，配期门、太冲；脾胃阳虚，配脾俞、胃俞；胃阴不足，配胃俞、三阴交。

操作方法：毫针常规针刺。艾灸采用雀啄灸法。

【治疗现状】

目前，西医治疗呃逆常用药物控制、膈神经阻滞、物理方法（饮冷水、咽鼓管充气法）、纸袋呼吸等，但主要是应用药物控制，包括口服西药或肌内注射等，常用药物包括甲氧氯普胺（胃复安）、氯丙嗪、苯妥英钠等。治疗呃逆的药物大多对中枢神经有调节作用，不良反应较多。膈神经阻滞对呃逆的治疗可以说是高选择性的，且其疗效可能是最好的。但是膈肌参与呼吸运动，膈神经阻滞对呼吸的影响不应该被忽视。目前，针灸治疗呃逆较多使用的还是传统毫针疗法，方法单一。

【临床体会】

1．关于疗程安排　每周行锋钩针治疗1次，火针治疗2次，毫针治疗6次，为1个疗程。一般1个疗程可愈，最多需要2个疗程。

2．关于灸法的使用　由于本病多因胃部受凉及术后引发，属于中医寒凝中焦、气机阻滞，故需重用艾灸或隔姜灸，以灸上脘、中魁等穴为宜。部分患者仅用灸法也可奏效。

3．《黄帝内经》所述治呃三法为"哕，以草刺鼻嚏，嚏而已；无息而疾迎引之，立已；大惊之，亦可已"，在治疗轻微呃逆时有效，但是治疗较重的呃逆则疗效一般。

4．不明原因所致呃逆，须诊断明确后再行治疗，如食管癌常常有呃逆症状，使用针灸治疗，虽然有一定缓解作用，但难以治愈。

5．关于针刀的运用　近年有专家推荐使用小针刀疗法，本人临床也曾少数使用，效果肯定，建议进一步观察研究。膈肌痉挛是产生呃逆的主要原因。膈肌由膈神经支配。膈神经从前斜角肌上端外侧浅出下行，沿前斜角肌下降至肌肉内侧，在锁骨下动、静脉之间经胸廓上口进入胸腔，再经肺根前方在纵隔胸膜与心包之间下行至膈肌。颈髂肋肌是颈部最易劳损并产生瘢痕、粘连和无菌性炎症的肌肉。无菌性炎症经扩散可波及周围其他软组织，如中、后斜角肌等，造成对膈神经的卡压或炎症刺激，从而引起膈神经兴奋性增高并产生膈肌痉挛。小针刀松解（定点1为下颌角与颞骨乳突连线中点的茎突定点；定点2为第3～5颈椎两侧横突后结节尖定点）横突后结节的目的在于减轻中、后斜角肌对膈神经的卡压，改善局部血供，促进无菌性炎症的吸收。茎突前缘是迷走神经出颅后最易受周围组织瘢痕、粘连卡压的位置，小针刀松解该处也是为了改善迷走神经的通路。

6．关于耳穴压豆的配合问题　耳穴压豆法通过王不留行对耳穴进行压迫的方式刺激耳郭上的反应点及穴位，如交感、神门、膈等诸穴联用，可有效缓解患者呃逆症状。

7．关于腹式呼吸的配合问题　西医学认为，呃逆与呼吸的中枢同在延髓，且同时受大脑皮质的控制。将毫针分别刺入腧穴后，双手同时运针，用大幅度、高频率捻转手法强刺激足三里及攒竹各1分钟，以患者能耐受为度，同时嘱患者做深长和缓的腹式呼吸。针刺配合腹式呼吸法，可能一方面通过反射弧，刺激大脑皮质，抑制了迷走神经，恢复交感神经与迷走神经之间的平衡；另一方面，通过兴奋呼吸中枢，反射性抑制了邻近部位的呃逆中枢，起到了一定的协同作用。这可能是传统针刺"呼吸补泻法"的科学依据，建议做进一步研究。

【生活调摄】

注意保暖，调畅情志，规律饮食，适当运动。

【验案】

朱某，女，38 岁，2021 年 7 月 24 日初诊。间断性呃逆 3 年余。患者诉 3 年前无明显诱因出现间断性呃逆，按压颈背部"富贵包"时呃逆加重，放松呃逆即止，未予处理。该患者形体瘦削，平素神疲乏力，纳差，恶食生冷，舌淡嫩，舌边有齿痕，苔薄白，脉沉弱。治疗方案：①针刀：颈部夹脊穴（富贵包旁）、胸 6～9 夹脊穴；②火针：至阳、膈俞、中脘；③毫针/TDP：攒竹、上脘、足三里、内关。治疗 2 次后，患者诉颈背部"富贵包"明显减小，呃逆次数骤减，几近痊愈。（冀来喜医案）

十、便秘

【概述】

便秘指排便次数减少、粪便量减少、粪便干结、排便费力的现象，病程至少 6 个月以上。随着年龄增长，便秘的患病率明显增加。排便是基于外周神经兴奋，将冲动传至肠神经丛、脊髓、大脑皮质，引起一系列生理反射和与排便有关的肌肉协调收缩而完成。任何一个环节出现障碍都可导致便秘。便秘多由不良习惯引起，亦可由多种疾病引起。临床上根据胃肠道有无结构异常，将便秘分为功能性便秘和器质性便秘。

中医认为，便秘责之于饮食不节、情志失调、感受外邪、禀赋不足等导致燥热内结，或气滞不行，或气血阴阳不足等。便秘的基本病变属大肠传导失常，同时与肺、脾、胃、肝、肾等脏腑功能失调有关。便秘的病性，主要分为寒、热、虚、实 4 种，其中肠道实热者发为热秘，肠道气滞者发为气秘，阴寒积滞者发为冷秘，均属实证；气血阴阳亏虚者发为虚秘，属虚证。在病变过程中，又可相兼发生，或相互转化。

【临床表现】

表现为便意少、便次减少（粪便不一定干硬）；排便艰难、费力（突出表现为粪便排出异常艰难）；排便不畅（有肛门直肠内阻塞感，虽频有便意，便次不少，但即使费力也无济于事，难有通畅的排便）；常伴有腹痛或腹部不适，并常于排便后症状缓解。

【辨证分型】

1. 肠道实热 大便干结，腹胀，口干口臭，面红心烦，或有身热，尿赤。舌红，苔黄燥，脉滑数。

2. 肠道气滞 大便干结或不甚干结，欲便不得出，腹中胀痛，嗳气频作，胸胁胀满。苔薄腻，脉弦。

3. 脾虚气弱 虽有便意，但排出不畅，便质不干硬，神疲气怯，面色无华，头晕心悸。舌淡嫩，苔薄，脉弱。

4. 脾肾阳虚 大便干或不干，排出困难，小便清长，面色㿠白，四肢不温，腹中冷痛，腰膝酸冷。舌淡苔白，脉沉迟。

【新九针治疗】

（一）治则

调理胃肠，行滞通便。

（二）针具选择

毫针、火针、艾条、一次性使用埋线针（0.9mm）、胶原蛋白线（2-0）。

（三）治疗方案

1. 初诊 埋线治疗。

取穴：至阳、肝俞（双）、脾俞（双）、大肠俞（双）、天枢（双）、上巨虚（双）。

操作方法：每次选取 8～10 穴进行操作。

2. 次诊 火针、毫针治疗（于埋线治疗 1 周后进行）。

第一步 火针治疗

取穴：至阳、肝俞（双）、脾俞（双）、大肠俞（双）、天枢（双）、上巨虚（双）、丰隆（双）。

操作方法：每次取 3～5 穴，细火针速刺不留针。

第二步 毫针/艾灸治疗

取穴：①主穴：下髎、大肠俞、天枢、支沟、上巨虚、丰隆。②配穴：肠道实热，配合谷、内庭；肠道气滞，配中脘、太冲；脾虚气弱，配脾俞、气海；脾肾阳虚，配照海、灸神阙、关元。

操作方法：根据常规毫针针刺手法治疗。

第三步 中药配合治疗

根据辨证选取麻仁润肠丸、济川煎、温脾汤等治疗。

【治疗现状】

目前，西医治疗便秘多采用通便药、促胃动力药、促分泌药、粪便软化剂等口服，以及清洁灌肠和手术等，但各种西药在临床应用中被发现有不同程度的不良反应，且效果不稳定，容易反复。中医治疗便秘的方法较多，包括针刺、艾灸、温针灸、埋线、中药等，但方案不具体，不便于统一与推广。

【临床体会】

1. 本方案的优势 本方案不仅弥补了单一针具刺激量小、疗效不稳定等不足，而且精选腧穴，突出主穴，结合多种针具针法，操作方法、步骤明确，易于掌握。本方案临床疗效稳定，复发率低，尤其对习惯性便秘、产后便秘的效果更佳。这可能与长期持续刺激穴位、改善肠蠕动及分泌功能有关。对于产后便秘者，配合养血通便中药，效果更佳。

2. 关于主穴下髎 针灸类教材定位下髎在骶部，中髎内下方，适对第 4 骶后孔。然下髎局部的皮下脂肪、肌肉及韧带等组织较厚，骶后孔不易被触及。同时，不同患者的骶后孔口径的大小、孔内通道的形态存在很大差异。因此，我们在临床操作中采用王玲玲的经验取穴法：患者取俯卧位，在其臀沟的最高点处扪及凹陷，即为骶管裂孔，骶管裂孔两侧的突起即为骶角，骶角两侧（与骶管裂孔顶端相平）各有凹陷，是为下髎。

在针刺操作中，采用 4 寸芒针，进针深度约 3 寸以上。针刺操作时，垂直缓慢进针。在肌肉层时，针下坚韧，继续进针若有坚硬之感（碰及骶骨），将针尖向内调整直至有沉紧且涩滞感，此时需用较大的指力方能将针缓慢推入骶后孔内。当无骨性阻挡，并且针完全刺入时，即为成功刺入骶后孔。

中医学认为，下髎乃八髎的一部分，属足太阳膀胱经穴，而膀胱经的经别下尻5寸，别入于肛，且下髎位于腰骶部，骶骨前方即是直肠，故通过深刺下髎，即能起到近治作用。现代医学认为，排便动作受大脑皮质及腰骶部脊髓内低级中枢的调节，而深刺下髎，可刺激低级中枢向上传导，出现排便意识。由此可见，深刺下髎是治疗便秘的有效方法，且其起效的关键是成功刺入骶后孔，使患者的肛门或盆底有酸、麻、重、胀等针感。

3．关于疗程安排　每月行埋线疗法1次，埋线1周后开始行火针、毫针等疗法，每周2次。1个月为1个疗程，需要2～3个疗程。

4．关于针刀的配合问题　针刀医学认为，便秘的根本病因是脊柱区带病理变化和电生理线路紊乱。通过临床观察治疗，笔者认为便秘的病位在大肠，而支配大肠的交感神经节大多位于脊柱区带内，由于脊柱区带内韧带、肌肉、关节囊的病理改变造成对控制大肠功能的交感神经和迷走神经的牵拉、卡压，引起神经功能紊乱，直接影响大肠功能。另外，这些病理因素发生在大肠的电生理线路上，使电生理线路上的电流量发生变化，也将影响大肠功能，导致本病发生。故选择T_1～L_5脊柱区带可触及压痛条索、结节，然后进行针刀松解。

5．关于耳穴的配合问题　用王不留行在耳郭反应点上持续贴压，刺激大肠、直肠下段、便秘点、皮质下、交感等耳穴，可以持续调节交感神经、副交感神经和迷走神经的兴奋性，并可改善肠道的蠕动、吸收功能；且能调和气血、疏通经脉、平衡阴阳，使胃气下降、泻下通气。

【生活调摄】

1．注意饮食的调理，合理膳食，以清淡为主，多吃粗纤维食物及水果（如西芹、红薯、苹果、熟香蕉等），忌辛辣厚味或过度饮酒。

2．养成定时排便的习惯，嘱每早按时如厕。

3．保持心情舒畅，加强体育锻炼。

【验案】

王某，女，38岁，2012年3月6日初诊。习惯性便秘20余年，平素口服三黄片、麻仁胶囊及肛塞开塞露解便，大便数日一行，少则四五天，多则十几天。现已10日未行大便，且对口服药已耐药，服10片三黄片仍不能解出大便。平素饮食睡眠尚可。当日先予细火针针刺肺俞、至阳、肝俞、脾俞、大肠俞、天枢、足三里、上巨虚，当晚即排便。共行3次火针，2次埋线，配合腹部推拿及脊柱整复，出院2个月随访，大便1～2日1次，便质正常。（曹玉霞医案）

十一、泄泻

【概述】

泄泻即腹泻，指排便次数增多（＞3次/d），粪便量增加（＞200g/d），或带有未消化食物或脓血、黏液，粪质稀薄（含水量＞85%）的现象。腹泻常伴有排便急迫感、肛门不适、失禁等症状。腹泻分急性和慢性两类，急性腹泻发病急剧，病程在2～3周；慢性腹泻指病程在 2 个月以上或间歇期在 2～4 周的复发性腹泻，是临床多种疾病的常见症状。根据发病机制，本病主要分为渗透性腹泻、分泌性腹泻、渗出性腹泻、动力异常性腹泻。

中医认为，本病病因与感受外邪、饮食所伤、情志失调、禀赋不足及久病脏腑虚弱有关；病机为脾虚湿盛，肠道功能失司；病位在肠，与肝、脾、肾关系密切。其中，暴泻多见寒湿证、湿热证、食滞证，久泻多见肝郁乘脾证、脾胃虚弱证、肾阳虚衰证。

【临床表现】

腹泻的发病机制不同，临床特点也不相同。①渗透性腹泻的临床特点：禁食 48 小时后腹泻停止或显著减轻。当肝胆胰腺疾病导致消化不良时，常伴有脂肪和蛋白质消化不良，亦可致泄泻。②分泌性腹泻的临床特点：每日大便＞1L（可多达 10L），大便为水样，无脓血，粪便的 pH 多为中性或碱性，禁食 48 小时后腹泻仍可持续存在，大便量仍大于 500ml/d。③渗出性腹泻的临床特点：粪便含有渗出液和血液，结肠特别是左半结肠病变多有肉眼脓血便，小肠病变渗出液及血液均匀地与粪便混在一起，除非有大量渗出或蠕动过快，一般无肉眼脓血，需显微镜检查发现。④动力异常性腹泻的临床特点：排便急，粪便稀烂或水样，不带渗出物与血液，往往伴有肠鸣音亢进或腹痛。

【辨证分型】

1．中医辨证分型

（1）暴泻

1）寒湿证：泻下清稀，甚至如水样，腹痛肠鸣，脘闷食少，兼有外感时可见恶寒发热、鼻塞头痛、肢体酸痛，苔薄白或白腻，脉濡缓。

2）湿热证：腹痛急泻，泻下急迫，粪便黄褐而臭，肛门灼热，可伴有烦热口渴，小便短赤，舌质红，苔黄腻，脉濡数或滑数。

3）食滞证：腹痛肠鸣，泻下粪便臭如败卵，泻后痛减，夹有不消化之物，腹胀满，嗳腐酸臭，不思饮食，舌苔垢浊或厚腻，脉滑。

（2）久泻

1）脾胃虚弱：大便时溏时泻，反复发作。稍有饮食不甚，大便次数即增多，见水谷不化，伴有饮食减少，脘腹胀闷不舒，面色少华，肢倦乏力，舌质淡，苔白，脉细弱。

2）肝郁乘脾：腹痛肠鸣即泻，每因情志不畅而诱发，泻后痛缓，平素多有胸胁胀闷，嗳气食少，矢气频发，舌苔薄白或薄腻，脉弦。

3）肾阳虚衰：晨起泄泻，大便夹有不消化食物，脐腹作痛，形寒肢冷，腹部喜暖，舌质淡，脉沉细。

2．西医分型

（1）根据病程长短：分为急性腹泻与慢性腹泻两种。

（2）根据病理生理特点可分为：①渗出性腹泻；②分泌性腹泻；③渗透性腹泻；④吸收不良性腹泻；⑤胃肠蠕动加速性腹泻。

（3）根据解剖部位可分为：①胃源性腹泻；②肠源性腹泻；③内分泌失常性腹泻；④功能性腹泻。

其中，肠源性腹泻根据病因不同可分为：①病原感染性腹泻；②炎症非感染性腹泻；③肿瘤性腹泻；④消化不良和吸收障碍性腹泻；⑤食物（中毒、过敏）性腹泻；⑥药物作用或化学品中毒性腹泻；⑦功能性腹泻。

【新九针治疗】

（一）治则

运脾化湿。

（二）针具选择

火针、毫针、一次性使用埋线针（0.9mm）、胶原蛋白线（2-0），艾条。

（三）治疗方案

1. 暴泻（急性）

第一步　火针治疗

取穴：至阳、肝俞、脾俞、胃俞、大肠俞、上脘、中脘、下脘、天枢、气海、关元、足三里、上巨虚。

操作方法：锃针点穴定位，碘伏常规消毒。背部腧穴以尖头细火针浅速刺不留针，针刺深度0.3～0.5寸；腹部、四肢穴位深速刺不留针，针刺深度0.5～2寸。

第二步　毫针治疗

取穴：①主穴：中脘（避开火针眼，可用梁门代替）、天枢、上巨虚。②配穴：寒湿困脾，加阴陵泉或灸神阙；湿热证，加内庭；饮食停滞，加下脘。

操作方法：常规针刺，留针20～30分钟。

第三步　TDP治疗

操作方法：毫针留针的同时照射腹部。

2. 久泻（慢性）

（1）初诊：埋线治疗。

取穴：至阳、肝俞、脾俞、胃俞、大肠俞、中脘、天枢、上巨虚。

操作方法：背俞穴交叉取穴，锃针标记穴位，碘伏棉消毒，选取一次性使用埋线针（0.9mm），1cm长胶原蛋白线（2-0），严格按照规程操作。

（2）复诊（于埋线2周后进行）

第一步　火针治疗（同暴泻）

第二步　毫针/TDP治疗

取穴：①主穴：中脘、天枢、上巨虚。②配穴：肝郁乘脾，加肝俞、太冲；脾胃虚弱，加脾俞、太白；肾阳虚衰，加肾俞、命门。

操作方法：常规针刺，留针20～30分钟。

第三步　中药配合治疗

根据辨证选取参苓白术散、藿香正气散、理中丸、四神丸、葛根芩连汤、保和丸等治疗。

【治疗现状】

现代医学认为，腹泻的病因及发病机制尚不明确，治疗上也无特效药物，对症止泻药物效果一般且停药后容易反复，虽然抗动力药、抗氧化剂、细胞因子抑制剂、肠道微生态制剂等药物逐渐应用于临床，但仍有许多弊端，诸如缺乏特效药，或虽然能止泻，但相关并发症却未能改善，而且停药后病情易反复；抗动力药虽可暂时减轻腹痛，但延缓了腹泻病原体的排出，延长了病程；抗生素的使用，对多数引起腹泻的病原体无效，长时间过量使用则增加某些病原体的耐药性等。针灸对泄泻有较好的效果，现代调查报告《针灸疗法治疗疾病的优势病种和优势作用的调查研究》（2008）指出：针灸治疗消化系统疾病的有效病种中，腹泻名列第一。但存在选穴较为复杂，主次不分，且针具单一，多为毫针针刺等问题，不能获得很好的疗效。

【临床体会】

1. **本方案的优势**　我们以传统毫针、火针、埋线疗法、TDP 组合治疗泄泻，不仅精选腧穴，突出主穴，而且结合多种针具针法，操作方法、步骤明确，能够轻松掌握。本方案在临床上效果显著，部分患者可以迅速止泻，对于一些并发症如腹胀、肠鸣、纳差也能够很好地改善。通过临床观察，本方案疗效稳定，复发率低。

2. **关于主穴的问题**　在临床实践中，我们发现中脘、天枢、上巨虚 3 穴对各类肠病，均有很好疗效，可作为治疗各类肠病的基本处方。我们将这 3 穴的组合作为治疗肠病的基本处方，申请了国家自然科学基金课题（No.30973799）。对古代文献的研究表明，以此 3 穴作为治疗肠病的基本针灸处方，理论源远流长，有较高的理论研究和临床实用价值。基础实验也证明，中脘、天枢、上巨虚 3 穴合用对肠黏膜具有更好的保护作用，并可以通过调节炎症反应因子起到修复作用等，这为临床提供了科学依据。据此，我们将此 3 穴冠名为"肠病方"，作为治疗肠病的主方主穴。

3. **关于疗程安排的问题**　对于急性发作的患者，每日 1 次组合治疗（火针操作时，3 天内要避开前次火针刺激穴位），1 周为 1 个疗程，一般 1 ～ 2 个疗程即可；对于慢性发作的患者，每月 1 次组合治疗，1 个月 1 个疗程，一般 2 ～ 3 个疗程即可。

4. 对于部分急暴发作的患者，突然出现腹痛，继则剧烈频繁的呕吐与腹泻并见，重则有面色苍白或转筋、腹中挛痛等症，传统中医称之为霍乱。此时治疗应当取四弯（肘窝、腘窝静脉）放血，可即刻起到缓解效应，待症状稳定后，可参考本方案治疗。

5. 对于肠易激综合征患者，常痛泻交作，与情志相关，治疗时首选火针治疗，穴取肝俞、脾俞、大肠俞、天枢，往往 1 次见效，待症状稳定后，再行埋线等方法巩固治疗。

6. **关于配合西药的问题**　对于暴泻的患者，出现脱水、电解质紊乱时，必须配合西医治疗，如补液等支持治疗。

7. **关于配合其他疗法的问题**　对于慢性泄泻，属于寒湿、脾胃虚弱、肾阳虚衰的患者，嘱其配合口服中药，并在家自行灸疗，一般 1 天 1 次。

8. **关于灸法的配合问题**　对于寒湿泄泻以及久泻，可用艾条悬灸足三里、阴陵泉、天枢、关元、肾俞等，或在神阙进行隔盐灸治疗，效果极佳。

9. **关于耳穴压豆的配合问题**　压豆于大肠、直肠、脾、胃、交感等穴，可调节胃肠，具有一定止泻效果。

【生活调摄】

1. 宜清淡、易消化、低油脂的饮食，避免生冷油腻食物。急性泄泻应禁食 1 天，症状缓解后，可服半流食等。

2. 卧床休息，以减少肠蠕动及体力消耗，避免受凉。

【验案】

案 1：聂某，男，36 岁，本院同事，2011 年 11 月 13 日，因饮食不洁晨起出现腹痛腹泻，上午排便 6 次，以细火针针刺至阳、肺俞、脾俞、大肠俞、天枢、上巨虚，针后腹痛腹泻即止，1 次愈。

案 2：孙某，男，63 岁，本院退休职工。2010 年 10 月 8 日初诊，因溃疡性结肠炎住院。患者溃疡性结肠炎病史 5 年，主要症见腹痛、腹泻带脓血便，大便每天 5～6 次，在某医院住院近半年，予以中西药物治疗，症状稍有缓解，因长期服用柳氮磺吡啶出现肝功能异常。入院后停止服用西药，予以火针针刺肺俞、厥阴俞、至阳、肝俞、脾俞、大肠俞、中脘、天枢、止泻穴、足三里、上巨虚等，隔日 1 次，配合口服中药和中药保留灌肠，住院 20 天，出院前予以埋线治疗。患者出院时，腹痛及脓血便消失，每日排便 2～3 次。后连续埋线 4 次，2 年随访未再出现腹痛及脓血便，每日排便 1～2 次。（曹玉霞医案）

十二、胁痛

【概述】

胁痛是以一侧或两侧胁肋部疼痛为主要表现的病证，是临床上较多见的自觉症状。胁痛的病因主要有情志不遂、饮食不节、跌仆损伤、久病体虚等，基本病机为肝络失和。临床多见肝郁气滞证、肝胆湿热证、瘀血阻络证、肝络失养证。气滞、血瘀、湿热引起的"不通则痛"为实证，精血不足所致"不荣则痛"为虚证。

西医之肋间神经痛，属中医胁痛范畴，是指沿肋间神经走行出现的发作性刺激或烧灼性疼痛，是神经痛的一种类型，可参照本节治疗。原发性肋间神经痛很少见，发病原因不明。临床多见的是继发性肋间神经痛，多由邻近组织病变，如带状疱疹、胸膜炎、肋骨外伤后骨膜炎、肋骨骨折后骨痂形成、脊柱胸段侧弯畸形等导致。

【临床表现】

典型症状可呈束带状，时有发作性加剧，逢咳嗽、喷嚏、深呼吸及扩胸类运动可刺激发作或加剧，检查时还可发现相应皮肤区域感觉过敏和相应肋骨缘压痛，单侧、双侧均可发生疼痛。持续性钝痛多为炎症性疼痛；阵发性刺痛或刀割样痛，且与情绪波动有关联者多为神经痛；有外伤史、局部明显有压痛者，多为肋骨或胸肌疾患。

【辨证分型】

1. **肝气郁结** 胁肋胀痛，走窜不定，甚则连及胸肩背，且情志不舒则痛增，胸闷，善太息，得嗳气则舒，饮食减少，脘腹胀满，舌苔薄白，脉弦。

2. **瘀血阻络** 胁肋刺痛，痛处固定而拒按，疼痛持续不已，入夜尤甚，或胁下有积块，或面色晦暗，舌质紫暗，脉沉弦。

3. **湿热蕴结** 胁肋胀痛，触痛明显而拒按，或引及肩背，伴有脘闷纳呆，恶心呕吐，厌食油腻，口干口苦，腹胀尿少，或有黄疸，舌苔黄腻，脉弦滑。

4. **肝阴不足** 胁肋隐痛，绵绵不已，遇劳加重，口干咽燥，两目干涩，心中烦热，头晕目眩，舌红少苔，脉弦细数。

【新九针治疗】

（一）治则

疏肝理气，通络止痛。

（二）针具选择

针刀（4#0.6mm）、火罐、毫针、火针。

（三）治疗方案

1. 初诊

第一步　针刀、拔罐治疗

取穴：相应背部夹脊穴。

操作方法：沿肋间神经发病区域在背部寻找相应节段夹脊穴，触及压痛、结节、条索样改变处，用针刀（4#0.6mm）进行切割松解。操作时能听到明显切割声，进入正常组织时，感到阻力明显减小或有落空感即可。出针后拔火罐 3～5 分钟。

第二步　毫针、TDP 治疗

取穴：①主穴：内关、支沟、阳陵泉、期门、足三里。②配穴：肝气郁结，加肝俞、太冲；肝胆湿热，加丰隆、侠溪；肝阴不足，加肝俞、三阴交；瘀血阻络，加膈俞、太冲。

操作方法：内关采取呼吸调气法，让患者缓慢深呼吸，吸气时捻转进针，呼气时捻转提针，连续 7～9 次。虚证时足三里用补法，其余主穴用泻法。配穴按虚补实泻法常规操作。局部穴仅取患侧，期门用 1～1.5 寸毫针平刺或斜刺 0.5～0.8 寸。TDP 照射于患部20～30 分钟。

2. 次诊（于初诊 3 天后进行）

第一步　火针治疗

取穴：背部夹脊穴。

操作方法：选定穴位，避开针刀治疗点，局部皮肤常规消毒后，先将细火针尖部在酒精灯上烧 3～5 秒，烧至白亮为度，进行速刺法，浅刺不留针。

第二步　同初诊毫针、TDP 治疗。

第三步　中药配合治疗

根据辨证选取血府逐瘀汤、柴胡疏肝散、一贯煎、金铃子散等治疗。

【治疗现状】

关于肋间神经痛的治疗，目前主要采用止痛剂或胸椎旁神经根封闭，但疗效不持久。针灸类教材介绍的经络配穴治疗，以毫针为主，方法较单一，疗程较长，效果无法保证。

【临床体会】

1. 关于针刀疗法的治疗机制　我们查阅相关文献资料，结合临床实践，认为针刀松解相应节段夹脊穴，缘于脊神经与内脏神经丛之间有交通支连接，在夹脊穴进行松解，可改善局部微循环，促使堵塞的毛细血管通道再次开放，可改善相应节段脊神经根的缺血，使软组织恢复营养，缺血、挛缩的病变组织得以修复，从而降低支配内脏组织神经丛的神经兴奋性，使肋间疼痛区域组织恢复正常的电生理活动，达到止痛效果。

2. 关于针刺内关同时配合呼吸调气法　内关是手厥阴心包经的络穴，心包经起于胸中，属心包络三焦，凡是胸腔、腹腔及五脏六腑的间隙，皆为心包与三焦两经所走处。内关又是八脉交会穴之一，通于阴维，"胸胁内关谋"。针刺内关具有和血行气、通经止痛作用。经脉所过，主治所及，故胁痛无论属何种证型，皆可针刺内关，配合呼吸调气，调畅气机，则效更佳。

3. 疗程安排　每周治疗 2 次为 1 个疗程，一般需要 2～3 个疗程。

4. 关于胁痛的原发与继发问题　不明原因的肋间神经痛，可能与内脏病变有关，应先明确诊断，此时局部不要施加太多刺激。此种内脏病变引起的胁痛应按内脏疾病的方案治疗，以免贻误病情。

5. 关于胁肋部带状疱疹后遗神经痛的问题 带状疱疹好发于胁肋部，若早期治疗不彻底，部分患者会遗留胁肋部的皮神经痛，可参照本方案治疗。

6. 关于水针注射的配合问题 胁痛日久可配合营养神经的水针注射，以减轻局部疼痛。

【生活调摄】

保持心情舒畅，尽量减少不良精神刺激，避免劳累，注意休息。

【验案】

赵某，男，45岁，2021年7月14日初诊。右侧胁肋部隐痛2年余。患者诉2年前长期饮酒后逐渐出现右侧胁肋部隐痛，时作时止，经中药调理后效不佳。平素纳差，纳呆，偶有口苦，小便黄，大便溏薄，舌苔白腻，舌边有齿痕，脉弦滑。辅助检查：胃镜示糜烂性胃炎；腹部B超示胆囊壁毛糙。治疗方案：①针刀：相应脊髓节段夹脊穴（胸7～胸10）；②毫针/TDP：右侧肝俞、胆俞、脾俞、胃俞、双侧支沟、日月、阳陵泉、中脘、膻中；③中药予龙胆泻肝汤加减（柴胡10g，栀子10g，龙胆10g，金钱草30g，厚朴10g，生地黄10g，党参30g，白术10g，车前子30g，制香附10g，枳壳10g，炙甘草6g，鸡内金10g，延胡索10g，川楝子10g，炒山楂10g；5剂，水煎服，日1剂，早晚温服）。2021年7月17日复诊，患者诉右侧胁肋部隐痛明显减轻。治疗方案予埋线疗法：至阳，右侧肝俞、脾俞、期门、足三里，左侧胆俞、胃俞，中脘。随访至今，患者诉右侧胁肋部隐痛显著减轻，几近痊愈。（冀来喜医案）

十三、周围性面神经麻痹

【概述】

周围性面神经麻痹是指因面神经非特异性炎症所致的以额纹消失、眼裂扩大、鼻唇沟平坦、口角㖞斜等（面部表情肌瘫痪）为主要表现的疾病。其发病机制可能为劳累受风、细菌或病毒感染、自主神经不稳定等引起局部组织痉挛，神经传导障碍，脱髓鞘，甚至轴突变性等。根据面神经受损的部位可分为单纯性面神经炎、特发性面神经麻痹（贝尔麻痹）、亨特综合征。

周围性面神经麻痹属中医学"口癖""吊线风""㖞嘴风""口眼㖞斜"等范畴，主要由正气不足，营卫俱虚，络脉空虚，风邪外袭，气血瘀阻经络所致。风寒证多有面部受凉史，风热证常继发于感冒、咽痛之后。后期多为气血亏虚证。

【临床表现】

周围性面神经麻痹的病理体征为患侧表情肌瘫痪，静态表现为额纹消失、眼裂增大、鼻唇沟变浅、口角歪向健侧，动态体征为不能做蹙眉、抬额、闭目、鼓腮、示齿、吹口哨等动作；进食后，患侧齿颊间隙有存食现象。半年以上迁延不愈者可留有后遗症，可表现为患侧面肌痉挛，或口角歪向患侧（"倒错现象"），或咀嚼时流泪（"鳄鱼泪"）等。此病见于任何年龄，绝大多数为一侧面部表情肌瘫痪，或双侧不同时期发病；双侧同时发病的较少见。

【辨证分型】

1. **风寒证** 见于发病初期，面部有受凉史。舌淡，苔薄白，脉浮紧。

2. **风热证** 见于发病初期，伴有发热，咽痛，耳后乳突部疼痛。舌红，苔薄黄，脉浮数。

3. **气血不足证** 多见于恢复期或病程较长的患者，兼见肢体困倦无力，面色淡白，头晕等。舌淡苔薄，脉细弱。

【新九针治疗】

（一）治则

祛风通络。

（二）针具选择

梅花针、毫针、镵针、三棱针、锋钩针、针刀、火罐、一次性使用埋线针（0.9mm）、胶原蛋白线（2-0）。

（三）治疗方案

1. 风寒型

第一步　梅花针治疗

操作方法：用梅花针叩击头面部三阳经，中度手法为度，10～15分钟，重点叩刺患侧面部穴位。

第二步　镵针治疗

操作方法：用镵针划割患侧齿缝线相对的颊黏膜，采用纵向划割，每0.5cm划割1针，以微出血为度。（图4-8）

第三步　毫针治疗

取穴：①主穴：风池、阳白、地仓－颊车双向透刺、牵正、合谷、内庭。②配穴：抬眉困难，加攒竹、丝竹空；鼻唇沟平坦，加迎香透睛明；人中沟㖞斜，加水沟、口禾髎；颏唇沟㖞斜，加承浆。

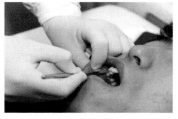

图4-8　镵针治疗周围性面神经麻痹

操作方法：早期局部选3～5穴，轻浅刺激为度，留针或不留针均可，配合远端取穴，留针。1周后可加强刺激，局部取穴增加，留针30分钟。（图4-9）

2. 风热型

第一步　梅花针治疗（同风寒型）

第二步　镵针治疗（同风寒型）

第三步　三棱针／锋钩针／针刀，刺血拔罐治疗

取穴：完骨。

操作方法：三棱针点刺，或锋钩针勾割，或针刀松解，随即拔罐，以局部出血为度。只做1次。

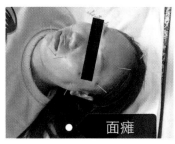

图4-9　毫针治疗周围性面神经麻痹

第四步　毫针治疗

取穴：①主穴：同风寒型。②配穴：抬眉困难，加攒竹、丝竹空；鼻唇沟平坦，加迎香透睛明；人中沟㖞斜，加水沟、口禾髎；颏唇沟㖞斜，加承浆；味觉减退、舌麻，加廉泉。

操作方法：早期局部选 3 ～ 5 穴，轻浅刺激为度，配合远端取穴，留针。1 周后可加强刺激，局部取穴增加，留针 30 分钟。

第五步　配合西药治疗

静脉滴注抗病毒、消炎、脱水及改善循环药物，以消除面神经炎症和水肿，促进神经功能恢复。最好配合地塞米松，以加强疗效。每日 1 次，连续输注 5 ～ 7 天。

第六步　中药治疗

银翘散加钩藤加减。

3．气血不足型

第一步　梅花针治疗（同风寒型）

第二步　镵针治疗（同风寒型）

第三步　毫针治疗（同风寒型）

第四步　艾灸治疗

取穴：阳白、颧髎、足三里。

操作方法：上述穴位在毫针针刺后，雀啄灸阳白、颧髎，以皮肤潮红为度，在双侧足三里施温针灸。

第五步　水针治疗

取穴：翳风、牵正。

操作方法：取灭菌注射用水 1ml 与注射用甲钴胺 0.5mg 混悬液，行穴位注射，每穴 0.5 ～ 1ml。

第六步　埋线治疗

取穴：颧髎、脾俞、足三里。

操作方法：按照穴位埋线规程操作，面部所注蛋白线宜短，约 0.5 ～ 1cm，术后贴创可贴，保持局部皮肤干燥，每月 1 次。

第七步　中药治疗

归脾汤或八珍汤。

【治疗现状】

现代医学认为，周围性面神经麻痹的愈后与发病原因、面神经损伤部位、病程、有无并发症及病情轻重等有明确关系，即单纯受寒引起、面神经损伤节段低、病情轻者疗效好，痊愈率高；反之由病毒引起、面神经损伤节段高、病情重者，疗效缓慢。特别是由带状疱疹病毒引起的亨特综合征疗效差，痊愈率低。目前，西医以单纯静脉滴注消炎药、脱水药、抗病毒药、激素等冲激疗法治疗，一般不主张早期针刺。针灸类教材虽然把该病作为重点内容介绍，但取穴与方法过于笼统，而传统中医方剂仍以牵正散加大量虫类药治疗，这些往往与临床实际不符，因此疗效一般，甚至失治误治，导致后遗症，如面肌板滞、面肌痉挛或倒错脸。

【临床体会】

1．关于面瘫的病因及其与中医证型的关系　传统教材仍依据全身症状及舌、脉分型诊断，这与临床实际不符，因为临床所见该病少有全身症状及舌脉变化。根据临床体会，早期发病者，应以耳后疼痛与否来区别风寒、风热。如耳后乳突不痛者为风寒型，多因过劳后单纯感受风寒如空调、受风等所致，这与西医所认为的单纯受凉者吻合；如耳后疼痛者为风热型，多因上火、继发感冒、带状疱疹等所致，这与西医所说的病毒感染致面神经炎症吻合。此外，病程超过10天，即为恢复期，多为气血不足型；超过半年者，即为后遗症期。

2．关于耳后乳突区疼痛的病理　单从解剖部位来看，面神经出茎乳孔后发出的耳后神经支配耳后肌、枕肌的运动以及耳郭的皮肤感觉，因此茎乳孔以上部位面神经的损伤均会出现耳后乳突区疼痛。由于面神经水肿的峰值时间不同，症状缓解的时间各异。其中，亨特综合征，系由带状疱疹病毒侵犯膝状神经节所致，损伤部位亦在茎乳孔以上面神经管内，起病常有剧烈的耳痛。综上所述，感寒所致单纯性面瘫，耳后乳突区通常不痛；病毒或细菌引起的茎乳孔以上的面神经麻痹，通常出现轻重不一的乳突区疼痛症状。

3．关于针刺介入的时机和针刺的刺激量　不同医师在针刺时间、针刺方法和手法的选择上存在争议。临床体会，本病应该早期选用针刺治疗，但必须严格注意刺激量的选择。本病自发病1周内处于进展期，尤以3天内病情自然加重者较为多见。不管何种分型，早期应该局部选穴少，3～5穴即可，轻浅刺激，一般避免使用电针。于1周后方可逐步增加刺激量。追问留有后遗症的患者，多数在早期曾使用强刺激或电针，这可能与本病的病机毕竟有经络空虚的基础有关，而强刺激恐犯"虚虚实实"之戒。

4．关于水沟与口禾髎的选择　针刺水沟痛感剧烈，建议水沟针刺3次后改用口禾髎。

5．关于风热型面瘫选用完骨的问题　面神经经茎乳孔出颅，分为颞支、颧支、颊支、下颌支、颈支。面神经乳突段体表定位在耳后乳突与下颌骨后缘所形成的凹陷中，其周围有胸锁乳突肌、头夹肌、二腹肌、头最长肌等肌肉，它们均附着于耳后乳突。风热型面瘫多为病毒感染所致，面神经会出现炎性渗出、水肿，使耳后乳突周围软组织形成高张力，造成面神经进一步卡压，形成恶性循环，而出现耳后乳突部压痛。完骨恰位于耳后乳突的后下方凹陷处。针刀松解完骨可降低周围软组织高张力状态，减轻对面神经的不良刺激，从而改善面神经周围血运情况，促进面神经恢复。

6．关于配合中药的问题　使用牵正散加虫类药治疗本病不符合中医辨证理论，因牵正散及虫类药属于血肉有情之品，虽可息风止痉，但治疗的当属"内风"，而此病仅是外风使然，故临床应当使用解表剂。风寒者多不需服药即愈；风热者当用银翘散加味，之所以用钩藤，是笔者的硕士研究生导师杨长森所传。钩藤形状类似拐杖，善于疏通经络，而非传统中药理论所说的镇肝息风之品，因为镇肝息风者多为矿石、动物的骨骼类等，这可能由中医传承过程的以讹传讹所致。气血不足型，应当配合归脾汤、八珍汤类，并应重用灸法。

7．关于配合西药的问题　对于风热型即西医的病毒感染所致面神经炎症者，于早期最好静脉滴注抗病毒、消炎、脱水及改善循环药物，以消除面神经炎症和水肿，促进神经功能恢复。最好配合地塞米松，以加强疗效。每日1次，连续输注5～7天。可显著增强疗效。

8．关于疗程安排　风寒型病情轻，只需简单针刺组合治疗，不需要配合中西药物，每天1次，一般3～7天可愈，所谓临床有自愈者多属此型。风热型病情较重，需要综合的针灸组合治疗，并配合中西药物，疗程较长，一般每日1次，1周为1个疗程，需要2～3个疗程。亨特综合征则需更久治疗，有的迁延数月，临床所见此型最易留有后遗症。气血不足型，组合治疗每周2～3次，1个月为1个疗程，需要1～2个疗程。

9. 关于预后的判断　对于特发性面神经麻痹，约85%以上的患者在2周内可基本痊愈，而亨特综合征病程较长，预后较差。长期临床观察表明，风寒型面瘫系由单纯受寒所致，常见于特发性面神经麻痹血管痉挛型患者，乳突无不适，恢复较快，部分可自行痊愈。风热型面瘫多存在炎症刺激，乳突部疼痛明显，恢复较慢；其中疱疹病毒感染所致的亨特综合征恢复最慢，特发性面神经麻痹由普通病毒感染所致者次之。气血亏虚型面瘫多见于面瘫后遗症期，可出现"倒错"现象、面肌痉挛或联动症等。

10. 关于后遗症的治疗　病情迁延半年之久，常有面部板滞、面肌痉挛，甚至倒错脸，当减少针刺频度，每周1～2次即可。痉挛严重者加用吊针疗法、夜间用肉桂磨粉水调贴敷颧髎；面部板滞饱实感者可在面部三棱针放血治疗；倒错者注意交替取穴，左右交叉取穴，使用巨刺法，也可采用穴位埋线疗法。

【生活调摄】

1. 注意保护患侧眼角膜，可给予护眼药水。
2. 嘱患者要注意休息，饮食清淡；注意局部保暖，忌风寒。

【验案】

王某，男，27岁，公务员，2010年12月27日初诊。因右侧面瘫3个月，左侧面瘫2.5个月求诊。症见："面具脸"，双侧眼睑不能闭合，双侧额纹、鼻唇沟消失，口唇不能闭合，牙齿外露，说话咬字不清，表情呆板。于当地医院进行中药针灸治疗，效不佳，经人介绍来院求治。住院后予以新九针综合治疗，配合穴位注射、静脉滴注神经营养药物治疗1个月，症状明显缓解，双侧眼睑闭合力弱，双侧额纹、鼻唇沟均显现，下口唇可活动，时值春节将至，予以埋线治疗后出院回家。正月十六，继续住院，症状较出院时又有改善，上下唇皆可活动，但力较弱，同前法治疗2周，埋线出院。1个月后复诊，双眼睑闭合有力，额纹、鼻唇沟正常，唯留上唇闭合稍力弱。半年后随其母来院就诊，观之未留任何后遗症状。（曹玉霞医案）

十四、头痛

【概述】

头痛是患者自觉头部疼痛的一类病证，在临床上很常见。现代医学认为，引起头痛的病因有很多，可分为原发性和继发性两大类。原发性头痛又称特发性头痛、功能性头痛，往往无明确病因，如紧张性头痛、丛集性头痛、偏头痛等；继发性头痛又称症状性头痛，是由其他疾病引起的头痛，具体原因包括颅内病变、全身性疾病或滥用精神活性药物等等。

中医学认为，头为诸阳之会、清阳之府，手足三阳经、足厥阴肝经和督脉均行头部，故这些经脉与头痛密切相关。本病的基本病机是气血失和，经络不通或脑络失养。头部经络功能失常、气血失调、脉络不通或脑窍失养等，均可导致头痛。

【临床表现】

头痛程度有轻有重，疼痛时间有长有短。疼痛形式多种多样，常见胀痛、闷痛、撕裂样痛、电击样痛、针刺样痛，部分伴有血管搏动感及头部紧箍感，以及恶心、呕吐、头晕等症状。继发性头痛还可伴有其他系统性疾病的症状或体征，如感染性疾病所致头痛常伴有发热，血管病变所致头痛常伴偏瘫、失语等神经功能缺损症状等。头痛依据程度产生不同危害，病情严重可使患者丧失生活和工作能力。

【辨证辨经分型】

1．辨经分型

（1）少阳头痛：疼痛部位在侧头部。

（2）阳明头痛：疼痛部位在前额、眉棱骨、鼻根部。

（3）太阳头痛：疼痛部位在后枕部，或下连于项。

（4）厥阴头痛：疼痛部位在巅顶部，或连于目系。

2．辨证分型

（1）痰浊头痛：头痛昏蒙，脘腹痞满，呕吐痰涎，苔白腻，脉滑。

（2）肝阳头痛：头胀痛或抽痛、跳痛，目眩，心烦易怒，面赤口苦，舌红苔黄，脉弦数。

（3）瘀血头痛：头痛迁延日久，或头部有外伤史，痛处固定不移，痛如锥刺，舌暗，脉细涩。

（4）血虚头痛：头部空痛兼头晕，神疲乏力，面色无华，劳则加重，舌淡，脉细弱。

【新九针治疗】

（一）治则

调和气血，通络止痛。

（二）针具选择

梅花针、锋钩针、毫针、火针。

（三）治疗方案

1．少阳头痛

第一步　梅花针治疗

取穴：头部诸阳经、太阳、头维、率谷、风池。

操作方法：中度手法叩刺头部三阳经 3～5 遍，再轻叩太阳、头维、率谷、风池，至皮肤发红。

第二步　锋钩针治疗

取穴：患侧风池、耳和髎、阿是穴。

操作方法：勾刺风池时，应在传统穴位向上推至颅底骨面取穴，按照锋钩针操作规程勾刺 3～5 针，出针后用棉球按压针孔。余穴操作时，于针尖到达颅骨骨面后行勾割提拉手法。（图 4-10）

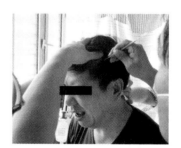

图 4-10　锋钩针治疗头痛

第三步　针刀治疗

取穴：颈夹脊、天髎。

操作方法：患者俯卧，常规定点消毒，采用 4#0.6mm 针刀，依据针刀手术入路及四步规程实施针刀刀法。天髎松解时向上斜刺，并注意深度。

第四步　毫针治疗

取穴：①主穴：风池或天牖（若当天已使用锋钩针则换用天牖）、太阳透率谷、外关、阳陵泉。②辨证配穴：痰浊头痛，配中脘、丰隆；肝阳上亢，配太冲、太溪；瘀血头痛，配阿是穴、合谷、太冲、三阴交；血虚头痛，配艾灸关元、足三里、三阴交。

操作方法：风池用 1.5 寸毫针向鼻尖方向针刺，深度以针感放射至头顶为度。太阳用 3 寸毫针直刺得气后将针提至皮下，向率谷透刺。余穴行常规针刺，留针 40 分钟至 1 小时。

第五步　火针治疗

前四步治疗效果欠佳的患者，可以使用火针速刺，取穴同前。

2．阳明头痛

第一步　梅花针治疗

取穴：头部诸阳经、头维、印堂、阳白。

操作方法：同上。

第二步　锋钩针治疗

取穴：攒竹、迎香、阿是穴。

操作方法：同上。

第三步　毫针治疗

取穴：①主穴：头维、印堂、阳白、合谷、内庭。②辨证配穴：同上。

操作方法：头维用 1.5 寸毫针向前平刺，针感放射至前额为度。印堂用 1.5 寸毫针向两侧眉棱骨平刺。余穴行常规针刺，留针 40 分钟至 1 小时。

第四步　火针治疗

前三步治疗效果欠佳的患者，可以使用火针速刺，取穴同前。

3．太阳头痛

第一步　梅花针治疗

取穴：头部诸阳经、天柱、后顶、风池。

操作方法：同上。

第二步　锋钩针治疗

取穴：风池、阿是穴。

操作方法：同上。

第三步　毫针治疗

取穴：①主穴：天柱、后顶、风池、后溪、申脉。②辨证配穴：同上。

操作方法：风池用 1.5 寸毫针左右对刺，针感放射至后头为度。余穴行常规针刺，留针 40 分钟至 1 小时。

4．厥阴头痛

第一步　梅花针治疗

取穴：头部诸阳经、百会、四神聪。

操作方法：同上。

第二步　锋钩针治疗

取穴：百会、阿是穴。

操作方法：同上。

第三步　毫针治疗

取穴：①主穴：百会、四神聪、中冲、太冲、涌泉。②辨证配穴：同上。

操作方法：百会用1.5寸毫针向前平刺，针感放射至巅顶为度。四神聪用1.5寸毫针从前后左右向百会平刺。余穴行常规针刺，留针40分钟至1小时。

【治疗现状】

头痛的治疗有必要先进行原发性头痛和继发性头痛的区分。对于病因明确的继发性头痛应尽早去除病因，如颅内感染应抗感染治疗，颅内高压宜脱水降颅压，颅内肿瘤需手术切除等。对于原发性头痛的急性发作和病因不能立即纠正的继发性头痛，西医多采用对乙酰氨基酚和非甾体抗炎药等予以止痛等对症治疗。中医多采用中药及针灸治疗，《中医循证临床实践指南：针灸》（中国中医药出版社，2011年）采用循证的方法，总结、推荐了以往临床常用手段，主要有毫针、刺血、灸法等。但综合分析这些手段，仍存在以下不足：①取穴多，重点不突出，主次不分；②针刺方法单一，以毫针为主，其他疗法应用较少、疗效不佳；③操作步骤不清晰，让学者不能一目了然，不便掌握，使得读者阅读后盲目操作。本方案将针刺、梅花针及锋钩针放血疗法相结合，见效快，病程短，便于操作，易被患者接受，适宜推广使用。

【临床体会】

1. **关于疗效评价**　多年来，我们临床结合了传统毫针，新九针中的梅花针、锋钩针及火针疗法治疗头痛，疗效确切，大多数患者在治疗后当即痛止。

2. **关于梅花针、锋钩针的优势**　梅花针是后人根据《黄帝内经》中的"毛刺法""半刺法""扬刺法"等针刺理论而创制的。通过叩刺皮部，激发、调节脏腑经络功能，达到防治疾病的目的。锋钩针是锋针和钩针的结合，既有刺络脉放瘀血的锋针作用，又有勾割肌纤维的钩针作用，融中医经络学和西医解剖学于一体，勾筋膜、调经气、放瘀血，松解粘连。临床将二者结合运用，先以梅花针丛集浅刺头部诸阳经以激发经气，再以锋钩针局部勾割松解，从而奏强通经络止顽痛之功，针到病除。

3. **关于针刀的使用**　临床所见，多数偏头痛患者与颈项部肌群损伤导致枕神经卡压有关，此时宜首选针刀松解颈项部肌群。

4. **关于头部阿是穴的问题**　多数头痛患者，不论何种类型，在头部有疼痛敏感点（扳机点），宜在治疗前仔细触摸，明确定位，然后用锋钩针于针尖到达颅骨骨面后行勾割提拉。

5. **关于疗程安排**　一般每周行锋钩针治疗1次，梅花针、毫针每日1次，1周为1个疗程。一般1个疗程可愈，最多需要3个疗程。偶有疗效不佳者，再加以火针治疗，只选主穴即可，每周2次，多能痊愈。而且临床观察证实，远期疗效可靠。

6. **关于疗效的机制**　可能与梅花针叩打皮部，改善血管舒缩功能；锋钩针对病变组织部位（扳机点）以及风池、完骨等（肌腱附着点附近）部位的勾割提拉，使病理性粘连组织得到有效松解，减轻局部的张力、压力，从而解除对神经的慢性刺激，缓解疼痛；以及针刺时可以促进机体释放内源性脑啡肽，发挥镇痛作用等有关。

7. **关于诊断与鉴别**　治疗头痛，必须首先排除脑脓肿、脑血管疾病急性期、颅内占位性病变、脑挫裂伤、外伤性颅内血肿等颅脑疾患；应当建议患者行头颅MRI或CT检查，明确诊断后施以治疗。

【生活调摄】

1. 平素注意劳逸结合，调畅情志，睡眠充足。

2. 治疗期间患者应禁烟酒，适当体育锻炼。

【验案】

案1：车某，女，40 余岁，2009 年 4 月就诊。间断发作性头痛 10 年。头痛部位以两颞侧为主，或单发，或双发，多为跳痛、抽掣痛，疼痛剧烈，不伴有恶心呕吐，每于生气、受风后发作。曾于山西省人民医院诊为神经性头痛，遍访名医终无果，只能靠口服强效镇痛药物维持。当前诊断为神经性头痛。先以锋钩针勾刺风池、天柱、大椎、率谷、头维、太阳穴，再以毫针针刺太阳（双透法）、双合谷、双太冲，患者立时痛减大半，连续针灸 3 次后疼痛基本消失。考虑患者平素性急好强，烦躁易怒，口苦咽干，腰酸腿软，手足心热，月经每每前至，量少色鲜红，苔少，脉细数，辨证属阴虚阳亢，予以杞菊地黄丸加减 5 剂煎汤口服，并嘱患者平素注意调适情志，清淡饮食，1 周后病情痊愈。随访 3 个月未复发。（冀来喜医案）

案2：王某，女，55 岁，因突发脑梗死住院，病情相对稳定。入院 1 周后出现左侧后头部疼痛，疼痛剧烈，口服止痛药物效不佳，请我科会诊。先以锋钩针局部勾刺，效果不明显。第 2 日遂以火针针刺阿是穴、左侧风池，针后痛减七八。治疗 3 次痊愈。（曹玉霞医案）

案3：邓某，男，54 岁，因顽固头痛 20 余年于 2012 年 4 月 5 日入院。患者头痛以前额及前顶部好发，隔日一患，需口服脑宁片或去痛片缓解。若午休不佳或处于通风较差环境如商场，头痛必发。曾患有反流性胃炎，经治好转，偶有反酸，纳食寒凉易出现腹泻。住院后予以小针刀松解颈部，锋钩针勾刺阿是穴，配合毫针辨证施治共 3 周出院，头痛由隔日 1 次转为隔 2 日 1 次，效不甚如意。继续门诊治疗，改以火针针刺风池、百会、四神聪、率谷、头维、阳白、太阳、印堂、足三里、至阳、胃俞、上巨虚等穴，配合毫针针刺合谷、太冲、内关等，久留针 1 小时。火针治疗 2 次后，适逢五一假期，未再施针，患者头痛 8 日未发。后继续治疗 2 周，头痛症状明显减轻，仅于劳累时偶发，纳食寒凉亦不腹泻。（曹玉霞医案）

十五、眩晕

【概述】

眩晕由半规管壶腹嵴至大脑前庭神经通路损伤，或其他神经系统疾病以及心血管病、自主神经功能紊乱、精神因素等诱发的前庭神经功能障碍导致，临床表现为在没有自身运动时主观感受到旋转感或摆动感，或正常头部运动时扭曲的自身运动感等运动幻觉。

中医学认为，眩是眼花或眼前发黑，晕是头晕甚或感觉自身或外界景物旋转，眩晕是以上述症状常常同时并见为主要临床表现的一种病证。轻者闭目即止，重者如坐车船，旋转不定，不能站立，或伴有恶心、呕吐、汗出，甚则昏倒等症状。

【临床表现】

眩晕是患者的自觉感受，自觉自身或 / 和周围环境按一定方向旋转、翻滚、飘浮、升降；根据损伤部位不同可伴发出现眼球震颤、恶心、呕吐、耳鸣耳聋、不稳、倾倒等临床症状。临床上眩晕的主要类型有：

（1）脑血管疾病所致眩晕：起病急，且同时伴有与病变血管分布范围相应的神经系统症状和体征，最常见的有椎基底动脉供血不足、锁骨下动脉盗血综合征、卒中等。

（2）颈性眩晕：颈椎增生或曲度改变致使椎动脉受压（椎动脉型颈椎病）或交感神经受牵拉刺激（交感型颈椎病），使血管舒缩异常。

（3）心血管疾病所致眩晕：包括心律失常、高血压及低血压、心功能不全等。

（4）梅尼埃病（内耳眩晕病）：系内耳迷路的内淋巴水肿所致。自主神经功能失调引起迷路动脉痉挛，内淋巴产生过多或吸收障碍。

此外，临床上亦常见胃神经症所致眩晕，除有胃肠道症状外，还伴有眩晕、失眠、乏力等症状，常因情绪波动或精神紧张而加重，系与胃旁的迷走神经及膈交感神经功能有关。

【辨证分型】

辨证以头晕眼花、头重脚轻，或视物旋转（眩晕）伴恶心欲吐，甚则昏眩欲仆为主症。

1．实证

（1）肝阳上亢：眩晕兼见耳鸣，头痛且胀，每因烦劳或恼怒而发，头痛加剧，面时潮红，肢体震颤，急躁易怒，少寐多梦，口苦，舌质红，苔黄，脉弦。

（2）痰湿中阻：头重如裹，胸闷恶心，呕吐痰涎，食少多寐，苔白腻，脉弦滑。

（3）瘀血阻窍：多有脑外伤史，头痛眩晕，健忘，精神不振，面唇紫暗，舌暗有紫斑，脉涩或细涩。

2．虚证

（1）气血亏虚：头晕动则加剧，劳累即发，面色苍白，唇甲不华，发色不泽，心悸少寐，神疲懒言，纳差食少，舌质淡，脉细弱。

（2）肾精不足：头晕迁延日久，精神萎靡，少寐多梦，健忘，腰膝酸软，两目干涩，耳鸣，舌红苔薄，脉弦细。

【新九针治疗】

（一）治则

补虚泻实，调整阴阳。

（二）针具选择

梅花针、毫针、针刀（4#0.6mm）、一次性使用埋线针（0.9mm）、胶原蛋白线（2-0）、火针、艾条、抽气罐。

（三）治疗方案

分颈源性眩晕（包括椎基底动脉供血不足、颈性眩晕、梅尼埃病）和胃源性眩晕（胃神经症所致眩晕）2类。

1．颈源性眩晕

（1）初诊

第一步　梅花针治疗

操作方法：用消毒干棉球缠绕梅花针针尖，中度手法叩刺头部经脉10～15分钟。

第二步　针刀、拔罐治疗

取穴：天牖、大椎、天髎、颈3夹脊穴、颈5夹脊穴。

操作方法：患者俯卧，采用4#0.6mm针刀，依据针刀手术入路，实施针刀刀法。

拔抽气罐：针刀松解后拔抽气罐5分钟。

（2）复诊（于初诊 3 日后进行）

第一步　梅花针治疗（同初诊）

第二步　毫针、艾灸治疗

取穴：颈夹脊、百会、四神聪、印堂、风池、太阳、头维。

操作方法：百会用补法，其余穴按虚补实泻法操作。留针 30 分钟，同时雀啄灸颈夹脊。

（3）三诊（于初诊 1 周后进行）：埋线治疗。

取穴：颈 3、颈 5、颈 7 夹脊穴。

操作方法：常规消毒后，用 9 号一次性使用埋线针，置入 2-0 号胶原蛋白线，左手拇、示指略分开固定于穴位处，右手持针对准选定好的夹脊穴，方向向上，快速斜刺入皮下，缓慢进针 1～1.5 寸，推出线体，出针后贴创可贴。

2．胃源性眩晕

（1）初诊

第一步　梅花针治疗（同颈源性眩晕初诊）

第二步　埋线治疗

取穴：至阳、肝俞、脾俞、胃俞、中脘、足三里、丰隆。

操作方法：每次选取 8～12 穴，背俞穴及四肢穴位左右交替选取，按照埋线疗法操作规程操作。

第三步　毫针治疗

取穴：百会、四神聪、印堂、风池、太阳、头维。

操作方法：同颈源性眩晕毫针治疗。

（2）复诊（于埋线后 2 周进行）

第一步　梅花针治疗（同初诊）

第二步　火针治疗

取穴：至阳、肝俞、脾俞、胃俞。

操作方法：局部皮肤常规消毒后，细火针浅速刺不留针。

第三步　毫针、TDP 治疗

取穴：内关、中脘、足三里、丰隆、百会、四神聪、印堂、风池、太阳、头维。

操作方法：针刺得气后，配合 TDP 照射 20～30 分钟。

【治疗现状】

目前，眩晕的治疗包括病因治疗、药物对症治疗、外科治疗及前庭功能康复训练治疗。药物对症治疗可缓解眩晕及恶心、呕吐等症状，用药时间一般控制在 2 周内，并于必要时使用。药物对眩晕发生频率无影响，而其不良反应为睡眠增多、无力、平衡失调及摔倒的发生率升高。过长时间使用药物可减缓中枢性代偿作用，使眩晕缓解延迟。一般而言，若不是特殊情况所致，多不考虑手术治疗，但缺乏疗效满意、规范的治疗方案。

【临床体会】

1．关于本方案适应证的选取及疗效评价　概述中将眩晕分为颈性眩晕、耳源性眩晕、心脑血管疾病所致眩晕及胃神经症所致眩晕等。我们临床体会，心脑血管疾病所致眩晕并非针灸的适宜病种。而颈性眩晕、耳源性眩晕及胃神经症所致眩晕应用本方案治疗后效果明显，且前二者的治疗方案一致，故统于"颈源性眩晕"一并介绍，同时将胃神经症导致的眩晕命名为"胃源性眩晕"。本方案采用多种针灸疗法组合治疗2类眩晕，疗效肯定，经济安全，且无副作用，在临床中治疗较多病例均取得了良好效果，有的患者只做1次治疗即可显效。

2. 关于本方案取效的可能机制　一般认为，颈性眩晕主要由于颈椎退变、钩椎关节增生、颈曲异常或颈椎失稳，椎基底动脉供血不足所致；耳源性眩晕由内耳的淋巴代谢失调、淋巴分泌过多或吸收障碍、内耳供血障碍所致。但我们认为，正如在颈椎病篇所论及的，这些病理现象均为结果，而真正的原因应该是颈部肌群的生物力学失衡！本方案正是通过对颈椎局部的肌肉、韧带、筋膜、关节囊的刺激，改善和解除局部组织的粘连、瘢痕和挛缩，恢复颈椎软组织的力学平衡和脊椎力线，校正颈部的本体觉障碍和交感神经功能障碍，改善椎基底动脉及内耳的血流动力学，从而取效。关于胃神经症所致眩晕，我们暂命名为"胃源性眩晕"，主要与胃旁的迷走神经及膈的交感神经功能失调有关。故本方案以治疗胃病为主，与胃痛篇所论及的方案和原理一致。

3. 关于疗程安排　对于颈源性眩晕，1周内做1次针刀、1次毫针、1次埋线治疗。之后每隔1个月只重复1次埋线治疗以巩固疗效，共需3次即可。对于胃源性眩晕，每月治疗2次为1个疗程，1～3个疗程即可。

4. 关于预防　症状改善后，根据病因，积极复查，做好二级或三级预防。

【生活调摄】

平时注意饮食，调畅情志，加强体育锻炼。

【验案】

案1：李某，女，46岁。主诉：头晕年余，加重1周。患者发作性头晕年余，1周前无明显诱因突发头晕，视物旋转，恶心呕吐，行走不稳，汗出，无视物模糊，时测血压180/100mmHg，转换体位及转动头部时加重，伴颈部不适。纳少，畏生冷，易嗳气，眠可，二便调，舌红苔薄黄，脉弦数。治疗方案：先用梅花针以中度手法叩刺头部经脉10～15分钟，继用火针点刺至阳、肝俞、脾俞、胃俞等穴，患者症状即刻改善。后重复治疗3次痊愈。

案2：杜某，女，55岁，主因突然头晕，视物旋转，恶心呕吐，转头症状更甚来诊。颈椎病5年。入院经常规检查，诊断为椎动脉型颈椎病，予以小针刀局部松解，症状随即减轻十之五六，1周后行2次针刀治疗，其间配合毫针针刺风池、颈部夹脊穴、百会、四神聪、合谷、太冲等，梅花针叩刺头部诸经，日1次。2周治愈出院。（曹玉霞医案）

十六、三叉神经痛

【概述】

三叉神经分布区域内反复发作的阵发性、短暂、剧烈疼痛，称三叉神经痛。依据三叉神经的面部走行，可将三叉神经痛分为眼神经支（第1支）痛、上颌神经支（第2支）痛、下颌神经支（第3支）痛；其中以第2、第3支分布区疼痛最常见，少数为双侧痛。发作诱因可为说话、进食、洗脸、剃须、刷牙、打呵欠，甚至微风吹拂等。病原学说包括神经脱髓鞘改变、神经卡压、感觉性癫痫3种。因此，三叉神经痛是多种原因引起的局限于三叉神经分布区的疼痛综合征。

三叉神经痛属中医"面痛病"范畴，是以眼、面颊部出现放射性、烧灼样抽掣疼痛为主症的疾病。多发于中老年人，以右侧面部发病居多。病因多与外感邪气、情志不调、外伤因素有关。风寒之邪侵袭面部，阳明、太阳经脉凝滞，气血痹阻；或风热毒邪浸淫，面部筋脉挛急；外伤或情志不调，气滞血瘀，不通则痛。

【临床表现】

1. 原发性三叉神经痛　具备典型的三叉神经痛症状，但无神经系统损害体征，且各种检查排除其他面部疼痛疾病。常见病因有病毒感染、遗传因素、异常血管压迫神经、半月神经节的退行性病变。

临床表现：

（1）骤然发生，无任何先兆；呈发作性剧烈疼痛，持续数秒或 1～2 分钟，很少超过 2 分钟，为骤然发生的闪电式、短暂而剧烈的疼痛。

（2）疼痛的性质多种多样，可呈撕裂样、电灼样、刀割样或针刺样等。

（3）病初发作次数少，随着病情进展发作频次可逐渐增多；发作周期不定，短者一日数次或数日 1 次，长者数年 1 次。

（4）部分病例发作与气候有关，一般冬、春季发作较多。

（5）患者在疼痛发作时有特殊痛苦的表情，常以手掌或毛巾揉搓患侧面部来减轻疼痛；有的发作时不断地做咀嚼动作，严重者常伴有面部肌肉反射性抽搐，口角牵向一侧。伴随症状有面部发红，结膜充血、流泪、流涎等。

（6）间歇期无任何疼痛。

2. 继发性三叉神经痛　又称症状性三叉神经痛，有资料显示本病又名"非典型性面痛"，系由颅内外各种器质性疾病引起。临床表现类似于原发性三叉神经痛，但其疼痛程度一般较轻，发作的持续时间较长，或者呈持续性痛，阵发性加重。

【辨经】

1. 足太阳经　眉棱骨部位呈电灼样或针刺样疼痛，为三叉神经第 1 支痛。

2. 手足阳明及手太阳经　上颌、下颌部呈电击样疼痛，为三叉神经第 2、第 3 支痛。

3. 手三阳经　面部呈持续性烧灼样或痉挛性痛，范围弥漫并可波及头肩上肢部，为非典型面痛。

【新九针治疗】

（一）治则

疏通经络，活血止痛。

（二）针具选择

梅花针、火针、毫针。

（三）治疗方案

第一步　梅花针治疗

取穴：头部诸经。

操作方法：中度手法叩刺头部诸经 10～15 分钟。

第二步　火针治疗

取穴：①主穴：风池、下关、阿是穴（扳机点）。②配穴：第 1 支痛加鱼腰，第 2 支痛加四白，第 3 支痛加夹承浆。可据疼痛所属分支，参照毫针选穴，酌情加用。

操作方法：皮肤常规消毒，先将细火针在酒精灯上烧至白亮，迅速在患侧风池向鼻尖斜刺 0.8 ～ 1.2 寸，可留针或不留针。患侧下关用火针迅速直刺 0.5 ～ 1 寸，可留针或不留针。余穴直刺 0.3 ～ 0.5 寸，速刺不留针。

第三步　针刺下关旁天应穴

定位：颧弓与下颌切迹形成的凹陷，下颌骨髁突前下方约 1 寸，靠近下颌骨髁突处。（图 4-11）

操作方法：采用 3 寸毫针进针，针刺方向朝对侧太阳穴透刺，操作时可有落空感，刺到蝶腭神经节，患者鼻部及牙床触电样酸胀为得气，留针 30 分钟。

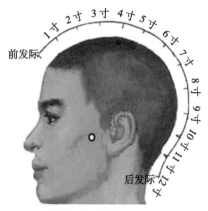

图 4-11　下关旁天应穴

第四步　毫针治疗

取穴：以面颊局部、手足阳明、手足太阳穴为主。

主穴：①第 1 支痛：攒竹、阳白、鱼腰、丝竹空、外关；②第 2 支痛：四白、颧髎、迎香、下关、合谷；③第 3 支痛：夹承浆、翳风、颊车、大迎、内庭。

配穴：风寒外袭，配风池、列缺；风热上犯，配风池、曲池；胃热上攻，配内庭；气滞血瘀，配内关、太冲、膈俞。可根据受累分支分布情况于面部加刺阿是穴。

操作方法：毫针泻法。针刺时宜先取远端穴，局部穴位在急性发作期宜轻刺。留针时间为 30 分钟。

【治疗现状】

三叉神经痛属于难治性疾病，现代医学目前多采用射频电凝疗法、外科伽玛刀等进行三叉神经损毁，副作用较大。微血管减压术主要针对脑桥入口处异行扭曲或硬化的血管对神经的压迫，需严格掌握适应证。西药及封闭疗法为对症治疗，疗效不稳定，副作用大，且需长期治疗。针灸疗法多采用传统毫针治疗，个别有阻滞疗法的报道，但并不普及，疗效均不稳定。

【临床体会】

1. 梅花针、火针治疗的优势　梅花针叩刺头部诸经，能纠正经络的阴阳偏盛偏衰，同时能疏通经气，改善局部肌肉疼痛挛急。火针治疗该病效果较好，利用温热刺激三叉神经各分支及三叉神经节，可起到镇痛、消炎的作用。火针有双向调节作用，可温经散寒，又能祛热消肿散结。火针的温热作用可改善局部循环，调节神经体液及致痛因子，减轻疼痛传导。临床所见，该病多因轻触或刺激面部、颞部等部位而激发疼痛，即所谓"扳机点"。用火针速刺该点止痛明显。

2. 关于采用下关旁天应穴的问题　该穴源于首都医科大学附属北京同仁医院耳鼻咽喉头颈外科原主任李新吾发明的"针刺蝶腭神经节法"，所以又名"新吾穴"。我们观察到进针点距下关很近，所以仍用"下关旁天应穴"之名。用 3 寸毫针操作，可直接作用于产生疼痛的三叉神经节，缓解三叉神经的异常放电及疼痛的传导。由于蝶腭神经节所在位置"翼腭窝"的孔隙较小，通过长期临床实践，从便于临床推广的角度，我们可从下关前1寸进针，向对侧太阳穴方向透刺，易于得气。由于此穴针感较强，所以应该每次选取一侧针刺，左右交替使用。

3．对于继发性三叉神经痛（非典型性面痛），在首次治疗时配合颈部小针刀松解，方法同颈椎病的治疗，每周1次即可。对于邪热炽盛的患者，可刺络放血。

4．**关于疗程安排**　组合疗法每周2～3次，但火针要避开前次针眼操作，1周为1个疗程，需要2～3个疗程。

【生活调摄】

1．平时注意畅情志、避风寒。忌烟、酒刺激。

2．火针治疗针眼3天内忌着水，防止感染。

3．本病易反复发作，尤其情绪刺激最易诱发，要注意患者情志调摄；对于焦虑、紧张的患者，在使用针刺疗法治疗的同时，应在精神上给予诱导和劝慰。

【验案】

李某，女，50岁，主因劳累受凉后出现右侧面部疼痛1个月，痛如烧灼，抽掣，每因进食、刷牙等面部动作触发疼痛，求诊于山西医科大学第一医院，诊为三叉神经痛，建议口服卡马西平，患者拒绝，遂来我处寻求中医针灸治疗。患者常年夜班劳累，体瘦面白，纳不馨，舌淡红，苔薄白，脉细涩。考虑气血不足，卫外不固，风寒侵袭面部经络，瘀阻不通发病。予以梅花针叩刺颈部与头部诸经以通经活络，每日1次；火针深疾刺下关，浅疾刺阿是穴以温经止痛，1周2次；毫针针刺百会、四神聪、太阳、迎香、地仓、关元、气海、足三里、太冲以健脾胃、充气血，每日1次。治疗1周，疼痛明显减轻，发作次数减少。治疗期间要求患者不能再上夜班，共治1个月痊愈。半年后患者再次来诊，诉因近半月值夜班而复发，再次依前法治疗，效不佳，最终手术治疗。（曹玉霞医案）

十七、肋间神经痛

【概述】

肋间神经痛是指由肋间神经受损引起的疼痛。原发性肋间神经痛极少见，临床上通常见到的是继发性肋间神经痛，由邻近器官和组织的病变引起，多与病毒感染、毒素刺激、机械损伤及异物压迫等有关，是带状疱疹常见的后遗症，中老年患者尤为多见，且病程长，疼痛剧烈，病情顽固。本病多属于中医学"胁痛"范畴。

中医认为，本病多与肝、胆有关，因肝脉"布胁肋"，胆脉"循胁里……过季胁"。本病的病机为情志抑郁、气机阻滞或瘀血痹阻脉络，经络阻滞不通，不通则痛。

【临床表现】

一个或几个肋间部位经常性疼痛，时有发作性加剧，多为刺痛或灼痛，并沿肋间神经分布。有时呼吸动作可激发疼痛，咳嗽、喷嚏时疼痛加重。疼痛剧烈时可放射至同侧的肩部或背部，有时呈带状分布。检查时可发现相应皮肤区感觉过敏和相应肋骨边缘压痛，在肋间神经穿出背部、胸侧壁、前胸处尤为显著。有些患者可发现各种原发病变的相应症状和体征。

【辨证分型】

1．**肝郁气滞** 胁肋胀痛，走窜不定，常因情志变动而痛有增减，胸闷不舒，嗳气频作，饮食减少，舌苔薄，脉弦。

2．**瘀血阻络** 胁肋刺痛，痛处不移，按之痛剧，入夜更甚，胁肋下或见癥块，舌质紫暗或有瘀点，脉沉涩。

3．**肝阴不足** 胁肋隐痛，绵绵不已，遇劳加重，口干咽燥，两目干涩，心中烦热，头晕目眩，舌红少苔，脉弦细数。

【新九针治疗】

（一）治则

疏肝理气，通络止痛。

（二）针具选择

针刀（4#0.6mm）、火罐、毫针、火针。

（三）治疗方案

1．**初诊**

第一步 针刀、拔罐治疗

取穴：相应背部夹脊穴。

操作方法：沿肋间神经发病区域在背部寻找相应节段夹脊穴，触及压痛、结节、条索样改变处，用针刀进行切割松解。操作时能听到明显切割声，进入正常组织时，感到阻力明显减小或有落空感即可。针后治疗点拔火罐5分钟。

第二步 毫针、TDP治疗

取穴：①主穴：内关、支沟、阳陵泉、期门、足三里。②配穴：肝郁气滞，配膻中、太冲；瘀血阻络，配膈俞、太冲；肝阴不足，配肝俞、三阴交。

操作方法：内关采用呼吸调气法。嘱患者深呼吸，呼气时缓慢纳针，吸气时缓慢提针，配合短时间憋气，反复操作7～9息。虚证时足三里用补法，其余主穴用泻法。配穴按虚补实泻法常规操作。局部穴仅取患侧，期门用1～1.5寸毫针平刺或斜刺0.5～0.8寸。TDP照射于局部胁肋处，20～30分钟。

2．**次诊**（于初诊3天后进行）

第一步 火针治疗

取穴：背部夹脊穴。

操作方法：选定穴位，避开针刀治疗点，局部皮肤常规消毒后，先将细火针尖部在酒精灯上烧3～5秒，烧至白亮为度，进行速刺法，浅刺不留针。

第二步 同初诊毫针、TDP治疗。

【治疗现状】

西医多采用镇痛类药物、神经阻滞麻醉或神经切断术进行治疗，有一定止痛效果，但疗效不持久。针灸类教材介绍的经络配穴治疗，以毫针为主，方法较单一，疗程较长，效果无法保证。本方案将西医解剖定位和中医针刺治疗相结合，精准施针，疗效确切。

【临床体会】

1．**关于针刀疗法的治疗机制** 我们查阅相关文献资料，结合临床实践，认为针刀松解相应节段夹脊穴，缘于脊神经与内脏神经丛之间有交通支连接，而在夹脊穴进行松解，可改善局部微循环，促使堵塞的毛细血管通道再次开放，可改善相应节段脊神经根的缺血，使软组织恢复营养，缺血、挛缩的病变组织得以修复，从而降低支配内脏组织神经丛的神经兴奋性，使肋间疼痛区域组织恢复正常的电生理活动，达到止痛效果。

2．关于疗程安排　每周治疗 2 次为 1 个疗程，一般需要 2 ～ 3 个疗程。

3．关于病因　原发性肋间神经痛，尤其因寒冷刺激而引起者，针灸疗效极佳；继发性肋间神经痛由炎症所致者，针灸有较好疗效；由结构畸形、肿瘤所致者，针灸疗效差，应按照内脏疾病的方案治疗，以免贻误病情。如有胸椎小关节紊乱，则应配合脊柱整复，疗效更佳。外伤所致者应行影像学检查以排除骨折等。

4．关于胁肋部带状疱疹后遗神经痛的问题　带状疱疹好发于胁肋部，若早期治疗不彻底，部分患者会遗留胁肋部的皮神经痛，可参照本方案治疗。

5．关于支沟、阳陵泉的配伍　支沟、阳陵泉同属少阳，是经典医籍记载较多的配伍用穴，擅治胁肋部疼痛。国医大师吕景山倡对穴思想，谓二穴配伍一上一下，同气相求，疏利少阳，多用于少阳枢机不利所致胁痛等。我们临床体会，治疗岔气所致胁痛、腰痛等症状，可单选阳陵泉，施以毫针强刺激，同时配合调整呼吸运动，可立刻缓解。

6．关于内关呼吸调气法　内关是手厥阴心包经之络穴，与手少阳三焦经相表里，可宣通上、中、下三焦气机，平冲逆之气。内关也是八脉交会穴之一，通于阴维脉，循行上胸膈，遍历胸腹间，调理气机。内关可以疏通经络治疗心包经及前臂诸疾。内关通于阴维脉，阴维脉联系足太阴、少阴、厥阴经并会于任脉还与阳明经相合，以上经脉都循行于胸脘胁腹，故内关又善治胁肋部经气不和所致胸痛、胁痛等。同时配合深呼吸，调和气机，通络止痛。

【生活调摄】

1．饮食宜清淡，忌肥甘厚味。

2．心情要舒畅，忌恼怒急躁。

3．疼痛发作期应适当卧床休息。

【验案】

岳某，女，63 岁，2016 年 5 月就诊。主诉：外伤后右侧胁肋部疼痛 2 个月。2 个月前于滑梯前扶孙女时觉右侧胁肋部挫伤，后一直局部刺痛，沿肋间神经走窜，咳嗽、喷嚏时疼痛加重。疼痛剧烈时可放射至同侧的肩部或背部，有时呈带状分布。查体见右侧第 6 ～ 8 肋边缘压痛，相应皮肤区感觉过敏。予以内关呼吸调气法治疗后，疼痛明显减轻。考虑患者有外伤病史，建议行 DR 检查，示右侧第 7 肋骨折，继续予第 6 ～ 8 胸椎节段夹脊穴火针针刺，共治疗 3 次，疼痛基本消失。1 个月后 DR 复查，示骨折愈合良好。（曹玉霞医案）

十八、面肌痉挛

【概述】

面肌痉挛又称面肌抽搐，是一种临床常见的脑神经疾病，指一侧或双侧面部肌肉（眼轮匝肌、表情肌、口轮匝肌）反复发作的阵发性、不自主的抽搐，在情绪激动或紧张时加重，严重时可出现睁眼困难、口角喝斜及耳内抽动样杂音。面肌痉挛好发于中老年人，但发病年龄有年轻化趋势。面肌痉挛虽然大多位于一侧，但双侧面肌痉挛也并非罕见。面肌痉挛虽然进展缓慢，但是面部肌肉反复不自主抽动会引起患者心理和社交活动障碍，严重影响患者生活质量，危害很大。

面肌痉挛属于中医学"风证""筋肉眴动"范畴，中医病名为"面风"，其发生常与外邪侵袭、正气不足等因素有关。病位主要在面部经筋。基本病机是外邪阻滞，壅遏筋脉或虚风内动。

【临床特点】

面肌痉挛包括典型面肌痉挛和非典型面肌痉挛两种。典型面肌痉挛是指痉挛症状从眼睑开始，并逐渐向下发展累及面颊部表情肌等下部面肌；非典型面肌痉挛是指痉挛从下部面肌开始，并逐渐向上发展，最后累及眼睑、额肌。临床上，非典型面肌痉挛较少，绝大多数都是典型面肌痉挛。

【辨证分型】

主症：以一侧面部肌肉阵发性抽搐为主要特点。初起多为眼轮匝肌阵发性痉挛，逐渐扩散到同侧面部、眼睑和口角，痉挛范围不超过面神经支配区。少数患者阵发性痉挛发作时，伴有面部轻微疼痛。晚期可出现肌无力、肌萎缩和肌瘫痪。

1．**风寒外袭**　见于发病初期，面部有受凉史。舌淡，苔薄白，脉浮紧。

2．**风热侵袭**　见于发病初期，伴有咽痛，口干。舌红，苔薄黄，脉浮数。

3．**阴虚风动**　兼见心烦失眠，口干咽燥。舌红，少苔，脉细数。

4．**气血不足**　兼见头晕目眩，神疲肢倦，食欲不振。舌淡，苔薄白，脉沉缓。

【新九针治疗】

（一）治则

疏通经络，祛风散邪。

（二）针具选择

梅花针、锋钩针、毫针、艾条。

（三）治疗方案

第一步　梅花针治疗

操作方法：普叩患侧头部诸经及患侧面肌，中度刺激。

第二步　锋钩针治疗

取穴：风池（患侧）。

操作方法：同头痛操作。（图4-12）

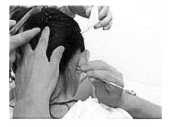

图4-12　锋钩针操作

第三步　毫针配合艾灸治疗

取穴：①主穴：合谷、攒竹、迎香、阳白、颊车、四白、地仓、颧髎。②配穴：风寒外袭，外关；风热侵袭，曲池；阴虚风动，太溪、三阴交；气血不足，足三里、血海。

操作方法：常规针刺，或多针吊刺（图4-13）。针刺后点燃艾条在阳白和颧髎进行艾灸30分钟，行雀啄手法，以局部发热潮红为度。

第四步　颧髎敷贴肉桂粉治疗

操作方法：嘱患者于夜间用清水调敷肉桂粉，贴于颧

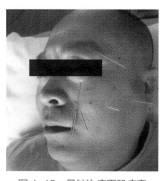

图4-13　吊针治疗面肌痉挛

髎，用胶布固定，晨起后去掉即可。

【治疗现状】

临床上治疗面肌痉挛的方法主要有药物治疗、肉毒素 A 局部注射治疗和面神经微血管减压术（MVD）。药物治疗常用的药物有卡马西平、奥卡西平、苯妥英钠、丙戊酸钠、氯硝西泮、巴氯芬等。但是，药物治疗的最大问题是所有痉挛症状只能获得暂时的缓解或减轻，不能彻底治愈，而且在剂量过大时都会出现造血系统和肝肾功能损害的并发症，部分患者常常有过敏反应。肉毒素注射后常伴随出现眼干、多泪、复视、眼睑肌及面颊肌乏力，多次注射后甚至会引起部分面颊肌肉的永久性麻痹。近年来发现，面神经微血管减压术并不能解决所有的问题，术后无效、复发和并发症依旧存在。针灸治疗本病疗效确切，取穴以多气多血之阳明经为主，能疏通经络、调理气血，艾灸可起益气养血、温经通络的作用。

【临床体会】

1．关于面瘫后遗症的问题 在临床中发现，有些面肌痉挛患者是面瘫后期迁延发展而来，表现为同侧面部表情肌的活动受限，同侧口角的不自主抽动，依据确切的面瘫史可以鉴别，可参考周围性面神经麻痹章节治疗。

2．关于敷贴肉桂粉的问题 本病使用肉桂粉温水调和，贴敷在颧髎可以起到温阳通络的作用，同时重视灸法在本病治疗中的应用，起到祛风散寒、疏通经络的目的，收到较好临床疗效。但需要注意的是，肉桂对皮肤有较强的刺激作用，故不宜长期敷贴，加之影响美观等因素，应当选在夜间敷贴为宜。

3．关于疗程安排 每周 2 次，1 个月 1 个疗程，需要 1～2 个疗程。

【生活调摄】

1．平时注意饮食，慎起居，避风寒，畅情志。

2．治疗期间，患者应保持心情舒畅，防止精神紧张。

【验案】

王某，男，64 岁。左侧下眼睑外侧抽动 4 个月，有向下发展的趋势。每天除睡觉外，清醒时间都不时抽动，情绪激动时更甚。曾口服卡马西平片，效不显。饮食不慎时胃脘作胀，纳食尚好，眠佳，二便调。舌红而胖、有齿痕，苔薄白，脉滑右细。治疗方案：①梅花针中度普叩患侧头部诸经及患侧面肌；②锋钩针勾风池；③毫针刺内庭、丰隆、合谷、照海、申脉，配合局部吊针浅刺。5 次后减轻，抽动未再向其他部位发展。（王荣医案）

十九、嗜睡

【概述】

嗜睡是一种以睡眠节律紊乱而时时欲睡为特征的病证，又称"多寐""嗜卧"。此病的发生常与感受湿邪、嗜食肥甘厚味、素体虚弱、劳倦过度等因素有关。本病病位在脑，与脾、肾、心关系密切；基本病机为湿蒙清窍，或髓海失养。

嗜睡多见于西医学中的原发性睡眠增多症、发作性睡病等疾病。西医认为，此病可能与间脑睡眠觉醒调节功能的可逆性障碍，下丘脑、中脑网状结构的功能低下，大脑边缘系统－下丘脑－脑干网状结构的功能失调有关，病因尚不明确。

【临床表现】

1. **四个典型特征** 白天过度嗜睡（EDS）、猝倒、幻觉（入睡、觉醒）、睡眠麻痹。

2. **其他表现** 夜间睡眠干扰，无意识行为，快速眼动睡眠（REM）行为障碍。

【辨证分型】

1. **中医辨证分型**

（1）湿浊困脾：昏昏欲睡，兼见少气懒言，身体重浊，形体肥胖，舌胖大、有齿痕，脉濡或细滑。

（2）肾精不足：嗜睡，兼见耳鸣目眩，健忘，腰膝酸软，小便频数，舌淡，苔白，脉沉细或弱。

（3）气血亏虚：兼见面色萎黄，动则汗出，爪甲不荣，体倦乏力，舌淡，脉细弱无力。

2. **西医分型** 常见的嗜睡有以下 4 种。

（1）发作性嗜睡：由于脑干中睡眠觉醒中枢的功能异常，而产生过度嗜睡、猝倒、睡眠瘫痪及入睡前幻觉等四大主要症状。虽然发作性嗜睡患者常处于迷迷糊糊想睡觉的状态，但其 24 小时的总睡眠时间，并不比正常人长。

（2）反复性嗜睡症：较常见的有克莱恩－莱文综合征及反复性经前嗜睡症等。克莱恩－莱文综合征是一种多发于青少年的疾病，男性比女性高发，临床症状表现为发作性嗜睡，并伴有食量的增加和性欲的增加等。

（3）原发性嗜睡症：尽管患者每天的睡眠时间都延长，但并不是睡眠不足造成的，同时排除药物的影响、新陈代谢或内分泌等异常时，可以初步断定为原发性嗜睡症。

（4）猝睡症：猝睡症并不罕见，但目前社会对其认识却极为欠缺，常常被误认为忧郁症、癫痫，或是某些药物的副作用。男女均可发病，可见于任何年龄，但初次发病通常在青少年时期。

【新九针治疗】

（一）治则

醒脑调神，健脾化湿。

（二）针具选择

梅花针、毫针、耳针、火针。

（三）治疗方案

第一步 梅花针治疗

取穴：头部诸阳经、百会、四神聪。

操作方法：中度手法叩刺头部诸阳经 5～10 分钟，随后定点叩刺百会、四神聪 5 分钟。

第二步 毫针、火针治疗

取穴：①主穴：百会、四神聪、印堂、神门。②配穴：湿浊困脾，配中脘、丰隆；肾精不足，配肾俞、太溪；气血亏虚，配脾俞、足三里。

操作方法：毫针采取常规刺法；细火针速刺，与毫针组合交替进行，每 2 次毫针后加 1 次火针治疗。

第三步　耳针

取穴：缘中、枕、内分泌、脾、肾、心、神门。

操作：每次选用 3 ～ 5 穴，毫针刺法或压丸法。嘱患者每日按压 3 ～ 5 次。

【治疗现状】

目前，临床上药物治疗多用莫达非尼、哌甲酯等精神振奋剂治疗日间嗜睡，用氯米帕明、氟西汀等抗抑郁剂改善猝倒症状，用 γ - 羟丁酸钠等镇静催眠药治疗夜间睡眠障碍，辅以心理行为疗法。而针灸疗法对以上 4 种嗜睡症，都可调节中枢神经系统的兴奋性，从而有效改善其临床症状。

【临床体会】

1. 嗜睡治疗以调神为主，以百会、四神聪、印堂、神门为主穴，以梅花针头部叩刺疏通头部经络，以毫针、火针交替针刺，使清阳得升而充养髓海。治疗期间，应注意对患者调神的引导，使其集中注意力仔细体会针下感觉，从而与医者两神相得，这样可以增加疗效。

2. 对于体胖痰湿较盛的患者，需嘱其日常体重管理，对治疗有相得益彰之用。

3. 关于疗程安排　每周 2 次，1 个月 1 个疗程，需要 1 ～ 2 个疗程。

【生活调摄】

平时重视精神调摄、讲究睡眠卫生。

【验案】

赵某，男，35 岁，编辑，2019 年 8 月初诊。主诉：日间过度嗜睡年余。患者 1 年来除正常睡眠外，白天可在任何时间易犯困嗜睡，每次持续时间不等，一日可多次发作。先后于多家医院就诊治疗，病情均不见好转。刻下：患者白天不自主犯困、少气懒言、体态肥胖、身体困重，饮食、二便尚可，夜间睡眠欠佳，舌胖大、有齿痕，苔白腻，脉濡。查体：神经系统检查未见阳性体征。颅脑 MRI 未见明显异常。中医诊断：嗜睡，湿邪困脾型。初诊予梅花针、毫针、耳针治疗。3 日后复诊，自觉变化不明显。连续治疗 6 次后，患者病情明显好转。嘱患者清淡饮食，避免暴饮暴食，同时配合运动。（冀来喜医案）

二十、抑郁症

【概述】

抑郁症又称抑郁障碍，以显著而持久的心境低落为主要临床特征，是心境障碍的主要类型。临床可见心境低落与其处境不相称，情绪的消沉可以从闷闷不乐到悲痛欲绝，自卑抑郁，甚至悲观厌世，可有自杀企图或行为；甚至发生木僵；部分病例有明显的焦虑和运动性激越；严重者可出现幻觉、妄想等精神病性症状。

本病属于中医学"郁证"范畴，是以心情抑郁、情绪不宁、胸部满闷、胁肋胀满，或易怒易哭，或咽中如有异物梗塞等为主症的一类病证。此病的发生常与情志不舒、思虑过度、饮食不节等因素有关。本病的病位在脑，涉及肝、心、胆、脾、肾；基本病机是气机郁滞，脏腑阴阳气血失调。

【临床表现】

1. 心境低落　主要表现为显著而持久的情感低落，抑郁悲观。轻者闷闷不乐、无愉快感、兴趣减退，重者痛不欲生、悲观绝望、度日如年、生不如死。部分患者可出现幻觉。

2．思维迟缓 患者思维联想速度缓慢，反应迟钝，思路闭塞。临床上可见主动言语减少，语速明显减慢，声音低沉，对答困难，严重者交流无法顺利进行。

3．意志活动减退 患者意志活动呈显著持久的抑制。临床表现：行为缓慢，生活被动、疏懒，不想做事，不愿和周围人接触交往，常独坐一旁，或整日卧床，闭门独居、疏远亲友、回避社交。严重时连吃、喝等生理需要和个人卫生都不顾，蓬头垢面、不修边幅，甚至发展为不语、不动、不食，称"抑郁性木僵"，但仔细进行精神检查，患者仍流露痛苦抑郁情绪。患者严重的时候会生出轻生的念头。

4．认知功能损害 研究认为，抑郁症患者存在认知功能损害。主要表现为近事记忆力下降，注意力障碍，反应时间延长，警觉性增高，抽象思维能力差，学习困难，语言流畅性差，空间知觉、眼手协调及思维灵活性等能力减退。认知功能损害导致患者社会功能障碍，而且影响患者远期预后。

5．躯体症状 主要有睡眠障碍、乏力、食欲减退、体重下降、便秘、身体任何部位的疼痛、性欲减退、阳痿、闭经等。躯体不适的主诉可涉及各脏器，如恶心、呕吐、心慌、胸闷、出汗等。自主神经功能失调的症状也较常见。病前躯体疾病的主诉通常加重。

【辨证分型】

主症：忧郁不畅，失眠多梦，易怒善哭。

1．肝气郁结 精神抑郁，善太息，胸胁胀痛，痛无定处，或脘腹痞闷，嗳气频作，女子月事不调。舌淡，苔薄白，脉弦。

2．气郁化火 急躁易怒，胸闷胁胀，头痛目赤，耳鸣，口干而苦，小便黄赤。舌红，苔黄，脉弦数。

3．痰气郁结 咽中不适，如有物梗阻，吞之不下，咳之不出，胸部窒塞，胁肋胀满。舌淡，苔白腻，脉弦滑。

4．心神失养 心神不宁，失眠，多疑易惊，悲忧善哭，喜怒无常。舌淡，苔薄，脉弦细。

5．心脾两虚 多思善虑，心悸胆怯，失眠健忘，面色萎黄，头晕目眩，神疲倦怠，食欲不振。舌淡，脉细弱。

6．心肾阴虚 病程日久，虚烦少寐，烦躁易怒，口干咽燥，或遗精腰酸，女子月经不调。舌红，脉细数。

【新九针治疗】

（一）治则

疏肝解郁。

（二）针具选择

磁圆梅针、针刀、毫针。

（三）治疗方案

第一步　磁圆梅针

取穴：背部督脉、夹脊穴及膀胱经。

操作方法：患者俯卧位，选用磁圆梅针循经叩刺督脉（自命门叩至神庭）、双侧夹脊穴（颈夹脊及华佗夹脊穴）、足太阳膀胱经背部循行线，自上而下，叩刺强度以患者能够耐受为宜，叩至局部皮肤微红为宜，每次 20 分钟，每日 1 次，1 周 6 次。

第二步　针刀治疗

取穴：天髎、大椎、天髎、颈 3 夹脊穴、颈 5 夹脊穴。

操作方法：患者俯卧，采用 4#0.6mm 针刀，依据针刀手术入路及四步操作规程，实施针刀刀法。

第三步　毫针治疗

取穴：百会、四神聪、印堂、水沟、内关、神门、肝俞、脾俞、太冲。

操作方法：百会，平刺进针；四神聪透百会，得气后施以捻转平补平泻法，使患者产生酸胀感；水沟用 0.5 寸针向上斜刺，行雀啄手法，使眼球湿润为度。

【治疗现状】

药物治疗是中度以上抑郁发作的主要治疗措施，目前临床上一线的抗抑郁药主要包括选择性 5- 羟色胺重摄取抑制剂（SSRI，代表药物有氟西汀、帕罗西汀、舍曲林、氟伏沙明、西酞普兰和艾司西酞普兰）、5- 羟色胺和去甲肾上腺素重摄取抑制剂（SNRI，代表药物有文拉法辛、度洛西汀）、去甲肾上腺素和特异性 5- 羟色胺能抗抑郁药（NaSSA，代表药物有米氮平）等。另外，还包括心理治疗、物理治疗。

针灸对抑郁症及其伴发的或继发的躯体疾病均有治疗作用。大量临床报道认为，抗抑郁剂虽对抑郁症有较好疗效，但尚有不同程度的副反应、过量的危险性和一定的禁忌证。针灸治疗显示出改善症状迅速、无副作用等独特优势，逐渐为患者所接受。有观察表明，单纯的针灸治疗与单纯的药物治疗效果相近，而使用针灸配合药物治疗，效果可明显提高。

【临床体会】

1．关于针灸治疗抑郁症的疗效评价　针灸治疗抑郁症，不仅有良好的即时疗效，而且远期疗效稳定，复发率较低。但对严重抑郁症改善较难。抑郁症患者大多伴有长期失眠症状，针灸治疗初期应将改善失眠作为一个主要目标。充足的睡眠会在一定程度上调节患者的不良情绪。

2．关于使用针刀、选取水沟的问题　针灸治疗抑郁症的机制，重在调神。本方案所选针刀刺激颈项部、毫针刺激水沟，旨在改善脑部供血，起到调神作用。

3．关于配合中西药的问题　此类患者一般病程较长，已经有长期的西药治疗，采用针灸治疗时，也不主张立即停服西药，可在治疗过程中逐渐减量，10 天减 1/4 量，直至停药，同时可配合口服中药治疗，加强疗效。

4．关于疗程安排　每周 5 次，10 次 1 个疗程，需要 1～2 个疗程。

【生活调摄】

平时正确对待各种事物，避免忧思郁怒，防止情志内伤。

【验案】

宋某，女，55 岁，2019 年 7 月 10 日就诊。主诉"失眠、情绪低落 2 年余，加重 1 个月"。患者 2 年前因家中变故后出现睡眠质量差，多梦，易早醒，继而出现失眠，伴有情绪低落、不敢独处、不愿与人沟通交流，且有时心烦、脾气急躁、易怒等，长期需口服阿普唑仑。近 1 个月来，症见：心悸气短，疲乏无力、胸胁胀满、善太息、舌体胖大、边有齿痕，脉沉细。中医诊断：郁证；西医诊断：抑郁状态。初诊采用梅花针、针刀、毫针治疗。3日后复诊，睡眠症状稍有改善，继予梅花针、毫针治疗。依上述方案连续治疗4周，患者症状逐渐好转，自述每晚可睡5～6小时，情绪逐渐好转。嘱患者不可贸然自行断药，需遵医嘱逐渐减量。3个月后随访，未再复发。（冀来喜医案）

二十一、中风

【概述】

中医认为，中风是在内伤虚损的基础上，因劳倦内伤、忧思恼怒、嗜食厚味及烟酒等触发，引起脏腑阴阳失调，直冲犯脑，导致脑脉痹阻或血溢脑脉之外，以突然昏仆、半身不遂、肢体麻木、舌塞不语、口舌㖞斜、偏身麻木等为主症的一种常见病，并具有起病急、变化快的特点，好发于中老年人。

中风相当于西医急性脑血管病，又称脑卒中，是一组以急性起病、局灶性或弥漫性脑功能缺损为共同特征的脑血管疾病；从病理上主要分为出血性脑卒中（脑出血或蛛网膜下腔出血）和缺血性脑卒中（脑梗死、脑血栓形成）两大类，以脑梗死最为常见。

【临床表现】

1. 缺血性脑卒中 动脉粥样硬化性血栓性脑梗死、脑栓塞、腔隙性脑梗死是缺血性脑卒中最常见的类型。

（1）颈动脉系统脑梗死：主要表现为病变对侧肢体瘫痪或感觉障碍；主半球病变常伴有不同程度的失语，非主半球病变可出现失用或认知障碍等高级皮质功能障碍。其他少见的临床表现包括意识障碍、共济失调、不随意运动及偏盲等。

（2）椎基底动脉系统脑梗死：累及枕叶出现皮质盲、偏盲；累及颞叶内侧海马结构，可出现近记忆力下降；累及脑干或小脑可出现眩晕、复视、吞咽困难、霍纳综合征、双侧运动不能、交叉性感觉及运动障碍、共济失调等。累及脑干上行网状激活系统易出现意识障碍。

（3）腔隙性梗死：主要见于高血压患者。以多寡为序，受累部位有壳核、脑桥基底、丘脑、内囊后肢和尾状核；另外，也可累及内囊前肢、皮质下白质、小脑白质和胼胝体。腔隙性梗死的预后良好。但多次发生腔隙性梗死而产生的多发性腔隙性梗死或称腔隙状态，可导致假性延髓麻痹和血管性认知功能障碍。腔隙性梗死的表现至少有20种临床综合征，但以纯运动性轻偏瘫、纯感觉性卒中、共济失调性轻偏瘫综合征、构音障碍手笨拙综合征最为常见。

2. 出血性脑卒中

（1）急性起病并出现局限性神经功能缺损。一般可于数小时内达高峰。个别患者因继续出血和血肿扩大，临床症状进行性加重，持续时间6～12小时。

（2）除小量脑出血外，大部分患者均有不同程度的意识障碍。意识障碍的程度是判断病情轻重和预后的重要指标。

（3）头痛和呕吐是脑出血最常见的症状，可单独或合并出现。脑叶和小脑出血时头痛最重，少量出血可以无头痛。头痛和呕吐同时出现是颅内压增高的指征之一。

（4）血压增高是脑出血的常见原因和伴发病。血压增高和心跳及脉搏缓慢同时存在，往往是颅压高的重要指征。

（5）脑出血者可出现癫痫发作。癫痫发作多为局灶性和继发性全身发作，以脑叶出血和深部出血最多见。

【辨证分型】

1．中经络　主症：半身不遂，舌强语謇，口角㖞斜而无意识障碍。

（1）风痰阻络：兼见肢体麻木或手足拘急，头晕目眩，苔白腻，脉弦滑。

（2）风阳上扰：兼见面红目赤，眩晕头痛，心烦易怒，口苦咽干，尿黄，便秘。舌红或绛，苔黄或燥，脉弦有力。

（3）痰热腑实：兼见口黏痰多，腹胀便秘。舌红，苔黄腻或灰黑，脉弦滑大。

（4）气虚络瘀：兼见肢体软弱，偏身麻木，手足肿胀，面色淡白，气短乏力，心悸自汗。舌暗，苔白腻，脉细涩。

（5）阴虚风动：兼见肢体麻木，心烦失眠，眩晕耳鸣，手足拘挛或蠕动。舌红，苔少，脉细数。

2．中脏腑　主症：神志恍惚、迷蒙，嗜睡或昏睡，甚至昏迷，半身不遂。

（1）闭证：兼见神昏面赤，呼吸急促，喉中痰鸣，牙关紧闭，口噤不开，肢体强痉，两手握固，二便不通。苔黄腻，脉洪大而数。

（2）脱证：兼见面色苍白，瞳神散大，气息微弱，手撒口开，汗出肢冷，二便失禁，脉细弱或脉微欲绝。

【新九针治疗】

（一）治则

醒神开窍，调神导气。

（二）针具选择

梅花针、磁圆梅针、毫针、三棱针、锋钩针、电针。

（三）治疗方案

第一步　梅花针治疗

操作方法：患者坐位，中度手法叩击头部诸阳经 10～15 分钟，因头皮较为单薄，针头部可裹缠棉球以减轻疼痛感。

第二步　磁圆梅针治疗

取穴：患侧上下肢手足三阳经、背部督脉、夹脊穴。

操作方法：根据操作部位选择俯卧或仰卧体位。中度手法循经叩击 10～15 分钟，以皮肤潮红为度。

第三步　毫针治疗

取穴："醒脑开窍"针法——水沟、内关、三阴交。辅穴：极泉、委中。

随证配穴：①吞咽困难、饮水呛咳（假性延髓麻痹）：针刺风池、完骨、天柱、翳风；②肌张力增高：阿是穴，围刺痉挛肌梭；③肌张力减低：电针针刺患侧腧穴；④尿失禁或尿潴留："秩边透水道"针法、关元、中极；⑤五指屈曲难伸：合谷透三间；⑥言语不利：用三棱针于金津、玉液处放血；⑦肩－手综合征：锋钩针勾割肩前、肩后局部阿是穴，继而毫针针刺肩贞、曲垣、肩外俞、肩髃、曲池、外关、合谷。

操作方法：水沟向鼻中隔方向斜刺 0.5 寸，用雀啄法，至眼球湿润或流泪为度；内关直刺 0.5～1 寸，采用捻转提插结合泻法，施手法 1 分钟；三阴交，沿胫骨内侧缘与皮肤呈 45° 角斜刺，进针 1 ～ 1.5 寸，用提插补法，使患侧下肢抽动 3 次为度。

极泉在原穴沿经下移 1 寸，避开腋毛，直刺 1 ～ 1.5 寸，用提插泻法，以患侧上肢抽动 3 次为度；委中仰卧直腿抬高取穴，直刺 0.5 ～ 1 寸，施提插泻法，使患侧下肢抽动 3 次为度。

风池、完骨、天柱、翳风，选择 3 寸毫针，针尖朝向喉结方向进针，交替使用，每次选取 1 ～ 2 穴，产生向喉结放射感即可。

肌张力高者，用毫针围刺痉挛肌肉群，针尖向中心方向。

肌张力降低：电针曲池 – 外关（患侧）、风市 – 足三里（患侧），选择疏密波，以患肢微微摆动为主。

秩边透水道针法，采用 6 寸以上芒针深刺秩边，使针感传至会阴部或小腹部；关元、中极用 3 寸毫针，针尖向耻骨联合方向，针感放射至会阴部为度。

合谷透三间，以 3 寸毫针从合谷向中指的掌指关节方向透刺。

金津、玉液放血法，选择三棱针，用纱布固定舌尖，上提舌体，充分暴露金津、玉液，用压舌板抬高舌体，露出静脉，刺络出血。

第四步　风府、哑门深速刺治疗

取穴：风府、哑门。

操作方法：患者俯伏坐位，术者站于患者身后，嘱低头，选择 3 寸毫针（任选一穴，两穴交替使用），针尖朝向喉结方向，边进针边捻针，待针下有落空感时患者出现触电样感觉，放射至头面部或四肢部后，缓慢出针，不留针。

第五步　头针治疗

取穴：对侧顶颞前斜线、顶旁 1 线及顶旁 2 线。

【治疗现状】

目前，治疗中风，在急性期由于病情危重，生命体征很不稳定，不管是中医院，还是西医院，都以西医综合治疗为主，如降颅压、调理血压、溶栓、改善循环等。对于恢复期患者，病情虽然相对稳定，但仍有神经功能缺损的表现，西医治疗仍采用营养脑神经药物静脉滴注，多辅助应用传统针刺及醒脑开窍单元疗法。康复作业治疗也被逐渐重视，但如何安排系统规范的针灸治疗方案，仍在摸索中。

【临床体会】

1．关于针刺治疗的时机　在急性期，西医强调避免针刺。我们认为相反，临床上针灸可以早期介入，且越早越好，最好在发病 6 小时内。不管是出血性中风还是缺血性中风，均是如此。临床体会表明，越早使用针灸者，留有后遗症者越少。即使强刺激水沟一个穴位，也会有明显效果。

2．关于使用西医的基础治疗　在中风各期，特别是急性期，针刺虽然是一有效治疗手段，但毕竟是配合治疗，必须有西医的基础治疗，如使用脱水药降颅压、改善血液循环、营养神经等。

3．关于针刺治疗时间及疗程的安排　因针刺方法和取穴较多，所以应当分时间、分批进行。上午选择第一、第二、第四、第五步，嘱患者留头针带针康复训练。下午选择第三步。每日 1 次，10 次为 1 个疗程，连续 3 个疗程。其中锋钩针 1 周 1 次，金津、玉液放血 1 周 2 次。治疗次数视病情需要而定。

4．"醒脑开窍"针法由国医大师、中国工程院院士石学敏创立。他率先提出针刺手法量学理论，已在国内外针灸界广泛使用。我们体会，最具代表性的是，不管何型、何期，首选水沟，行雀啄手法，使患者眼球充泪或湿润。一系列的临床及基础研究证实，唯有这样的刺激，方可即刻改善脑内病灶区微血管的自律运动。

5．使用3寸针深刺风府、哑门技术，由山西省著名针灸专家李定明先生于20世纪80年代创立。当时选择诊疗持续性植物状态（植物人），有10余例苏醒，这一成果当时被评为山西省科学技术进步奖一等奖。操作时，对患者体位、进针方法特别讲究，使患者俯伏坐位，术者站于患者身后，嘱低头，选择3寸毫针（任选一穴，两穴交替使用），针尖朝向喉结方向缓慢捻转进针，同时密切观察或询问患者针感，待针下有落空感时患者出现触电样感觉，放射至头面部或四肢部后，缓慢出针。

6．对于吞咽困难、饮水呛咳（假性延髓麻痹），西医无可靠办法，一般只能鼻饲，而石学敏院士选择风池、完骨、天柱、翳风等穴进行治疗。我们体会，应双侧取穴，每次选取1～2穴，交替使用。关键要领是针刺方向和针感，即用3寸毫针针尖朝向喉结方向进针，以出现向喉结放射感为度。

7．关于新九针组合疗法　传统针灸治疗中风后遗症，以毫针针刺为主，见效慢，疗程长。新九针组合疗法治疗本病则采用多针配合，立体作战，以梅花针叩刺头部诸经以醒脑通府；磁圆梅针叩刺患侧肢体以通经活络，激发经气；毫针以"醒脑开窍针法"配用百会、四神聪及肢体常规穴位以理血调气舒经；火针选穴同毫针，交替进行，以温阳补气，温经通络；长针透刺患侧肩髃、曲池、代秩边、阳陵泉等穴以通关过节，疏经通络；锋钩针于肩关节痛点勾刺以松筋止痛；埋线选心俞、肝俞、脾俞、肾俞、曲池、足三里等以通调脏腑，燮理阴阳。临床应用，缩短了疗程，增加了远期疗效，减轻了患者负担，可谓良方。

【生活调摄】

平时注意低盐低脂饮食，调畅情志。

【验案】

王某，男，65岁，2011年5月患脑梗死，出现神昏、左侧肢体活动不利，于某医院神经内科住院1个月，出院时神志清楚，但左侧肢体活动不利未见改善。后于某中医院进行针灸康复治疗1周，因突发冠心病而中断治疗。2012年7月来院。住院症见：左侧肢体活动不利，拄杖行走不稳，左肩关节疼痛，间断胸闷，心慌，乏力，食欲不佳，眠差，大便干，小便正常。查：左上肢肌肉萎缩、肌力3级，左下肢肌力4级，足轻度内翻，跛趾痉挛性背伸。左巴宾斯基征强阳性。舌质暗红，苔薄白，脉弦涩。诊为中风后遗症，证属气虚血瘀。九针治疗以梅花针叩刺头部诸经；磁圆梅针叩刺患侧肢体；毫针以"醒脑开窍针法"配用百会、四神聪及肢体常规穴位；火针选穴同毫针，交替进行；长针透刺患侧肩髃、曲池、代秩边、阳陵泉等穴；锋钩针于肩关节痛点勾刺；埋线选心俞、肝俞、脾俞、肾俞、内关、足三里等。中药予口服补阳还五汤加减。治疗1周，患者左跛趾痉挛性背伸明显减轻，拄杖行走平稳，左肩关节疼痛减十之二三，胸闷、心慌发作2次且持续时间较前缩短；治疗2周，患者可弃杖行走，但行走速度缓慢，不稳，左肩关节疼痛减十之七八；治疗3周，患者弃杖行走速度加快，步履较稳，左肩关节无明显疼痛；治疗4周，患者胸闷心慌未再发生，埋线巩固疗效出院，嘱坚持自行康复锻炼。出院3个月回访，疗效满意。（曹玉霞医案）

二十二、痿证

【概述】

痿证是指肢体筋脉弛缓、软弱无力，日久因不能随意运动而致肌肉萎缩的一类病证。临床以下肢痿弱多见，故又有"痿躄"之称。痿证的发生常与感受外邪、饮食不节、久病房劳、跌打损伤、药物损伤等因素有关。本病病位在筋脉肌肉，根于五脏虚损。至于基本病机，实证多为筋脉肌肉受损，气血运行受阻；虚证多为气血阴精亏耗，筋脉肌肉失养。

痿证可见于西医学的多种疾病，主要有运动神经元疾病、周围神经损伤、急性感染性多发性神经根炎、重症肌无力、进行性肌营养不良、外伤性截瘫等。

【临床表现】

1. 肢体筋脉弛缓不收，下肢或上肢，一侧或双侧，软弱无力，甚则瘫痪，部分患者伴有肌肉萎缩。

2. 由于肌肉痿软无力，可有睑废、声嘶音低、抬头无力等症状，甚则影响呼吸、吞咽。

3. 部分患者发病前有感冒、腹泻病史，有的患者有神经毒性药物接触史或家族遗传史。

【辨证分型】

主症：肢体软弱无力，甚则肌肉萎缩或瘫痪。

1. **肺胃热盛** 兼有发热，咳嗽，烦心，口渴，小便短赤，大便泄泻，舌红苔黄，脉洪数。

2. **湿热浸淫** 兼见肢体酸重，发热多汗，胸闷，患肢恶热，得冷则舒，小便混浊，舌苔黄腻，脉濡数。

3. **肝肾亏虚** 兼见发病缓慢，或下肢痿软无力日久，腰脊酸软，不能久立，或伴眩晕耳鸣，无力行走，腿胫肌肉萎缩严重，舌红少苔，脉沉细。

【新九针治疗】

（一）治则

调和气血，濡养筋肉。

（二）针具选择

磁圆梅针、火针、毫针、一次性使用埋线针（0.9mm）、胶原蛋白线（2-0）。

（三）治疗方案

第一步　磁圆梅针治疗

取穴：背部膀胱经第一、第二侧线和手、足阳明经线。

操作方法：中度手法叩刺，至皮肤潮红为度。

第二步　火针治疗

取穴：选取病变部位对应的夹脊穴。

操作方法：皮肤常规消毒，先将细火针在酒精灯上烧至白亮，迅速在以上腧穴直刺0.5 寸左右并拔出，可留针或不留针。

第三步　毫针治疗

取穴：上肢选用极泉（速刺）、肩髃、曲池、合谷、颈夹脊、胸夹脊。下肢选用委中

（速刺）、髀关、足三里、阳陵泉、三阴交、腰夹脊。

操作方法：局部消毒后，常规针刺治疗，留针30分钟。

第四步　埋线治疗

取穴：肝俞、脾俞、肾俞、肩髃、曲池、髀关、足三里。

操作方法：局部皮肤常规消毒后，取1～2cm长已消毒的胶原蛋白线（2-0），用一次性使用埋线针（0.9mm）将线体刺入到所需深度，埋植在穴位的肌层，针孔处用创可贴覆盖以避免感染。

【治疗现状】

痿证常见于现代医学中的多发性神经炎、急性脊髓炎、进行性肌营养不良、重症肌无力、周期性瘫痪、癔症性瘫痪和表现为软瘫的中枢神经系统感染后遗症等疾病。西医治疗多采用激素疗法、补充维生素、免疫治疗等，对于急性发病可以迅速控制病情，保障生命安全，但对于后遗及慢性肌无力症状，没有好的治疗方法。中医针灸治疗痿证，疏通经络，调节免疫，不论从经济角度还是从疗效上，都现实可行。

【临床体会】

1．关于治疗选穴　"治痿独取阳明"是大法而非定法。临床对于痿证的治疗，除了选用阳明经穴以充盈气血外，还应察其所受之经而兼治。同时，结合现代医学的脊神经分布规律，选取相应的夹脊穴十分重要。

2．火针的温通作用，对病程较长的痿证患者尤其有效。根据患者的体质强弱，每次可选用2～5个夹脊穴针刺，体弱者不可1次选穴过多。

3．关于疗程安排　每周2次，1个月1个疗程，需要1～2个疗程。

【生活调摄】

平时注意避居湿地，适当锻炼，调养饮食。

【验案】

王某，男，62岁。2009年11月6日因"格林-巴利综合征"由山西医科大学第一医院转入我院。入院时症见：双下肢瘫痪，肌力0级，双下肢水肿、压之凹陷明显。予以毫针针刺治疗及口服中药治疗2周，肌力达2级，下肢水肿虽有所减轻但改善不明显，局部关节肿胀僵硬，影响了患者康复锻炼。思及每次毫针针刺下肢后，针眼处有透明水液流出，但仅三五分钟针眼即闭合，故下肢水肿未能明显减轻。遂先予磁圆梅针以中度手法叩刺背部膀胱经第一、第二侧线和手、足阳明经线，再以火针常规针刺双下肢梁丘、血海、阳陵泉、阴陵泉、足三里、丰隆、三阴交、昆仑、太溪、解溪、丘墟等以温经通络，利水渗湿，使溢于肌肤之饮由火针之通道排出，同时配合口服中药以温肾助阳，化气利水。火针后，每日于针眼处源源排出透明水液，常常持续1～2天针眼仍不闭合，一日便可浸湿敷料数十块。患者下肢水肿明显消退，辅以按摩、康复训练，肌力恢复较快，火针治疗6次水肿痊愈。治疗2个月，患者肌力恢复并出院，且出院时可自行上下3层楼。（曹玉霞医案）

二十三、淋证

【概述】

淋证是以小便频数短赤，淋沥刺痛，欲出未尽，小腹拘急或痛引腰腹为主要特征的病证。淋证多见于泌尿系感染、结石、结核、肿瘤和急慢性前列腺炎、乳糜尿等疾病。对于结核、肿瘤引发的，应注重原发病证的治疗，而泌尿系感染、结石、急慢性前列腺炎、乳糜尿等疾病所致的淋证，针灸治疗效果较好。

中医学认为，淋证病因可归结为外感湿热、饮食不节、情志失调、禀赋不足或劳伤久病；其病位在肾与膀胱，且与肝、脾关系密切。主要病机为下焦湿热，热移膀胱导致膀胱气化不利；或年老或劳伤，脾肾气虚失于固摄而膏脂下泄；或阴虚火旺，虚火灼伤脉络。根据症状和病因病机，一般将淋证分为热淋、血淋、石淋、气淋、膏淋和劳淋6种。

【临床表现】

淋证以小便频急，滴沥不尽，尿道涩痛，小腹拘急，痛引腰腹为基本特征。淋证起病或急或缓，病程或长或短，长者久淋不已，时作时止，遇劳即发。小便频急者每日可达数十次，而每次尿量较少，或伴有发热，小便热赤；或小便排出砂石，排尿时尿流中断，腰腹绞痛难忍；或尿中带血或夹有血块；或小便混浊如米泔或滑腻如脂膏，种种不一。病久或反复发作后，常伴有低热、腰痛、小腹坠胀、疲劳等。

【辨证分型】

主症：尿频，尿急，尿痛，有排尽不畅、小腹拘急或痛引腰腹等症状。

1．**热淋**　小便短数，灼热刺痛，尿色黄赤，小腹拘急胀痛，或有恶寒发热，口苦呕恶。舌红，苔黄腻，脉滑数。

2．**石淋**　尿中时夹砂石，小便艰涩，或排尿时突然中断，尿道刺痛窘迫，少腹拘急，或腰腹绞痛难忍，尿中带血。舌红，苔薄黄，脉弦数。

3．**血淋**　小便热涩刺痛，尿色深红或夹有血块，疼痛满急剧烈。舌红，苔黄，脉弦或涩。

4．**气淋**　小便涩滞，滴沥不畅，少腹胀痛或坠胀，苔薄白，脉沉弦。

5．**膏淋**　小便混浊如米泔水，置之沉淀如絮状，上有浮油如脂，或夹有凝块，或混有血液，尿道热涩疼痛。舌红，苔黄腻，脉濡数。

6．**劳淋**　小便赤涩不甚，但淋沥不已，时作时止，遇劳即发，腰膝酸软，神疲乏力。舌淡，脉虚弱。

【新九针治疗】

（一）治则

利尿通淋。

（二）针具选择

梅花针、火针、毫针、芒针。

（三）治疗方案

第一步　磁圆梅针治疗

取穴：第3腰椎至第4骶椎夹脊。

操作方法：中度手法叩刺10～15分钟，至皮肤潮红为度。

第二步　火针治疗

取穴：中极、膀胱俞。

操作方法：皮肤常规消毒，先将细火针在酒精灯上烧至白亮，迅速在以上腧穴直刺0.5～1寸并拔出，可留针或不留针。

第三步　芒针治疗

（1）"秩边透水道"针法

1）取穴：秩边。

2）操作方法：严格按照"秩边透水道"针法操作（详见慢性前列腺炎章节），针感以到达小腹、尿道为佳。

（2）针刺次髎

1）取穴：次髎。

2）操作方法：①针具：4寸芒针；②体位：俯卧位；③进针点：从髂后上棘向后正中线做连线，以此为边长，向下做等边三角形，在这个倒置等边三角形的顶点处进针；④进针角度：与矢状面呈30°夹角；⑤针刺深度：3～4寸，以针尖顺利通过孔道到达骶前孔，同时患者感觉针感向会阴、尿道区域放射为度。

第四步　毫针治疗

取穴：①主穴：中极、膀胱俞、阴陵泉、三阴交。②配穴：热淋，配委中、行间；石淋，配然谷、委阳；血淋，配膈俞、血海；气淋，配蠡沟、太冲；膏淋，配关元、下巨虚；劳淋，配脾俞、肾俞。

操作方法：常规针刺，留针30分钟。

【治疗现状】

淋证多见于泌尿系感染，包括急慢性前列腺炎、膀胱炎、尿道炎、泌尿系结石等疾病。尿路感染最为常见，是各种病原微生物引起的感染性疾病，西医常予抗生素抗感染治疗。针灸治疗淋证虽有较好疗效，但治疗方法单一、治疗方案混乱，并且没有大数据支撑。

【临床体会】

1. 关于磁圆梅针的叩刺部位　以刺激腰骶部为主。从中医来看，膀胱俞位于腰骶部，可调节膀胱的气化。从西医而言，腰骶部有骶神经后支的肌支分布，它既可有效调节膀胱的紧张度和逼尿肌的过度活动，又可调节阴部神经及其所支配的尿道外括约肌及盆底肌的兴奋性。采用磁圆梅针叩刺直至局部皮肤潮红，可起到快捷的治疗效果，一般治疗结束症状就能明显缓解。

2. 关于临床选穴的问题　临床选穴以俞募配穴法为主。中极作为膀胱的募穴，位于下腹部，与任脉、足三阴经相交会，对治疗泌尿生殖系统疾病作用好。膀胱俞又位于腰骶部，二者一前一后，即《黄帝内经》中的偶刺法，对膀胱腑证效佳。对于病程较长者，宜采用火针刺法。

3. 关于秩边透水道针法　本法通过长针深刺，可刺激骶丛、盆丛神经，通过调节神经及免疫功能，缓解尿道部平滑肌的痉挛，改善了局部血液循环，从而迅速改善患者尿路刺激症状，加速局部炎症的恢复。

4. 关于疗程安排　每周2次，1个月1个疗程，慢性者需要1～2个疗程。淋证容易反复发作，所以应治疗彻底，临床症状消失后尚需巩固治疗2～3次方可。

【生活调摄】

1. 平时注意保暖、避风寒。忌烟、酒刺激。

2. 多饮水，有尿意时及时排尿，不憋尿。

【验案】

赵某，女，28 岁。主诉：产后 29 天，尿频、尿急、尿痛伴腰酸 6 天。患者为初产，于 2018 年 6 月 4 日足月顺产一女婴。近 6 日以来，患者小便次数增多，平均 1 次 /h，尿道口灼热疼痛，排尿后有尿不尽感，并伴有腰酸、神疲乏力。无夜尿，有少许恶露。治疗方案：先以梅花针中等力度叩刺头部诸经，约 15 分钟，继用芒针行双侧秩边透水道针法、4 寸毫针刺双侧次髎，留针 30 分钟，起针后令患者仰卧，用 3 寸毫针刺中极、双侧水道，向下斜刺，再留针 30 分钟。治疗 5 次后，症状基本消失，后巩固治疗 2 次而愈。（冀来喜医案）

二十四、肥胖

【概述】

肥胖是由多种因素引起的慢性代谢性疾病，以体内脂肪细胞的体积和细胞数增加致体脂占体重的百分比异常增高并在某些局部脂肪过多沉积为特点。本病分为单纯性和继发性两类。单纯性肥胖临床最为常见，不伴有明显神经或内分泌系统功能变化；继发性肥胖常继发于神经、内分泌和代谢性疾病。

针灸减肥以单纯性肥胖为主。辨证分型大多分为 3 型：胃肠积热、脾胃虚弱、肾阳亏虚。

【临床表现】

1. 一般表现 单纯性肥胖可见于任何年龄，约 1/2 成年肥胖者有幼年肥胖史，一般呈体重缓慢增加（女性分娩后除外）。短时间内体重迅速增加，应考虑继发性肥胖。肥胖者的特征是身材显得矮胖、浑圆，脸部上窄下宽，双下颌，颈粗短，向后仰头时枕部皮褶明显增厚。胸圆，肋间隙不显，双乳因皮下脂肪厚而增大。站立时腹部向前凸出而高于胸部平面，脐孔深凹。短时间明显肥胖者，在下腹部两侧、双大腿和上臂内侧上部和臀部外侧可见细碎紫纹或白纹。儿童肥胖者，外生殖器埋于会阴皮下脂肪中而使阴茎显得细小而短。手指、足趾粗短，手背因脂肪增厚而使掌指关节突出处皮肤凹陷，骨突不明显。

轻至中度单纯性肥胖可无任何自觉症状，重度肥胖者则多有怕热，活动能力降低，甚至活动时有轻度气促，睡眠时打鼾。可有高血压、糖尿病、痛风等临床表现。

2. 其他表现

（1）肥胖与心血管系统：肥胖患者并发冠心病、高血压的概率明显高于非肥胖者。肥胖可致心脏肥大，后壁和室间隔增厚，同时伴血容量、细胞内和细胞间液增加，心室舒张末压、肺动脉压和肺毛细血管楔压均增高，部分肥胖者存在左室功能受损和肥胖性心肌病变。肥胖患者的猝死发生率明显升高，可能与心肌的肥厚、心脏传导系统的脂肪浸润造成的心律失常及心脏缺血有关。高血压在肥胖患者中非常常见，也是加重心、肾病变的主要危险因素，而体重减轻后血压会有所恢复。

（2）肥胖患者的呼吸功能改变：肥胖患者肺活量降低且肺的顺应性下降，可导致多种肺功能异常，如肥胖低通气综合征，临床以嗜睡、肥胖、肺泡低通气为特征，常伴有阻塞性睡眠呼吸困难。严重者可致肺心综合征，由于腹腔和胸壁脂肪组织堆积增厚，膈肌升高而降低肺活量，肺通气不良，引起活动后呼吸困难，严重者可导致低氧、发绀、高碳酸血症，甚至出现肺动脉高压导致心力衰竭，且此种心衰往往对强心剂、利尿剂反应差。此外，重度肥胖者尚可引起睡眠窒息，偶见猝死。

（3）肥胖患者的糖、脂代谢：进食过多的热量促进甘油三酯的合成和分解代谢。肥胖患者的脂代谢表现得更加活跃，相对糖代谢受到抑制，这种代谢改变参与胰岛素抵抗的形成。肥胖患者脂代谢活跃的同时多伴有代谢的紊乱，会出现高甘油三酯血症、高胆固醇血症和低高密度脂蛋白胆固醇血症等。

（4）肥胖与肌肉骨骼病变：①关节炎：最常见的是骨关节炎，由于长期负重造成，使关节软骨面结构发生改变，其中膝关节的病变最多见。②痛风：肥胖患者很多合并高尿酸血症，容易发生痛风。③骨质疏松：以往的观点认为，肥胖者骨质疏松并不多见，但近年来的研究发现，肥胖者脂肪细胞分泌多种脂肪因子和炎症因子，可能会加重肥胖者骨质疏松和骨折的发生。

（5）肥胖患者的内分泌系统改变：①生长激素：肥胖者，生长激素释放是降低的，特别是对生长激素释放因子不敏感。②垂体－肾上腺轴：肥胖者，肾上腺皮质激素分泌是增加的，分泌节律正常，但峰值增高，而促肾上腺皮质激素（ACTH）浓度也有轻微增高。③下丘脑－垂体－性腺轴：肥胖者多伴有性腺功能减退，垂体促性腺激素分泌减少，睾酮对促性腺激素的反应降低。男性肥胖者，血总睾酮（T）水平降低，但轻中度肥胖者，游离睾酮（FT）尚正常，可能是由于性激素结合球蛋白（SHBG）减少所致。而重度肥胖者，FT也可下降。另外，脂肪组织可以促进雄激素向雌激素的转化，所以肥胖男性部分会出现乳腺发育，肥胖女孩月经初潮提前。成年女性肥胖者常有月经紊乱、无排卵性月经，甚至闭经，而且多囊卵巢综合征发生率高。④下丘脑－垂体－甲状腺轴：肥胖者，甲状腺对促甲状腺激素（TSH）的反应性降低，垂体对促甲状腺素释放激素（TRH）的反应性也降低。

【辨证分型】

主症：形体肥胖，面肥颈臃，项厚背宽，腹大腰粗，臀丰腿圆。

1. 胃肠积热　消谷善饥，食欲亢进，口干欲饮，怕热多汗，腹胀便秘，小便短黄。舌质红，苔黄腻，脉滑数。

2. 脾胃虚弱　食欲不振，心悸气短，嗜睡懒言，面唇少华，大便溏薄。舌淡，苔薄，脉细弱。

3. 肾阳亏虚　喜静恶动，动则汗出，畏寒怕冷，头晕腰酸，月经不调或阳痿早泄，面色㿠白。舌淡，苔薄，脉沉细。

【新九针治疗】

（一）治则

健脾祛湿化痰。

（二）针具选择

磁圆梅针、毫针、一次性使用埋线针（0.9mm）、胶原蛋白线（2-0）、王不留行。

（三）治疗方案

1. 初诊

第一步　磁圆梅针

选穴：选取督脉、膀胱经、任脉、手足阳明经。

操作方法：中度手法普叩经络，重叩脾俞、胃俞、大肠俞、中脘、天枢、关元、曲池、足三里、丰隆等穴位，至皮肤潮红为度。

第二步　埋线治疗（腹部为主）

取穴：天枢、大横、带脉、腹结、大巨、足三里、丰隆。

操作方法：局部皮肤常规消毒后，取 1～2cm 长已消毒的胶原蛋白线（0-2），用一次性使用埋线针将线体刺入到所需深度，埋植在穴位肌层，针孔处用创可贴覆盖以避免感染。

第三步　耳穴治疗

取穴：脾、胃、内分泌、饥点、口。

操作方法：王不留行压豆，嘱患者每次餐前 30 分钟压耳穴 3～5 分钟，以有灼热感为宜。

2．次诊（于埋线 1 周后进行）

第一步　毫针治疗

取穴：①主穴：天枢、曲池、支沟、上巨虚、三阴交。②配穴：胃肠积热证，加内庭；脾胃虚弱证，加脾俞、足三里；肾阳亏虚证，加肾俞、关元。

操作方法：局部消毒后，常规针刺治疗，留针 30 分钟。

第二步　耳穴：同前

【治疗现状】

肥胖由能量摄入与消耗平衡失调引起，因此，减重治疗的思路是顾及能量平衡的两端，即适当降低能量摄入，增加能量消耗。控制体重的策略包括行为治疗、饮食治疗、参与运动改变生活方式、药物治疗、手术治疗等措施。针灸治疗单纯性肥胖，报道方法较多，已取得了较大的进展，但其治疗仍然是一个世界性的难题，还存在很多问题，比如肥胖的具体分型不明确，病因病机尚未形成统一的理论和认识，以及针灸治疗的疗效肯定，但难以作出客观的评价。另外，现代生活节奏加快，患者每日去医院针灸治疗多有不便，所以，"穴位埋线"等方法的出现使得针灸疗法更加方便省事，但还需要进一步研究以期更可靠更稳定的疗效。

【临床体会】

1．**关于疗效评价及治疗时机选择**　针灸减肥效果肯定，但需客观评价。治疗时机最好选择夏天，因为夏天人体本身的代谢比冬天要快，更易取效。

2．**关于埋线部位的选择问题**　临床发现，有些患者在背部脾俞、胃俞埋线后，患者的食量反而增大，故建议肥胖局部埋线而不选择背俞穴进行治疗，应以腹部取穴为主。

3．**关于疗程安排**　每 3 周行埋线 1 次。每次埋线 1 周后，开始行毫针及耳穴治疗，每日 1 次毫针治疗，每 3 周为 1 个疗程，连续 3～5 个疗程。

4．**关于配合控制饮食与增加运动量的问题**　单纯依靠控制饮食和增加运动固然可以达到一时的减肥效果，但远期疗效不可靠，一旦不能坚持时，反而会明显加重肥胖。再者，过度控制饮食和加大运动量有时会出现低血糖。但是，肥胖的产生，毕竟是体内能量的储存过盛，所以，在实施针灸减肥方案减肥的同时，有必要适度配合饮食控制和运动。

5．埋线疗法应当严格消毒，无菌操作，埋线后注意防止感染。对于蛋白线吸收差的，可以适当热敷，加快吸收。有排异反应的，当尽量避免埋线，而用毫针代替。

【生活调摄】

1. 平素饮食清淡，避免暴饮暴食。

2. 建议患者吃饭时细嚼慢咽，有饱腹感时及时停止进食。

3. 饮食结构调整、食量控制需与运动结合，效果更佳。

【验案】

王某，女，23岁。2020年6月初诊。自诉青春期时体重开始逐渐加重，现身高161cm，体重69kg，自觉影响健康及美观，遂来我处就诊。现症见：体型偏胖，纳欠佳，自觉消化不良，眠可，小便正常，大便黏腻。舌淡胖苔厚腻，脉濡。诊断为单纯性肥胖。初诊采用磁圆梅针、埋线及耳穴治疗。嘱患者饮食清淡，避免暴饮暴食。10日后复诊，体重66kg，大便黏腻感消失，舌淡胖苔腻，脉濡。采用毫针及耳穴治疗。毫针治疗隔日1次，至埋线3周后。1个月后询问患者，体重61kg，大便正常。（冀来喜医案）

二十五、糖尿病

【概述】

糖尿病是一组代谢内分泌疾病，分原发性和继发性两类，前者占绝大多数，有遗传倾向，以绝对或相对胰岛素分泌不足和胰高血糖素活性增高所引起的代谢紊乱为基本病理；临床上又分为胰岛素依赖型（1型）、非胰岛素依赖型（2型）等多种类型，其中胰岛素绝对分泌不足多见于1型，相对分泌不足多见于2型。

糖尿病属于中医学"消渴"范畴，以多饮、多食、多尿、形体消瘦，或尿有甜味为主症。中医学认为，消渴的发生多与禀赋不足、饮食不节、情志失调、劳欲过度等因素相关。本病的病变脏腑主要在肺、胃、肾，又以肾为关键；基本病机是阴虚燥热。临床上根据患者症状，消渴可分为上、中、下三消。上消属肺燥，中消属胃热，下消属肾虚。肺燥、胃热、肾虚亦可同时存在。

【临床表现】

1. 出现代谢紊乱症状群，即多饮、多食、多尿、体重减轻。

2. 血糖大多升高，但也可正常，甚至出现反应性低血糖。

3. 部分患者无明显"三多一少"典型表现，仅因并发症和/或伴发病而就诊。

4. 有些隐匿性糖尿病可无临床症状。

【辨证分型】

主症：常有多饮、多食、多尿、形体消瘦，或尿有甜味。

1. 上消　口渴多饮，口干舌燥，尿频量多，舌边尖红，苔薄黄，脉滑数。

2. 中消　多食易饥，形体消瘦，大便干燥，舌苔黄，脉滑实有力。

3. 下消　尿频量多，混浊如脂膏，或尿甜，口干舌燥，舌红，脉细数。

【新九针治疗】

（一）治则

滋阴润燥。

（二）针具选择

磁圆梅针、毫针、埋线针。

（三）治疗方案

第一步　磁圆梅针

取穴：背部膀胱经第一侧线。

操作方法："弹刺"法循经叩打背部膀胱经第一侧线 5～10 分钟。对阳性物及阳性反应区（脊柱两侧或体表其他部位有条索状物、结节状物、泡状软性物，酸、痛、麻、木等）进行重点叩击。每日 1 次，15 天为 1 个疗程。

第二步　针刀治疗

取穴：T_6～T_{10} 的双侧夹脊穴。

操作方法：患者俯卧，采用 4#0.6mm 针刀，依据针刀手术入路规范操作。

第三步　毫针治疗

取穴：①主穴：肺俞、胃俞、肾俞、胃脘下俞。②配穴：上消，配太渊、少府；中消，配内庭、地机；下消，配复溜、太冲。视物模糊，配太冲、光明；肌肤瘙痒，配膈俞、血海；上肢疼痛，配肩髃、曲池；上肢麻木，配少海、手三里；下肢疼痛或麻木，配阳陵泉、八风。

操作方法：局部消毒后，常规针刺治疗，留针 30 分钟。

【治疗现状】

糖尿病属世界性难题，目前尚无根治方法，多以药物控制为主。针灸干预糖尿病，在基础研究方面有确切的调节动物空腹及餐后血糖的作用，且呈双向良性调节；在临床方面，已有少量毫针、针刀、埋线等多种疗法治疗糖尿病的报道，但未形成系统治疗方案，更需大数据支持。

【临床体会】

1. 关于本方案形成的思路　大量文献报道，在基础研究方面已经证实针灸的降糖效应，可能与下列因素有关：①对胰岛 β 细胞的调整作用。针刺既可降低 2 型糖尿病的空腹血糖，又可降低空腹血浆胰岛素和 C- 肽水平，并可逆转胰岛 β 细胞形态与功能的异常。②针灸可提高胰岛素受体数量。研究表明，针刺可提高 2 型糖尿病红细胞和脂肪细胞胰岛素受体结合位点数。③针灸可改善中枢功能。研究表明，针刺可提高室旁核（PV）神经元兴奋性，并降低下丘脑外侧区（LHA）神经元兴奋性。但针灸临床尚无公认的、规范有效的治疗方案，实属遗憾。我们团队近年旨在探索应用多种优势技术组合治疗糖尿病，以填补该项空白。至今已有个别病例取得良好效果。

2. 关于使用针刀及取穴的问题　胰腺的交感神经发自 $T_{6～10}$ 脊髓侧角。钟士元提出，相应阶段的胸椎小关节紊乱，可导致交感神经节前纤维发生脱髓鞘炎症病变，引起自主神经功能失调而致胰岛素血液循环障碍及分泌紊乱。交感神经受刺激而兴奋，血管收缩，交感 - 肾上腺功能增强，肾上腺素及去甲肾上腺素分泌增多，使副交感神经功能相对抑制，胰岛素分泌减少，肝糖原分解，血糖升高。我们认为，椎旁肌肉张力增高是引起相应胸椎小关节紊乱的主要原因。基于此，我们采用针刀松解 $T_{6～10}$ 夹脊穴，可降低椎旁肌肉张力，逆转上述系列病理改变，从而起到降糖效应。

3. 关于针孔的感染问题　临床发现，有些患者在血糖较高时，的确存在针刺后针孔周围红肿的现象。此时，应嘱患者多加注意局部防护，避免感染。同时，要坚持治疗，随着降糖作用的增强，红肿会很快消退。

4. 关于疗程安排 每周行针刀 1 次、毫针 3 次，1 个月为 1 个疗程，连续 3～5 个疗程。

【生活调摄】

1. 在治疗的同时一定要注意控制饮食和适量运动，减少机体热量。

2. 血糖高时较易出现低血糖，一定要科学限制饮食和采取科学的运动方式。

【验案】

刘某，男，37 岁，教师，2019 年 10 月 15 日初诊。自述 2 年前体检发现血糖升高，并伴有轻度的口干、口渴，乏力、纳差，且有时心烦、脾气急躁。2017 年 12 月于山西大医院（现山西白求恩医院）就诊，给予二甲双胍 0.5g，日 3 次，血糖控制尚可。近 1 个月来，患者自觉口干口渴加重，时有胸闷，空腹血糖在 8.2mmol/L 左右，餐后血糖在 12mmol/L 左右。患者听闻我处治疗糖尿病的效果显著，遂来就诊。初次治疗给予：①磁圆梅针循经叩刺背部膀胱经第一侧线；②针刀于胸 6～胸 10 的双侧夹脊穴治疗；③肺俞、胃俞、肾俞、胃脘下俞进行针灸治疗。10 月 20 日患者诉症状明显减轻。经过 8 次治疗，患者血糖平稳，餐前血糖控制在 6mmol/L 左右，餐后血糖控制在 7.5mmol/L 左右。半年后随访未复发。（冀来喜医案）

二十六、慢性疲劳综合征

【概述】

慢性疲劳综合征是一组以持续 6 个月以上的慢性、反复发作性极度疲劳为主要特征的综合征。本病在世界各国均有发生，以发达国家多见，并以女性患者居多。目前，本病病因不明，缺乏特殊意义的检查指标，现代手段检查无任何器质性病变。

疲劳在中医古籍中常被描述成"懈怠""懈惰""四肢沉重""四肢劳倦""四肢瘫软""四肢不用"等。本病属于中医学"虚劳"范畴。本病的病机非常复杂，总的来说，主要责之于劳役过度、情志内伤、复感外邪等，导致肝、脾、肾功能失调而发病。

【临床表现】

以主观感觉为主，多表现为神经系统、心血管系统、运动系统的疲劳，持续或反复发作达 6 个月以上。兼见：①短期记忆力减退或注意力不能集中；②咽痛；③淋巴结痛；④肌肉酸痛；⑤不伴有红肿的关节疼痛；⑥新发头痛；⑦睡眠后精力不能恢复；⑧体力或脑力劳动后疲劳持续超过 24 小时。以上症状休息后常不能缓解。

【辨证分型】

1. 肝气郁结 每因情绪波动疲劳加重，活动后减轻，胁腹胀痛，舌红，苔薄，脉弦。

2. 脾气虚弱 兼神疲乏力，劳则加重，纳呆懒言，面色萎黄，舌淡，苔薄，脉细弱。

3. 心肾不交 兼心烦少寐，头晕耳鸣，腰膝酸软，舌红，苔少或无苔，脉细数。

【新九针治疗】

（一）治则

疏肝健脾，益肾养神。

（二）针具选择

梅花针、磁圆梅针、毫针、火针、耳穴贴。

（三）治疗方案

第一步　梅花针治疗

操作方法：中度手法叩刺头部诸经脉 10 ～ 15 分钟。

第二步　磁圆梅针治疗

操作方法："弹刺"法循经叩打，以背部足太阳膀胱经第一侧线为主，配合手少阴经、手厥阴经及足三阴经，以皮肤潮红为度。

第三步　毫针、艾灸治疗

取穴：①主穴：百会、四神聪、印堂、内关、神门、关元、足三里、三阴交、合谷、太冲。②操作方法：关元、足三里可施温针灸；余穴常规操作，留针 30 分钟。

第四步　耳穴贴敷治疗

取穴：神门、心、肝、脑、枕。

操作方法：将王不留行或磁珠耳穴贴贴敷于上述耳穴。嘱患者每日自行按压 3 ～ 5 次，尤其应在睡前进行 1 次按压，每次每穴按压 30 ～ 60 秒，3 日更换 1 次，双耳交替。刺激强度视患者情况而定，以疼痛感能忍受为度。

【治疗现状】

西医通过补充维生素和其他微量元素的营养疗法、提高心理承受能力、服用抗抑郁药物及抗病毒药物等方法治疗，有一定疗效，但不能达到缓解患者痛苦、改善患者生活质量的效果。中医根据虚劳辨证，运用中药、针灸推拿、拔罐和综合治疗等方法可以取得显著疗效。本法运用新九针梅花针于头部叩刺以醒神开窍，磁圆梅针于背部膀胱经、四肢手足三阴经循经叩刺以通经活络、调畅气机，毫针针刺以调和气血，多种针法结合，重在理气和血，通络调神。

【临床体会】

1. 关于梅花针与磁圆梅针　梅花针、磁圆梅针是以中医经络理论为基础，叩刺经络穴位，通过皮部-经络-整体调节达到治疗和预防疾病的目的，为新九针中用以疏通经络、激发经气的特色针具；其以"循经叩刺，普叩经，重叩穴"为法，适用范围广，痛苦小而疗效好。用以治疗本病有通经络、醒神窍、和气血之功。

2. 关于配合中药的问题　本病属于中医"虚劳"范畴，以虚为要。临床治疗时，应针药结合，使用本方案的同时，配服中药。

【生活调摄】

1. 患者要保持乐观情绪，避免精神刺激，注意劳逸结合。

2. 多吃新鲜蔬菜，适度增加运动。

【验案】

霍某，男，32 岁，因"疲惫伴四肢乏力年余"就诊。患者 1 年前因工作强度高导致疲惫伴四肢乏力，睡眠差，易醒，经当地人民医院检查无异常，食纳尚可，二便调。查体：舌质淡，苔薄白，脉细。给予梅花针叩刺头部 10 分钟，毫针针刺百会、四神聪、印堂、内关、神门、三阴交、照海、合谷、太冲。后给予耳穴压豆（耳穴：神门、心、脾、肝、脑、枕）。治疗 1 次后睡眠沉稳，经上述方案治疗 1 个月后精神佳，四肢乏力感消失。（冀来喜医案）

二十七、竞技紧张综合征

【概述】

竞技紧张综合征包括比赛紧张综合征和考场紧张综合征，是在竞技前或竞技过程中由于精神紧张出现的神经、消化、心血管等系统的一系列症状，常见于运动员和学生。

本病所属诸症可以分列于中医学中的"心悸""健忘""失眠"等范畴。本病发病虽与多个脏腑异常有关，但总的来说，责之于心、脑的生理功能失调。

【临床表现】

在竞技前或竞技过程中（如考试或比赛）出现心悸、气短、气急、头晕、头痛、烦躁、多汗、口干、呕吐、恶心、腹痛、腹泻、视物模糊、手抖、智力低下、思维僵化，甚则运动员在比赛中出现血压升高、昏厥，女性还会有痛经，也有的发生精神变态等，考生考前往往伴发失眠多梦、健忘、纳呆、神疲乏力、记忆力下降、书写困难、尿频、尿急等神经衰弱征象。

【辨证分型】

1. 心脾两虚　失眠，梦多易醒，心悸，健忘，倦怠疲乏，纳谷无味，面色少华，舌质淡、苔薄白，脉细弱。

2. 心肾不交　虚烦不眠，或稍寐即醒，五心烦热，心悸汗出，口干咽燥，健忘，或伴有腰膝酸软、遗精，舌质红、苔少，脉细数。

3. 痰热内扰　睡眠不实，心烦懊恼，胸脘痞闷，痰多，头晕目眩，口苦，舌苔腻，脉滑。

4. 肝郁气滞　头昏少寐，胸胁隐痛，善太息，情志不畅，抑郁少欢，闷闷不乐，或手抖，思想僵化，腹部隐痛，月经不调或经行腹痛，纳谷不香，脘痞嗳气，舌苔薄，脉细弦。

【新九针治疗】

（一）治则

调神醒脑，镇静安神。

（二）针具选择

毫针、梅花针、磁圆梅针。

（三）治疗方案

第一步　梅花针治疗

操作方法：中度手法叩刺头部经脉 10 ～ 15 分钟。

第二步　磁圆梅针治疗

操作方法："弹刺"法循经叩打，以手厥阴经肘关节以下为主，普叩经，重叩内关，以皮肤潮红为度。

第三步　毫针治疗

取穴：百会、四神聪、印堂、内关、神门、三阴交、合谷、太冲。

操作方法：采用平补平泻法，留针 30 分钟。

【治疗现状】

对于本病的治疗，西医一般采用心理治疗或在竞技前服用镇静类药物，但效果并不理想。中医治疗尤其是针灸治疗具有独特优势。目前，针灸治疗竞技紧张综合征的特点是：以选取耳穴、背俞穴和对症取穴为主，刺灸方法多种多样。

【临床体会】

1. **关于本方案的优势** 本方案将新九针梅花针、磁圆梅针与毫针相结合，操作简便，安全高效，患者接受度高。

2. **关于配合心理治疗** 毕竟本病与心理压力增高有关，故必要时配合心理治疗，效果更佳。

【生活调摄】

1. 家人朋友要为患者减轻心理压力，培养患者的自信心和对失败的正确认识。

2. 竞技前要劳逸结合，保证睡眠充足。可以配合适当的心理辅导。

【验案】

孟某，22岁，学生，近2年每于考试前3天开始紧张、焦虑、失眠，整宿不睡，无胃口，考试过程中心慌、心跳加速。经检查无器质性病变，诊断为竞技紧张综合征。现考前1周即产生症状，为求进一步诊治，遂来我处求诊。予以梅花针叩刺头部10分钟，毫针针刺百会、四神聪、印堂、内关、神门、中脘、三阴交、照海、合谷、太冲。后给予耳穴压豆，穴取神门、心、脾、肝、脑、枕。经2次治疗后，症状减轻，遂继续治疗2个月，年中考试时随访未再复发。（冀来喜医案）

二十八、衰老

【概述】

衰老是一种复杂的自然现象，是生物体随着时间的推移自发的必然过程，表现为结构和功能衰退、适应性和抵抗力减退。在病理学上，衰老是应激和劳损、损伤和感染、免疫反应衰退、营养不足、代谢障碍，以及疏忽和滥用化妆品积累的结果。

人体的生长、发育、衰老与脏腑功能和经络气血的盛衰关系密切。机体气血不足，经络之气运行不畅，脏腑功能减退，阴阳失去平衡，均会导致和加快衰老。

【临床表现】

主要表现为记忆力下降，反应迟钝，腰膝酸软，发脱齿摇，失眠健忘，神疲乏力，动作缓慢，寒冷刺激易感冒，纳差，腹胀腹泻等。

【辨证分型】

1. **肾精不足** 神情呆钝，耳鸣耳聋，腰膝酸软，发脱齿摇，舌淡，苔薄白，脉细迟弱。

2. **脾胃虚弱** 神疲乏力，少气懒言，形体消瘦，腹胀纳少，舌淡，苔白，脉细弱。

3. **心肺气虚** 胸闷心悸，咳喘气短，动则尤甚，头晕神疲，语声低怯，舌淡，苔白或唇舌淡暗，脉沉弱或结代。

【新九针治疗】

（一）治则

补益气血，调养脏腑。

（二）针具选择

磁圆梅针、梅花针。

（三）治疗方案

第一步　梅花针治疗

操作方法：中度手法叩刺头部经脉 10 ～ 15 分钟。

第二步　磁圆梅针治疗

操作方法：普叩经，重叩穴。

（1）叩经络："弹刺"法循经叩打，于腹背部任督二脉、背部足太阳膀胱经第一侧线、四肢诸阴经阳经交替进行，以皮肤潮红为度。

（2）叩穴位：大椎、至阳、命门、中脘、气海、关元、足三里、三阴交。中度手法弹叩，以穴位皮肤出现明显潮红为度。

【治疗现状】

西医对本病的研究集中体现在机制探讨方面，在治疗方面注重营养膳食搭配及保健品的应用，在抗皮肤衰老方面包括干细胞抗衰老、免疫细胞抗衰老、细胞活性物质抗衰老、自体脂肪移植抗衰老以及手术和化妆品的应用，有一定的短期疗效。包括针灸在内的中医药，在抗衰老方面历史悠久，积累了丰富的经验。

【临床体会】

关于本方案的优势：运用新九针梅花针、磁圆梅针，将针灸与磁疗相结合，凸显了针灸在预防保健方面的优势。

【生活调摄】

养成良好的生活习惯，保持良好的心态，采取良好的保健措施，可以有效地延缓衰老，提高生活质量。

【验案】

袁某，男，46 岁，2020 年 7 月初诊。主诉：腰部酸困年余。患者无明显诱因出现腰部酸困，伴膝软无力，起夜增加，记忆力减退，神疲乏力。症见：腰膝酸软，夜尿 1 ～ 3 次，记忆力减退，神疲乏力，纳呆，眠差，大小便无力，舌淡暗，苔白腻，脉沉细缓。辨证为衰老（肾精不足证）。初诊采用梅花针叩刺头部诸经、磁圆梅针弹刺背部膀胱经等组合治疗后，患者诉乏力感、腰部酸软感减轻，嘱患者清淡饮食，适量运动。上述方案治疗 5 次后，诸症减轻。（冀来喜医案）

（冀来喜　曹玉霞　闫敏　王荣　张浩　李国栋）

～ 第二节　骨、外科病证 ～

一、颈椎病

【概述】

颈椎病又称颈椎综合征，是由于颈椎椎间盘、颈椎骨关节及其相关的肌肉、韧带、筋膜等发生退行性改变及其继发改变，刺激或压迫周围的脊髓、神经、血管等组织，产生的一系列临床症状和体征。

颈椎病属于中医"痹病""痿证""头痛""眩晕""项强""项肩痛"等范畴。中医认为，本病常因肝肾亏虚或气血不足使筋失濡养，或因风寒入侵，气血运行不畅，筋脉拘急，或因外伤劳损，经络损伤，总因"不通则痛""不荣则痛"而出现疼痛、麻木。临床多见风寒痹阻、劳伤血瘀、肝肾亏虚等证。

【临床表现】

1. 发病缓慢，以头枕、颈项、肩背、上肢等部疼痛，以及进行性肢体感觉和运动功能障碍为主症。轻者头晕，头痛，恶心，颈肩疼痛，上肢疼痛，麻木无力；重者可导致瘫痪，甚至危及生命。

2. 其病变好发于颈 5～6 之间的椎间盘，其次是颈 6～7、颈 4～5 之间的椎间盘。

3. 本病发病开始常以神经根压迫和刺激症状为主要表现，以后逐渐出现椎动脉、交感神经及脊髓功能或结构上的损害，并引起相应临床症状。X 线颈椎摄片可见颈椎体有唇状骨刺突出，小关节及椎间孔周围骨质密度增加，颈椎前突，生理曲度消失。

【辨证分型】

1. 西医分型（参照《颈椎病的分型、诊断及非手术治疗专家共识（2018）》）

（1）颈型：①患者主诉枕部、颈部、肩部疼痛等异常感觉，可伴有相应的压痛点；②影像学检查结果显示颈椎退行性改变；③除外其他颈部疾患或其他疾病引起的颈部症状。

（2）神经根型：①具有较典型的神经根症状（手臂麻木、疼痛），其范围与颈脊神经所支配的区域一致，体检示压颈试验或臂丛牵拉试验阳性；②影像学检查所见与临床表现相符合；③除外颈椎以外病变（胸廓出口综合征、网球肘、腕管综合征、肩周炎、肱二头肌腱鞘炎及肺尖部肿瘤等）所致以上肢疼痛为主的疾患。

（3）脊髓型：①临床上出现典型的颈脊髓损害的表现，以四肢运动障碍、感觉及反射异常为主；②影像学检查所见有明确的脊髓受压征象，并与临床症状相应；③除外肌萎缩侧索硬化、椎管内占位、急性脊髓损伤、脊髓亚急性联合变性、脊髓空洞症、慢性多发性周围神经病等。

（4）其他型：①该分型涵盖既往分型中的椎动脉型、交感型颈椎病；②临床表现为眩晕、视物模糊、耳鸣、手部麻木、听力障碍、心动过速、心前区疼痛等一系列交感神经症状，体检可出现旋颈试验阳性；③影像学表现：X 线片可显示节段性不稳定，可表现为颈椎间盘退变；④除外眼源性、心源性、脑源性及耳源性眩晕等其他系统疾病。

2. 中医分型（参照《中医病证诊断疗效标准》中的中医骨伤科病证诊断疗效标准，将颈椎病辨证分为 5 型）

（1）风寒湿痹：主要表现为颈、肩、上肢窜痛麻木，以痛为主，头有沉重感，颈部僵硬，活动不利，恶寒畏风，舌淡红，苔薄白，脉弦紧。

（2）气滞血瘀：主要表现为颈肩部、上肢刺痛，痛处固定，伴有肢体麻木，舌质暗，脉弦。

（3）痰湿阻络：主要表现为头晕目眩，头重如裹，四肢麻木不仁，纳呆，舌暗红，苔厚腻，脉弦滑。

（4）肝肾不足：主要表现为眩晕头痛，耳鸣耳聋，失眠多梦，肢体麻木，面红目赤，舌红少津，脉弦。

（5）气血亏虚：主要表现为头晕目眩，面色苍白，心悸气短，四肢麻木，倦怠乏力，舌淡苔少，脉细弱。

3．颈椎病证候分型

（1）落枕型：相当于颈型颈椎病，主要以颈部胀痛不适感为主。

（2）痹病型：相当于神经根型颈椎病，主要临床表现为颈、肩、臂的疼痛，手指麻木，疼痛剧烈呈放射性，亦自颈部开始，逐渐按臂、肘、手顺序发展。

（3）痿证型：即脊髓型颈椎病，早期症状为四肢乏力、行走或持物不稳、躯体束带感等。

（4）眩晕型：即椎动脉型颈椎病，常见眩晕、头痛、恶心、呕吐甚至猝倒等一系列临床表现。头颅旋转引起眩晕发作是本型的特点。

（5）五官型：相当于交感型颈椎病，临床发病特点为多系统、多器官、多部位症状表现，如头痛头晕、面部麻木、耳鸣、咽部如物梗阻、恶心欲吐、腹泻或便秘、四肢酸胀、心前区疼痛、心慌胸闷、多汗或少汗等。

【新九针治疗】

（一）治则

行气活血，通络止痛。

（二）针具选择

磁圆梅针、镵针、小针刀（4#0.6mm）、抽气罐、毫针、艾条、一次性使用埋线针（9#）、胶原蛋白线（2-0）。

（三）治疗方案

1．初诊

第一步　磁圆梅针治疗

操作方法：患者俯卧位，用磁圆梅针中、重度手法叩刺颈夹脊、局部压痛点3～5遍。

第二步　走罐治疗

部位：背部膀胱经、颈夹脊。

操作方法：患者俯卧位，颈背部涂抹刮痧药油、石蜡油或生姜油，选用4号或5号火罐，沿脊柱两侧、颈背部走罐，以皮肤红润、充血或出现痧点为度。

第三步　针刀、拔罐治疗

取穴：大椎、天髎、颈3夹脊穴、颈5夹脊穴、天牖。

操作方法：患者俯卧，镵针定点，常规消毒，采用4#0.6mm针刀，依据针刀手术入路规范操作。天髎松解时向上斜刺，并注意深度。针刀松解后即刻行拔罐疗法，颈部因面积窄小，故用抽气罐吸拔，留罐5分钟。

第四步　毫针、TDP治疗

取穴：①主穴：颈夹脊、风池、天宗、外关。②配穴：风寒痹阻，配风门、风府；劳损血瘀，配膈俞、合谷、太冲；肝肾亏虚，配肝俞、肾俞、太冲、太溪；上肢及手指麻木痛甚，配曲池、合谷；头晕、头痛、目眩，配百会、太阳；恶心、呕吐，配中脘、内关、足三里。

操作方法：患者取俯卧位，夹脊穴直刺或向颈椎斜刺，施平补平泻法，其他穴位按常规针刺，留针30分钟。同时配合TDP局部照射。（图4-14）

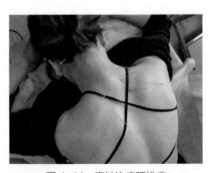

图4-14　毫针治疗颈椎病

2. 复诊（于初诊 3 日后进行）

第一步 毫针、TDP 治疗（同初诊）

第二步 雀啄灸治疗

部位：颈夹脊。

操作方法：施灸时，将艾条点燃的一端与施灸部位的皮肤并不固定在一定距离，而是像鸟雀啄食一样，一上一下活动地施灸。

3. 三诊（于初诊 1 周后进行） 埋线治疗。

取穴：颈 3、颈 5、颈 7 双侧夹脊穴。

操作方法：常规消毒后，用一次性使用埋线针（0.9mm），置入胶原蛋白线（2-0），左手拇、示指略分开固定于穴位处，右手持针对准选定好的夹脊穴，方向向上，快速斜刺，刺入皮下，缓慢进针 1～1.5 寸，推出线体。伴有上肢麻木的神经根型颈椎病患者，需要于患侧颈 3 夹脊穴处横向向颈椎正中方向加埋 1 针，平刺进针。

【治疗现状】

目前，西医治疗颈椎病多采用口服药物、牵引、理疗及手术等治疗方法。中医辨证分型治疗的方药众多，但方案未统一规范，且疗效欠佳。针灸教材也多采用毫针治疗，处方简单，取穴混乱，缺乏综合方案，疗效也不稳定。近年治疗颈椎病的方法颇多，也均有一定疗效，但疗效不稳，容易反复。

【临床体会】

1. 关于本病发病机制的因果关系问题 西医学认为，本病是由于颈椎间盘慢性退变、椎间隙变窄、椎间孔相应缩小、椎体后缘唇样骨质增生、小关节紊乱等压迫和刺激颈脊髓、神经根及椎动脉所致。我们临床体会，本病的原因是颈部肌群的生物力学失衡，而小关节紊乱、椎间盘突出压迫等属于病理结果，从而出现一系列症状。所以在治疗本病时要着重治疗颈部肌群，而并非治疗椎间盘、骨质增生等。本法有效，因重在"治病求因"。

2. 关于磁圆梅针 磁圆梅针是在临床实践中，参照古圆针与近代梅花针，并结合磁石治病的记载及现代磁疗治病的原理，研制而成的一种新型锤形针具。其叩刺疗效如同"左手重而多按，欲令气散"及"扪而循之，欲气舒缓。切而散之，使经脉宣散"，使肌肉松弛、血液通畅，激发经气，针刺时容易得气，且可使皮肤感觉比较迟钝，从而减轻进针疼痛感。

3. 关于颈椎病使用手法的问题 目前，临床上多采用扳法或其他手法来纠正小关节紊乱，患者即刻会感到症状缓解，但疗效不能持久。笔者考虑扳法也只解决了病理结果，未解决颈部肌群失调这一实质性的原因，所以疗效难以持久。

4. 关于走罐 本病的原因是颈部肌群的生物力学失衡，故而颈部肌肉的放松尤为重要。走罐治疗可以使颈背部肌肉如斜方肌、头夹肌等得到放松，从而缓解肌肉紧张对神经、血管的压迫以及对关节的牵拉移位，改善其引起的一系列症状。

5. 关于手术的问题 并非所有的颈椎病患者都需要手术治疗或适合手术治疗。手术治疗也只是改变了病理结果，未解决颈部肌群失调这一原因，有时效果也不理想。对于未出现严重的直接压迫症状的患者，不建议手术。当然，较严重的脊髓型颈椎病患者，以及保守治疗无效的患者，必要时需考虑手术。

6. 关于疗程安排 应用上述疗法治疗 3 次为 1 个疗程，2 周后重复 1 次，共治疗 3 个疗程。

【生活调摄】

1. 本病防重于治。因其发病与过劳、姿势不当等有关，应嘱咐患者注意俯首时间不宜过长，注意睡眠姿势和颈部保暖。

2. 进行八段锦、太极拳、广播操等全身性的锻炼及颈项功能的锻炼，防止复发或加重。

【验案】

王某，男，54 岁。2021 年 4 月初诊。因颈项部及右侧肩背部酸困疼痛就诊。颈项部僵硬，偶有右侧上肢麻木感，活动后减轻，无头晕、头痛。MRI 示 C_{3-6} 椎间盘突出，骨质增生，椎间孔狭窄。未治疗，近 1 周自觉加重。查体：双侧斜方肌、枕下肌群压痛（+），右侧臂丛牵拉试验（+）。诊断为项痹。采用磁圆梅针、走罐、针刀及拔罐治疗。嘱患者注意睡眠姿势和颈部保暖。3 日后复诊，颈项部及右侧肩背部酸困感明显减轻，右侧上肢麻木感减轻，但仍有颈项部僵硬感。采用毫针及 TDP 治疗。3 日后三诊，颈项部僵硬感减轻，右侧上肢麻木感消失，但伏案久坐后颈项部及右侧肩背部仍有酸困感。采用埋线治疗。10 日后询问患者，颈项部已无明显不适。（冀来喜医案）

二、落枕

【概述】

落枕是以颈部突然发生疼痛、活动受限为主症的一种病证，主要指急性单纯性颈项僵痛，属颈部伤筋范畴，又称"失枕""失颈"。落枕的发生常与睡眠姿势不正、枕头高低不适、颈部负重过度、寒邪侵袭颈背部等有关。西医学认为，本病是各种原因导致颈部肌肉痉挛所致。

中医学认为，本病病位在颈项部经筋，与督脉、手足太阳和足少阳经密切相关；基本病机是经筋受损，经络拘急，气血阻滞不通。

【临床表现】

1. 无外伤史，因睡眠姿势不良或感受风寒后所致。

2. 急性发病，睡眠后一侧颈部出现疼痛、酸胀，可向上肢或背部放射，颈部活动不利，活动时伤侧疼痛加剧，严重者头部侧偏。

3. 患侧常有颈肌痉挛，胸锁乳突肌、斜方肌、大小菱形肌、肩胛提肌及项韧带等处有压痛，在肌肉紧张处可触及肿块或条索状改变。

4. 排除颈部外伤、骨折、寰枢关节紊乱症、颈椎病、颈椎间盘突出症、骨质疏松、骨结核、强直性脊柱炎、咽部感染、精神类疾病和心脑血管系统疾病等。

【辨证分型】

分型方面，有将落枕分为睡姿不良型和风邪袭表型；有将落枕分为关节错乱型、风寒阻滞型和郁而化热型；还有将落枕分为胸锁乳突肌损伤、肩胛提肌损伤、斜方肌损伤和斜角肌损伤等等，没有统一标准。现参照国家中医药管理局发布、南京大学出版社出版的《中医病证诊断疗效标准》，将落枕分为 4 型。

1. 前屈型　以颈部前屈功能受限为主，后伸功能可不受限或轻微受限，常伴有旋转功能不利，受损部位多为颈肩部肌肉和 / 或项韧带损伤，较多见。

2．后伸型 以颈部后伸功能受限为主，一般不伴有前屈功能和旋转功能受限，受损部位多为颈椎小关节，较少见。

3．前屈后伸型 颈部前屈和后伸功能同时受限，常伴有旋转功能受限，受损部位多为颈肩部肌肉损伤，较多见。

4．头侧偏型 颈部各方向功能均受限，疼痛较重，受损部位多为胸锁乳突肌，较少见，属于重症落枕。

【新九针治疗】

（一）治则

调和气血，通络止痛。

（二）针具选择

毫针、锋钩针、火罐。

（三）治疗方案

第一步　走罐治疗

操作方法：沿项后、两侧及肩胛部涂抹刮痧油，局部走罐，出痧即可。

第二步　锋钩针治疗

取穴：风池（患侧）。

操作方法：以拇指沿风池向上推至颅骨骨面为进针点，左手拇指切紧穴位，局部碘伏消毒，右手持针迅速将针头刺入皮下，到达骨面进行纵向勾割3～5针，出针后用棉球或敷料按压针孔以免出血。

第三步　毫针治疗

取穴：颈部夹脊穴、肩外俞、后溪。

操作方法：局部消毒后，常规针刺治疗。

【治疗现状】

目前治疗落枕主要以理疗为主，有一定效果，也有用中药治疗者，但效果较差。针灸类教材所述治疗方案单一，效果不甚理想。

【临床体会】

1．关于疗效及疗程安排 本法治疗落枕效果显著，有很多患者在经过走罐治疗之后症状即可缓解，此类患者可以省略上面提到的第二步和第三步治疗，而走罐之后症状还未缓解的患者需采用后续的组合治疗。一般治疗1～3次即愈。

2．关于落枕与颈椎病关系的问题 落枕反复发作的患者要考虑颈椎病。落枕也可看作颈椎病的并发症，此时宜以颈椎病论治。

3．关于选取后溪的问题 后溪属于手太阳小肠经，按照循经选穴当取患侧后溪，但临床上我们更喜欢先针对侧，继针患侧，因为后溪针感较强，当首先针刺对侧后溪时患者会不自主地扭头关注，即刻可松解颈项部肌肉。这也许是古人"巨刺"理论的临床实践。

【生活调摄】

1. 选择舒适且有益于健康的枕头，枕头不宜过高，高枕不一定无忧，建议使用专业的颈椎枕，注意避免不良的睡眠姿势。

2. 注意保暖，避免受凉。

【验案】

王某，男，23 岁。2021 年 1 月初诊，左侧颈项部强直疼痛伴活动受限 4 小时。自诉昨日开窗入睡，今日晨起后突然出现左侧颈项部强直疼痛，头颈不能向左侧旋转，自行按摩后症状无缓解，遂来我处就诊。现症见：左侧颈项部强直疼痛，牵涉左侧肩胛区困痛，头颈不能向左侧旋转，纳眠可，二便调。舌淡红苔薄白，脉浮。查体：左侧斜方肌、枕下肌群、冈上肌、菱形肌压痛（＋），双侧胸锁乳突肌压痛（＋）。诊断为落枕。给予走罐、锋钩针及毫针治疗。当时即感疼痛明显减轻，可稍向左侧旋转。嘱患者注意保暖，避免受凉。3 日后询问患者，颈项部已无疼痛及活动受限。（冀来喜医案）

三、腰背部肌筋膜炎

【概述】

腰背部肌筋膜炎又名腰背肌肉劳损、腰背部纤维织炎，是一种慢性非特异性炎症性疾病，通常指筋膜、肌肉、肌腱、韧带等软组织慢性劳损而引起的病变。腰背部肌肉的急性扭挫伤未能及时治疗，或长期单一姿势负重的体力劳动等使得腰背部肌肉及筋膜反复长期受外力牵拉，而形成本病。以上多种原因均可使肌肉及筋膜产生无菌性炎症、渗出水肿，日久不愈而致粘连及纤维病变。

本病属中医"痹病"范畴。中医认为，风寒湿邪乘虚侵入人体肌肤，阻滞经脉，而致气血运行不畅，导致经脉凝滞，不通则痛。

【临床表现】

1. 临床表现为腰背部有重着、酸胀、疲乏、麻木等不适；患部得温则适，遇寒加重，常反复发作，严重时活动受限并伴有肌肉痉挛。

2. 本病多见于青壮年。

3. 发于肩颈腰背部，起病可急可缓；风寒湿邪、急慢性肌肉损伤等为常见诱因。

4. 患病部位有明显压痛，局部肌肉紧张，常可触及条索、结节。

5. X 线检查示骨质无异常改变。

【辨证分型】

1. **风寒湿阻** 腰部疼痛板滞，转侧不利，疼痛牵及臀部、大腿后侧，阴雨天气加重，伴恶寒怕冷。舌淡苔白，脉弦紧。

2. **湿热蕴结** 腰背部灼热疼痛，热天或雨天加重，得冷稍减或活动后减轻；或见发热、身重，口渴、不喜饮。舌红苔黄腻，脉濡数或滑数。

3. **气血凝滞** 晨起腰背部板硬刺痛，痛有定处，痛处拒按，活动后减轻。舌暗苔少，脉涩。

4. **肝肾亏虚** 腰部隐痛，时轻时重，劳累后疼痛加剧，休息后缓解。舌淡苔少，脉细弱。

【新九针治疗】

（一）治则

疏通筋脉，通络止痛。

（二）针具选择

锋钩针、火罐、火疗系列用具。

（三）治疗方案

分痛点广泛与痛点局限两种类型。

1. 痛点局限者

第一步　锋钩针治疗

操作方法：定点取穴（阿是穴），常规消毒，左手示指、中指绷紧所刺部位皮肤，右手持针迅速将针头刺入皮下，到达筋膜层，上下提动针柄，进行勾割3～4针，待针下有松动感，即可出针，用棉球按压针孔。（图4-15）

第二步　拔罐治疗

操作方法：锋钩针出针后，选取大小合适的火罐对针眼处进行抽吸，留罐5分钟。

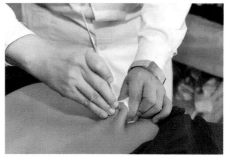

图4-15　锋钩针治疗腰背部肌筋膜炎

2. 痛点广泛者

（1）初诊：走罐。

操作方法：患者俯卧位，背部暴露，涂抹刮痧油、生姜油或液体石蜡（颈项、肩背、胸腰部全部涂抹），以大号火罐广泛反复走罐，颈项部可换用中号或小号火罐，以出痧为度。

（2）复诊（初诊3日后）：火疗。

操作方法：患者俯卧位，背部暴露，涂抹火龙液，施术部位覆盖2～3块湿润治疗巾，其余部位以干燥治疗巾覆盖以保护皮肤，在治疗巾上均匀喷洒酒精，按照规程反复点火灭火2～3次，取下治疗巾，覆盖火龙液薄膜，盖好被子平躺30分钟。

【治疗现状】

关于本病的治疗，西医以镇痛抗炎为主，常用布洛芬等药物，但存在消化道症状及皮疹等不良反应。目前，临床上以针灸为主、其他手段为辅的外治法逐渐成为主流，中药外用、拔罐、刮痧等疗法使用广泛。但方案不甚明确。

【临床体会】

1. 关于方案的选用及疗程安排　临床所见本病初发者，痛点局限，则宜选用锋钩针、拔罐，一般1次治愈。病程较长者，痛点广泛，虽经按摩、理疗等多种治疗均可获效，然容易反复发作，不易治愈。此时，宜选用走罐与火疗。走罐1周1～2次，走罐3日后可配合火疗，每日或隔日1次。

2. 关于操作中出血的问题　如果出现皮下出血、小块青紫时，一般不必处理，可以自行消退，注意消除患者顾虑情绪及恐惧心理即可。

【生活调摄】

1. 患者疼痛剧烈时以卧床休息为主，减少腰背部负重。

2. 注意保暖，防止受凉。

3. 加强背伸锻炼，如仰卧位的三点、五点式拱桥锻炼，俯卧位的飞燕式锻炼。

【验案】

李某，男，63岁。2021年5月初诊。因腰背部酸困疼痛就诊。自诉6个月前出现腰部酸困逐渐牵连背部，晨起及夜间睡前加重，自行外用膏药治疗无效，于当地诊所行推拿治疗，有所缓解。现症见：腰背部酸困疼痛，以双侧髂嵴上缘及骶髂关节处为重，适当活动稍缓解，纳眠可，二便调。查体：双侧腰方肌（+），竖脊肌中下段（+），髂后上棘（+）。诊断为腰背部肌筋膜炎（痹病）。采用锋钩针、火罐治疗。当时即感酸困明显减轻。3日后询问患者，已无酸困疼痛。（冀来喜医案）

四、肩关节周围炎

【概述】

肩关节周围炎（简称肩周炎）是发生在肩关节囊及其周围韧带、肌腱、滑膜囊等肩关节周围软组织的退行性病变及无菌性炎症；疼痛是其主要症状之一，病程多迁延反复，可引起关节囊或周围软组织粘连、纤维化，从而限制肩关节活动功能，对患者生活质量造成严重影响。

肩周炎属中医学"痹病"范畴，又称五十肩、冻结肩、漏肩风、肩痹等。本病是以肩部长期固定疼痛、活动受限为主要表现的肢体痹病类疾病，主要因年老体衰，肝肾不足、气血虚损，筋骨失于濡养，加之长期劳累以及肩部露卧受凉，寒凝筋膜而致，日久则筋脉粘连，不能活动。气血虚损、血不荣筋为内因，风寒湿邪侵袭为外因。临床多见风寒湿痹、气血亏虚等证。本病具有多单侧发病，缓慢加重，经数月或更长时间可自行减轻以至痊愈的特点。病程数月至2年，一般不复发。

【临床表现】

1. 慢性劳损、外伤筋骨、气血不足，复感受风寒湿邪所致。

2. 好发年龄在50岁左右，右肩多于左肩，多见于体力劳动者，多为慢性发病。

3. 肩周疼痛，以夜间为甚，常因天气变化及劳累而诱发，肩关节活动功能障碍。

4. 肩部肌肉萎缩，肩前、后、外侧均有压痛，外展功能受限明显。可出现典型"扛肩"现象。

5. X线检查多为阴性，病程久者可有骨质增生。

【辨证分型】

1. 西医分期

（1）粘连前期：主要表现为肩周部疼痛，夜间加重，甚至影响睡眠，肩关节活动正常或轻度受限。

（2）粘连期：肩痛较为减轻，但疼痛酸重不适，肩关节活动受限严重，各方向活动范围明显缩小，甚至影响日常生活。

（3）恢复期：疼痛改善，肩关节功能改善。

2. 中医辨证分型

（1）风寒湿痹：症见肩部窜痛，遇风寒痛增，得温痛减，畏风恶寒，或肩部有沉重感，初期以局部疼痛为主，后期可见肩关节僵直、活动受限，舌淡、苔薄白或腻，脉弦或弦紧。

（2）瘀滞：多见于早期。症见肩部肿胀，疼痛拒按、以夜间为甚，肩关节活动受限，舌质暗或有瘀斑、苔白，脉弦。

（3）气血亏虚：多见于后期。症见肩部酸痛，劳累后痛剧或疼痛加重，病程迁延日久，肩关节活动受限，伴肩部肌肉萎缩等。偏气虚者可见气短懒言、四肢无力；偏血虚者可见头晕、眼花、心悸、耳鸣等。舌淡，脉细弱或沉。

3．中医经络辨证

（1）手太阴经：疼痛部位在肩前部者，属手太阴经经脉与经筋不通，经络辨证为手太阴经型。

（2）手阳明经：疼痛部位在肩髃附近者，经络辨证为手阳明经型。

（3）手太阳经：疼痛部位在肩后部，甚至痛连肩胛者，经络辨证为手太阳经型。

（4）手少阳经：疼痛部位在外侧或痛连肘臂、颈部一侧者，经络辨证为手少阳经型。

（5）足太阳经：疼痛部位在肩后部并牵及腋下拘紧不适者，经络辨证为足太阳经型。

【新九针治疗】

（一）治则

调和气血，除痹散瘀，通络止痛。

（二）针具选择

锃针、锋钩针、火罐、火针、毫针。

（三）治疗方案

1．初诊

第一步　水针治疗

取穴：取患侧肩前、天宗或局部阿是穴。

操作方法：锃针定位，碘伏消毒。取维生素 B_{12} 注射液 1ml、2% 盐酸利多卡因注射液 4ml、醋酸曲安奈德注射液 20mg、0.9% 氯化钠注射液 3ml，共配成 10ml 混悬药液。针尖对准穴位迅速刺入，若回抽无血，再缓慢注射于痛点，每点注射 1 ～ 1.5ml。仅在急性期或者疼痛剧烈时使用 1 次。

第二步　锋钩针治疗

取穴：同水针选取穴位。

操作方法：左手示指、中指绷紧所刺部位皮肤，右手持针迅速将针头纵向刺入皮下，到达治疗深度，上下提动针柄，进行勾割 3 ～ 4 针，待针下有松动感，即可出针。用干棉球按压针孔。（图 4-16）

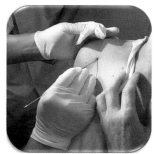

图 4-16　锋钩针治疗肩关节周围炎

第三步　火罐治疗

操作方法：将火罐吸拔于锋钩针治疗部位，使之出血，留罐 5 分钟。（图 4-17）

第四步　细火针治疗

取穴：肩髃、臂臑、肩贞、臑俞。

操作方法：锃针定位，碘伏消毒，先将细火针在酒精灯上烧 3 ～ 5 秒，烧至白亮为度，速刺不留针。

第五步　毫针、TDP 治疗

取穴：①主穴：肩髎、曲垣、曲池、外关、臑会、阳陵

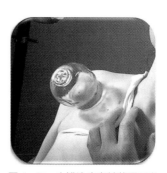

图 4-17　火罐治疗肩关节周围炎

泉、阿是穴。②配穴：风寒湿痹，配大椎、风门、肺俞；气血亏虚，配气海、关元、足三里。

操作方法：常规针刺。TDP 照射患肩部位。

2．次诊（于初诊 3 天后进行）

第一步　火针治疗

取穴：肩髃、臂臑、肩贞、臑俞（错开初诊针眼部位）。

操作方法：同初诊。

第二步　毫针、TDP 治疗（取穴与操作皆同初诊）

【治疗现状】

现行教材以及各种专业著作介绍肩周炎的针灸治疗，无论是取穴还是针刺方法，均较为繁乱，与临床应用偏差较大。根据文献分析，对肩周炎的非药物疗法主要有毫针刺激、穴位封闭、推拿、电针、穴位埋线、拔罐、小针刀等，其中以毫针疗法为多。综合分析这些治疗手段，主要存在以下不足：①治疗方法繁杂，临床取穴多，疗程长，见效慢；②治疗手法单一，复发率高；③操作步骤不清晰，不便学者掌握应用。

【临床体会】

1．关于鉴别诊断　本病的诊断主要以临床症状和体征为依据，没有客观的影像学等检查指征，临床容易出现误诊。需进行肩关节 X 线或 MRI 检查以排除骨折等特殊情况。临床曾遇一急性肩关节疼痛伴运动功能障碍女性患者，无外伤史，因其发病特点与肩周炎不符，行影像学检查示肩关节撕脱性骨折，追问患者病史，仅仅因一日前跳舞时有肩关节上举动作而致病；还有一例患者为肺癌化疗后出现肩关节疼痛及活动受限。凡此种种，需要我们特别注意。

2．关于锋钩针痛点选取的问题　找准压痛点是治疗本病的关键，但不应拘泥于肩前等穴。应结合解剖部位选取痛点。常见的痛点部位有喙突、大结节、小结节、结节间沟、肩峰下、肩胛骨上角与内外缘等。简便记忆痛点选取：腋前纹头上 1 寸、2 寸、3 寸，旁开 1 寸上 1 寸、2 寸，肩髃、臂臑、肩贞（腋后纹头上 1 寸），在其附近揣摩按压，以痛为腧。

3．关于疗效评价及疗程安排　本方案结合了传统毫针、新九针的锋钩针和火针等疗法，精选穴位，方案明了，近、远期效果均著，临床便于推广。有的第 1 次治疗后当晚便可痛止，1 周即可治愈，且无须服药。肩关节活动受限者一般每周治疗 2 次，其中锋钩针、拔罐 1 次，余法 2 次，为 1 个疗程，需要 2～3 个疗程。

4．关于水针的应用问题　本方案中，水针主要具有营养神经、麻醉、消炎等作用，有西医的封闭效应。但仅对于疼痛剧烈、活动受限明显，或惧怕锋钩针疼痛者，于第 1 次治疗时应用，不可多次使用，因为频繁使用会使局部肌肉出现不同程度的萎缩现象。

5． 在肩周炎早期，患者会有肩关节发凉感，此时在肩髃行火针治疗可及时有效避免肩周炎继续发展。

6．关于功能锻炼的问题　粘连期患者治疗中应配合功能锻炼，做"爬墙、梳头、画圈"等动作，防止肩关节周围软组织再次粘连，影响恢复。

7． 肩前穴行锋钩针及火针治疗时要注意针刺方向，一般要到达肌腱附着点施治，避免引起气胸。

【生活调摄】

1. 避风寒，注意休息，适当进行功能锻炼。

2．调适睡姿，纠正长期一侧偏侧卧位的习惯。

【验案】

郭某，男，63岁。2021年5月初诊。因右肩部疼痛伴活动受限就诊。自诉1个月前因吹空调及劳累后出现右肩部疼痛，逐渐出现右肩部运动受限，且疼痛逐步加重，牵扯右颈部困痛，右上肢偶有无力感，曾于当地诊所行电疗1次，自觉无效，近1周上述症状加重，遂来我处就诊。现症见：右肩部疼痛，牵扯右颈部困痛，夜间加重，背手、梳头、搭肩活动受限，肩关节怕冷，右前臂偶有无力感，纳眠可，二便调。查体：右侧喙突压痛（++）、结节间沟压痛（+）、胸大肌压痛（+）、大圆肌小圆肌压痛（+）、冈下肌压痛（+）、斜方肌压痛（+）。诊断为肩痹。采用水针、锋钩针、针刀、火罐、火针、毫针及TDP治疗。3天后复诊，患者自诉上次治疗后隔日右肩部疼痛明显缓解，颈项部困痛感消失，但肩关节活动仍受限，仍怕冷。采用火针、毫针及TDP治疗。5日后询问患者，右肩部已无明显疼痛，肩关节活动受限有所改善，怕冷明显好转。（冀来喜医案）

五、肘劳

【概述】

肘劳主要为肘关节的慢性劳损。前臂在反复做拧、拉、旋转等动作时，可使肘部的筋脉慢性损伤，迁延日久，气血阻滞，脉络不通，不通则痛。

肱骨外上髁炎、肱骨内上髁炎和尺骨鹰嘴滑囊炎均属中医学"肘劳"范畴。肱骨外上髁炎俗称"网球肘"，是肱骨外上髁处附着的前臂伸肌群，特别是桡侧腕伸肌起点反复牵拉而产生的损伤性炎症。肱骨内上髁炎是肱骨内上髁处附着的前臂腕屈肌腱的慢性损伤性肌筋膜炎，又称"高尔夫球肘"。尺骨鹰嘴滑囊炎是尺骨鹰嘴处附着肌腱的慢性劳损，又称"矿工肘""学生肘"，常见于足球守门员以及棒垒球、体操、足球、摔跤、举重、投掷等运动员。肱骨外上髁炎在临床中多见，一般起病缓慢，常反复发作，无明显外伤史，多见于从事旋转前臂、屈伸肘关节和肘部长期受震荡的劳动者，如网球、羽毛球、乒乓球运动员，以及木工、钳工、矿工等。

【临床表现】

1．肱骨外上髁炎　表现为肘外侧疼痛，局部有明显的固定压痛点，以肱骨外上髁局限性慢性酸痛为主要症状，在做旋转、背伸、提拉、端、推等动作时更为剧烈，如拧衣、扫地、端茶壶、倒水等，同时沿前臂伸肌向下放射；有的可反复发作，前臂旋转及握物无力，局部可微肿胀。

2．肱骨内上髁炎　表现为肱骨内上髁处及其附近疼痛，局部有明显的固定压痛点，尤其是前臂旋前、主动屈腕关节时，疼痛加剧，可放射到前臂掌侧，屈腕无力。

3．尺骨鹰嘴滑囊炎　急性损伤者，尺骨鹰嘴局部红肿、疼痛，按之剧痛，皮温稍高。囊内抽出液体多为血性。若损伤合并感染，则局部红肿热痛明显，同时可伴有全身症状，囊内抽出液体可为脓血性。慢性损伤者，尺骨鹰嘴部位肿物渐起，呈现圆形或椭圆形肿胀，大小不等，小者直径为1～2cm，大者直径有5～6cm，肿块可以活动，质软，有轻度波动感，伴压痛，皮色不红。囊内抽出液体为无色清亮黏液。患肢无力，屈肘轻度受限。

【辨证分型】

1. 八纲辨证分型

（1）风寒阻络：单侧或双侧肘部酸痛麻木，屈伸不利，遇寒重，得温减。舌质淡，苔薄白或白滑，脉浮紧或弦紧。

（2）湿热内蕴：单侧或双侧肘部灼热疼痛、活动受限，伴口渴不欲饮。舌苔黄腻，脉滑数或濡数。

（3）气滞血瘀：有外伤或劳损史，单侧或双侧肘部胀痛、刺痛或窜痛。舌质暗或有瘀斑，脉弦或细涩。

2. 经络辨证分型

（1）手阳明经：以肘外侧（肱骨外上髁周围）疼痛为主，肱骨外上髁附近有明显压痛，屈腕旋转试验多呈阳性。

（2）手少阳经：以肘关节后侧（尺骨鹰嘴处）疼痛为主，支撑动作可诱发肘后部疼痛。

（3）手太阳经：以肘内侧（肱骨内上髁周围）疼痛为主，前臂旋前及主动屈腕可导致疼痛加重，肱骨内上髁附近压痛，抗阻力屈腕试验多呈阳性。

【新九针治疗】

（一）治则

舒筋通络止痛。

（二）针具选择

鍉针、锋钩针、抽气罐、火针、毫针。

（三）治疗方案

1. 初诊

第一步　水针、锋钩针、拔罐治疗

取穴：阿是穴。①肘外侧常见压痛点，多在肱骨外上髁、外上髁嵴、肱骨小头下缘前面、肱桡关节背侧、肱桡关节隙外侧、桡骨头、桡骨环状韧带和肱骨外缘肘屈侧关节囊附着处。（图4-18）②肘内侧压痛点多在肱骨内上髁处、尺侧腕屈肌及指浅屈肌。③尺骨鹰嘴滑囊炎表现为尺骨鹰嘴部不同程度的压痛和肘后方的肿物。

操作方法：鍉针定点，常规消毒后，先注射水针。取维生素 B$_{12}$ 注射液 1ml、2% 盐酸利多卡因注射液 4ml、醋酸曲安奈德注射液 20mg、0.9% 氯化钠注射液 3ml，共配成 10ml 混悬药液。针尖对准穴位迅速刺入，若回抽无血，再缓慢注射，每点注射 1ml。继而以锋钩针勾割松解，随即用抽气罐拔罐 5 分钟。

第二步　毫针、TDP 治疗

取穴：①主穴：局部围刺。②配穴：肱骨外上髁炎选取手阳明大肠经穴，如肘髎、曲池、手三里、手五里、阳溪；肱骨内上髁炎选取手太阳小肠经穴，如支正、养老；尺骨鹰

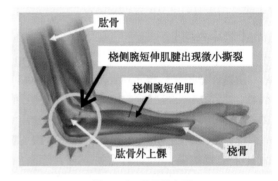

图 4-18　肱骨外上髁

嘴滑囊炎选取手少阳三焦经穴，如天井、外关、臑会。

操作方法：痛点周围用 1.5 寸毫针斜刺向病所（避开锋钩针操作部位），针尖直达骨面，深刺到基底部并采用滞针手法，以患者自觉酸胀感为度（注意不可刺到骨间神经束），并配合循经取穴施以提插捻转，留针 30 分钟。配合TDP 局部照射。（图 4-19）

2．复诊（于初诊 3 天后进行）

第一步　细火针治疗

取穴：阿是穴。

操作方法：锃针定穴，碘伏棉球消毒，酒精灯烧细火针至白亮，迅速刺入不留针，用棉球按压。与锋钩针可交替使用。（图 4-20）

第二步　毫针、TDP 治疗（同初诊）

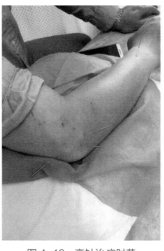

图 4-19　毫针治疗肘劳

【治疗现状】

肱骨内上髁炎、肱骨外上髁炎和尺骨鹰嘴滑囊炎都与前臂猛烈的屈伸动作或外力碰撞造成肘部急性损伤，以及前臂肌群长期劳作处于紧张状态造成的慢性损伤有关。对于此病的治疗，一般在急性期要求休息、制动、口服镇痛药，疗效欠佳或病情迁延不愈者，会选择局部阻滞治疗，即在痛点处注射长效皮质类固醇激素，短期内会有不同程度的缓解，有的可治愈，但部分患者疗效维持时间短，在药物半衰期过后，症状恢复如前，甚至加重，不能保证疗效。反复使用还有局部肌肉萎缩现象。

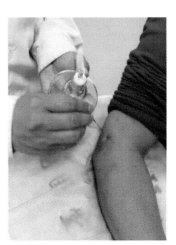

图 4-20　火针治疗肘劳

【临床体会】

1．关于网球肘命名的问题　网球肘是肘部最常见的伤病，将其等同于肱骨外上髁炎是不确切的，只是由于在网球和羽毛球、乒乓球运动员中发病率比较高。事实上，瓦工、木工、家庭主妇及其他需要频繁屈伸手和腕的工种职业，更容易发生该病。

2．关于辨证分型问题　对于本病中医的辨证分型并不符合临床实际，应该以经络辨证、经筋辨证为主。

3．组合疗法的优势　锋钩针直捣病巢，松筋通络，止痛效速，可有效改善局部代谢；拔罐可以起到内引流的作用，进一步改善局部循环；火针温热刺激可激发经气、温通经脉、驱散寒邪，伴有局部肿胀时加用中粗火针可泻邪消肿、散瘀止痛；毫针在压痛点采用滞针手法可加强针感，配合经络远端取穴以舒经活络，缓急止痛。TDP 进一步促进局部血液循环、缓解肌肉痉挛。

4．关于疗程安排　对于疼痛程度较轻的患者，多数可 1 次治愈。而大多数患者 2 ～ 3 次即可治愈。一般 1 周治疗 2 次，1 周为 1 个疗程，最多治疗 3 个疗程。

5．关于原发与继发的问题　临床中发现有部分患者，经各种疗法治疗均效果不显，甚者加重，这是因为忽视鉴别该病的原发与继发问题。

肱骨外上髁处附着的伸肌及肱桡肌都由桡神经支配。桡神经起源于 C_5 和 C_6 脊神经的臂丛后束和上干。附着于肱骨内侧髁的旋前圆肌、桡侧腕屈肌、掌长肌都由 $C_6 \sim C_7$ 发出的正中神经支配，指浅屈肌由 $C_6 \sim T_1$ 发出的正中神经支配。附着于尺骨鹰嘴的肱三头肌内侧头和长头也由 $C_5 \sim T_1$ 发出的桡神经支配。由此发现，这类肌肉的神经支配主要来源于中下颈段，当支配此肌群的神经受到长期刺激或压迫时，受支配的肌肉会出现慢性痉挛，当长期处于这种状况时，可以导致其间的血管受到挤压，血液运行出现障碍，肌群营养降低，肌肉的弹性降低，肌腱和筋膜同样因为营养物质的减少而出现强度降低，加重损伤。所以，针对这种继发性肱骨外上髁炎，首先应该处理原发病，解除支配此肌群的神经刺激病因。所以治疗颈周肌群及肩周肌群，祛除局部的高张力及压力，从而解除肱骨内外上髁及尺骨鹰嘴的拉力，患者疼痛就会缓解或消失。此时可参照颈椎病的治疗方案。此可谓"从颈治肘"。

6. 关于"水针"治疗问题 临床中发现来就诊的患者已经多次行水针"封闭"治疗，造成局部肌肉呈现不同程度的萎缩和钙化，对于此类患者，应减少封闭治疗。但初诊患者一般仍需加用水针封闭疗法，一般只用 1 次。

【生活调摄】

1. 治疗期间应避免肘部过度用力，慢性发病者可适当活动，有利于康复；但急性发作者应绝对避免肘关节活动。

2. 注意局部保暖，免受风寒。

3. 本病与劳动姿势和习惯有关，容易复发。劳作前，患者要进行功能锻炼准备，每天主动进行握拳、屈肘、旋前、用力伸直出拳等锻炼。避免用力过猛和连续工作时间过长。

【验案】

丁某，男，40 岁。2021 年 3 月初诊，因右肘外侧酸痛就诊。前臂旋转及伸肘时加重，偶有前臂无力感。2020 年 7 月于当地诊所行"封闭治疗"，效果不佳。近 1 周自觉上述症状加重，遂来我处就诊。查体：右侧冈上肌压痛（+），大、小圆肌压痛（+），菱形肌近肩胛骨内侧缘压痛（+），肱骨外上髁压痛（+），桡骨头压痛（+），桡侧腕长、短伸肌压痛（+），肱桡肌压痛（+）。诊断为肘劳。初诊采用水针、锋钩针、毫针及 TDP 治疗。嘱患者注意局部保暖，免受风寒。当时即感疼痛减轻。3 日后复诊，肘部怕凉，仍隐痛，采用火针、毫针及 TDP 治疗。5 日后询问患者，肘部已无明显不适。（冀来喜医案）

六、强直性脊柱炎

【概述】

强直性脊柱炎是一种慢性、进行性、以中轴关节病变为主的炎症性关节病，病变主要在骶髂关节、脊柱关节、椎旁组织及少数四肢关节，严重者可发生脊柱畸形和关节强直。本病好发于青壮年，男性多于女性，女性发病较缓慢且病情较轻，男女比例约为 5：1，有明显家族史，父系较多。发病年龄通常在 13 ~ 31 岁，高峰为 20 ~ 30 岁。40 岁以后及 8 岁以前发病者少见。

强直性脊柱炎属于中医学"骨痹""肾痹"范畴，又称"大偻"。《素问·痹论》言："肾痹者，善胀，尻以代踵，脊以代头。"中医学认为，本病与机体肾虚督空、感受风寒湿等六淫邪气有关。肾主骨生髓，若先天禀赋不足，肝肾亏虚，肾气不足，可导致机体无以温煦和濡养，肾虚督空，卫气不固，易感外邪，邪滞足太阳膀胱经、督脉，致经脉痹阻，气血运行不畅，而发本病。本病多属寒证、虚实夹杂、本虚标实。临床常见肾虚督寒、湿热痹阻等证。

【临床表现】

本病起病隐袭，患者逐渐出现臀髋部或腰背部疼痛或晨僵，半夜痛醒，翻身困难，晨起或久坐起立时腰部发僵明显，但活动后减轻。部分患者臀部钝痛或骶髂部剧痛，偶尔向周边放射。咳嗽、打喷嚏、突然扭动腰部时疼痛可加重。疾病早期臀部疼痛多为一侧、呈间断性或交替性，数月后疼痛多为双侧、呈持续性。多数患者病情进展由骶髂关节向腰椎、胸颈椎部发展，则出现相应部位疼痛、活动受限或脊柱畸形。晚期可形成脊柱部分或全部"竹节"样变，导致脊柱强直或"驼背"畸形。

24%～75%的强直性脊柱炎患者在病初或病程中出现外周关节病变，其中膝、踝和肩关节居多，肘及手、足小关节偶有受累。外周关节病变多为非对称性，常只累及少数关节或单关节。下肢大关节的关节炎为本病外周关节炎的特征之一。髋关节和膝关节及其他关节的关节炎或关节痛多出现在发病早期，较少或几乎不引起关节破坏和残疾。髋关节受累占38%～66%，表现为局部疼痛，活动受限，屈曲挛缩及关节强直，其中大多数为双侧，而且94%的髋部症状发生在发病后前5年内。发病年龄小，以外周关节起病者，易发生髋关节病变。

【辨证分型】

1．中医辨证分型

（1）肾虚督寒：腰背、关节肌肉冷痛重着，转侧不利，甚则关节不能屈伸，形寒肢冷，遇冷加重，得热缓解，舌淡苔白腻，脉沉迟。

（2）湿热痹阻：腰背部疼痛，痛处伴有灼热感，热天或雨天疼痛加重；活动后疼痛减轻，小便短赤，舌苔黄腻，脉濡数或弦数。

（3）痰瘀阻络：痹阻日久不愈，肌肉关节腰背部刺痛，疼痛有定处，痛处拒按，疼痛处肤色紫暗，肿胀，按之稍硬，有痰核硬结或瘀斑，日轻夜重，舌质紫暗、有瘀斑，脉涩。

（4）肝肾亏虚：偏阴虚者，腰背痛以酸软麻木为主，筋脉拘急，屈伸不利，腰膝酸软无力，遇劳更甚，常反复发作，舌质干红少苔，脉细数；偏阳虚者，关节以冷痛为主，畏寒喜暖，手足不温，少腹拘急，面色㿠白，手足不温，少气乏力，舌质淡，脉沉细。

2．西医分型

（1）活动型

分型特点：关节疼痛症状严重或关节肿胀严重，免疫九项有血沉、C反应蛋白、免疫球蛋白等3项以上不正常。

治疗及预后：关节融合较快，致残发生率较高。必须每天进行全身关节的功能锻炼，禁忌卧床休息，关节屈曲位。

（2）稳定型

分型特点：关节疼痛症状较严重，免疫九项有2项以上不正常。

治疗及预后：部分关节已出现融合，也有部分关节致残。融合关节禁止锻炼，未融合关节必须每天进行关节的功能锻炼，禁忌卧床休息，关节屈曲位。

（3）康复型

分型特点：关节疼痛症状有时严重，或关节疼痛时轻时重，或关节疼痛时断时续，免疫九项中有2项不正常或免疫九项正常。

治疗及预后：关节部分融合，部分关节致残，融合关节禁止锻炼，未融合关节必须每天进行关节的功能锻炼，禁忌卧床休息。

【新九针治疗】

（一）治则

补肾通督，祛邪通络止痛。

（二）针具选择

磁圆梅针、细火针、毫针、通督灸。

（三）治疗方案

1．初诊

第一步　磁圆梅针治疗

操作方法：中、重度手法叩刺督脉（大椎－腰阳关）及足太阳膀胱经背部双侧4条侧线3～5次，以皮肤潮红为度。

第二步　针刀治疗

取穴：双侧足太阳膀胱经背部4条侧线（胸1～腰5）。

操作方法：从胸1～腰5，每次选取3～5个脊椎节段对应的背部膀胱经腧穴（约12～20个点，依患者耐受性酌情选取），常规消毒后，以针刀（4#0.6mm）快速破皮，进针后缓慢推移寻找病变组织松解减压，注意针刀进针深度，突破即可起针，以免刺入胸腔。

第三步　火针治疗（避开针刀疗法所选脊椎节段）

取穴：胸1至骶1夹脊穴。

操作方法：碘伏棉球常规消毒，酒精灯烧细火针至白亮，从患者第1胸椎开始取华佗夹脊穴，左右交叉选穴，行盘龙针刺（华佗夹脊穴的一种刺法。沿脊柱取华佗夹脊穴，从上向下左右交叉取穴，如先取第1胸椎左侧夹脊，后取第2胸椎右侧夹脊，左右交替，因其状如龙盘于柱，故得盘龙针刺法），同一椎体节段，刺左不刺右，刺右不刺左。疾刺并迅速拔出后，碘伏棉球按压针眼。（图4-21）

第四步　毫针、TDP治疗（避开针刀疗法所选脊椎节段）

取穴：①主穴：胸1至骶1夹脊穴（取火针选穴的对侧穴位）。②配穴：肾虚督寒，加关元、气海、足三里；肾虚湿热，加关元、气海、曲池、阴陵泉。

操作方法：酒精棉球常规消毒，主穴取火针选穴的对侧穴位，左右交叉选穴，盘龙针刺行捻转补法，配穴常规针刺。同时配合TDP局部照射。（图4-22）

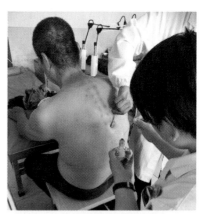

图4-21　火针治疗强直性脊柱炎

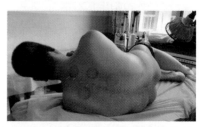

图4-22　毫针治疗强直性脊柱炎

2．复诊（初诊 1 周后进行）

第一步　磁圆梅针治疗（同初诊）

第二步　铺灸（通督灸）治疗

取穴：督脉（大椎—腰俞）及夹脊穴。

操作方法：采用铺灸法，让患者俯卧床上裸露背部，在督脉所取穴处做常规消毒，涂上蒜汁，在脊柱正中线上撒上丁麝粉，并在脊柱自大椎至腰俞处铺 2 寸宽、5 分厚的姜泥 1 条，然后在姜泥上铺成如乌梢蛇脊背的长蛇形艾炷 1 条。点燃头、身、尾让其自然烧灼，燃尽后再继续铺艾炷施灸，一般灸 2～3 壮为宜。灸毕移去姜泥，用湿热毛巾轻轻揩干。

【治疗现状】

对于强直性脊柱炎，目前无论中医、西医均尚无确切有效的治疗方法，其中西医首选激素类、非甾体类药物治疗，但效果不稳定且副作用明显。针灸治疗本病，报道的方法有刺血、小针刀、火针、埋线、巨针、蜂针、挑针等疗法，在改善症状、阻止和逆转病情方面有一定疗效，但部分患者病情反复持续进展。

【临床体会】

1．本方案优势　根据《黄帝内经》中"病有浮沉，刺有浅深，各至其理，无过其道"的原则，针灸治疗本病要强调大剂量。相对如今针刺刺激量不足，针刀对病变组织的强刺激可显著改善病变关节周围的血液循环，促使堵塞的毛细血管小通道再次开放，增加循环血量，促进致痛物质的排泄，改善病变组织的营养，有利于促进炎症的吸收，达到缓解疼痛、增强关节活动的目的。

2．关于配合激素的问题　我们认为，强直性脊柱炎患者病变局部部分小毛细血管堵塞，循环较差，肌肉营养障碍，不建议使用激素。患者疼痛难忍或耐受能力较差者，可酌情少量使用。

3．关于早期诊断的问题　由于本病化验确诊有一定假阴性，所以反复出现腰背痛、晨僵症状的患者应尽早诊断治疗，以避免误诊误治。

4．关于疗程问题　每周治疗 2 次，以针刀做完 1 个循环（胸 1～腰 5），约 10 天为 1 个疗程，每疗程间隔 3～6 日，连续治疗 2～3 个月为宜。治疗本病需患者配合，要持之以恒，坚持不懈，日久方见其功。

5．关于使用通督灸法的问题　中医认为，强直性脊柱炎是因"阳气不得开阖，寒气从之"而形成。督脉为人身阳气之海，总督一身之阳；腰为肾府，又与足太阳相表里。因此，肾督两虚，寒邪最易入侵。寒邪入侵肾督，阳气不得开阖，寒气从之，乃生本病。可见肾督阳虚是内因，寒邪入侵是外因，内外合邪，阳气不化，寒邪内盛，影响筋骨的荣养，而致脊柱伛偻，乃形成大偻。因此，应选用通督灸法以扶阳通督，散寒通络。另外，对于本法介入的时间，一般于针刀、火针治疗 3 日后即可使用，但临床有部分患者伤口愈合较慢，易出现针眼感染情况，故本方案规定于针刀、火针治疗 1 周后再使用。

【生活调摄】

1．注意功能锻炼，严重者需有专人陪护。

2．作息规律，防寒防潮，情绪平和，优质饮食，戒烟限酒。

【验案】

案1：邓某，男，21岁，学生，2009年7月2日就诊。诊断强直性脊柱炎5年，多方诊治，病情时轻时重。来时症见：腰骶部、双侧髋关节疼痛，晨僵，怕冷，跛行。当即予以火针点刺腰骶部及双侧股骨头大转子周围阿是穴，即感疼痛减轻。嘱其行骶髂关节MRI检查示双侧股骨头坏死（中期）。建议拄杖行走，继续予火针针刺督脉、夹脊穴、阿是穴等治疗，自觉症状明显减轻，自行骑自行车等锻炼。当年冬季雪天打雪仗后，病情突然加重，上法治疗效不佳，最终予以手术置换双侧股骨头。（曹玉霞医案）

案2：贾某，女，48岁，2012年5月16日就诊。主因"反复下腰部疼痛15年，加重伴晨僵2个月"以"强直性脊柱炎"入院，兼见神疲乏力，畏寒，大便正常，小便清长，查骶髂关节CT示骶髂关节虫蚀样改变，HLA-B27阳性，舌质淡胖，苔水滑，脉沉濡。辨证为脾肾阳虚，予以火针针刺、1周2次，扶阳通督灸法、1周2次，辅以温针，口服金匮肾气丸加味方药。治疗3周，诸症明显减轻出院。出院后继续予以扶阳通督灸法、1周1次，治疗6次而诸症消。（曹玉霞医案）

七、腰椎间盘突出症

【概述】

腰椎间盘突出症主要是劳损引起的脊柱内外平衡失调，造成纤维环破裂、髓核组织突出后压迫和刺激脊神经根或马尾神经，引起的腰痛、下肢放射痛、下肢感觉及运动功能减弱等一系列症状和体征，是临床常见病、多发病之一。本病又称腰椎间盘纤维环破裂症，多发于青壮年，男性多于女性；以腰4-5、腰5-骶1发病率最高，约占95%。

本病属于中医学"腰痛""腰腿痛"范畴。中医学认为，肾气虚损，风寒湿邪乘虚而入，结于筋脉肌骨之间，加之劳伤过度，扭闪挫跌，复致筋脉受损，瘀阻经络，不通则痛，故见腰痛如折，转摇不能，腰腿酸麻拘急，往往迁延难愈。因此，外伤及风寒湿邪是腰椎间盘突出症的外因，肾虚是腰椎间盘突出症的内因。临床常见寒湿腰痛、瘀血腰痛、肾虚腰痛等。

【临床表现】

1. **腰痛** 腰痛是腰椎间盘突出症最早出现的症状，而且是多见的症状，发生率约91%，疼痛性质一般为钝痛、放射痛或刺痛。

2. **坐骨神经痛** 腰椎间盘突出绝大多数发生在 L_4-L_5、L_5-S_1 间隙，故容易引起坐骨神经痛，发生率达97%。疼痛多是放射性痛，由臀部、大腿后侧、小腿外侧到足跟部或足背部。

3. **腹股沟区或大腿内侧痛** 高位的腰椎间盘突出症，突出的椎间盘可压迫 L_1、L_2 和 L_3 神经根，出现相应神经根支配的腹股沟区疼痛或大腿内侧疼痛。

4. **马尾神经综合征** 向正后方突出的髓核、游离的椎间盘组织可压迫马尾神经出现大小便障碍、鞍区感觉异常。多表现为急性尿潴留和排便不能自控。

5. **尾骨疼痛** 腰椎间盘突出症的临床症状可出现尾骨疼痛。原因是突出的椎间盘组织移入骶管刺激腰骶神经丛。

6. **感觉障碍** 起初多表现为皮肤感觉过敏，渐而出现麻木、刺痛及感觉减退。如果马尾神经受累，则感觉障碍范围较广泛。

7．肌力下降　出现肌力下降。腰 5 神经根受累时，踝及趾背伸力下降；骶 1 神经根受累时，趾及足跖屈力下降。

【辨证分型】

1．中医八纲辨证分型

（1）血瘀：腰腿疼痛如刺，痛有定处，日轻夜重，俯仰不便，转侧不能，咳嗽时加重，间有便结溺清，烦躁口干。舌质紫暗或有瘀斑，脉沉涩。

（2）痹病

1）寒湿型：腰脊冷痛，肢冷无力，按有定处，有时觉下肢麻木重着，得寒痛剧，遇热痛减，溲溺清长。舌质淡，苔薄白或腻，脉沉紧。

2）风湿型：腰脊疼痛，痛引下肢，肌肤麻木，痛无定处，走窜不定，与天气变化有关，伴微恶风寒。舌质淡，苔薄白或薄黄，脉虚细。

3）肾虚型：①肾阳虚型：腰痛绵绵酸软，肢冷麻木无力，久治不愈，喜按喜揉，遇劳尤甚。常伴少腹拘急，面色㿠白，畏寒，少气乏力。舌质淡，苔薄润，脉沉弱。②肾阴虚型：腰痛绵绵，酸软无力，久治不愈，遇劳则甚。常伴心烦不眠，口燥咽干，面色潮红，手足心热。舌红少苔，脉弦细数。

2．中医经络辨证分型（根据疼痛、麻木部位进行经络辨证分型）

（1）足阳明经：腰痛伴有下肢前外侧疼痛麻木。

（2）足少阳经：腰痛伴有下肢外侧疼痛麻木。

（3）足太阳经：腰痛伴有下肢后外侧疼痛麻木。

（4）混合型：疼痛部位为以上 3 型中的 2 型或 2 型以上。

3．整脊学分型法

（1）椎间孔型：指椎间盘突出于后外侧椎间孔部位，压迫神经根。症见单下肢放射性疼痛、麻木。直腿抬高试验阳性。CT 可显示椎间盘突出压迫椎间孔。

（2）椎管型：指椎间盘突出于后方突入椎管，压迫硬膜囊、马尾神经，也称"中央型"。症见双下肢麻痹疼痛（可有一侧较重），鞍区麻痹，大小便无力或排便困难。部分患者有腹胀，直腿抬高试验多为弱阳性。CT 和 MRI 可显示突出椎间盘的形态及对硬膜囊的压迫程度。

（3）退化刺激型：指椎间盘退化，自身炎症刺激脊神经，症状以腰痛为主，合并单下肢放射性麻痹。直腿抬高试验阳性或弱阳性。此类型往往反复发作。X 线片示腰椎曲度轻度改变，侧弯不明显；有唇样增生，CT、MRI 可显示突出的椎间盘有无破环或囊性气泡。

4．依据椎间盘突出的程度分型

（1）幼弱型：纤维环为不全破裂，外层尚保持完整，髓核可以还纳，破裂的纤维环可能得以愈合。

（2）成熟型：纤维环连同髓核一并突出，不能还纳，通常需要手术治疗。

（3）中间型：纤维环破裂程度较幼弱型严重，可有突出物还纳和不能还纳 2 种情况。

5．依据突出程度和病理类型分型

（1）椎间盘膨出：指纤维环完整，髓核位于纤维软骨环范围之内，又可分为环状膨出和局限性膨出2种。①环状膨出：膨出在相邻椎体骺环之间，呈弥漫性环状隆起，纤维环完整。一般无神经根受压，但可能有节段性椎管狭窄，从而波及神经根和马尾神经。②局限性膨出：纤维环完整，呈局限性隆起，可压迫或刺激神经根而引起临床症状，切开纤维环髓核并不突出。

（2）椎间盘突出：纤维环部分破裂，表层完整，突出的髓核为薄层纤维环所约束，切开纤维环后髓核自行突出。此型可引起严重的临床症状。

（3）椎间盘脱出：纤维环完全破裂，髓核已穿过纤维软骨环，但未穿过后纵韧带，突出物易与周围组织发生粘连。

（4）椎间盘游离：髓核已穿过纤维软骨环及后纵韧带，并游离到椎管或到达神经根孔，压迫马尾神经或神经根。

【新九针治疗】

（一）治则

调和气血，通络止痛。

（二）针具选择

磁圆梅针、针刀、火针、火罐、毫针、埋线针。

（三）治疗方案

1．初诊

第一步　磁圆梅针治疗

操作方法：用磁圆梅针以中度手法叩刺腰腿部督脉、足太阳膀胱经、足少阳胆经，叩至皮肤潮红为度。

第二步　水针、针刀、拔罐治疗

锟针定点：L_2/L_3横突外缘、髂后上棘外侧内缘、L_4-L_5棘间、L_5-S_1棘间等。

操作方法：碘伏常规消毒，水针仅在急性期或者疼痛剧烈时使用1次（同颈椎病治疗）。患者俯卧，术者以针刀（3#0.8mm）快破皮、慢进针抵达腰椎横突外缘、髂后上棘外侧内缘周围痛点、高张力点进行切割松解，棘间松解时注意深度，以免穿过硬脊膜，造成脑脊液外漏。出针后拔罐5分钟。

第三步　毫针、TDP治疗

取穴：①主穴：秩边（患侧）、命门、肾俞（双）、志室（双）、大肠俞（双）、腰眼（双）、委中（双）。②配穴：寒湿腰痛，配风市、昆仑；瘀血腰痛，配膈俞、三阴交；肾虚腰痛，配肝俞、太溪。

操作方法：用3～4寸毫针强刺激患侧大肠俞、秩边，使针感传到下肢或足尖，余穴常规针刺，留针30分钟。所选穴位一定要避开针刀的针眼，不可重复刺激。同时配合TDP局部照射。（图4-23）

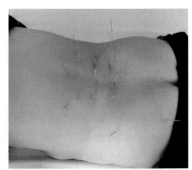

图4-23　毫针治疗腰椎间盘突出症

2．复诊（于初诊3天后进行）

第一步　磁圆梅针治疗

操作方法：同初诊。

第二步　火针治疗

取穴：命门、气海俞（双）、腰眼。

操作方法：针刺前对穴位局部皮肤用碘伏消毒后，以细火针速刺不留针。

第三步　毫针、TDP治疗（同初诊）

3．埋线治疗（于初诊3周后进行）

取穴：$L_3 \sim L_5$节段膀胱经1侧线即气海俞、大肠俞、膀胱俞，天枢、秩边、阳陵泉。

操作方法：选9号埋线针，2-0羊肠线，背俞穴及天枢双侧取穴，秩边取患侧，羊肠线长2cm；阳陵泉取患侧，羊肠线长$1 \sim 1.5$cm。按埋线操作规程操作。

【治疗现状】

腰椎间盘突出症在临床上十分常见，目前的诊断主要依赖影像学检查，按病理特征分为轻度膨出、突出、脱出3型。膨出型症状较轻；突出型疼痛较重，下肢症状明显；完全脱出者病情最重，多数患者不能活动。西医治疗多数要求手术，保守治疗只强调理疗，必要时配合脱水药、改善循环的药物静脉输注。中医治疗辨证分型很细，但效果不稳定。针灸治疗辨证归经很规范，但由于多只局限在毫针治疗，方法单一，疗程较长，因而效果也不甚理想。因此，探讨符合临床实际的合理方案，势在必行。

【临床体会】

1．关于本病的病理认识问题　长期以来，西医学一直认为本病是腰椎间盘变性、纤维环破裂、髓核突出刺激或压迫脊髓或神经根所表现的一种综合征。即椎间盘的突出是原因，压迫神经是结果！我们通过临床实践观察，发现这个因果关系不符合临床实际。我们认为，腰椎间盘突出无论直接或间接压迫脊髓或脊神经根，都是结果，而真正的原因是肌群的张力失调引起软组织变性痉挛，牵拉刺激椎体移位，从而导致腰椎间盘变性、纤维环破裂、髓核突出刺激或压迫神经根。因此，治疗当以解除软组织的变性痉挛为主，一旦缓解了这些肌群的痉挛，神经压迫的病理结果自然得到缓解甚至解除。

2．关于就诊人群的选择问题　我们临床所见，一般情况下，无论何种体态，可独立行走就诊者，均可采用本方案诊治，疗效肯定。如果患者确实由于椎间盘突出直接压迫神经或脊髓，根本无法站立，这自然属于手术适应证。传统的西医学也认为真正椎间盘突出直接压迫脊髓或脊神经根的患者，只占2.5%左右。

3．关于治疗重点　腰部变性痉挛的肌群中，以腰方肌的损伤最为常见，也最容易被忽视，所以我们治疗中常选择腰方肌损伤中张力最高、病变最重的部位，常以L_2/L_3横突外缘、髂后上棘外侧内缘为治疗重点。而这些点恰好与肾俞、气海俞、腰眼等穴位吻合或接近，临床应以痛点为准。

4．关于腰痛部位的问题　我们观察所见，常见L_4-L_5、L_5-S_1棘间压痛明显者，往往伴有上胸段竖脊肌或胸腰结合段压痛，这些点恰位于经络理论的膀胱经线上，这时可做相应穴位点的松解减压治疗，属于循经治疗范畴。

5．若合并臀部压痛伴下肢疼痛者，治疗可参照梨状肌综合征。

6．腘窝有静脉曲张者，行三棱针局部刺络放血，可加强疗效。属于循经远部选穴，可祛瘀活络。

7．关于配合西药和拔罐的问题　对于急性或严重腰椎间盘突出症患者，尽管不是直接压迫，但局部水肿渗出明显，针刀治疗后，可能加重局部水肿，可配合脱水、改善循环的药物静脉给药，连续5天。我们体会，如能在针刀松解后，即刻进行拔罐令其出血，可起到内引流作用，有效减轻局部水肿，多数患者可省去输液治疗。至于罐具的选择，可根据针眼的位置配合使用玻璃火罐和抽气罐，尽量每个针眼都留罐5分钟。

8．关于**埋线疗法** 临床观察发现，针刀针刺治疗，见效快，但患者停止治疗后容易反复，而加以埋线治疗，以线代针，缓慢刺激，不仅可以取得更进一步的效果，而且疗效维持更好，能明显减少患者复发。

9．关于**疗程安排** 针刀针刺，1周治疗2次，为1个疗程，连续2～3个疗程，多数患者首次治疗后症状即可明显减轻，但仍需巩固治疗3～4次，以加强疗效。针刺结束，行埋线治疗巩固疗效，可减少复发，一般1个月1次，3次1个疗程。

【生活调摄】

1．避免负重和腰部剧烈运动，弯腰不宜过快。

2．局部注意保暖，坚持睡硬板床，以巩固疗效。

3．如需长时间坐位时，可以佩戴腰围以减轻腰部肌肉负担，预防疾病发生和加重。

【验案】

案1：宋某，女，55岁。2019年6月5日就诊。主诉：腰部困痛伴右下肢放射痛2年余，加重1年。劳累及受凉后加重，休息后缓解，伴腰膝酸软，双足及腰怕冷，纳可，眠可，二便调，舌淡，苔白，脉缓。腰椎MRI示腰3-4、腰5-骶1椎间盘突出，腰椎退行性变。中医诊断为腰痹（肝肾亏虚）。治疗上，于腰骶部行通阳药游罐，1周1次；毫针、TDP治疗，日1次；腰臀部及下肢予火针加火罐疗法，1周2次。治疗半月而愈。

案2：徐某，女，60岁，2019年9月就诊。间断腰痛6年，加重伴右下肢放射痛1周，就诊于山西大医院（现山西白求恩医院），行腰椎MRI示腰4-5椎间盘脱出，建议手术治疗。患者拒绝手术，遂采取针灸、推拿、穴位注射、埋线等综合治疗，症状逐步缓解。4个月后复查腰椎MRI显示腰4-5椎间盘脱出消失，仅为轻中度突出。（曹玉霞医案）

八、急性腰扭伤

【概述】

急性腰扭伤是骨伤科常见病、多发病之一，多因躯干受力不均、过度扭转或牵拉，致使肌肉、筋膜、韧带、椎间小关节、腰骶关节等处急性损伤，造成腰部疼痛、活动受限、被动体位、局部软组织肿胀等临床表现。临床常见于急性腰肌筋膜损伤、急性腰部韧带损伤、急性腰椎后关节紊乱等。

本病属中医"跌仆""闪挫"范畴。剧烈运动或负重持重时姿势不当，或不慎跌仆、牵拉和过度扭转等原因，引起某一部位的皮肉筋脉受损，以致经络不通，经气运行受阻，瘀血壅滞局部而成本病。临床常见督脉型、膀胱经型、少阳经型等。

【临床表现】

1．有明确的腰部扭伤史，以青壮年人群居多。

2．腰部疼痛剧烈，无法正常坐立、翻身、行走，保持一定的强迫姿势可缓解疼痛。

3．臀肌、腰肌痉挛，可触及条索状硬块，扭伤部位有明显压痛，脊柱出现生理性弧度变化。

【辨证分型】

1. 西医分型

（1）急性腰肌筋膜扭伤：腰骶部有压痛和肌痉挛，腰部各方面运动均受限，X线片无异常表现或可发现伴有腰椎平直、侧弯或后突变形。

（2）急性腰部韧带损伤：临床常见棘上韧带、棘间韧带和骶腰韧带损伤。腰骶部有撕裂感，剧痛，活动受限，屈曲时疼痛加重。棘上、棘间处压痛明显，棘突间距可增宽。

（3）急性腰椎后关节滑膜嵌顿：伤后腰部立即发生难以忍受的剧烈疼痛，全部腰肌处于紧张状态和僵板。检查时腰部呈僵直屈曲位，后伸活动明显受限，一般无神经根刺激性体征。X线有时可显示后关节排列方向不对称，或有腰椎后突或侧弯，椎间隙左右宽窄不等。

2. 八纲辨证分型

（1）气滞血瘀：腰部胀痛拘急，刺痛拒按，转侧困难，舌质暗红或有瘀点，苔薄，脉弦紧。

（2）气虚寒凝：多见于损伤后期，腰痛拘急，转侧不利，可伴有腰酸乏力，过劳及阴雨天气加重，得热则舒，舌胖，苔白腻，脉沉涩。

3. 经络辨证分型

（1）督脉：腰脊正中部疼痛，以腰部俯仰困难为主。

（2）足太阳经：腰脊两侧疼痛，以腰部转动及侧弯不利为主。

（3）足少阳经：腰臀部疼痛，以活动时腰臀部牵扯痛为主。

【新九针治疗】

（一）治则

行气活血，通络止痛。

（二）针具选择

毫针、火针、艾条。

（三）治疗方案

第一步　毫针治疗

取穴：①督脉型：水沟；②膀胱经型：后溪；③少阳经型：腰痛点。

操作方法：以上取穴均采用运动针法操作，进针得气后行提插捻转泻法，并嘱患者边走边活动腰部（前屈、后伸、左右旋转），每10分钟行针1次，共操作3次。

第二步　火针

取穴：阿是穴。

操作方法：细火针速刺。

第三步　艾灸/TDP治疗

操作方法：患者取俯卧位，用艾条悬灸患处，或用TDP照射患处。

【治疗现状】

急性腰扭伤是临床常见病，目前西医无特效手段，主要以休息、理疗为主。中医治疗多采用外敷跌打损伤类膏药为主，有一定效果，但疗效缓慢。针灸类教材介绍的方法以毫针为主，但方案不甚明确。针灸类文献报道颇多，但大多为经验介绍，未进行规范。

【临床体会】

1．此病务须诊断明确方可治疗，如患者素有间断腰痛病史，突然出现腰痛伴有臀部及下肢放射痛，则考虑是腰椎间盘突出症急性发作，参照腰椎间盘突出症一节治疗。对于后关节紊乱导致滑膜嵌顿而引起的急性腰部疼痛，则需手法整复，恢复小关节的生理位置，解除对神经和滑膜等组织的卡压，疼痛自然消除。对于辨证归经不明显者，可同时取两经的选穴针刺治疗。

2．关于疗效评价及疗程安排　本方案治疗简单明了，效果肯定，大部分患者在第一步毫针运动针法治疗后就疼痛大减、随意运动恢复，则无须第二、第三步治疗。一般1～2次治疗即愈。

3．关于配合委中的问题　一般只需局部治疗即可，若针后仍有腰部不适，可采用三棱针于同侧委中刺络放血，以加强疗效。

4．关于配合锋钩针的问题　经上述治疗效果仍不佳的患者，可在背部 $T_{5\sim6}$、$T_{11\sim12}$ 两侧竖脊肌探寻局部压痛点，往往有1～2处明显压痛点，给予锋钩针和拔罐治疗。

【生活调摄】

1．扭伤后卧床休息，不可提抬重物。

2．平素掌握正确的劳动姿势，加强劳动保护，在做扛、抬、搬、提等重体力劳动时应使用护腰带，以协助稳定腰部脊柱，增强腹压，增强肌肉工作效能。

【验案】

徐某，男，36岁，因做家务导致腰部扭伤6小时，见右侧腰部疼痛，不能弯曲，不能转侧，经休息未缓解。经检查，痛点位于大肠俞附近，遂于水沟、后溪、腰痛点（压痛明显处）进针强刺激，并嘱患者于各个方向活动腰部。30分钟后诸症大减，腰部活动自如，仅大肠俞处稍有紧绷感，予以细火针点刺不留针，紧绷感消失。（冀来喜医案）

九、第三腰椎横突综合征

【概述】

第3腰椎是腰椎活动的中心，横突最长，其尖端易受外力影响出现损伤，如因急慢性损伤出现腰痛及下肢疼痛、腰部活动障碍等症状，称第三腰椎横突综合征。腰肌劳损患者中，表现为第三腰椎横突综合征者较多见。本病多见于从事体力劳动的青壮年。

第三腰椎横突综合征属于中医"腰痛"范畴。临床常见寒湿腰痛、瘀血腰痛、肾虚腰痛等。

【临床表现】

1．晨起时发生腰痛，站起后疼痛缓解；单侧腰痛患者在咳嗽和打喷嚏时较为明显。患者除腰部疼痛外，往往感觉疼痛不适部位牵涉患侧髂翼外三肌、髂胫束、膝关节和小腿部。多在弯腰20°～30°时疼痛加重，继续弯腰，疼痛缓解。第三腰椎横突综合征病程长，劳累、运动或长期固定体位工作时常易反复发作。

2．查体中，单侧发病的第三腰椎横突综合征患者，由于腰部肌肉挛缩，尤其是腰方肌损伤，患侧下肢较另一侧短缩。腰部伸屈、旋转或侧屈活动时疼痛明显。

【辨证分型】

1. **血瘀气滞** 腰痛如刺，痛处固定，拒按，腰肌板硬，转摇不能，动则痛甚。舌质暗红，脉弦紧。

2. **风寒阻络** 腰部冷痛，转侧俯仰不利，腰肌硬实，遇寒痛增，得温痛缓。舌质淡苔白滑，脉沉紧。

3. **湿热痹阻** 腰部疼痛，腿软无力，痛处伴有热感，遇热或阴雨天痛增，活动后痛减，恶热口渴，小便短赤。苔黄腻，脉濡数或弦数。

4. **肝肾亏虚** 腰痛日久，酸软无力，遇劳更甚，卧则减轻，腰肌萎软，喜按喜揉。偏阳虚者，面色无华，手足不温，舌质淡，脉沉细；偏阴虚者，面色潮红，手足心热，舌质红少苔，脉弦细数。

【新九针治疗】

（一）治则

调和气血，通络止痛。

（二）针具选择

火针、毫针、火罐。

（三）治疗方案

1. **初诊**

第一步 水针、针刀、拔罐治疗

锟针定点：第3腰椎横突（患侧）。

操作方法：安尔碘常规消毒，水针仅在急性期或疼痛剧烈时使用1次（同颈椎病篇）。患者俯卧，术者以针刀（3#0.8mm）快速破皮、慢进针抵达第3腰椎横突外缘、高张力点进行肌肉、肌筋膜切割松解减压。针刀后局部拔罐5分钟。

第二步 毫针、TDP治疗

取穴：①主穴：肾俞、志室、大肠俞、腰眼、委中。②配穴：寒湿腰痛，配风市、昆仑；瘀血腰痛，配膈俞、三阴交；肾虚腰痛，配肝俞、太溪。

操作方法：常规针刺，留针30分钟。同时配合TDP局部照射。

2. **复诊**（于初诊3天后进行）

第一步 火针治疗

主穴：肾俞（双）、气海俞（双）。

操作方法：针刺前对穴位局部皮肤用碘伏消毒后，以细火针速刺不留针。

第二步 毫针、TDP治疗（同初诊）

【治疗现状】

西医治疗主要是减轻负重、注意休息、对症止痛、理疗辅助。针灸类教材没有对第三腰椎横突综合征给出具体方案，而是根据辨证分型笼统归于腰痛，进行毫针治疗，缺乏对疾病解剖上的认识，容易造成疾病迁延日久，反复慢性发作。因此，深入认识第3腰椎横突的解剖关系，提出有针对性的治疗方案很有必要。

【临床体会】

1. **关于第三腰椎横突综合征的诊断问题** 因第3腰椎横突最长，临证时，首先要结合疼痛部位触诊作出明确诊断，同时结合腰椎CT或MRI检查排除腰椎间盘突出症的可能性。另外，第三腰椎横突综合征的发病和腰方肌损伤关系密切，因而患者往往表现出多种腰方肌受累的症状，如晨起、咳嗽及打喷嚏时疼痛明显等，这些都有助于临床明确诊断。只有诊断清楚，才能有的放矢，取得较好疗效，否则局部长时间炎症易形成粘连病变，卡压脊神经后支的外侧支，造成慢性疼痛。另外，腰方肌损伤还会出现臀部及前下腹部牵扯痛，容易误诊。我们临床曾偶遇一例腰方肌损伤误诊为阑尾炎案，经本方案治疗 1 次告愈（见《中国针灸》网络首发 2021-01-28），所附验案即为此病案。

2. **关于在临床查体中出现"长短腿"的问题**　由于第 3 腰椎横突软组织发生充血、组织渗出及水肿等变化，查体中往往通过视诊或触诊即能观察到患侧表现为高张力现象，同时由于腰方肌损伤后肌肉挛缩、牵拉，造成患侧下肢短缩。

3. **关于针刺深度的问题**　第 3 腰椎横突所在位置恰位于志室下方 0.5～1 寸处。传统针灸类教材中要求志室针刺深度不超过 1 寸，但我们临床体会此深度未达病所，这也是常规针刺难以起效的原因。我们认为，无论针刀或毫针均应深刺 3 寸左右，针尖直抵第 3 腰椎横突，再行手法，方可奏效。

4. **关于针刀操作横切的问题**　一般针刀操作要求纵向切割、横向分离，但我们临床体会表明，对于该病，在第 3 腰椎横突尖外侧处宜纵切、横切兼施，效果更佳，安全可靠。

5. 若合并臀部压痛伴下肢疼痛，治疗可参照梨状肌综合征。

6. 腘窝有静脉曲张者，行三棱针局部刺络放血，可加强疗效。属于循经远部选穴，可祛瘀活络。

7. **关于疗程**　1 周治疗 2 次，为 1 个疗程，连续 2～3 个疗程。多数患者首次治疗后即可明显减轻，但仍需巩固治疗 3～4 次，以加强疗效。

【生活调摄】

注意休息、保暖，避免久坐和剧烈活动，睡觉时卧硬板床为宜。

【验案】

徐某，女，69 岁，于 2020 年 11 月 4 日就诊。主诉：右下腹疼痛 9 天。现病史：2020 年 10 月 26 日劳累后出现右下腹疼痛，晨起后加重，无恶心、呕吐，就诊于当地某医院，行血常规示白细胞计数 9.29×10^9/L，行彩超检查示右下腹阑尾区可见大小约 7.2mm×1.2mm 低回声包块，边界欠清。考虑为"阑尾炎"，予静脉滴注甲硝唑注射液与头孢曲松钠注射液（具体用量不详）治疗 5 天后，腹痛无缓解。为进一步治疗，遂来山西省针灸研究所国医堂就诊。刻下症：右下腹疼痛，晨起后加重，无恶心、呕吐，精神欠佳，眠差，饮食一般，大小便正常，舌色暗、苔薄白，脉细涩。查体：右下腹深压痛不明显，右下腹浅压痛（++），右腰方肌（+++）。西医诊断：腰方肌损伤；中医诊断：痹病（气虚血瘀证）；治则：补气活血通络。治疗方案：第一步锟针定位：选用 0.5cm×15cm 锟针（师怀堂新九针），右手持针，左手作为押手确定施术点，将锟针对准施术点进行按压，至施术点皮肤出现凹陷，常规消毒右侧第 3 腰椎横突外缘、右侧髂缘和第 12 肋下缘。第二步穴位注射：取 2% 利多卡因注射液 5ml、维生素 B_{12} 注射液 1ml、醋酸曲安奈德注射液 10mg、0.9% 氯化钠溶液 3ml 配置成 10ml 混悬药液，抽入配有 7 号针头 10ml 注射器中，将其对准上述部位迅速刺入，回抽无血后再缓慢注射，每点注射药液约 2ml。第三步针刀松解：患者取俯卧位，局部皮肤常规消毒，术者以 0.80mm×80mm 针刀快速破皮，缓慢进针抵达右侧第3腰椎横突外缘、右侧髂缘、第12肋下缘高张力点进行切割松解2～3次，出针后采用无菌敷料迅速按压。第四步拔罐：针刀松解后于上述部位拔火罐5分钟。嘱患者针孔处保持干燥，清淡饮食，避免劳累。治疗结束后患者疼痛明显缓解，第2天自诉疼痛消失。于2020年11月26日随访，治疗1次后未再疼痛。（冀来喜医案）

十、梨状肌综合征

【概述】

梨状肌综合征是一种神经肌肉病变，是由于梨状肌急性损伤、慢性劳损或解剖变异等原因引起梨状肌充血、水肿、痉挛、肥厚，刺激或压迫坐骨神经引起一侧或双侧臀部酸胀、疼痛，伴大腿后侧或小腿后外侧放射性疼痛，甚至活动受限等为主的临床综合征。（图4-24，图4-25）

梨状肌综合征属于中医学"痹病"范畴，因猝然外伤致局部气血瘀滞，或因肝肾不足，复感风寒湿邪，经络瘀滞，气血运行受阻而引发。临床常见气滞血瘀、风寒湿痹、湿热痹阻、气血亏虚等证。

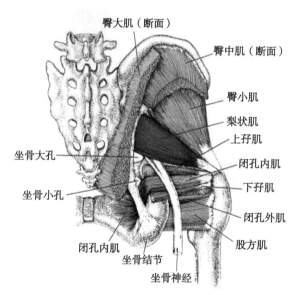

图4-24 梨状肌与坐骨神经解剖图

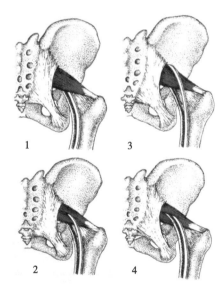

图4-25 梨状肌与坐骨神经不同位置图

【临床表现】

疼痛是本病的主要表现，以臀部为主，并可向下肢放射；严重时不能行走或行走一段距离后疼痛剧烈，需休息片刻后才能继续行走。患者可感觉疼痛位置较深，放散时主要向同侧下肢的后面或后外侧，有的还会伴有小腿外侧麻木、会阴部不适等。疼痛严重者可诉说臀部呈现"刀割样"或"灼烧样"疼痛，双腿屈曲困难，双膝跪卧，夜间睡眠困难。大小便、咳嗽、打喷嚏等因能增加腹压而使患侧肢体的窜痛感加重。本病多见于中青年人，尤以坐骨神经变异者、长期步行或跳广场舞者多见。

【辨证分型】

1. **风寒湿痹** 多因感受风寒引起，臀部及下肢酸胀，疼痛、拘急、屈伸不利，行走不便。风气盛则疼痛可呈游走性并有明显拘紧感；湿气盛则酸困重着，麻木不仁；寒气盛则疼痛剧烈，遇冷更甚，得温则舒。舌质淡，苔薄白，脉弦紧和浮紧。

2. **气滞血瘀** 多因外伤引起。症见臀部疼痛剧烈，固定不移，拒按压，痛如针刺刀割，入夜尤甚，肌肉坚硬，肢体拘挛，活动不便。舌质暗红和有瘀斑，苔薄白，脉弦涩。

3. **湿热阻络** 臀部及下肢痛不可近，烧灼难忍，遇热而重，得冷则缓，常有出汗、恶心、口干渴、烦闷躁动。舌红苔黄，脉弦数。

4. **气血亏虚** 久病未治，疼痛不愈，酸困隐隐，屈伸不利，行走困难，肌肉瘦削，皮肤感觉迟钝和麻木不仁，身倦乏力，语怯懒言。舌质淡，苔薄白，脉细弱无力。

【新九针治疗】

（一）治则

通络止痛。

（二）针具选择

员利针（规格 0.6mm×125mm）、芒针（规格 0.32mm×150mm）、毫针。（图 4-26）

（三）治疗方案

第一步　针刀治疗

取穴：骶骨外缘压痛点（梨状肌、臀中肌、臀小肌在骶缘附着处）。

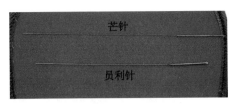

图 4-26　员利针及芒针规格图

操作方法：患者俯卧，术者以针刀（3#0.8mm）快速破皮、慢进针抵达骶骨外缘压痛点进行肌肉、肌筋膜切割松解减压。

第二步　员利针、芒针治疗

取穴：居髎后 1 寸、上下各旁开 2 寸。

操作方法：患者取侧卧位，暴露患侧臀部；定位消毒，持员利针由股骨大转子侧穴运用轻捻虚入手法斜刺（30°）进针，针尖沿梨状肌走行朝对侧，进针深度以患者臀部出现憋胀感或医者感到有抵触感为宜；居髎后 1 寸及旁开上 2 寸穴分别用芒针、员利针斜刺进针，三者呈扇形分布，留针 30 分钟。（图 4-27～图 4-29）

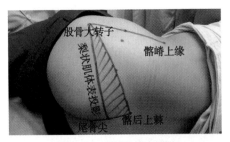

图 4-27　梨状肌体表投影

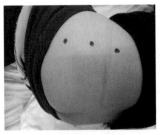

图 4-28　取穴图

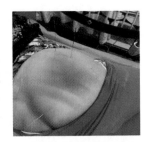

图 4-29　员利针及芒针治疗图

第三步　毫针、TDP 治疗

取穴：①主穴：秩边、阳陵泉、悬钟（均为患侧）。②配穴：气滞血瘀，配太冲；风寒湿痹，配阴陵泉；湿热痹阻，配丰隆；肝肾亏虚，配昆仑。

操作方法：患者取侧卧位，暴露患侧臀部及膝关节以下部位，定位消毒，秩边用 3～4 寸毫针直刺至针感向下肢放射为度，余穴用 1.5 寸毫针常规针刺，得气后留针 30 分钟，同时配合 TDP 局部照射。

【治疗现状】

目前的治疗手段以非手术疗法为主，主要有毫针、针刀、推拿、艾灸、拔罐、中药（内服 / 外用）、物理疗法、局部药物注射、口服西药、综合疗法等。西医口服止痛药物即刻见效，但是远期疗效不显且有明显的胃肠道反应。传统毫针取穴简单，疗程较长且没有固定处方，虽有一定疗效但是不理想。其他各类治疗方法能起效，但也均有不足。

【临床体会】

1. **关于对本病的认识及诊断问题**　本病的典型症状就是臀部疼痛，并伴有下肢放射痛，疼痛区域集中在臀部以下，即为干性坐骨神经痛；很多医师都误认为椎间盘突出压迫神经引起此病，但是有些患者影像与症状不相符，即使 CT 或 MRI 检查显示有椎间盘突出表现，但是按压其相应棘突间时疼痛症状并不明显，反而梨状肌部位压痛明显，因此按照腰椎间盘突出症治疗后效果并不明显。本人认为，本病大多由梨状肌或者臀部周围肌群的病变（如臀大肌、臀中肌等病变的间接卡压）以及腰部腰方肌的劳损牵拉所致。腰方肌上接肋缘下连髂缘，起着很重要的支撑作用，如腰方肌出现病变会牵拉臀部使得梨状肌间接受损并卡压坐骨神经而发病。若伴有腰部疼痛、下肢变短等症状，可参照本书第三腰椎横突综合征的治疗方法。

2. **关于员利针、芒针针刺方向、角度**　员利针及芒针的进针方向是沿体表朝对侧斜刺进针，目的是同时针刺臀中肌、臀小肌及梨状肌，使 3 根针呈扇形分布；再者，员利针和芒针均较毫针长，而本病的病变较深，三者同刺能够深达患处，并且能够避开对坐骨神经的刺激，较传统的直刺方法安全性高。

3. **关于针具的选取**　员利针及芒针均较粗。以往同时使用 3 根员利针治疗本病，发现部分患者在接受治疗后出现疲倦感，考虑与刺激量过大有关；员利针较芒针粗，其刺激量也比较大。因此，目前选择 2 支员利针和 1 支芒针同用，既减轻了刺激量又保证了疗效，患者也能够接受。

4. **关于疗程安排**　1 周治疗 2 次，为 1 个疗程，连续 2～3 个疗程。多数患者首次治疗后症状即可明显减轻，但仍需继续巩固治疗，以加强疗效。

5. 应严格掌握本病的针刺手法、方向、角度及深度，切勿刺伤坐骨神经。若针刺过程中患者有向下肢放射触电样感觉时，此谓"惊针"，表明累及坐骨神经，此时应立刻退出针具少许，以减轻刺激。

【生活调摄】

1. 多卧床休息，保持患肢在外展外旋位，避免髋关节旋转动作，使梨状肌处于放松状态。

2. 注意腰臀部保暖。

【验案】

李某，女，73 岁，初诊日期：2020 年 11 月 11 日。主诉：左侧臀部及大腿前外侧困痛 10 余天。现病史：患者自诉 10 日前因劳累诱发左侧臀部及大腿前外侧疼痛，影响行走。11 月 8 日于和谐医疗行相关检查，X 线片示左股骨颈干角略小；左坐骨、股骨上段局部骨密度降低。今为求进一步诊治，遂来我院就诊。现症见：左侧臀部及大腿前外侧困痛，影响行走，腘窝部有放射感。查体：左侧梨状肌压痛（+++）、臀中肌压痛（++），左侧髂缘压痛（+）。治疗方案：水针、针刀、罐、员利针、毫针、TDP。松解梨状肌及臀中肌，缓解神经卡压，二诊而愈。（冀来喜医案）

十一、不宁腿综合征

【概述】

不宁腿综合征为临床常见的中枢神经系统感觉运动障碍性疾病，发病机制尚不十分清楚。本病可分为原发性和继发性两种，前者原因不明。不少学者认为，本病是由于局部组织血液循环障碍，导致组织缺氧及代谢产物蓄积所致。后者多见于尿毒症、缺铁性贫血、叶酸和维生素 B_{12} 缺乏、妊娠、干燥综合征、帕金森病等。国外的流行病学资料表明，本病的患病率为总人口的 1%～10%。我国的患病率估计在 1.2%～5%，中老年常见。本病是一种较常见的疾病，其发病率远远高于其他神经系统疾病，如多发性硬化、帕金森病或阿尔茨海默病。

中医学将本病归属于"痹病"或"痉证"范畴。本病的发生与体质因素、气候条件、生活环境及饮食等有密切关系。正虚卫外不固是其发生的内在基础，感受外邪是其发生的外在条件，风、寒、湿、热、痰、瘀之邪滞留肢体筋骨、肌肉、关节，闭阻经脉为其根本病机；病初多实，日久耗伤气血，损及肝肾，则见虚实相兼。

【临床表现】

临床主要表现为难以抑制和难以描述的不适感，如蠕动、瘙痒、烧灼、蚁行、触电感等，以腓肠肌最常见，多位于下肢深部，单侧或双侧，半数患者也可累及上肢，静息后可使症状出现或加重，持续活动后上述症状可暂时缓解。正常情况下，夜间卧床时症状变得强烈并且在半夜后达到高峰，患者被迫踢腿、活动关节或按摩腿部，患者往往形容"没有一个舒适的地方可以放好双腿"，严重者要起床不停地走路方可得到缓解，故经常严重影响睡眠。

【辨证分型】

根据病因分为原发性不宁腿综合征和继发性不宁腿综合征，后者常继发于终末期肾病、妊娠、缺铁性贫血、叶酸和维生素 B 缺乏、帕金森病、代谢病和药源性疾病等。原发性者一般没有明确病因，但有阳性家族史（常染色体显性遗传）的不宁腿综合征患者患病率高达 42.3%。

【新九针治疗】

（一）治则

祛邪通络。

（二）针具选择

针刀（3#0.8mm）、火罐、毫针、火针、磁圆梅针、员利针、芒针。

（三）治疗方案

1．初诊

第一步　针刀、拔罐治疗

取穴：双侧 $L_1 \sim L_5$ 夹脊穴。

操作方法：患者俯卧，术者以针刀（3#0.8mm）快破皮、慢进针进行切割松解。针刀松解后拔火罐5分钟。

第二步　员利针/芒针治疗

取穴：居髎后1寸、上下各旁开2寸。

操作方法：①体位：嘱患者侧卧，患侧朝上，患侧下肢屈髋屈膝，健侧下肢伸直。②员利针、芒针治疗：选用2支员利针和1支芒针，针尖沿着臀中肌、梨状肌走行进针，深度以患者臀部出现憋胀感或医者感到有抵触感为宜。三者呈扇形分布。

第三步　毫针、TDP治疗

取穴：秩边、委中、阳陵泉/足三里、悬钟、三阴交、百会、四神聪、神门、内关、照海。

操作方法：常规针刺，以得气为度，留针30分钟。同时配合TDP照射臀部、下肢后侧。

第四步　水针治疗

取穴：风市、阳陵泉/足三里。

操作方法：选用注射用甲钴胺0.5mg、维生素 B_1 注射液0.5mg、2%盐酸利多卡因注射液1ml混合液，行穴位注射，每穴1ml。

2．复诊（于初诊3日后进行）

第一步　磁圆梅针治疗

取穴：背部督脉、膀胱经及下肢三阳经。必要时代之以背部火疗，以增强疗效。

操作方法：中、重度手法叩刺背部督脉、膀胱经及下肢三阳经3～5次，以皮肤潮红为度。必要时代之以背部火疗，以增强疗效。

第二步　火针治疗

取穴：双侧 $L_1 \sim L_5$ 夹脊穴、风市、承山。

操作方法：细火针速刺不留针。

第三步　员利针/芒针治疗（同初诊）

第四步　毫针、TDP治疗（同初诊）

第五步　水针治疗（同初诊）

【治疗现状】

目前，不宁腿综合征（RLS）的西医治疗包括一般治疗和药物治疗。一般治疗包括去除各种继发性RLS的病因、停用可诱发RLS的药物或食物、睡前洗热水澡及肢体按摩等；药物治疗包括复方左旋多巴制剂、多巴胺能受体激动剂、加巴喷丁、镇静安定剂、阿片类药物等。针刺对不宁腿综合征有一定疗效，但其可靠性尚待进一步的大样本、多中心的临床高质量随机对照试验研究证实，且穴位选择、针刺手法、治疗疗程仍需进一步探讨。

【临床体会】

1. 关于原发性不宁腿综合征的发病机制　现代医学认为原因不明，不少学者认为可能是局部组织血液循环障碍，导致组织缺氧及代谢产物蓄积所致。我们认为，其发病机制可能和腰源性慢性神经刺激有关。根据解剖、生理、病理机制，下肢疾病多由腰臀部肌群变性痉挛损伤引起下肢血液循环障碍、代谢产物蓄积所致。因此，治疗时应首先准确定位，从腰部入手以达到标本兼顾。基于现代"筋膜链""激痛点"学说研究发现，"从腰治腿"与之有相似之处。

2. 关于发病部位　临床中还遇见过2例双上肢极度不适伴随睡眠障碍的患者，取上肢肩髃、臂臑、曲池、手三里、外关等舒经活络，配合心俞、肝俞、印堂、内关、神门等安神定志，以火针、温针、毫针、水针为法，疗效亦佳。二者虽发病部位不同，但发病特点与机制相仿，查资料亦有"不宁臂综合征"之提法，故治法相同。

3. 关于疗程　1周治疗2次，为1个疗程，连续2～3个疗程。多数患者首次治疗后症状即可明显减轻，但仍需继续巩固治疗，以加强疗效。

4. 本病表现为肢体不适伴有睡眠障碍，只在夜间发病，故治疗时宜配合失眠治疗方案，以安神定志。

【生活调摄】

1. 注重情绪管理，保持良好心态。

2. 合理安排生活和工作。

3. 调整睡眠方式。不宁腿的症状主要发生在晚上和夜间睡眠时，因此可有意延迟睡眠时间，直至困意十足再休息，避免睡前阅读恐怖刺激性文字或视频。可以在睡前适当做些锻炼，特别是腿部的锻炼。

【验案】

案1：杜某，女，50余岁，2019年12月住院。患者来诊时以双膝骨关节炎收入院，后细问病史，白日行动时并无膝关节不适症状，仅在夜间出现膝关节不适，遂调整治疗方案，以安神定志调睡眠为主，予以梅花针叩刺头部诸经，毫针治疗以百会、四神聪、印堂、内关、神门、气海、关元、三阴交、悬钟、照海、太冲为主调神安眠，以肾俞、大肠俞、秩边、委中、承山为辅疏通局部经络。针灸治疗10次，埋线巩固2次，症状完全消失。

案2：许某，女，55岁，2012年5月21日初诊，以双膝骨关节炎和腰椎间盘突出症收入院。症见双膝关节疼痛伴活动受限，腰臀部困痛。住院治疗3周，疼痛症状较前明显减轻，但患者仍诉双膝关节酸困不适，尤以左侧为重。患者自觉疗效不佳，情绪低落。仔细询问患者，双膝关节酸困以夜间为重，影响睡眠，且查双膝关节无明显阳性反应部位，考虑患者为不宁腿综合征。继续予以火针、毫针治疗，但选穴不仅仅以膝关节周围穴为主，加飞扬、三阴交、内关、神门等，配合穴位注射。治疗5次，患者双膝关节酸困症状消失，欢喜出院。（曹玉霞医案）

十二、膝骨关节炎

【概述】

膝骨关节炎是指由于膝关节软骨变性、骨质增生而引起的一种慢性骨关节疾患，又称膝关节增生性关节炎、退行性关节炎及骨性关节病等。本病多发生于中老年人，也可发生于青年人；可单侧发病，也可双侧发病。

本病属中医学"膝痛""痹病""骨痹"等范畴。风、寒、湿、热等邪气闭阻经络，影响血气运行，导致肢体筋骨、关节、肌肉等处发生疼痛、重着、酸楚麻木，或关节屈伸不利、僵硬、肿大、变形等。临床常见气滞血瘀、湿热蕴结、寒湿痹阻、肝肾亏虚、脾肾阳虚等证。

【临床表现】

发病缓慢，多见于中老年肥胖女性，往往有劳累史。膝关节活动时疼痛加重，特点是初起疼痛为阵发性，后为持续性，劳累及夜间更甚，上下楼梯疼痛明显。膝关节活动受限，甚则跛行。极少数患者可出现绞索现象或膝关节积液。关节活动时可有弹响、摩擦音，部分患者关节肿胀，日久可见关节畸形。膝关节痛是本病患者就医常见的主诉。早期症状为上下楼梯时的疼痛，尤其是下楼时为甚，呈单侧或双侧交替出现，有时出现关节肿大，多因骨性肥大造成，也可因关节腔积液导致。严重者出现膝内翻畸形。

【辨证分型】

1. 气滞血瘀 膝痛日久，反复发作，绵绵难愈，或痛而剧烈，或麻而不仁，或不痛而麻，或伴手足无力，肢体偏痉，舌质淡暗，或有瘀斑，苔白腻，脉细滑或涩。

2. 湿热蕴结 膝痛，红肿，觉热感，得冷则舒，得温则痛，痛不可近，关节活动不能，小便黄赤，舌红苔黄腻，脉滑数。

3. 寒湿痹阻 膝部肿胀，膝关节内有积液，膝部酸痛沉着，活动不便，疼痛缠绵，阴雨天气加重，舌质淡红，苔薄白腻，脉濡缓。

4. 肝肾亏虚 膝部酸痛反复发作，无力，关节变形，伴有耳鸣，潮热，入夜蒸蒸而热，腰酸，盗汗，夜来多梦，舌色干红，苔少或薄，脉细数。

5. 脾肾阳虚 膝关节肿痛，遇寒则发，劳累加剧，形体浮肿，面色苍白，喜暖怕冷，四肢乏力，小便清长，食少便溏，舌色淡、苔白润，脉沉细弱。

【新九针治疗】

（一）治则

调和气血，通络止痛。

（二）针具选择

毫针、火针、针刀（4#0.6mm）。

（三）治疗方案

1. 初诊

第一步　针刀治疗

选穴：阿是穴（第3腰椎横突、骶缘/膝内侧副韧带附着点、鹅足肌腱附着点）。

操作方法：以锟针定点，碘伏常规消毒。术者以针刀快速破皮、慢进针抵达骨面，进行肌肉、肌筋膜松解减压。出针后，消毒敷料按压针刀口。

第二步　火针治疗

取穴：梁丘、血海、犊鼻、内膝眼、鹤顶。

操作方法：穴位碘伏消毒，细火针速刺不留针。

第三步　毫针、TDP治疗

取穴：①主穴：肾俞、大肠俞、秩边、梁丘、血海、阳陵泉、阴陵泉、膝阳关、膝下穴、委中、委阳、阴谷、合阳。②配穴：气滞血瘀，配膈俞、太冲；湿热蕴结，配大椎、曲池；寒湿痹阻，配风市；肝肾亏虚，配肝俞、太溪、三阴交；脾肾阳虚，配脾俞、命门。

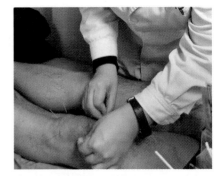

图4-30　膝关节处治疗

操作方法：患者先俯卧，用3寸毫针速刺肾俞、大肠俞，用4寸芒针速刺秩边，用1.5寸毫针速刺委中、委阳、阴谷、合阳；然后仰卧，腘窝处垫高，常规针刺余穴，留针30分钟。所选穴位一定要避开火针的针眼，不可重复刺激。膝下穴和膝阳关选取3寸毫针深刺，以得气为度。同时配合TDP局部照射。（图4-30）

2．复诊（于初诊3天后进行）

第一步　火针治疗（同初诊）

第二步　毫针、TDP治疗（同初诊）

【治疗现状】

膝骨关节炎及滑膜炎、髌骨软化等为老年常见病，目前治疗多以对症镇痛及关节置换术为主。但口服镇痛药对肠道刺激较大，不建议长时间服用；手术治疗创伤大，术后疼痛易复发。目前，针灸治疗膝骨关节炎疗效肯定，方法多样，涉及针刺、灸法、穴位注射、关节康复锻炼等治疗手段。但多数诊疗思路单一，仅是局部或经验选穴，以毫针为主。忽视查体在临床诊疗中的应用，缺乏较为成熟的针灸技术组合方案。

【临床体会】

1．关于膝骨关节炎的诊断问题　我们在临床诊疗中发现，当膝骨关节炎患者局部病变明显，如出现膝关节肿胀或明显痛点时，采取本方案往往收获较好疗效。但当患者局部症状表现不突出，无肿胀、痛点不明显的时候，本方案收效甚微；探究其原因，此时疾病的诊断可能与临床不符。临床上我们往往发现此类患者在腰臀部有压痛点和高张力点，说明该病疼痛表现在膝，而病变本质在腰，故需从腰论治。

2．关于"从腰治膝"问题　针对局部症状不突出，无肿胀、无明显痛点的患者，我们依据《黄帝内经》中"病在下，取之上"的观点结合临床查体，在腰臀部查找压痛点和高张力点，采取第三腰椎横突综合征和梨状肌综合征章节的治疗方案可获良效。我们认为其根源应是腰方肌损伤刺激支配关节周围肌肉的股神经和闭孔神经，导致关节周围肌肉如股四头肌、腘绳肌等痉挛而引发病变。此所谓"从腰治膝"。

3．关于针灸治疗适应证选择问题　膝骨关节炎按照X线特征分为5级，临床分为早中晚3期，而适合针灸保守治疗的为0～Ⅲ级早中期患者。如果患者症状严重，关节间隙消失，即X线片显示为Ⅳ级，临床为晚期患者，则保守治疗效果不明显，一般建议患者考虑膝关节置换治疗。

4．关于膝下穴的运用问题　膝下穴作为经外奇穴，位于髌骨下缘中点，针刺后产生酸胀感至全膝，效果明显。同时病在筋骨，为了直达病所，取得较好针感，针刺该穴时，需将腘窝处垫高，利用间隙使3寸毫针进入关节腔。

5．关于火针点刺梁丘的问题　梁丘穴下是髌上囊，髌上囊和关节腔相通。对于膝关节肿胀的患者，火针点刺梁丘后，可见组织液自然流出，此时尽其所出，甚至还可拔罐使关节腔内的积液排出，类似于西医用注射器抽吸积液的作用，同时发挥火针温通散寒、活血止痛的独特优势。但使用本法须注意严格无菌操作，防止感染。

6．关于针刀取穴的问题　本方案中的针刀取穴区别于以往针刀取穴多、刺激量过大的特点，而是选取患者较为突出的痛点。当膝关节局部痛点明显时（尤以内侧副韧带、鹅足肌腱为多见），则以局部选穴为主；当膝关节局部无明显痛点时，则寻找腰臀部痛点，以第3腰椎横突、骶缘等处选穴为主。用穴精简，刺激量适中，取得了较好的临床疗效。但需要强调的是，针刀的点必须是痛点，即肌肉、韧带的附着点，而不必拘泥于穴位。

7．关于玻璃酸钠在膝骨关节炎治疗中的使用问题　玻璃酸钠的使用虽能增加关节腔的润滑度，但随着人体代谢，起到的作用有限且短暂，临床意义不大。而通过针灸技术组合方案的治疗不仅能短期促进局部血液循环，改善关节活动度，更能调节自身功能状态，治标更治本。

8．关于膝骨关节炎增生的问题　许多患者认为增生仅仅是一种病理现象，而我们认为增生同时也是生理表现。增生的部位往往是关节应力最大的部位，类似于中国古典建筑"楔子"的原理，骨赘的出现使得关节更加稳固以应对日常的各种活动，所以说骨质增生是一种生理代偿。但增生出现的同时也会容易引起周围软组织的炎症、水肿，所以临床中，我们首要解决的不是增生，而是炎症。

9．关于疗程和疗效的问题　针刀治疗1周1次，火针治疗1周2次，毫针治疗1天1次，一般3周为1个疗程。针灸治疗该病疗效满意，但中老年人活动劳累后常易反复发作，应注意休养，适当延长疗程。病情严重、膝关节关节间隙明显狭窄或消失的患者，保守治疗的疗效差，必要时应建议患者行关节置换术。

【生活调摄】

1．患膝适当休息，锻炼要适度，避免过度负重、过累、着凉、受潮；避免久坐、久立；肥胖者建议减肥。

2．症状严重者可使用手杖，以减轻受累关节的负重。

【验案】

乔某，女，65岁，退休工人。2018年12月14日初诊。主诉：双膝关节疼痛5年多，加重1个月。现病史：双膝关节疼痛，右侧为甚，上下楼梯时疼痛甚，下蹲困难且疼痛加重，休息后可稍缓解，近1个月曾服过中西药物，效果欠佳，精神尚可，饮食一般，大小便调，睡眠尚可。检查：双膝关节无红肿，关节活动明显受限，浮髌试验阴性，髌骨研磨试验阳性，内外侧副韧带压痛阳性，侧方挤压试验阳性，双侧臀上皮神经分布区域及腰方肌部位有明显压痛点，右侧第3腰椎横突处有明显痛点，舌质暗红，苔少，脉弦细。双膝关节X线片提示双膝关节骨质增生。诊断为膝骨关节炎。辨证为肝肾亏虚。治疗：先予针刀松解腰部腰方肌及髂缘、阴谷、委阳，后用火针点刺梁丘、血海、内膝眼、外膝眼，用毫针错开火针眼针刺梁丘、血海、阴陵泉、阳陵泉、太溪，留针30分钟。治疗1次后，患者疼痛减轻，可以下蹲；后又治疗2个疗程，临床症状基本消失。（李让钱医案）

十三、跟痛症

【概述】

跟痛症又称跖筋膜炎，以足跟部疼痛为主，是指跟骨结节周围由慢性劳损所引起的以疼痛及行走困难为主症的病证。本病多见于中老年及肥胖之人，疼痛部位主要在足跟的掌面和后面，有时也可见于足跟的内外侧。由于长期站立、行走、摩擦或外伤等因素导致足部肌肉、筋膜长期受到牵拉等刺激，导致跖腱膜或跟腱附着处的慢性无菌性炎症，而跟骨骨刺、足跟脂肪垫炎或萎缩也是常见原因。现多认为是一种非细菌性滑膜炎，少数与类风湿、风湿病有关。

中医学认为，足跟痛多由肝肾阴虚、痰湿、血热等因素所致。肝主筋、肾主骨，肝肾亏虚，筋骨失养，复感风寒湿邪或慢性劳损，便导致经络瘀滞，气血运行受阻，使筋骨肌肉失养而发病。

【临床表现】

跟痛症多在一侧发病，也可两侧同时发病，疼痛轻重不一。以跟部疼痛为主，时而可牵扯小腿后侧疼痛，早晨起床时不敢直接用力及行走，久坐后起身时疼痛加重，经活动几步后症状减轻，往往患者有"疼-轻-重"的疼痛特点（可作为诊断要点）。局部不红不肿，在跟骨内侧结节处，相当于跟骨部前方偏内侧有一局限性压痛点。

【辨证分型】

1. 肾气亏虚 足跟内侧钝痛，行走时疼痛加重，或伴腰膝酸软无力，或耳鸣，舌质淡，舌边有瘀点，苔薄白，脉沉细涩。

2. 气血瘀滞 足跟部刺痛，痛处固定，晨起足跟着地时疼痛明显，行走后可轻度缓解，再休息后可明显减轻或完全缓解，患侧踝关节周围常可见瘀斑，舌质暗或有瘀点，脉弦涩。

3. 寒湿痹阻 足跟部酸痛，痛处弥漫，休息或足部受凉后疼痛明显，适当活动或足部保暖后可缓解，下肢冷，纳差，乏力，舌质淡胖，苔白腻，脉弦滑。

【新九针治疗】

（一）治则

调和气血，通络止痛。

（二）针具选择

针刀（4#0.6mm）。

（三）治疗方案

第一步 水针

取穴：足跟部阿是穴。

操作方法：患者俯卧位，锟针定点，安尔碘常规消毒2遍。取维生素 B_{12} 注射液 1ml、2% 盐酸利多卡因注射液 4ml、醋酸曲安奈德注射液 20mg、0.9% 氯化钠注射液 3ml，共配成 10ml 混悬药液。针尖对准穴位迅速垂直刺入，回抽无血，再缓慢注射，每点注射 1～2ml（仅在急性期或者疼痛剧烈时使用 1 次）。（图 4-31）

第二步 针刀治疗

操作方法：水针后，术者用针刀在相同部位进行纵向切割松解，出针后用纱布按压止

血，贴创可贴，保持局部皮肤干燥，避免感染。（图 4-32）

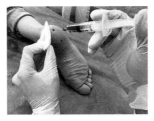
图 4-31 足跟处水针治疗

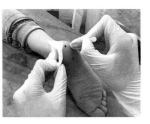
图 4-32 足跟处针刀治疗

【治疗现状】

跟痛症虽不属于危重证候，但症状缠绵难愈，容易复发。西医的治疗方法比较单一，包括口服或注射消炎止痛药物、外用药膏、物理疗法及手术，往往见效慢、疗效差、易复发，对患者的生活和工作造成负担。中医的治疗方法较多，包括中药内服、中药外敷外治、针灸、理疗舒筋推拿以及近年盛行的针刀疗法。然而，治疗方法虽多，疗效也不尽相同。

【临床体会】

1. 关于疗效评价及疗程安排　选用小针刀治疗，能够直接透入皮肤达到松解粘连的目的，一般 1 次即可治愈，至少拥有 6 个月的缓解期，复发率低。对于疼痛明显和首诊的患者，可以适当进行"封闭"治疗，但使用水针时激素需适量，次数要少，以防局部肌肉萎缩和跟腱玻璃样变甚至断裂的风险。

2. 双侧跟痛症患者，可先进行一侧治疗，患者另一侧可不治自愈。若另一侧仍痛者，1 周后再行另一侧治疗，方案同上。

3. 跟痛症曾以锋钩针疗法为主要治疗方法，但由于其在术中局限性较大，后逐渐被操作灵活的针刀所替代。

4. 经多种方法治疗后，效果不佳者，可从背腰部脊柱两侧肌肉寻找敏感点，行针刀松解治疗，局部痛点可以行火针、毫针治疗。

5. 在针刀松解操作时，需注意切割方向，不可横向切割以免切断跟腱导致不良后果。

6. 部分患者除跟痛表现外还有其他关节疼痛，应进行实验室检查，如由链球菌感染所致，则需输注青霉素治疗。

7. 本方案疗效不佳者，可以考虑中医肾虚型跟痛，多口服补肾中药即可治愈。

【生活调摄】

1. 在足跟部应用厚软垫保护，也可以应用中空跟痛垫来空置骨刺部位，以减轻局部摩擦、损伤。

2. 经常做足底蹬踏动作，增强跖腱膜的张力，加强其抗劳损的能力，减轻局部炎症。

3. 温水泡脚，有条件时辅以理疗，可以减轻局部炎症，缓解疼痛。

【验案】

案 1：冯某，男，58 岁，2019 年 5 月 10 日初诊。主诉：右足跟内侧痛 2 年，加重 1 个月。现病史：右足跟内侧疼痛甚，每于行走时即觉疼痛，久站及走远路时疼痛会加剧，精神尚可，饮食一般，平素自觉腰膝酸软，大小便调，睡眠欠佳，舌暗红，苔少，脉沉细。查体：右足跟内侧压痛明显，其余未见明显阳性体征。右足跟骨 X 线片提示"右足跟骨骨刺"。诊断为右跟痛症。辨证：肝肾亏虚。治疗：患者俯卧位，取局部阿是穴（压痛点），常规消毒后，行水针治疗（用药可见上面治疗方法），然后术者用 4 号（0.6mm

粗）针刀进行纵向切割松解，出针后用纱布按压止血，于针眼处外贴创可贴。嘱其 3 日内针眼处勿着水，保持局部皮肤干燥，避免感染。治疗 1 次后痊愈，随访未复发。（冀来喜医案）

案 2：张某，女，35 岁，2010 年 7 月就诊。症见右足跟疼痛，按压足底有明显压痛，考虑跟痛症。予以水针、小针刀治疗，症状缓解。但 2 个月后复发，予以右足跟骨 X 线检查，未见异常，因其提及常年在洗浴中心做搓澡工，环境潮湿，曾出现膝关节游走痛，遂行风湿三项检查提示抗链"O"阳性，建议其静脉输注青霉素半月，症状消失。后嘱其肌内注射长效青霉素 1 年，病情未再反复。（曹玉霞医案）

十四、踝关节扭伤

【概述】

踝关节扭伤是指外力致踝部扭转的急性软组织损伤，以踝部疼痛、肿胀及活动障碍为主要表现的疾病。踝关节扭伤甚为常见，可发生于任何年龄，但以青壮年为主。其中发病部位以外侧副韧带损伤最为多见，下胫腓韧带单独损伤较为少见，常与踝关节骨折脱位合并存在。

本病属中医学"伤筋"范畴。急性关节损伤多由剧烈运动或持重过度、跌仆、牵拉以及过度扭转，使受外力的关节超越正常活动范围而引起关节周围软组织损伤，病机为筋脉受损，经气运行受阻，气血瘀滞而致局部肿痛，甚至关节活动受限；慢性关节损伤多因未及时治疗，损伤严重，治疗失误，可引起创伤性关节炎、无菌性坏死及关节粘连，影响关节功能的恢复。

【临床表现】

伤后踝部肿胀、疼痛、功能障碍。外踝扭伤时肿胀与疼痛局限于外踝前下方，可有瘀斑，足被动跖屈内翻时疼痛加重，外翻时则减轻。韧带断裂时，可摸到有凹陷甚至移位的关节面。内踝扭伤常有内踝前下方肿胀、皮下瘀斑、压痛，足被动外翻时疼痛加重。

【辨证分型】

1. 气滞血瘀 受伤后踝部立即出现肿胀疼痛，不能走路或尚可勉强走路，伤后二三日出现瘀斑。内翻扭伤时，在外踝前下方肿胀、压痛明显，若将足部做内翻动作时，则外踝前下方出现剧痛；外翻扭伤时，在内踝前下方肿胀、压痛明显，若将足部做外翻动作时，则内踝前下方发生剧痛。舌淡，苔薄白，脉弦涩。

2. 气虚血瘀 急性踝关节损伤迁延不愈，踝关节周围酸痛不适，伴或不伴局部肿胀，久站久行加重，或踝关节乏力，反复发生扭伤。舌淡，苔薄白，脉细涩。

【新九针治疗】

（一）治则

祛瘀消肿，舒筋通络。

（二）针具选择

火针、毫针。

（三）治疗方案

第一步　火针治疗

取穴：丘墟、阿是穴。

操作方法：局部皮肤常规碘伏消毒后，细火针烧至白亮或通红，速刺不留针，用消毒干棉球按压针眼。如有组织液或血液流出，则无须按压针眼。

第二步　毫针、TDP 治疗

取穴：丘墟透照海、商丘、申脉、昆仑、解溪、阳陵泉、承山。

操作方法：患者仰卧，下肢平放，足背放松。丘墟透照海选取 3 寸毫针透刺，其余各腧穴按常规操作，所选穴位须避开火针的针眼，不可重复刺激。同时配合 TDP 局部照射。

【治疗现状】

踝关节扭伤在运动损伤中较为常见，初期诊断须通过影像学检查排除骨折、脱位、韧带断裂等情况。不同分型采用不同治疗方法，在急性期西医以保守治疗为主，在慢性反复扭伤阶段西医多采用手术进行干预。中医在本病治疗中多以外治为主，其中尤以针灸治疗踝关节扭伤疗效明确，针对急性期治疗效果显著，但对于慢性反复发作仍有待进一步研究。

【临床体会】

1．关于本方案的优势　本病属于足太阳、足少阳经筋病变。中医认为，筋伤的发病机制在于经络不通，气血瘀滞局部。治疗时首选火针局部治疗。早在《灵枢·经筋》中就有记载，在治疗足太阳经筋病时"治在燔针劫刺，以知为数，以痛为输"。现代大量临床观察证实，针灸对于缓解局部肿痛，改善血液循环，调节机体整体与局部的平衡有较好疗效。我们在临床上，多采用局部与远端配合取穴，火针与毫针配合使用，操作简便、疗效卓著。

2．关于疗程安排　一般每周 2 次，为 1 个疗程。新发踝关节扭伤多数经治疗 1 个疗程可恢复正常。久病者需治疗 2～3 个疗程。

3．关于反复发作者　反复踝关节扭伤是一种运动损伤，若未及时治疗或治疗不彻底则极易转为慢性损伤，关节反复肿痛，此时西医仍然考虑局部理疗。通过临床实践观察，我们认为小腿后外侧肌群的失调是引起本病反复发作的重要原因。在解剖学中，踝关节的内侧三角韧带的韧性大，外侧副韧带则相对薄弱且松弛，当两者同时发生作用时，踝关节易过度向内翻，使腓侧副韧带发生撕裂损伤，导致踝关节扭伤，多反复发生于外侧。在长期不当的刺激下，本就薄弱的腓骨长肌和腓骨短肌越发松弛，使得踝关节趋于不稳定性，极易反复发作。所以本病的治疗重点，应是加强肌群的协调性。选穴应当循经远取阳陵泉、外丘、悬钟、委中、承筋、承山等。

【生活调摄】

1．要注意保护踝关节，进行剧烈运动时做好防护工作，受伤后需佩戴护踝保护踝关节至少 4 周。伤愈后短期内勿做剧烈运动。

2．火针治疗后要注意针眼的护理。因外伤肿胀，针眼处时有组织液渗出，故每日应碘伏消毒针眼。一般要在针眼不再渗出组织液 3 天后方可着水。

3．踝关节陈旧损伤者可经常行踝部及小腿部热敷或熏洗。

【验案】

赵某，女，25 岁，2021 年 6 月初诊。主诉：右踝关节肿痛 7 天。患者扭伤后出现右侧内、外踝肿胀疼痛，不能行走。查体：右侧内、外踝局部青紫、压痛明显，踝关节内、外翻及旋转受限，X 线片示软组织损伤，苔白，脉涩。辨为气滞血瘀证。初诊采用火针速刺丘墟、商丘，毫针针刺申脉、昆仑、照海、解溪、阳陵泉、承山等穴位，患者即感局部温热，疼痛减轻。嘱患者休息，抬高患肢。上述方案治疗 3 次后，患者诉诸症即除。（冀来喜医案）

十五、腱鞘炎

【概述】

腱鞘炎是指腱鞘因机械性摩擦而引起的慢性无菌性炎症。腱鞘分为两层，外层为纤维性鞘膜，内层为滑液膜。滑液膜又分为壁层和脏层。脏壁层两端形成盲囊，其间含有少量滑液，起着润滑和保持肌腱活动度的作用。在日常生活和工作中，由于频繁活动引起过度摩擦，加之某些部位有骨性隆起或肌腱走行方向发生改变形成角度，这样就更加大了肌腱和腱鞘之间的机械摩擦力。这种机械性刺激可使腱鞘在早期发生出血、水肿、渗出等无菌性炎症反应。反复创伤或迁延日久以后，则发生慢性纤维结缔组织增生、肥厚、粘连等变化，致使腱鞘狭窄，发生局部疼痛、压痛及关节活动受限等，严重时肌腱通过狭窄的骨纤维管道会发生交锁或弹响症状。临床以桡骨茎突狭窄性腱鞘炎和屈指肌腱狭窄性腱鞘炎最为常见。

本病属中医学"伤筋""筋瘤""筋结"等范畴。中医学认为，由于外伤、机械性刺激、慢性劳损等原因，致使局部经脉气滞血瘀，损伤经筋，凝滞筋脉而发筋结，导致本病。临床常见手阳明、手太阴经筋证，手厥阴经筋证，手少阳、手阳明经筋证，手太阴经筋证等。

【临床表现】

腱鞘分布在人体腕部、掌指部、足部和肩部肱二头肌腱沟等处，因此，腱鞘炎在指、趾、腕、踝及肩部均可发生，尤以腕部和手指最为常见，如桡骨茎突狭窄性腱鞘炎和屈指肌腱狭窄性腱鞘炎。临床起病多比较缓慢，有时也会突然出现症状。通常表现为发病部位疼痛，可以向近端或远端放射，可能出现晨僵，通常关节晨僵的感觉在起床后最为明显，随手指活动，晨僵症状可慢慢缓解，但疼痛症状并不会随着活动频繁而明显缓解。受累的关节出现肿胀，局部有时可触及硬结，手指活动时出现弹响，甚至出现暂时性嵌顿，需要被动活动关节才能够缓解。关节活动受限，当肌腱完全嵌顿后，手指屈伸活动丧失。

【辨证分型】

本病没有明确的辨证分型。

【新九针治疗】

（一）治则

舒筋通络，活血止痛。

（二）针具选择

锝针、针刀（4#0.6mm）、毫针、火针。

（三）治疗方案

1. 初诊

第一步　水针、针刀治疗

取穴：桡骨茎突狭窄性腱鞘炎取患侧桡骨茎突痛点；屈指肌腱狭窄性腱鞘炎取患指掌

指关节掌侧面压痛点或皮下硬结。

操作方法：以锟针定点，安尔碘常规消毒。取维生素 B$_{12}$ 注射液 1ml、2% 盐酸利多卡因注射液 1ml、醋酸曲安奈德注射液 10mg，共配成 3ml 混悬药液。针尖对准穴位迅速刺入，回抽无血，再缓慢注射于痛点（仅在急性期或疼痛剧烈时使用 1 次）。术者用左手拇指和示指将患者手指及肌腱充分固定，使其局部紧张，位于皮下，右手持针刀（4#0.6mm）使刀口线平行于肌腱快速突破皮肤，到达皮下，再轻刺入病变腱鞘，进行纵向切割，不能横切，不要过深，以免伤及肌腱。

第二步　毫针、TDP 治疗

取穴：①手阳明、手太阴经筋证：列缺、手三里；②手厥阴经筋证：劳宫、大陵、内关；③手少阳、手阳明经筋证：合谷、外关、支沟；④手太阴经筋证：列缺、孔最。

操作方法：常规毫针针刺，泻法。同时配合 TDP 局部及前臂照射。

2．次诊（于初诊 3 日后进行）

第一步　火针治疗

取穴：同针刀取穴，避开针刀针眼。

操作方法：针刺前对穴位局部皮肤用碘伏消毒后，以细火针速刺不留针。

第二步　毫针、TDP 治疗（同初诊）

【治疗现状】

此病目前临床多见，西医治疗多采用封闭注射或者口服消炎止痛药物治疗，易复发，且副作用大。中药治疗效果一般。针灸治疗多采用毫针常规治疗，疗效也不甚理想，而且容易反复发作。所以探讨有效可行的治疗方案，意义重大。

【临床体会】

1．本方案的优势　针刀治疗可直接松解腱鞘，融中医经络学和西医解剖学于一体，通经活血，松解粘连。配合火针治疗，温通经络，活血化瘀。针灸治疗，无副作用、价格低廉、方法简明，值得推广使用。

2．关于使用针刀时需要特别注意的问题　治疗桡骨茎突狭窄性腱鞘炎时一定要严格掌握局部解剖，避免对桡神经和桡动脉的损伤。治疗手指屈肌腱鞘炎时，针刀进针点要偏向尺侧，针刃方向与肌腱走行一致，避免损伤肌腱及两侧的血管神经束；操作时松解必须到位，当即解决"弹响"现象。手指屈肌腱鞘炎封闭治疗不宜过多，且治疗后短时间内不宜过度用力，以免引起肌腱断裂。

3．关于手三里的选取问题　临床发现，患者出现桡骨茎突狭窄性腱鞘炎时，往往会出现患侧手三里部位的压痛，此点也可作为针刀 / 毫针治疗点，从而提高疗效。现代解剖学证实，拇长展肌起于桡尺骨背面，其肌腱止于第 1 掌骨底；拇短伸肌起于桡骨背面，其肌腱止于拇指近节指骨底。当发生桡骨茎突狭窄性腱鞘炎时，正是这些肌腱受累，所以远取手三里可获效。这为循经远部取穴提供了解剖学依据。

4．关于疗效评价及疗程安排　1 周只做 2 次治疗为 1 个疗程，一般 1 个疗程即可。疼痛较重者可于 1 周后重复 1 个疗程。如果初诊见患者疼痛不甚，可以省略针刀操作，只做火针、毫针与 TDP 组合治疗即可。

【生活调摄】

1. 针刀、火针治疗部位 3 天内不宜着水，尽量少活动，以免加重切口处水肿。3 天后可做屈伸运动。

2. 患者应避免过度手工劳动，注意患部休息与活动相结合，从而预防和减少本病复发。

3. 患部应注意保暖，禁凉水洗手。

【验案】

案1：张某，女，60岁，2019年7月5日来诊。主诉：左手拇指疼痛肿胀伴屈伸受限3个月，加重1周。现病史：3个月前出现左手拇指疼痛，伴屈伸时疼痛，自行热敷后稍缓解，未行规律诊治；2个月前自觉左手拇指疼痛较前加重，屈伸受限，活动时有"弹响"，伴轻微肿胀，就诊于社区医院行封闭治疗1次，疼痛缓解；1周前上述症状再次加重，为求中医诊治来我院门诊。查体：左手拇指掌指横纹处压痛阳性，屈伸受限，屈伸时有弹响声。诊断为左拇指屈肌腱鞘炎。治疗：取阿是穴（左手掌指关节掌侧面压痛点），行水针及针刀治疗，1次痊愈。（曹玉霞医案）

案2：李某，男，45岁，2019年3月15日就诊。主因右拇指疼痛伴屈伸受限弹响6个月就诊，诊断为右拇指屈肌腱鞘炎，行常规水针、小针刀治疗后，痊愈。但1个月后在搬动物体时右拇指部出现弹响，继而屈伸无力，就诊于西医骨科诊断为肌腱断裂，行手术治疗。（曹玉霞医案）

十六、腱鞘囊肿

【概述】

腱鞘囊肿是指发生在腱鞘或关节囊附近的一种囊性肿块，发病原因尚不明确。慢性损伤使滑膜腔内滑液增多而形成囊性疝，或结缔组织黏液退行性变，可能是发病的重要原因。目前，临床上将手、足小关节处的滑液囊疝（腕背侧舟月关节、足背中跗关节等处）和发生在肌腱的腱鞘囊肿统称腱鞘囊肿。大关节的囊性疝另行命名。本病以女性和青少年多见。大多逐渐发生或偶尔发现，生长缓慢。极少数病例，经较长时间，囊肿可自行吸收。

本病属中医学"筋结""筋瘤"范畴，系外伤筋膜，邪气所居，郁滞运化不畅，水液积聚于骨节经络而成；多因患部关节过度活动、反复持重、经久站立等，劳伤经筋，以致气津运行不畅，凝滞筋脉而成。

【临床表现】

腱鞘囊肿生长缓慢，圆形，直径一般不超过2cm；也有突然发现者。少数可自行消退，也可再长出。部分病例除局部肿物外，无自觉不适，有时有轻度压痛。多数病例有局部酸胀或不适，影响活动。

腕背、腕掌侧桡侧屈腕肌腱及足背发病率最高，掌指关节及近侧指间关节处也常见到，偶尔在膝关节前下方胫骨前肌腱膜上也可发生这类黏液退行性变导致的囊肿，但因部位较深，诊断较困难。

1. 手腕部腱鞘囊肿　手腕部腱鞘囊肿多发生于腕背侧，少数在掌侧。最好发的部位是指总伸肌腱桡侧的腕关节背侧关节囊处，其次是桡侧腕屈肌腱和拇长展肌腱之间。腕管内的指屈肌腱鞘亦可发生囊肿，压迫正中神经，诱发腕管综合征。少数腱鞘囊肿可发生在掌指关节以远的指屈肌腱鞘上，米粒大小，硬如软骨。

2. 足踝部腱鞘囊肿 以足背腱鞘囊肿较多见，多起源于足背动脉外侧的趾长伸肌腱鞘。跗管内的腱鞘囊肿可压迫胫神经，是跗管综合征的病因之一。

【辨证分型】

本病不需辨证分型。

【新九针治疗】

（一）治则

消瘀散结，通络止痛。

（二）针具选择

粗火针、细火针、毫针。

（三）治疗方案

第一步 火针治疗

取穴：阿是穴。

操作方法：助手双手固定囊肿，施针者常规碘伏消毒，选用中粗火针，烧至通红后刺入囊肿基底部，迅速拔出火针，可见胶状液体随针孔流出，随后助手双手挤压囊肿，即刻出现胶冻状分泌物，挤出分泌物至血流出即止。若挤压后，囊肿变小不明显，则考虑多房性，应重新固定囊肿，再用火针点刺。必要时用抽气罐加压吸出分泌物。当囊肿基本变平时，选用细火针点刺原囊肿边缘，贴创可贴，保持局部皮肤干燥，避免感染。（图4-33，图4-34）

第二步 毫针、TDP治疗

取穴：阿是穴。

操作方法：采取围刺法，视囊肿范围大小针刺3～5针，于囊底四周向囊肿中心刺入，刺入深度以不超过下层囊膜为准。进针后，施泻法，留针30分钟。同时配合TDP局部照射。（图4-35）

【治疗现状】

目前西医治疗腱鞘囊肿的方法较多，一般以物理挤压、穿刺抽取和手术切除为主。经物理挤压、穿刺抽取后，当时囊肿缩小，但壁并未破坏，复发率极高。也有多数病例经手术切除，虽然效果良好，但费用高、且易留瘢痕，造成肌腱的继发性损伤。中医治疗本病

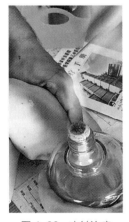
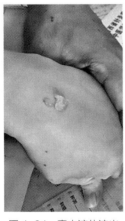
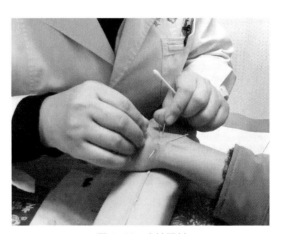

图4-33 火针治疗　　　图4-34 囊内液体流出　　　　图4-35 毫针围刺
腱鞘囊肿

主要以毫针围刺、推拿按压、间接灸等为主，虽有一定疗效，但对囊壁的损伤不大，破坏的囊壁很容易闭合，囊液又聚而复发。

【临床体会】

1. 本方案的优势 中粗火针针孔大，且烧灼的皮肤可发生炭化，针孔愈合慢，有利于囊液的排泄，外在的按压也有利于胶状黏液的彻底排出。其次，火针直接作用于囊壁，使囊壁炭化、萎缩，囊液难以复生，可避免复发。毫针围刺囊肿，促进局部血液循环，提供营养，使局部代谢加快，有利于受损组织的恢复。

2. 关于火针点刺多处的问题 腱鞘囊肿有单房和多房之分。临床上以单房者居多，此时用粗火针点刺 1 针即可放尽囊液。但有少数为多房囊肿，此时宜需粗火针点刺多处，并挤尽囊液。同时为了让囊壁充分破坏并不再生，也要考虑细火针多点速刺，以求根治。

3. 关于疗程安排 一般 1 次即可治愈。若不愈者，1 周后重复治疗。

4. 关于疗效评价 此方案治疗腱鞘囊肿，效果显著，近期疗效稳定；经临床观察，远期复发率低，有较好疗效。

5. 对发于腘窝部的腱鞘囊肿 因体积较大、部位较深，若治疗效果不佳，建议手术治疗。

【生活调摄】

1. 避免过量的手工劳动及不良的劳动方式，尤其是长时间手握鼠标，或姿势不正确，都可导致手关节滑膜腔的损伤而致病。

2. 注意劳逸结合、四肢部位保暖，加强锻炼。

【验案】

李某，女，45 岁。2019 年 7 月 20 日初诊。主诉：左手腕背部圆形囊性包块 2 个月。现病史：初为黄豆大，逐渐长大，局部隐痛，精神尚可，食欲佳，大小便调，睡眠可，舌红，苔薄白，脉弦细。查体：左手腕背部近尺骨端处有一 2cm×1.5cm×0.5cm 囊性包块，表面光滑，边界清楚，轻度压痛。诊为腱鞘囊肿。治疗：用押手（左手）固定囊肿，常规碘伏消毒，用右手持粗火针，烧至通红后刺入囊肿基底部，迅速拔出火针，可见胶状液体随针孔流出，随后助手双手挤压囊肿，即刻出现胶冻状分泌物，挤出分泌物至血流出即止。用小型抽气罐加压吸出分泌物。当囊肿基本变平时，选用细火针点刺原囊肿边缘，于针眼处贴创可贴，行加压包扎，保持局部皮肤干燥，避免感染。治疗 1 次痊愈。（李让钱医案）

十七、痛风

【概述】

痛风是由于单钠尿酸盐沉积于骨关节、肾和皮下等部位引发的急、慢性炎症和组织损伤，与嘌呤代谢紊乱及 / 或尿酸排泄减少所致的高尿酸血症直接相关，属于代谢性风湿病范畴。本病以中年人最多见，40～50 岁是发病高峰。男性发病率高于女性，男女之比约为 20：1。

本病属中医学"痹病"范畴。由于人体正气不足，感受外邪，致使经络痹阻，气血运行不畅，引起筋骨、关节发生疼痛、重着等临床表现。临床常见湿热痹阻、瘀热内郁、痰湿阻滞、肝肾阴虚等证型。

【临床表现】

1. **原发性痛风** 由遗传因素和环境因素共同致病，大多数为尿酸排泄障碍，少数为尿酸生成增多。具有一定的家族易感性，除极少数为先天性嘌呤代谢酶缺陷外，绝大多数病因未明，常与肥胖、糖代谢紊乱、高血压、动脉硬化和冠心病等聚集发生。

2. **继发性痛风** 由肾脏疾病致尿酸排泄减少，骨髓增生性疾病及放疗致尿酸生成增多，某些药物抑制尿酸的排泄等多种原因所致。

【辨证分型】

1. **湿热痹阻** 下肢小关节猝然红肿热痛、拒按，触之局部灼热，得凉则舒，伴发热口渴，心烦不安，溲黄，舌红苔黄腻，脉滑数。

2. **瘀热内郁** 关节红肿刺痛，局部肿胀变形，屈伸不利，肌肤色紫暗，按之稍硬，病灶周围或有硬块、硬结，舌质紫暗或有瘀斑，苔薄黄，脉细涩或沉弦。

3. **痰湿阻滞** 关节肿胀，甚则关节周围漫肿，局部酸麻疼痛，或见硬块、硬结不红，伴有目眩，面浮足肿，胸脘痞闷，舌胖质暗，苔白腻，脉缓或弦滑。

4. **肝肾阴虚** 病久屡发，关节痛如被杖，局部关节变形，昼轻夜重，肌肤麻木不仁，步履艰难，筋脉拘急，屈伸不利，头晕耳鸣，颧红口干，舌红少苔，脉弦细或细数。

【新九针治疗】

（一）治则

舒经活络，通痹止痛。

（二）针具选择

火针、毫针。

（三）治疗方案

第一步　火针治疗

取穴：阿是穴。

操作方法：穴位常规碘伏消毒后，选取细或中火针烧红速刺病变关节，针刺深度为3～5分。依据关节肿胀范围确定针数，针后3天保持针刺部位清洁和针孔干燥。

第二步　毫针、TDP治疗

取穴：①主穴：阿是穴（避开火针针眼）。②配穴：湿热痹阻，配阴陵泉、阳陵泉；瘀热内郁，配合谷、血海；痰湿阻滞，配脾俞、胃俞、中脘、足三里；肝肾阴虚，配肝俞、肾俞、太溪。

操作方法：毫针针刺脾俞、胃俞、肝俞、肾俞，平补平泻；针刺病变关节周围阿是穴、合谷、太冲，用泻法，TDP照射局部。留针30分钟。

【治疗现状】

目前，西医治疗以降低尿酸、碱化体液、止痛为主。急性期口服非甾体抗炎药、秋水仙碱、糖皮质激素治疗。发作间歇期和慢性期以口服抑制尿酸生成和促进尿酸排泄药物为主。这些药物虽有一定效果，但毒副反应明显。痛风高发于中老年人，因年老体质较差，多有心、肝、肾功能不全等基础病，故使用此类药物容易造成对身体的损害，且存在即时止痛效果较差、易产生耐药性、疗效降低、病情容易反复等缺点。

【临床体会】

1. **关于火针治疗本病的机制** 火针具有借火助阳、开门祛邪、以热引热之效，能够激发经气，鼓舞气血运行，温补脏腑阳气，治疗气血运行不畅所致各种瘀证；同时火针放血疗法能使壅滞的火毒直接外泄，并借助其运行气血之功，达到温通经络、消肿止痛之效。火针放血，速度快、皮损小、疼痛轻、可达到要求的深度，且针孔畅通，能放出治疗所需血量，值得应用。现代研究表明，火针直接刺激病灶或反射点，能迅速改善或消除局部组织水肿、充血、钙化等病理变化，加快微循环，提高局部代谢速度；患者关节及周围组织中有大量尿酸钠盐结晶沉积，通过局部放血排毒，迅速快捷地排放高黏度、含有大量尿酸之高压血液，可消除血管张力，降低血管阻力，直接改善血液循环，降低毛细血管通透性，降低胶体渗透压，减轻局部炎症刺激。火针治疗痛风疗效显著，复发率低。

2. 关于疗程安排 每周 2 次为 1 个疗程，需 3～4 个疗程。

【生活调摄】

1. 严格饮食要求。本病生活调护十分关键，要求患者严格按照痛风饮食要求进食，禁食海鲜、动物内脏等，禁饮酒等，预防其急性发作。

2. 痛风急性发作期应卧床休息，将患肢抬高以减轻疼痛，病情好转后方可逐渐活动，要注意保暖。

3. 无症状型高尿酸血症患者应定期复查血尿酸，平常多饮水。

【验案】

王某，男，42 岁，公司职员。2018 年 12 月 19 日初诊。主诉：左足第 1 跖趾关节、左踝关节内侧红肿热痛 1 天。现病史：患者诉 1 天前吃火锅饮酒后，夜间突然左足第 1 跖趾关节处疼痛，伴红肿，疼痛难忍，相继出现左踝关节内侧部位疼痛，行走时疼痛难忍，遂就诊于我院门诊。查体：左足第 1 跖趾关节处及左踝关节内侧红肿，触痛甚，皮温高；体型肥胖，精神尚可，饮食尚可，大小便调，睡眠差，舌暗红，苔黄腻，脉弦滑。化验：血尿酸 528μmol/L。血细胞分析：白细胞计数 11.2×10⁹/L，中性粒细胞计数 7.9×10⁹/L；血沉 35mm/h，CRP 40mg/L。诊断：痛风（急性期），湿热痹阻。治疗：①常规消毒后，用细或中火针烧红速刺病变关节 3～5 针，针刺深度为 3～5 分，针后 3 天保持针刺部位清洁和针孔干燥。②取毫针针刺脾俞、胃俞、肝俞、肾俞，平补平泻；针刺病变关节周围阿是穴、合谷、太冲，用泻法，配阴陵泉、阳陵泉，平补平泻，TDP 照射局部，留针 30 分钟。治疗 1 次后，患者疼痛明显减轻。共治疗 2 个疗程，症状完全消失。嘱患者注意饮食起居，定期复查尿酸，防止复发。（李让钱医案）

十八、下肢静脉曲张

【概述】

下肢静脉曲张是常见的周围血管疾病，属于静脉逆流性疾病，可由多种病因引起，是许多疾病所共有的临床症状，而非一个病证。主要临床表现为浅静脉系统的迂曲扩张，以及小腿部的酸胀、疲劳感。随着病情发展，可出现足靴区的皮肤营养性变化，以及血栓性浅静脉炎、出血、溃疡等并发症，给患者带来生活上的极大不便。

本病属于中医学"筋瘤""膀疮"等范畴，是以筋脉色紫、盘曲突起状如蚯蚓、形成团块为主要表现的浅表静脉病变。筋瘤者，坚而色紫，垒垒青筋，盘曲甚者结若蚯蚓。由于长期从事站立负重工作，劳倦伤气，或多次妊娠等，使筋脉结块成瘤。

【临床表现】

1．有长期站立史或下肢静脉曲张的家族史。

2．可伴有色素沉着、溃疡、血栓性浅静脉炎、出血、溃疡等并发症。

3．早期很少有症状，远期病程进展快。

【辨证分型】

1．阳虚寒凝　患肢小腿沉重，遇寒湿加重，酸痛或胀痛，久立久坐后加重，患肢显见脉道迁曲或扭曲成团，或局部硬结；小腿下部皮肤颜色紫褐灰暗，可伴烦躁易怒或神情抑郁；舌质暗或有瘀斑，苔白，脉弦细或沉涩。

2．湿热瘀阻　患肢瘀肿，色灰暗，漫及小腿全部，青筋隐现，有紫红色索条或肿硬区，小腿有溢出污液，或有糜烂，小腿前或侧方瘀肿溃烂，疮口色暗，肉腐失新，伴烦躁不安，发热口渴，尿赤，便干，舌质红、伴有瘀斑，苔黄，脉滑数或弦数。

【新九针治疗】

（一）治则

活血通络。

（二）针具选择

磁圆梅针、火针。

（三）治疗方案

1．初诊　磁圆梅针治疗。

操作方法：患者双手倚托直立位，重心放在患肢上，使曲张静脉充盈。术者左手拇指固定按压在曲张静脉团的最上方（即近心端），右手持针垂直叩击静脉团，手臂悬空，右肘屈曲90°，以腕部运动形成主要叩击力量，同时运用中指、环指、小指的撬力。腕力与指力两者巧妙配合，灵活弹刺。先自曲张的远端开始，由下而上，渐至曲张之近端，叩至局部隆起，蓝色蚯蚓团消失，局部体温升高（或手触发热）为度。然后将弹力绷带自足踝缠绕至膝关节以上，连续缠绕至复诊方能解开。（图4-36）

2．复诊（在初诊1周后进行）　火针治疗。

主穴：阿是穴（曲张静脉）。

操作方法：解开弹力绷带，患者双手倚托直立位，重心放在患肢上，使曲张静脉充盈。观察患腿静脉曲张情况。针对遗留的曲张静脉团，于地上铺报纸后，在阿是穴（曲张静脉）及周围皮肤处用碘伏消毒，然后取中粗火针，用酒精灯加热至通红，速刺不留针，待血流自止后用碘伏棉球清理血渍并消毒针孔。（图4-37）

另外，对于胫骨表面及足背的

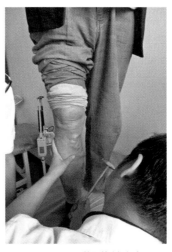

图4-36　磁圆梅针治疗
下肢静脉曲张

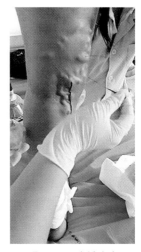

图4-37　火针治疗
下肢静脉曲张

曲张静脉无法用磁圆梅针叩击，可直接用火针点刺放血治疗。

【治疗现状】

目前，治疗单纯性下肢静脉曲张可采用手术疗法、注射疗法及加压硬化疗法、弹力袜压迫疗法。手术疗法虽可以永久切断静脉由上而下和由深而浅的血液倒流，以及切除扩张曲张静脉，效果确切，复发率低，但有切口多、创伤大、出血多、住院时间长和费用高等不利因素，以及有隐神经永久性或暂时性损伤和淋巴管损伤性水肿等并发症。硬化疗法具有刺激性，在实际操作中，如果应用大剂量高浓度硬化剂，就会出现严重的静脉炎和周围炎，且硬化静脉呈较粗的索条状，疼痛明显，影响活动。另外，偶有对硬化剂过敏者，不应忽视。

【临床体会】

1. 关于疗效评价及疗程安排　新九针技术组合疗法治疗下肢静脉曲张，既解决了手术之弊，又避免了硬化疗法的并发症。此法不仅操作简便，安全有效，治愈率高，而且不需住院，费用低廉，并能满足不愿手术和考虑肢体"美容"患者的心理需要。此治疗技术经过多年的研究发展，已经成为临床上比较成熟的治疗技术，值得进一步推广应用。一般均是一次性治疗，即1次磁圆梅针治疗、1次火针治疗，2周即可。如果仍有不愈者，可重复一遍治疗即可。如果仅用磁圆梅针治疗后痊愈，则不必行火针治疗。

2. 关于本法的适应证和禁忌证问题　西医治疗方案的实质是破坏曲张的静脉，所以前提必须是侧支静脉及深静脉回流完好，否则是禁忌证。浅静脉瓣膜试验、交通支瓣膜功能试验、深静脉功能试验可用来测定侧支静脉及深静脉回流情况。然而本法治疗后曲张的静脉仍然回流完好（放血可以简单验证），推测治疗的机制并非完全破坏阻断该静脉，而是通过磁圆梅针、火针刺激，使曲张的静脉血管壁的平滑肌收缩而已。故不必考虑代偿问题，因而无上述禁忌证。

3. 关于本法的安全性问题　近年有学者质询本人，本疗法是否存在血栓形成的风险。我们尽管未进行相关实验研究，但数十年来所有随访病例，无一出现因本法所致的血栓形成现象，客观机制尚需进一步研究。

4. 对于下肢静脉曲张伴有溃疡的患者，可以选用火针治疗，能加速溃疡面愈合，且应待溃疡痊愈后再行磁圆梅针治疗。

5. 关于磁圆梅针和火针治疗部位的选择问题　对于腓肠肌等肌肉丰厚的部位，使用磁圆梅针叩击曲张静脉，患者一般能接受，但当曲张静脉位于胫骨面、足踝及足背等肌肉浅薄的部位时，则须避免使用磁圆梅针，而应使用火针点刺治疗。

6. 关于火针放血量的问题　火针点刺治疗时，总出血量应控制在50ml以内，一般血流减缓即可压迫止血。

7. 关于磁圆梅针治疗过程中应注意的问题　在用磁圆梅针叩击时，一定要垂直叩击，以免因受力方向改变使局部皮肤损伤；同时应注意腕力和指力的配合，灵活弹叩；因操作时须站立位，加之捶击疼痛，部分患者可能出现晕针现象，此时按晕针常规处理即可。

8. 关于本法取效的原理问题　磁圆梅针、火针不单具有温通经络、将血管中瘀血排出，以祛瘀生新的作用，同时该组合不同于三棱针等针具，在点刺过程中，针体所具有的高磁、高温刺激血管壁收缩，从而使曲张静脉团消失。这只是临床体会，有待进一步研究证实。

【生活调摄】

1. 避免长时间固定站姿。下肢静脉曲张的发生与长久站立关系密切，交警、教师、厨师等从业者常易出现。所以该病患者即使在治疗后，仍应适当调整生活职业习惯，减少站立时间，劳逸结合。

2. 磁圆梅针和火针治疗的创口不要沾水，以防感染，糖尿病患者尤其应注意。

【验案】

王某，女，55岁，2019年5月12日初诊。主诉：双小腿内侧静脉曲张3年，加重半年。患者曾在稻田干农活，劳累、久站，经常接触冰水，插秧时，水常没过膝盖，3年前出现双下肢小腿内侧静脉曲张，当时仅局限于小腿上端内侧膝关节以下有轻微"曲张团"，半年前逐渐加重并发展至内踝上方，双下肢肿胀且憋，曾服活血化瘀中药，憋痛缓解一段时间，此后又复加如故，西医诊断为双下肢静脉曲张，建议手术治疗。患者拒绝手术，遂来我院门诊。查体：双下肢小腿后侧、内侧可见大小不等、分布不均的蚯蚓团块样凸起，色青紫，小腿明显增粗。舌尖红，苔薄白滑润，脉沉涩。浅静脉瓣膜功能试验阳性，交通支瓣膜功能试验及深静脉功能试验阴性。诊断为双下肢静脉曲张。辨证：阳虚寒凝证。治疗：①磁圆梅针局部叩刺，弹力绷带加压缠绕；②1周后复诊时，局部火针放血治疗，施术部位瘀散肿消，原发部位尚有残留曲张团，患肢憋痛明显减轻，弹力绷带加压缠绕；③2周后三诊时，继续予磁圆梅针叩刺，对残留的静脉团进行治疗。1个月后随访，已复正常。（冀来喜医案）

十九、鸡眼

【概述】

鸡眼是由长期摩擦和挤压引起的圆锥形角质增生性皮肤损害，常发生于足部（亦偶见于手部）。有人认为，鸡眼是一种末梢神经炎，或与病毒感染有关。

中医学认为，本病是由于足部或手部长期摩擦和挤压，导致局部气血运行不畅，肌肤失养而致；以患处皮厚增生，其根嵌入肉里，顶起硬结，形似鸡眼，行走挤压时痛甚为主要表现。

【临床表现】

好发于成年人，女性多见。本病常见于中老年人以及长久站立和行走者，摩擦、受压是重要的发病诱因。常累及突出受力的部位，如足跖前中部、小趾外侧或踇趾内侧缘，也见于趾背及足跟，偶见于手部，病程缓慢。角质栓尖端呈楔状嵌入角质层，且尖端压迫真皮层内的末梢神经，故站立或行走时会有剧痛。

【辨证分型】

本病没有明确的辨证分型。

【新九针治疗】

（一）治则

祛瘀生新。

（二）针具选择

火针。

（三）治疗方案

火针治疗

取穴：阿是穴。

操作方法：阿是穴（鸡眼处）皮肤用碘伏消毒，选取中粗火针直刺鸡眼中心深至根底，当针下有抵空感时停留1～2秒，然后迅速出针，小者1～2针，大者3～5针，针后贴敷创可贴。

【治疗现状】

西医治疗采用手术切除、冷冻、激光、外敷鸡眼膏等，手术切除痛苦大，单纯贴敷药膏疗程长、损害正常组织、易复发。针灸类教材无此适应证。

【临床体会】

1. 关于疗效评价　火针疗法携高温直达病所，针体周围病变角质层组织被高温炭化，其结构和营养供给被破坏，从而治愈。一般一次性治愈，且方法简便，易于临床使用和推广。本人曾治疗1例患者，足底多发鸡眼5个，用本方案择其最大者以粗火针深速刺1针，2周后所有鸡眼全部消退。

2. 关于配合鸡眼膏的使用问题　当鸡眼角质层过厚、坚韧而硬，火针不易刺入时，先使用鸡眼膏腐蚀软化角质层，等局部软化变薄后，再行火针治疗，确保高温火针穿过角质层，以能破坏鸡眼根部的营养血管为度。

3. 关于操作时应注意的问题　火针疗法对操作者要求较高，首先操作要迅速以保证针体温度，使针尖能透达鸡眼硬结基底部，其次操作时应把握深度，过浅则难达基底部，容易复发，过深则伤及良肉，同时鸡眼中心暗点较小，点刺时应准确直刺鸡眼中心，以免增加患者痛苦。初学者可配合火针定位器操作。操作过程中嘱患者情绪放松，忌因恐惧乱动而影响针刺操作。

4. 关于疗程问题　一般1次即可，但鸡眼角质层脱落需较长时间，短则2周，长则2～3个月恢复正常。若2周后角质层未变软，仍有压痛者，可行第2次火针治疗。

【生活调摄】

1. 火针治疗后5天内患处禁止沾水，严防感染。

2. 对于本病，应坚持防治结合、重在预防的原则，平时应穿舒适的鞋子，鞋带松紧合适，袜子和鞋垫要软硬合适，保持干燥，避免长时间穿高跟鞋。

3. 忌用不干净的刀剪和腐蚀药物自行处理。

【验案】

吴某，男，40多岁，2019年7月初诊。主诉：左足底涌泉前边长了1个鸡眼，似黄豆大，行走时疼痛难忍，精神食欲正常，大小便调，睡眠可，舌暗红，苔黄略腻，脉弦滑。诊断为鸡眼。治疗：取阿是穴（鸡眼皮损处），用中粗火针直刺鸡眼中心深至根底，当针下有落空感时停留1～2秒，然后迅速出针，贴敷创可贴。治疗1次即愈。（冀来喜医案）

二十、软组织损伤

【概述】

软组织损伤是指四肢关节或躯体部的软组织（如肌肉、肌腱、韧带、筋膜、脂肪垫和血管等）损伤，而无骨折、脱臼、皮肉破损等情况，又称伤筋。

本病多发生于踝、膝、腰、肩、腕、肘等部位。其中，踝关节扭伤是软组织损伤中发生率最高的，膝关节扭伤主要是膝关节侧副韧带损伤，髋关节扭伤多发生在5～10岁儿童。

本病多由剧烈运动或负重持重时姿势不当，或不慎跌仆、冲撞、牵拉和过度扭转等原因，引起某部位的皮肉筋脉受损，以致经络不通、经气运行受阻、瘀血壅滞局部而成。

【临床表现】

损伤部位疼痛，关节活动不利或不能，继则出现肿胀，伤处肌肤发红或青紫。兼见皮色发红多为皮肉受伤，青色多为筋伤，紫色多为瘀血留滞。

1．踝关节扭伤　有明显的外翻或内翻扭伤史。扭伤后踝部骤然疼痛，活动功能受限，活动时疼痛加剧，跟部内外侧或前外侧、足背部肿胀，皮下瘀斑，韧带牵拉试验阳性。X线片有时可见移位。

2．膝关节侧副韧带损伤　有明显的膝部扭伤史。扭伤后膝内侧或外侧肿胀、疼痛，功能障碍，胫骨内上髁、外上髁或腓骨头处关节间隙压痛。侧向挤压试验阳性。X线片可见外侧关节间隙增宽或腓骨头撕脱骨折。

3．腰扭伤　有腰部扭伤史。扭伤后立即出现腰部剧烈疼痛，呈持续性，休息后减轻、但不消除，咳嗽、喷嚏、用力排便等腹压增大时疼痛加剧，腰部僵直，活动功能受限。腰部肌肉紧张，压痛点多在棘突旁竖脊肌处。直腿抬高试验阳性、但加强试验阴性，骨盆旋转试验阳性，骶髂关节分离试验阳性。X线片一般无骨折或脱位等异常改变。

4．腕关节扭伤　有腕关节扭伤史。扭伤后腕部肿胀、疼痛，活动功能受限，活动时疼痛加剧。在韧带撕裂部有明显压痛。伤侧腕韧带牵拉试验阳性。X线片一般无异常改变。

5．肘关节扭伤　有明确的肘部扭伤史。扭伤后肘部肿胀、疼痛，活动功能受限，活动时疼痛加剧。严重者关节不稳，侧向挤压试验阳性。X线片一般无异常改变。

【辨证分型】

首先根据症状、部位分别诊断，主要包括踝关节扭伤、膝关节侧副带损伤、腰扭伤、髋关节扭伤、腕关节扭伤、肘关节扭伤、肩关节扭伤等。此外，根据症状分清新伤、旧伤。

【新九针治疗】

（一）治则

舒筋活络，消肿止痛。

（二）针具选择

火针、毫针。

（三）治疗方案

1．急性扭伤

第一步　毫针

取穴：根据扭伤部位不同取穴。踝关节扭伤取对侧养老、阳谷，腰部扭伤取水沟、同侧后溪，膝关节扭伤取对侧曲泽、尺泽，腕关节扭伤取对侧丘墟、照海，肘关节扭伤取对侧阴陵泉、阳陵泉。

操作方法：采用运动针法，速刺行针，同时配合运动损伤关节，3～5分钟起针。

第二步　火针

取穴：阿是穴。

操作方法：锟针定点，安尔碘常规消毒，以中细火针速刺不留针，不按压针孔，如有黏液或血液流出，待流尽以安尔碘棉棒擦拭消毒，敷料轻敷。

2. 慢性损伤

第一步　火针

取穴及操作同急性扭伤火针内容。

第二步　毫针

取穴：根据损伤部位不同取穴。踝关节扭伤，取患侧丘墟透照海、商丘、申脉、昆仑、解溪、阳陵泉、承山等；腰部扭伤，取命门、腰阳关、肾俞、气海俞、大肠俞、委中等；膝关节扭伤，取大肠俞、秩边、血海、梁丘、阴陵泉、阳陵泉、委中、委阳、合阳、阿是穴；腕关节扭伤，取阳池、阳溪、阳谷、太渊、内关、外关等；肘关节扭伤，取曲泽、尺泽、曲池、小海、肘髎、肘尖、手三里、手五里等。

操作方法：常规针刺，留针 30 分钟。

【治疗现状】

对于软组织损伤，西医多采用口服镇痛药及超声波、冲击波等物理治疗。镇痛药对肠道刺激较大，不建议长时间服用；物理治疗见效慢，疗程长。针灸历来是治疗本病的传统有效方法，针法刺法多样，疗效确切。

【临床体会】

1. 关于治疗时机和疗程　一般情况下，急性扭伤在 24 小时内进行针刺治疗最好，损伤时间愈长，治疗效果愈差。对于急性腰扭伤、踝关节扭伤，前文有专节论述，此次不加赘述。对于陈旧性扭伤，疗程需延长，而同一部位扭伤反复发作者，疗效差，可考虑外科治疗。

2. 关于穴位的选取　远端选穴与近部选穴相结合。远端取穴以同名经对应取穴法及交经取穴法为主，毫针针刺，同时配合伤部适当活动（即运动针法）；近部取穴以阿是穴为主，火针速刺。

【生活调摄】

1. 急性扭伤早期应局部制动，以避免加重损伤；24 小时内应避免热敷，24 小时后予以热敷以助瘀血吸收。

2. 病程较长者要注意局部护理，注意保暖，适度运动。

【验案】

案 1：段某，女，55 岁，2009 年 5 月就诊。患者于出国旅游时不慎扭伤右踝关节，予以局部制动，当地药油涂擦 1 周，效不佳，归国后来诊。刻下症见：右踝关节及右足青紫肿胀，活动受限，触之疼痛明显。踝关节及足部 X 线检查未见骨质异常，诊断为右踝关节扭伤。当即予以火针局部针刺，针眼有大量黏液及血液混合流出，再以毫针针刺对侧养老、阳谷，并嘱患者同时活动患侧踝关节。1 次治疗后疼痛肿胀即明显减轻，共治疗 5 次而愈。

案 2：沙某，女，14 岁，学生，短跑特长生。2019 年夏天就诊。自述于训练时拉伤，出现大腿后侧肌肉疼痛，有牵扯感，不能进行跑跳等剧烈活动，因近期有市级比赛，急来求诊。诊断为肌肉拉伤。于大腿后侧揣摩选取痛点，予以细火针速刺不留针，针后即感大腿后侧牵扯感消失，疼痛明显减轻。3 天后痊愈。（曹玉霞医案）

二十一、骶髂关节损伤

【概述】

骶髂关节损伤也称"骶髂关节错位""骶髂关节紊乱症"等，由骶髂关节韧带损伤或关节错缝而引起，临床可见骶髂关节炎性疼痛、盆腔脏器功能紊乱、干性坐骨神经痛、盆腔脏器功能紊乱等。本病属中医学"伤筋""关节错缝"范畴，临床较为常见，好发于青壮年女性。

【临床表现】

1. 有急性腰骶部扭伤史或慢性劳损史。

2. 一侧或双侧腰骶部疼痛，不能弯腰，患侧下肢站立负重、行走抬腿困难，严重者疼痛向臀部和腹股沟处放射。

3. 骶髂部有明显压痛，两侧髂后上棘不等高，"4"字试验阳性，床边试验阳性，唧筒柄试验（斜扳实验）阳性，髋膝屈曲试验及下肢后伸试验阳性；严重者可见腰骶部脊柱侧弯，呈"歪臀跛行"的特殊姿势。

4. 骶髂关节双斜位 X 线片示患侧骶髂关节间隙增宽，或无异常。

【辨证分型】

1. **气滞血瘀** 扭伤后，腰骶痛骤作、疼痛剧烈，刺痛或胀痛，痛有定处，日轻夜重，俯仰受限，转侧步履困难。舌红或紫暗，脉弦细。

2. **气虚血凝** 腰骶部拘急不舒，疼痛隐隐，活动不利，时轻时重，腰肌板硬。舌质暗红，脉弦细或涩。

3. **气血两亏** 腰骶部酸痛，痛连臀腿，遇劳则甚，动作不利，体倦乏力，面色无华。舌质淡，脉细无力。

4. **肝肾亏虚** 腰胀隐痛，遇劳更甚，卧则减轻，腰肌酸软无力，喜按喜揉。偏阳虚者，面色无华，手足不温，阳痿或早泄，舌质淡，脉沉细；偏阴虚者，面色潮红，手足心热，失眠遗精，舌质红，脉弦细数。

【新九针治疗】

（一）治则

活血通络，温养筋脉。

（二）针具选择

磁圆梅针、针刀（3#0.8mm）、火针、火罐、毫针。

（三）治疗方案

1. 初诊

第一步 磁圆梅针治疗

操作方法：用磁圆梅针以中度手法叩刺腰腿部督脉、足太阳膀胱经、足少阳胆经，叩至皮肤潮红为度。

第二步 水针、针刀治疗

锃针定点、常规消毒：髂后上棘和骶髂关节内侧的压痛点或髂腰韧带髂嵴点。

操作方法：水针仅在急性期或者疼痛剧烈时使用 1 次。患者俯卧，术者以针刀快破皮、慢进针抵达痛点、高张力点进行切割松解。

火罐：针刀松解后拔火罐 5～10 分钟。

第三步 毫针、TDP 治疗

取穴：①主穴：次髎（双）、秩边、肾俞（双）、志室（双）、大肠俞（双）、腰眼（双）、委中（双）。② 配穴：气滞血瘀，配太冲、血海；气虚血凝，配气海、血海；气血两亏，配关元、气海加灸；肝肾亏虚，配肝俞、命门。

操作方法：用 3～4 寸毫针强刺激患侧大肠俞、秩边，使针感传到下肢或足尖，余穴常规针刺，留针 30 分钟。所选穴位一定要避开针刀的针眼，不可重复刺激。配合 TDP 局部照射。

2. 复诊（于初诊 3 天后进行）

第一步 磁圆梅针治疗

操作方法：同初诊。

第二步 火针治疗

取穴：小肠俞、膀胱俞、八髎。

操作方法：针刺前对穴位局部皮肤用碘伏消毒后，以细火针速刺不留针。

第三步 毫针、TDP 治疗（同初诊）

【治疗现状】

西医多采用骨盆制动、局部封闭、口服镇痛药物治疗，副作用较大；而红光照射等物理疗法，则见效慢，疗程长。中医多采用针刀、针灸、推拿综合治疗。本方案将针刀、水针、磁圆梅针、火针、TDP 等相结合，迅速起效，标本兼治，多法巩固，不易复发。

【临床体会】

1. 关于本病病理 骨盆是由骶骨、髂骨连接成的坚固整体，是躯干的重要基座。骶髂关节是骨盆中的能动关节，有完整的关节结构，但其活动范围微小，关节面不平，有凹陷和隆起互相吻合，借以稳定关节。它的稳定性主要依靠骶髂前后韧带和骶髂间韧带。局部组织的无菌性炎症反应或退变使韧带松弛，加之某种不协调动作或在外力作用下造成关节内外力学环境失调，可导致关节微小移位和相关组织损伤。临床症状较为复杂，常被误诊，以致出现长时性顽固性下腰痛、腰部活动受限等症。

2. 关于诊断 骶髂关节错位是引起腰腿痛的主要原因之一，也是诸多腰骶部疾病的主要伴随病证之一，如腰椎间盘突出症、腰椎后关节紊乱症、腰椎滑脱症、腰椎管狭窄症、腰骶神经根炎、臀上皮神经损伤、腰骶部皮下筋膜损伤、棘上韧带损伤、第三腰椎横突综合征等，临床常被忽视或误诊而延误治疗，故临证时必须认真检查，分清主次，精准施治。

3. 关于继发疾病 骶髂关节损伤可引起梨状肌出血、水肿，出现放射性坐骨神经痛，亦可引起一些盆腔脏器的症状，如尿频、尿急、便秘或慢性腹泻等，甚至影响盆腔交感丛出现阳痿或月经不调、痛经，所以在治疗以上疾病时应注意检查骶髂关节是否有错位，对症处理则事半功倍。

4. 对于部分骶髂关节部位疼痛的患者，有可能是骶髂关节炎所致，进而可发展为强直性脊柱炎。因此，本病采用本方案治疗后效果不显著者，要除外骶髂关节炎，应及早行相关实验室检查，如 HLA–B27、类风湿系列、血沉、C 反应蛋白等，并结合临床表现，如有无晨僵、腰背部困痛等，以明确诊断。若已确诊，需参照"强直性脊柱炎""类风湿关节炎"章节治疗。

【生活调摄】

1. 急性损伤应制动休息，慢性损伤应注意坐姿、站姿正确。

2. 平时注意保暖、避风寒。

3. 适度功能锻炼，预防复发。

【验案】

张某，女，32岁，家庭主妇，2016年3月就诊。自诉2年前生产后即出现腰骶部困痛不适，左侧臀部及下肢时有胀痛，于当地诊所行针灸推拿及理疗，症状缓解，可正常生活。1周前干家务时挪动重物后，左侧腰骶部、臀部、下肢胀痛加重，行走时可见轻微"歪臀跛行"，查左骶髂关节处压痛、有多个结节，左髂前上棘压痛，左下肢后伸受限，"4"字试验阳性，床边试验阳性。骨盆X线片示左骶髂关节间隙增宽，关节面硬化。诊断为慢性骶髂关节损伤。初诊予以水针、针刀痛点及结节松解。3日后复诊，予以火针针刺腰骶夹脊穴及阿是穴，配以推拿科手法整复。每周重复针刀、火针及手法整复各1次，治疗3周，症状、体征基本消失。嘱其进行屈髋压腿功能锻炼，半年后随访未复发。（冀来喜医案）

二十二、膝关节滑膜炎

【概述】

膝关节滑膜炎是指膝关节受到急性创伤或慢性劳损时，造成膝关节滑膜层损伤，引起的以组织水肿、充血、渗出液增多，关节腔内大量积液、积血为主要表现的一种无菌性炎症反应疾患。临床上一般分为急性创伤性和慢性劳损性两种。可发生于任何年龄。急性创伤性多见于青年人；慢性劳损性多见于中老年人。

中医认为，膝关节滑膜炎属"痹病""鹤膝风"范畴。劳损、劳作过度或行走过多致气血瘀滞，湿热或脾虚湿浊内停，流注于关节，久不得疏泄则湿凝成痰，痰凝瘀血，贮留于关节，而致关节疼痛、肿胀、屈伸不利。

【临床表现】

1. 膝关节外伤史。

2. 关节肿胀、疼痛、活动受限。

3. 浮髌试验阳性或B超证实关节内积液。

4. 关节穿刺液呈血性。

5. 股四头肌萎缩，关节不稳定。

6. X线片上无骨与关节损伤，可见关节内积液或滑膜肿胀阴影。

【辨证分型】

1. **血瘀气滞**　伤后即肿，肿胀较甚，按之如气囊，广泛瘀斑，疼痛，活动时疼痛加剧。舌质红苔薄，脉弦。

2. **风寒湿阻**　进行性反复性肿胀，按之如棉絮。游走性痛为风重，重坠肿甚为湿重，固定冷痛为寒重。舌淡苔白腻，脉弦滑。

3. **脾肾不足**　肿胀持续日久，面色少华，纳呆便溏，肌肉萎缩，膝酸软无力。舌淡胖，脉细无力。

4. **痰湿结滞**　肿胀持续日久，肌肉硬实，筋粗筋结，膝关节活动受限。舌淡，脉滑。

【新九针治疗】

（一）治则

调和气血，通络止痛。

（二）针具选择

毫针、火针、火罐、针刀（4#0.6mm）。

（三）治疗方案

1．初诊

第一步　火针、火罐治疗

取穴：梁丘、血海、犊鼻、内膝眼、鹤顶、阿是穴。

操作方法：穴位碘伏消毒，细火针速刺不留针。以火罐或抽气罐在梁丘、血海针眼处拔罐5～10分钟，以助病理性关节腔积液排出。（图4-38）

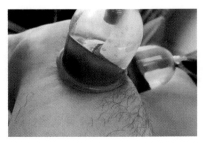

图4-38　火罐治疗膝关节滑膜炎

第二步　毫针、TDP治疗

取穴：①主穴：肾俞、大肠俞、秩边、委中十字穴、梁丘、血海、阳陵泉、阴陵泉、膝阳关、膝下穴、阿是穴。②配穴：气滞血瘀，配膈俞、太冲；痰湿结滞，配丰隆、太冲；寒湿痹阻，配风市；脾肾亏虚，配脾俞、太溪、三阴交。

操作方法：患者先俯卧，由上而下以毫针速刺肾俞、大肠俞、秩边及委中十字穴（不留针），大肠俞、秩边选取3～4寸毫针深刺，使针感到达腘窝或足部；随后患者仰卧，腘窝处垫高，常规针刺膝关节周围穴位，捻转得气（局部酸、胀、重、麻感）后留针，留针30分钟后起针，起针后以消毒棉球按压。所选穴位一定要避开火针的针眼，不可重复刺激。膝下穴和膝阳关选取3寸毫针深刺，以得气为度。配合TDP局部照射。

第三步　针刀治疗

取穴：阴谷、委阳、阴陵泉、阿是穴。

操作方法：患者仰卧，常规消毒，术者以针刀快速破皮、慢进针抵达骨面进行肌肉、肌筋膜松解减压。出针后，用消毒敷料按压针刀口。

2．复诊（于初诊3天后进行）　毫针、TDP治疗（同初诊）。

【治疗现状】

西医多采用手术或保守方法如微波热疗法、激光散焦照射法等进行治疗，费用昂贵，方法单一，副作用大，多数患者难以接受。中医多采用中药、针灸、推拿治疗。本方案将针刺、针刀、火针等疗法相结合，见效快，疗程短，便于操作，易被患者接受，适宜推广使用。

【临床体会】

1．关于火针的使用　运用火针，可以引关节留滞的湿痰瘀血之邪外出，迅速缓解膝关节肿胀及屈伸不利症状，但反复使用则容易刺激滑膜，使其过度分泌滑液，反复难愈，故火针多在急性滑膜炎局部肿胀明显时使用1次，中病即止。

2．关于委中十字针法　临床发现多数膝关节滑膜炎患者除了有膝前髌上肿胀疼痛，还伴有腘窝部憋胀、不能屈伸，仅针刺委中一穴，虽有效但力微，遂在其上下左右

1～1.5寸以毫针针刺，疗效更佳，而其左右两穴实与阴谷、委阳相合，为方便总结，故称"委中十字针法"。委中为膝之府，治膝骨关节炎"是穴所主病也"。以委中为主穴，上、下、左、右各1寸处傍其四周，构成十字针刺法，源于古代《灵枢》中的扬刺法。用于治疗寒湿较盛、面积较大之痹痛。该刺法并非局限于"点"而更侧重于"面"，同时与传统扬刺法"浮之"不同的是，"委中十字"针法不局限于古代"扬刺"针法的浅刺，其刺部位相对较深，多针协同作用，扩大了针刺范围，增强了针刺的通调之力。

3. 关于配合中药熏蒸问题　反复发作的慢性膝关节滑膜炎，以膝关节肿胀、活动不利为主要症状，因迁延难愈、反复发作而成为临床顽症。以往每每单以针灸治疗，虽见效快，却反复迁延，病程较长，后通过借鉴他人经验，加以中药局部熏蒸，明显降低了复发率，特此提出，以供同仁参考。

4. 关于配合抗生素问题　急性膝关节滑膜炎除有局部肿胀外，一般有局部皮肤潮红热痛，实验室检查多伴有白细胞计数和中性粒细胞百分比升高，考虑局部炎症反应，故而常需配合静脉滴注青霉素或头孢类抗生素，可以迅速缓解症状，缩短病程。

【生活调摄】

1. 急性期注意膝关节制动，可用弹性绷带固定，严重时卧床休息。

2. 防寒保暖，饮食清淡，适度功能锻炼。

【验案】

胥某，女，76岁，2019年3月19日因"左膝关节肿胀疼痛2天"以"左膝关节滑膜炎"住院。患者有双膝骨关节炎病史15年，3天前因久行劳累出现双膝关节疼痛加重，次日晨起发现左膝关节肿胀明显、不能屈伸，行走困难，遂来诊。查体见左膝关节周围肿胀明显，尤以髌上囊位置为重，触之肤温较高，压痛明显，门诊查白细胞计数及中性粒细胞百分比明显升高，即收住院。先以火针于梁丘、血海、犊鼻、内膝眼、阴阳陵泉、委中十字穴及阿是穴速刺，梁丘处有大量透明、质稀滑液流出，针后即感疼痛减轻，可下地行走。后配合静脉输注抗生素及活血通络中药制剂，配合毫针、艾灸、中药熏蒸等法，治疗10天痊愈。3个月后随访未复发。（曹玉霞医案）

二十三、骨质疏松症

【概述】

骨质疏松症是最常见的骨骼疾病，是一种以骨量低，骨组织微结构损坏，骨脆性增加，易发生骨折为特征的全身性骨病。骨质疏松症可发生于任何年龄，但多见于绝经后女性和老年男性。骨质疏松症分为原发性和继发性两大类。原发性骨质疏松症包括绝经后骨质疏松症（Ⅰ型）、老年骨质疏松症（Ⅱ型）和特发性骨质疏松症（包括青少年型）。

骨质疏松症属中医学"骨痹""痿证"范畴，病变在骨，其本在肾。《素问·痿论》云："肾主身之骨髓……肾气热，则腰脊不举，骨枯而髓减，发为骨痿。"《素问·逆调论》曰："肾不生，则髓不能满。"《素问·六节藏象论》曰："肾者，主蛰，封藏之本，精之处也，其华在发，其充在骨。"

【临床表现】

骨质疏松症初期通常没有明显临床表现，因而被称为"寂静的疾病"或"静悄悄的流行病"。但随着病情进展，骨量不断丢失，骨微结构破坏，患者会出现骨痛、脊柱变形，甚至发生骨质疏松性骨折等。部分患者可没有临床症状，仅在发生骨质疏松性骨折等严重并发症后才被诊断为骨质疏松症。体格检查见关节活动度减小，肌力降低。X线片见骨密度下降，椎体呈双凹状，管状骨皮质变薄，髓腔扩大，提示骨质疏松。

【辨证分型】

1. 肾虚精亏 肾阳虚者可出现腰背疼痛，腿膝酸软，受轻微外力或未觉明显外力可出现胸、腰椎压缩骨折。驼背弯腰，身高变矮。畏寒喜暖，小便频多且夜尿多。肾阴虚者除有腰背疼痛、腿膝酸软、易发生骨折外，常有手足心热、咽干舌燥。

2. 正虚邪侵 骨痛，腰背疼痛，腿膝酸软，易发生骨折。由其他疾病继发或药物因素诱发为本病的，兼有原发疾病症状和诱发本病药物的并发症。

3. 先天不足 青少年期以背部下端、髋部和足部的隐痛开始，逐渐出现行走困难。常见膝关节、踝关节痛和下肢骨折。胸腰段脊柱后凸、后侧凸，鸡胸。头到耻骨与耻骨到足跟的比小于1.0，身高变矮，长骨畸形，跛行。最终胸廓变形可影响心脏和呼吸。成人期以腰背疼痛为主，脊柱椎体压缩性骨折，楔形椎、鱼椎样变形，轻者累及1～2个椎体，重者累及整个脊柱椎体。日久则脊柱缩短。除脊柱椎体外，肋骨、耻骨、坐骨骨折也可发生。

【新九针治疗】

（一）治则

补肾填精。

（二）针具选择

火针、火罐、毫针。

（三）治疗方案

1. 初诊

第一步 火针、火罐治疗

取穴：华佗夹脊穴、阿是穴、关元、肓俞、足三里、三阴交。

操作方法：细火针速刺不留针。夹脊穴可以采用盘龙刺法交替进行。背部及部分痛点可以针后拔罐，留罐5～10分钟。

第二步 艾灸治疗

取穴：命门、神阙、阿是穴。

操作方法：采用脐药灸、背部隔药粉灸，每次30分钟，可使用艾棒或灸盒。

第三步 中药治疗

以独活寄生汤为主加减。

2. 复诊（于初诊3天后进行）

第一步 督灸

取穴：背部督脉。

操作方法：由颈到腰骶部铺生姜末，上置艾绒，灸3壮。

第二步 火针治疗（同初诊）

第三步 毫针、TDP治疗

取穴：大椎、陶道、大杼、身柱、神道、至阳、筋缩、脊中、悬枢、肾俞、腰阳关、肓俞、关元、太溪、阿是穴。

操作方法：常规毫针针刺，留针30分钟。TDP局部照射。

【治疗现状】

目前，补充钙剂和维生素D是西医常规采用的治疗方法。近年来，西医也常采用阿仑膦酸钠、利塞膦酸钠、唑来膦酸等双膦酸盐来抑制破骨细胞活性、提高骨密度。此外，还有雌激素、甲状旁腺激素制剂等方法，均可取得不同程度的疗效。中医多从肾论治，采用补肾中药制剂进行治疗。本方案采用针法、罐法、灸法，迅速缓解患者疼痛，改善患者体质，并结合中药补肾健骨，促进患者对营养精微的吸收，疗效明显。

【临床体会】

1．关于诊断　本病发病较慢，多见于绝经后女性和老年男性。骨质疏松所致骨折的危害巨大，是老年患者致残和致死的主要原因之一。发生髋部骨折后1年之内，20%的患者会死于各种并发症，约50%的患者致残，生活质量明显下降。故而早期积极诊断治疗非常重要。50岁以上的老年患者出现关节疼痛等症状时，应常规进行骨密度检查，以免漏诊、误诊。

2．关于选穴　既要重视局部压痛点（阿是穴）和经穴，也要根据具体病情进行整体调和选穴，尤其根据"脑为元神之府""肝主筋""肾主骨"等理论，选择督脉、背俞穴以通督助阳、调补肝肾、强筋健骨。

3．关于配合西药的问题　本病的根本原因为骨钙流失，因此可以配合静脉或口服补钙，亦可以静脉使用伊班膦酸钠等制剂，防止骨钙流失，疗效确切。

4．关于疗效　对于老年性原发性骨质疏松，本方案干预的疗效佳；因肿瘤等继发者，非本方案所宜。

【生活调摄】

1．注意饮食营养合理，多食含钙食物，多晒太阳。

2．日常适度补充钙剂和维生素D。

3．适度功能锻炼，避免剧烈运动，防摔倒，避免骨折发生。

【验案】

尹某，女，70岁，2006年12月就诊。因年末打扫卫生劳累，突然出现背脊疼痛，翻身困难，不能行走，院前影像检查发现胸腰椎多发楔形变，遂收住院治疗。住院后给予静脉滴注葡萄糖酸钙、七叶皂苷钠，毫针针刺督脉、膀胱经穴位，配合TDP治疗。3天后症状稍缓解，患者仍感痛苦不堪，遂以火针盘龙刺法针刺背部督脉、夹脊穴，针后拔罐，当即倍觉轻松，可下地行走。此后火针、毫针疗法交替进行，配合艾灸、输液，共治疗3周而愈。（曹玉霞医案）

二十四、纤维肌痛综合征

【概述】

纤维肌痛综合征，也称纤维肌痛症，是较为常见的风湿性疾病，好发于40岁以上女性人群，以全身弥漫性疼痛为主要特征，常伴有疲劳、睡眠障碍、情绪紊乱和认知功能障碍等多种非特异性临床症状，严重影响患者身心健康。

本病归属中医学"痹病"范畴。中医学认为，禀赋素虚，气血不足，营卫不和，或者肝郁脾虚，以致风寒湿热之邪乘虚内侵而致病。痹病初犯人体，多留于肌表，阻于经络，气血运行不畅，不通则痛，故见全身多处肌肉触压痛、僵硬等症。素体虚弱，脏腑亏虚，正气不足，阴阳失调是本病的主要内因，其中又以肝脾肾亏虚为主。肝肾亏虚，脾失健运，气血生化乏源，气血不足则营卫失调，腠理不固，卫外不密，风寒湿三邪乘虚而入，发为痹病。痹病为络脉之病，既可是久病入络，也可是新病入络。

【临床表现】

1. 周身弥漫性疼痛病史，包括身体两侧肩胛带和骨盆带、腰的上下部、中轴骨骼（颈椎或前胸或胸椎或下背），病史至少在 3 个月以上。

2. 按压力为 4 千克力，按压 18 个压痛点中至少有 11 个或以上压痛。18 个压痛点如下：①枕部（双侧枕骨下肌肉附着处）；②下颈部（双侧颈 5 ~ 7 横突间隙前侧）；③斜方肌部（双侧斜方肌上缘中点）；④冈上肌部（双肩胛冈内缘冈上肌起点）；⑤第 2 肋骨部（双侧第 2 肋骨与肋软骨连接部上面）；⑥肱骨外上髁部（双侧肱骨外上髁下缘 2cm 处）；⑦臀部（双侧臀外上象限，臀肌前皱襞处）；⑧大转子部（双侧大转子突起后缘）；⑨膝部（双侧关节间隙上方内侧脂肪垫处）。

【辨证分型】

1. **气血亏虚**　以全身多处肌肉触压痛、僵硬、迁延日久、行动艰难、时重时轻、失眠、面色无华为主症，同时伴有心悸自汗、头晕乏力、情志抑郁、食少纳差。舌质淡，苔薄白，脉细弱。

2. **心肾不交**　以全身多处肌肉触压痛、晨起有僵硬感、活动不利、畏寒怕冷、腰膝酸软、失眠健忘为主症，同时伴有神倦懒动、头晕耳鸣、盗汗、焦虑。舌淡红，脉沉细数。

3. **气滞血瘀**　以全身多处肌肉触压痛、痛如针刺、痛处固定为主症，同时伴有肢体活动不利、头痛头晕、面色灰暗，唇舌紫暗，脉沉或细涩。

4. **风寒阻络**　以全身多处肌肉触压痛较为剧烈、遇寒加重、得热痛减、昼轻夜重为主症，同时伴有关节屈伸不利、晨起有僵硬感、活动后减轻。苔薄白，脉浮紧或沉紧。

5. **肝郁脾虚**　全身多处肌肉触压痛、酸痛、痛处固定，或有肿胀、肌肤麻木、天气转冷或阴雨天加重、食欲不振、大便稀软，甚则溏泻、失眠健忘、焦虑易怒。舌苔白腻，脉缓。

【新九针治疗】

（一）治则

调神疏肝，活络止痛。

（二）针具选择

锋钩针、火罐、火龙药灸系列用具。

（三）治疗方案

分痛点广泛与痛点局限两种类型。

1. **痛点局限者**

第一步　锋钩针治疗

操作方法：定点取穴（阿是穴），常规消毒，左手示指、中指绷紧所刺部位皮肤，右手持针迅速将针头刺入皮下，到达筋膜层，上下提动针柄，进行勾割 3 ~ 4 针，待针下有松动感，即可出针。用棉球按压针孔。

第二步　拔罐治疗

操作方法：出针后，选取大小合适的火罐对锋钩针操作部位进行抽吸，留罐5分钟。

2．痛点广泛者

（1）初诊：通阳药游罐治疗。

第一步　涂抹药油

操作方法：将适量生姜油或刮痧油等药油置于背部，医者以双手全掌在患者背部均匀推揉，可沿背部督脉、膀胱经走行进行推揉，重点穴位可用拇指点穴。推揉约5～10分钟即可。

第二步　游罐

操作方法：分别按顺序以大、中、小号蜜蜡竹罐在背腰部、颈背部、颈项部进行游罐，背腰部以纵向游走，肩胛部以环形游走，颈项部纵向、横向结合游走，火罐松紧以患者能耐受为度，刺激强度以背部微红或鲜红甚至深红色、均匀出痧为度。

第三步　清洁皮肤

操作方法：再次用手掌将药油推揉，继而以纸巾将背部药油擦拭干净，穿衣。

（2）复诊：火龙药灸（于药游罐治疗3天后进行）。

操作方法：

第一步　进行准备工作。把酒精倒好，按照施术部位大小把塑料薄膜剪好，涂抹火龙液，把3块大毛巾叠好放在水中，其他3块干毛巾叠好待用。

第二步　根据施术部位选择适当体位。

第三步　喷洒酒精。嘱患者躺好并且露出施术部位，可以将准备好的干毛巾盖于患者漏出的部位保护皮肤，选择1块大毛巾浸水拧微干并双层折好，紧贴皮肤铺好，根据毛巾薄厚铺2～3块，均匀喷洒酒精。

第四步　点火与扑火。使用点火器点火，火苗迅速沿着酒精喷洒部位燃烧，数秒后患者感觉到热时用微干毛巾扑灭，反复几次点火扑灭后，至酒精烧得差不多时喷洒第2遍酒精，最后1次扑火后要把毛巾盖在患处。

第五步　涂火龙液。把毛巾取下后，将准备好的火龙液薄膜铺在患者火疗后的部位，盖好被子平躺30分钟。

【治疗现状】

对于该病的治疗，西医首先推荐采用非药物治疗（锻炼）；如果无效，进一步治疗则应根据患者具体情况考虑以下治疗方法：心理治疗（用于伴有情绪障碍或对治疗措施无效的患者）、药物治疗（用于有严重疼痛或睡眠障碍的患者），以及/或多元化康复治疗（用于严重失能的患者）。这些非药物、药物疗法能够取得一定疗效。中医药复方治疗在缓解本病多种非特异症状方面具有明显优势，中医非药物疗法（中国养生气功八段锦和针灸）可使很多患者的躯体疼痛得以减轻，甚至缓解。

【临床体会】

1．关于本方案的优势　临床所见本病初发者，痛点局限，则选用锋钩针、拔罐为宜，一般1次治愈。病程较长者，痛点广泛，虽经按摩、理疗等多种治疗均可获效，然容易反复发作，不易治愈。此时，宜选用通阳药游罐、火龙药灸组合治疗。

2. 关于操作安全问题　锋钩针治疗时应严格控制进针深度，尤其是背部，可以采用提捏进针操作，以避免气胸的发生。

3. 关于疗程安排　痛点局限者选用锋钩针治疗，1次即可；痛点广泛者，选用通阳药游罐1周1次，3天后火龙药灸1次，为1个疗程，一般需要2～3个疗程。

【生活调摄】

1. 注意饮食营养，以保证足量的钙、蛋白质和维生素的摄入。

2. 加强体育锻炼，增强体质，以减少发生骨质疏松症的机会。

【验案】

席某，女，50岁，公务员。2015年7月就诊。症见：反复肩背部酸困疼痛，尤以久坐久卧后明显，常常于夜间因疼痛起坐，需下地行走以缓解症状，严重影响休息及情绪，就诊于多家西医院，行微波等物理治疗和局部封闭治疗，效不佳。查体示肩胛骨内缘及肩胛骨下角处局限性压痛明显，予以锋钩针痛点勾刺治疗，针后拔罐，治疗1次后症状明显缓解，但未痊愈。复诊时仔细询问，患者诉颈肩部及上背部广泛疼痛，遂予以通阳药游罐治疗，共治疗2次痊愈。（曹玉霞医案）

二十五、类风湿关节炎

【概述】

类风湿关节炎是以慢性对称性关节炎症为主要表现的一种自身免疫性疾病。本病有自发性反复发作和缓解的特点，与溶血性链球菌感染、内分泌失调、过敏、免疫、家族遗传等有关。本病可侵犯心血管、眼或其他脏器，但主要侵犯关节。本病好发于20～45岁中青年，尤以女性多见。

本病属中医学"痹病"范畴，并有"历节风""白虎历节""骨痹"等名称。本病多因机体虚弱，卫气不固，风寒湿等外邪乘虚而入，痹阻经络，气血运行不畅，日久气滞血瘀，湿聚成痰，痰瘀交阻，结于骨节所致。

【临床表现】

起病缓慢，一般先有几周至几个月的全身不适、低热、乏力和关节麻木、刺痛等前驱症状，继而出现1个或多个关节游走性疼痛，逐渐发展为对称性关节炎。关节受累常从四肢远端的小关节指间关节开始，以后再影响到掌指关节、趾间关节、腕关节、踝关节、肘关节、膝关节、肩关节等。关节疼痛和强直在早晨醒后最为明显，随着病情发展，关节僵硬而活动受限，出现杵状指样特征性改变，关节附近的肌肉萎缩。后期关节强硬、畸形，甚则关节固定于屈曲位。中后期X线检查可见病变病位的骨性改变，症见肢体关节疼痛较剧、喜热恶寒、麻木重着、活动不利。

【辨证分型】

1. 风寒湿阻　关节重着肿胀，疼痛较甚，环指或如锥刺、刀割，遇寒加剧，得热痛减，关节屈伸不利、活动障碍，有对称性的梭形、竹节样变形，或畏寒肢冷。舌质淡、体胖，苔白腻，脉沉。

2. 风湿热郁　肢体酸重，晨僵持久，活动困难，痛甚者痛不可触，关节红肿热痛，出现对称性的梭形、竹节样变形。舌质红，苔黄腻或白腻而干，脉滑数或弦数。

3．痰瘀互结　关节漫肿日久，僵硬变形，屈伸受限，疼痛固定，痛如锥刺，昼轻夜重，口干不欲饮。舌质紫暗，苔白腻或黄腻，脉细涩或细滑。

4．阳虚寒凝　关节疼痛肿胀，晨僵，活动不利，畏寒怕冷，神倦懒动，腰背酸痛，俯仰不利，天气寒冷加重。舌淡胖，苔白滑，脉沉细。

5．肝肾阴虚　病久关节肿胀畸形，局部关节灼热疼痛，屈伸不利，形瘦骨立，腰膝酸软，伴有头晕耳鸣，盗汗，失眠。舌红，少苔，脉细数。

6．气血亏虚　关节疼痛，肿胀僵硬，麻木不仁，行动艰难，面色淡白，心悸自汗，神疲乏力。舌淡苔薄白，脉细弱。

【新九针治疗】

（一）治则

通痹止痛。

（二）针具选择

磁圆梅针、细火针、毫针、通督灸。

（三）治疗方案

1．初诊

第一步　磁圆梅针治疗

操作方法：中、重度手法叩刺督脉（大椎至腰阳关）及足太阳膀胱经背部双侧 4 条侧线 3～5 次，以皮肤潮红为度。

第二步　火针治疗

取穴：胸 1 至骶 1 夹脊穴，阿是穴。

操作方法：常规消毒，夹脊穴行细火针盘龙刺法，阿是穴用细火针速刺不留针，针后用碘伏棉球按压针眼。

第三步　毫针、TDP 治疗

取穴：①主穴：胸 1 至骶 1 夹脊穴（取火针选穴对侧），阿是穴。②配穴：阳虚寒凝，配关元、气海、足三里；湿热蕴结，配中极、曲池、阴陵泉。

操作方法：常规消毒，主穴夹脊穴行盘龙针刺法，阿是穴、配穴常规针刺，均留针 30 分钟。TDP 局部照射。

2．复诊（于初诊 3 天后进行）

第一步　磁圆梅针治疗（同初诊）

第二步　铺灸（通督灸）治疗

取穴：督脉（大椎至腰俞）。

操作方法：同强直性脊柱炎。

【治疗现状】

西医对本病的治疗包括西药和手术两方面，西药主要有非甾体抗炎药、糖皮质激素、改变病情药、生物制剂、植物药制剂等。西药治疗虽然有一定效果，但毒副作用大，患者难以接受和长期坚持治疗。手术方面主要行关节镜手术，短期疗效较好。中医主要采用中药、针灸、推拿等方法治疗。

【临床体会】

1．关于疗程　首先，针灸介入治疗的最佳时机应在急性期过后，即针对疾病缓解期的关节遗留慢性疼痛。其次，当患者接近痊愈时，要坚持治疗，最好待局部压痛点基本消失后再停止治疗，这样疗效比较稳定。再次，治疗本病不能拘泥于疗程，应一直坚持治疗，当患者由于多次治疗出现疲惫、精神不振或疗效稳定时，可适当休息几天后继续治疗。

2．关于选穴　本病常见全身小关节疼痛，传统取穴均多以关节周围选穴为主，但本方案更注重整体调节，重用华佗夹脊穴。

3．关于重用火针的问题　本病的发生总以经络痹阻不通为要，故重用火针以激发阳气、通络止痛，整体局部兼施。临床体会表明，局部关节疼痛症状改善起效较快，整体调节起效缓慢。对于晨僵、手指关节肿痛呈杵状者，宜火针速刺手指关节背部 1～3 针，可见速效。近年大量临床观察显示，火针有调节机体免疫的良好效应，但确切的免疫应答机制有待于进一步研究。

4．关于灸法　临床体会表明，本病无论何种证型，配合灸肾俞、命门、膏肓、腰阳关、足三里等穴可增强正气，调节免疫功能。

5．关于配合西药的问题　对于急性发展期患者，应以药物治疗为主。

6．关于配合推拿、康复问题　炎症消退后，康复锻炼可以促进关节活动功能的恢复，避免肌肉萎缩。推拿对已发生关节僵硬者有较好的疗效。

【生活调摄】

1．避免受凉，避免在潮湿环境下生活，患者居住的房屋应通风、向阳，被褥保持干燥。

2．注意休息，高度活动伴剧痛的严重病例需短期内完全卧床休息。

3．注意营养，多进食新鲜蔬菜、新鲜水果，以及高蛋白食物。

4．必须坚持关节所能承受的最大限度的运动和锻炼。

5．通过使用辅助装置减少关节压力，通过使用夹板、手杖或步行器来减轻关节疼痛和改善关节功能。

【验案】

罗某，女，51 岁，山西怀仁县人。2014 年就诊。因全身多关节红肿疼痛伴功能障碍，用担架抬入住院。患者在北京确诊为类风湿关节炎，多方求治，疗效不佳，为寻求中医针灸治疗来我处。入院即予以火针阿是穴及夹脊穴盘龙刺，次日红肿疼痛即明显减轻，配合口服中药、艾灸等治疗 1 周后即可下地行走。住院 1 个月，患者关节肿胀消失，疼痛明显减轻，能正常活动。后 3 年中，患者反复住院治疗 3 次，以火针治疗为主，辅以毫针、艾灸、推拿等，仅在劳累受凉后出现关节疼痛，能正常生活。全过程未曾使用激素治疗。（曹玉霞医案）

二十六、乳腺增生症

【概述】

乳腺增生症是妇女常见病之一，又称"乳腺结构不良"，是女性常见乳房良性疾病，多发生于 30～40 岁，发生原因尚不清楚，可能与孕激素和雌激素的比例失衡有关，并与患者的情绪变化和月经周期密切相关。中医学认为，乳腺增生症多由郁怒、忧思或冲任失调所致，属"乳癖"范畴。

【临床表现】

患者自觉乳房胀痛或刺痛，兼有胸闷、嗳气等症状。一侧或双侧乳房出现多个大小不等的圆形结节。结节与周围组织分界不很清楚，可以推动，淋巴结不肿大。行经前症状加重，行经后减轻，可因情志喜怒而消长。

【辨证分型】

1．肝郁痰凝 乳房胀痛或刺痛，乳房肿块随喜怒消长，伴胸闷胁胀，善郁易怒，失眠多梦，舌质淡红，苔薄白，脉弦和细涩。

2．冲任失调 乳房肿块或胀痛，经前加重，经后缓解，伴腰酸乏力，神疲倦怠，头晕，月经先后失调，量少色淡，甚或闭经，舌淡，苔白，脉沉细。

【新九针治疗】

（一）治则

软坚散结消癖。

（二）针具选择

梅花针、火针、毫针。

（三）治疗方案

第一步 梅花针治疗

取穴：任脉、患处局部。

操作方法：中度手法叩刺任脉、患处局部3～5遍，至皮肤发红为度。患处局部做环形叩刺。

第二步 火针治疗

用细火针点刺乳房肿块中心及周围3～5针，速刺不留针，深度约2～5分，具体深度视肿块大小而定。

第三步 毫针治疗

取穴：①主穴：合谷、曲池、照海、太冲。②配穴：肝郁痰凝，配脾俞、丰隆、阴陵泉；冲任失调，配关元、三阴交、足三里。

操作：常规针刺，留针30分钟。

【治疗现状】

目前，西医对本病的治疗多采用激素以调节内分泌紊乱，但一方面激素类药物的使用疗程长、易反复，另一方面激素使用不当势必加重已经紊乱的内分泌状态。虽然针灸治疗副作用小、手段丰富且疗效确切，但也存在客观问题，如目前临床尚缺乏标准的取穴原则，治疗多着眼局部，而整体和部分相结合得尚不充分。

【临床体会】

1．关于梅花针叩刺任脉的问题 机体激素水平与中医学肾气–天癸–冲任密切相关。冲任下起胞宫，上连乳房，胞宫和乳房的发育及其功能活动依赖于冲任二脉的气血。当发生脏腑功能失常、气血失调时，均可以引起冲任失调，即为本病的病因病机。由此可见，治疗乳腺增生症，调冲任是关键。本方案用梅花针叩刺任脉，可起到疏通经脉、调理冲任的作用。

2．关于火针的应用 火针又名"燔针"，为"九针"之一。火针速刺患处，可激发经气，鼓舞气血运行，使人体阳气得以恢复，起到温通阳气、活血通络、行气散结的作用。现代研究表明，火针点刺局部肿块，可对病灶形成温热刺激，扩张局部血管，增强血管壁的渗透性，起到调气血、疏经络、软坚散结的效果。由于火针的针眼愈合较慢，故每次施治时应错开上次治疗的针眼。

3．关于疗程安排　每周 3 次，5 次为 1 个疗程，一般治疗 2～3 个疗程。

4．关于疗效评价　整体与局部结合治疗本病，可起到标本兼治的作用，疗效优于单纯局部治疗。

【生活调摄】

1．通过减少动物性食物的摄入量来调控外源性雌激素的摄入量。

2．保持心情愉悦，避免急躁动怒。

【验案】

张某，女，30 岁。2012 年 6 月 25 日初诊。左乳疼痛、有肿块 3 个月。患者 3 个月前自觉左乳疼痛，未重视，以后逐渐加重。检查：左乳房外上象限可扪及 3.3cm×2.3cm 片状肿块，压痛明显，表面光滑，边界清楚，推之可动，颈、腋淋巴结不肿大。诊为乳腺增生。选梅花针、毫针并用上法进行治疗。1 个疗程后，肿块缩小。又针治 10 次，疼痛未发，肿块消失。（冀来喜医案）

（聂培瑞　李让钱　孟立强　武杰　孙雅婧　冯乐　张艳林）

第三节　妇、儿、男科病证

一、痛经

【概述】

凡在经期或经行前后出现周期性小腹疼痛或痛引腰骶，甚至剧痛晕厥者，称"痛经"，亦称"经行腹痛"。西医妇产科学将痛经分为原发性痛经和继发性痛经。原发性痛经又称功能性痛经，是指生殖器官无器质性病变者；继发性痛经则由盆腔器质性疾病如子宫内膜异位症、子宫腺肌病、盆腔炎或宫颈狭窄等引起。原发性痛经以青少年女性多见，继发性痛经则常见于育龄期妇女。

有关痛经的记载，最早见于《金匮要略·妇人杂病脉证并治》："带下，经水不利，少腹满痛，经一月再见者。"痛经病位在子宫、冲任，以不通则痛或不荣则痛为主要病机。本病伴随月经周期而发，又与经期及经期前后特殊生理状态有关。未行经期间，由于冲任气血平和，致病因素尚不足以引起冲任、子宫气血瘀滞或不足，故平时不发生疼痛。经期前后，血海由满盈而泄溢，气血盛实而骤虚，子宫、冲任气血变化较平时急剧，易受致病因素干扰，加之体质因素的影响，导致子宫、冲任气血运行不畅或失于煦濡，不通或不荣而痛。常见病机有气滞血瘀、气血虚弱、寒湿凝滞、湿热瘀阻、肝肾亏损等。

【临床表现】

1．原发性痛经　年轻女性从初潮后 6～12 个月开始，在月经来潮前数小时或来潮后出现下腹部持续性或阵发性疼痛，可放射至腰骶部和大腿内侧，历时 1～3 日自行缓解。重者面色发白、出冷汗、畏寒、恶心、呕吐或腹泻。有时四肢厥冷、尿频和全身乏力。妇科检查无异常发现，有时可有子宫轻度压痛。症状在结婚、分娩后可自行减轻或消失。

2．继发性痛经

（1）子宫内膜异位症引起的继发性痛经

1）20% ～ 30% 的患者无症状。

2）痛经为主要症状，多为继发性痛经，进行性加剧，发生在经前、经时及经后 1 ～ 2 日，呈周期性，但亦有表现为非周期的慢性盆腔痛。

3）原发或继发不孕：不孕可能由于粘连等机械因素、卵巢功能障碍、合并未破卵泡黄素化综合征（LUFS）以及自身免疫因素等所致。

4）月经失调：主要表现为周期缩短，经期延长，经前 2 ～ 3 日点滴出血。亦可为经量增多，少数为经量减少。

5）性交疼痛。

6）肠道症状：便秘或腹泻、里急后重、便血等。

7）泌尿道症状：尿频、尿急、尿痛或血尿。

8）妇科检查：子宫位置正常或呈后位，活动或固定，大小正常或稍增大，病变累及卵巢者可在一侧或两侧扪及囊性肿块。

（2）子宫腺肌病引起的继发性痛经

1）痛经：继发性痛经，进行性加剧，常为痉挛性，致使患者难以耐受。多见于 30 ～ 50 岁妇女。

2）月经失调：表现为月经量增多及经期延长，少数可有月经前、后点滴出血。由于子宫内膜浸润与纤维肌束增生，干扰子宫肌层正常收缩所致。

3）妇科检查：子宫增大呈球形，质地较硬，有压痛，有的表现为子宫表面不规则，呈结节样突起。月经期子宫可增大，质地变软，压痛明显。

【辨证分型】

1．气滞血瘀　经前或经期小腹胀痛，拒按，经血量少，经行不畅，色紫暗有块，块下痛减，经前胸胁乳房胀或胀痛；舌紫暗或边有瘀点，脉弦或弦滑。

2．寒湿凝滞　经前或经期小腹冷痛，拒按，得热痛减，经量少，色暗有块，畏寒肢冷，恶心呕吐；舌暗，苔白腻，脉沉紧。

3．湿热瘀阻　经前或经期小腹疼痛或胀痛，灼热感，或痛连腰骶，或平时小腹疼痛，经前加剧；经血量多或经期延长，色暗红，质稠或夹较多黏液；带下量多，色黄质黏有臭味，或低热起伏，小便黄赤；舌红，苔黄腻，脉滑数。

4．气血虚弱　经期或经后小腹隐痛，喜揉喜按，月经量少、色淡、质稀，神疲乏力，面色无华；舌淡，苔薄，脉细弱。

5．肝肾亏损　经期或经后小腹绵绵作痛，经色淡、量少，腰膝酸软，头晕耳鸣；舌质淡，脉沉细弱。

【新九针治疗】

（一）治则

调和气血，通经止痛。

（二）针具选择

芒针、毫针、艾条。

（三）治疗方案

第一步　芒针治疗

取穴与操作方法同慢性前列腺炎，针感以到达小腹部为佳。

第二步　毫针治疗

取穴：①主穴：肾俞、十七椎下、次髎、中极、血海、三阴交、地机。②配穴：气滞血瘀，配合谷、太冲；气血虚弱，配足三里、脾俞、关元、气海；寒湿凝滞，配水道、阴陵泉；湿热瘀阻，配丰隆；肝肾亏损，配肝俞、太冲、太溪。

操作方法：常规消毒穴位后进行针刺，中极用 3 寸毫针斜刺进针，以针感向会阴部放射为度，余穴常规针刺；得气后，寒湿凝滞型及气滞血瘀型用泻法，气血虚弱型、肝肾亏损型用补法；留针 30 分钟。

第三步　艾灸、TDP 治疗

TDP 照射腰骶部、小腹部，艾灸三阴交 / 地机。

【治疗现状】

目前，西医治疗的方法主要为口服非甾体抗炎药，在于降低血中前列腺素、抗利尿激素、催产素水平，从而抑制子宫收缩等。非甾体抗炎药的应用使原发性痛经的发病率大为降低，但不良反应较多。针灸治疗原发性痛经具有明显优势，逐步受到人们重视，但针灸治疗原发性痛经的腧穴繁多，临床选穴多为自发状态，客观性差，不利于针灸规范化治疗痛经。多数国内文献报道，毫针、艾灸、穴位埋线、穴位注射、耳针等针灸方法治疗原发性痛经疗效肯定，但是推广力度有限；无统一的诊疗标准和操作方法等是限制其临床推广应用的原因。

【临床体会】

1. 关于“秩边透水道”针法的应用　我们在前期临床实践中，应用芒针“秩边透水道”针法治疗慢性前列腺炎，取得较好疗效。进一步的基础研究发现，该针法针穿臀大肌、梨状肌、骶丛，达盆腔，针尖位置在骨盆内、壁腹膜外，此处恰是盆丛神经分布的区域，而盆丛神经正是支配前列腺、膀胱、尿道的次级神经丛，这说明此针法是通过刺激盆丛神经而取效，这为“气至病所”提供了解剖学依据。我们推测，对于女性，盆丛神经自然支配子宫、卵巢、膀胱、尿道；同样的机制，该针法应该对女性的泌尿、生殖疾患同样有效。因此在临床中反复实践，效果满意。

2. 关于疗程安排　于每次月经前 10 天开始，每日 1 次，7 ~ 10 次至来潮后即停止针刺，为 1 个疗程，一般需要 1 ~ 3 个疗程。但如果经期疼痛仍然较剧者，经期也可针刺，中病即止。

3. 关于疗效评价　“秩边透水道”针法对原发性痛经的疗效要优于继发性痛经。对原发性痛经见效很快，要领是针感要传入小腹、前阴，“气至病所”则痛立止。且操作简单，价格低廉，无药物毒副作用。

【生活调摄】

1. 继发性痛经应结合中西医疗法，即使针后症状减轻，亦要治疗原发疾病。

2. 经期注意保暖，忌食生冷食物，忌接触冷水。

【验案】

杜某，女，38 岁，机关工作人员。2009 年 2 月 24 日初诊。末次月经 2009 年 1 月 25 日。痛经 2 年，每次经前即感腹痛，直到经期结束。平素月经周期推后 5 ~ 7 天，经量少、色暗红有血块，经期 3 ~ 5 天，腹部怕凉，舌淡苔薄白，脉弦紧。诊为痛经之寒凝胞脉证。予以芒针“秩边透水道”针法，毫针刺次髎（双）、肾俞（双）、血海、三阴交、中极、归来（双），辅以 TDP 照射腰骶、小腹部，温经通络，活血止痛。治疗 5 次后，月经来潮，电话诉腹痛减轻十之八九，嘱其下次经前 1 周继续来院针灸治疗。2009 年 3 月 24 日行第 2 周期治疗 6 天后，月经来潮，腹痛消失，经量、色、质均正常。2 个月后，电话随访，诉月经周期、经期，以及经量、色、质完全正常。（曹玉霞医案）

二、崩漏

【概述】

崩漏系指妇女在非行经期间阴道大量流血或持续淋漓不断，前者称"崩中"或"经崩"，后者称"漏下"或"经漏"。突然流血，来势急，血量多者为"崩"；淋漓下血，来势缓，血量少者为"漏"。二者常交替出现，故概称"崩漏"。本病是月经病中的疑难重症之一。崩与漏在临床上可以互相转化，久崩不止可致成漏，漏下不止必将成崩。崩为漏之甚，漏为崩之渐，故临床统称崩漏。

西医学中的功能失调性子宫出血（简称功血）属崩漏范畴，是由于调节生殖的神经、内分泌机制失常引起的异常子宫出血，为非器质性疾病。多发生于青春期及围绝经期妇女，亦可发生于月经初潮至绝经期间的任何年龄。临床表现为月经周期紊乱，月经过多，经期延长，甚或不规则阴道流血。通常分为排卵性和无排卵性两类，约 85% 的病例属无排卵性功血。

【临床表现】

本病以子宫出血为主要表现。

1. 无排卵性功血 多发于青春期及围绝经期妇女。本病的发病特点是不规则子宫出血。常表现为月经周期紊乱，经期长短不一，出血量时多时少，甚或大量出血而致贫血、休克。部分患者常先有数周或数月停经，继之出现大量阴道流血，持续 2～3 周或更长时间不能自止，有时则一开始即为阴道不规则流血，也可表现为类似正常月经的周期性出血，仅有经量增多，经期长，无下腹疼痛或其他不适。妇科检查示子宫大小正常，出血时子宫较软。基础体温呈单相型；阴道脱落细胞涂片无排卵的周期性变化；子宫颈黏液结晶呈羊齿状或不典型；经前或经期子宫内膜检查可见不同程度的增生期变化，无分泌期改变。

2. 排卵性功血 多发生于生育年龄的妇女。常分为排卵性月经过多、黄体功能不足、子宫内膜脱落不全、排卵期出血 4 种。①排卵性月经过多：月经量多，周期正常。妇科检查无明显异常；基础体温呈双相型，阴道脱落细胞检查提示雌激素偏高；经前子宫内膜检查呈分泌反应或高度分泌反应。②黄体功能不足：月经规律，周期缩短，经量正常，患者常伴有不孕史或流产史。妇科检查无异常；基础体温呈双相型，排卵后体温上升，9～10 天子宫内膜呈分泌不良反应。③子宫内膜脱落不全：月经周期规律，但经期延长，经量不多或淋漓不止。妇科检查无异常发现；基础体温呈双相型，但体温下降缓慢，往往在月经来潮后数日体温才下降。月经第 5～6 天，子宫内膜检查仍能见到呈分泌反应的内膜、出血坏死组织及新增生的内膜混杂。④排卵期出血：表现为月经中期或在基础体温开始上升时出现少量阴道流血，时间 3～5 天，可伴有小腹部疼痛。妇科检查正常，子宫内膜检查可见呈早期分泌期或晚期增生期内膜改变。

【辨证分型】

1. 肾虚型

（1）肾阴虚：经血非时而下，出血量少或多，淋漓不断，血色鲜红，质稠，头晕耳鸣，腰膝酸软，手足心热，颧赤唇红，舌红，苔少，脉细数。

（2）肾阳虚：经血非时而下，出血量多，淋漓不尽，色淡质稀，腰痛如折，畏寒肢冷，小便清长，大便溏薄，面色晦暗，舌淡暗，苔薄白，脉沉弱。

2. 脾虚型 经血非时而下，量多如崩，或淋漓不断，色淡质稀，神疲乏力，气短懒言，不思饮食，四肢不温，或面浮肢肿，面色淡黄，舌淡胖，苔薄白，脉缓弱。

3. 血热型 经血非时而下，量多如崩，或淋漓不断，血色深红，质稠，心烦少寐，渴喜冷饮，头晕面赤，舌红，苔黄，脉滑数。

4. 血瘀型 经期或经后小腹绵绵作痛，经色淡，量少，腰膝酸软，头晕耳鸣，舌质淡，脉沉细弱。

【新九针治疗】

（一）治则

调理冲任，固摄经血。

（二）针具选择

磁圆梅针、芒针、毫针、艾条。

（三）治疗方案

第一步　磁圆梅针治疗

部位：督脉、任脉、足三阴经。

操作方法：中度手法由上而下反复叩刺3遍，至局部皮肤潮红为度。

第二步　芒针治疗（同慢性前列腺炎）

第三步　毫针、TDP治疗

取穴：①主穴：关元、三阴交、血海、膈俞。②配穴：血热型，配大敦、行间、太冲；脾虚型，配脾俞、气海、足三里；肾阳虚证，配命门、肾俞；肾阴虚证，配肾俞、太溪、阴谷；血瘀型，配地机、太冲、合谷。

操作方法：主穴关元用3寸毫针斜刺进针，以针感向会阴部放射为度，配穴按虚补实泻法操作。TDP照射于小腹部位。

第四步　艾灸治疗

取穴：隐白。

操作方法：距皮肤2～3cm，使皮肤有温热感而无灼痛为宜，温和灸15～20分钟，局部出现红晕为度。

【治疗现状】

崩漏相当于西医的功能失调性子宫出血，治疗原则是止血、调整周期，无排卵性功血促进排卵，排卵性功血促进黄体功能恢复。青春期少女以调整周期、恢复排卵为目的；围绝经期患者以止血、减少经量、调整周期为原则。但是西医调整月经周期必须使用激素类药物，长期使用难免有副作用之嫌。中医治疗是在不同月经周期选用不同方药，按"止血 – 调经 – 促排卵"的思路，运用"塞流""澄源""复旧"的治崩三法指导用药，但是存在治疗周期长、费用高、操作复杂等问题。针灸治疗崩漏用穴见仁见智，常规毫针针刺方法单一。

【临床体会】

1. 关于秩边透水道针法得气的问题 临床使用本法时,深度的控制是以患者出现盆腔内热、胀、松快感等感觉为准,这些感觉称之为"得气",是本针法治疗崩漏取效的关键。

2. 关于隐白的问题 隐白为足太阴脾经的井穴,古人认为井穴为"经气所出,如水之源头"。艾灸隐白为治水之源,从而达到统血而止血的目的。同时,此操作简单方便,可嘱患者自行艾灸,不必拘泥于在医院治疗。

3. 关于中药的问题 治疗本病应根据临床辨证适当配合中药,方可取得满意疗效。

4. 关于疗程安排 针灸对本病有一定疗效,但对于血量多、病势急者,应采取综合治疗。一般隔日治疗 1 次,10 天 1 个疗程,需 2 ~ 3 个疗程。

【生活调摄】

1. 嘱患者生活要有规律,保证充足睡眠,防止过度劳累,保持外阴清洁。

2. 避免精神刺激,注意调畅情志,保持乐观情绪,积极配合治疗。

【验案】

李某,女,38 岁,山西临汾人。2016 年因月经淋漓不尽,经期延长就诊。诉以往月经量多,反复出现经期延长,平素工作劳累。妇科彩超检查未见器质性病变。本次月经已 2 周、尚未结束,初始经量大,1 周后经量减少,淋漓不尽,神疲乏力。舌质淡胖,苔薄白,脉沉细软。辨证:气血亏虚,脾不统血。予以秩边透水道针法治疗 2 次,月经即止,再予八珍汤加减,以调补气血,补脾益肾。嘱其注意休息,规律生活。(曹玉霞医案)

三、闭经

【概述】

女子年逾 16 周岁,月经尚未来潮,或月经周期已建立后又中断 6 个月以上者,称闭经。前者称原发性闭经,后者称继发性闭经。西医学认为,闭经有生理性和病理性之分,生理性包括青春期前、妊娠期、哺乳期、绝经前后的月经停闭不行,不属于本节所讲的病理性闭经范畴。

卵巢早衰所致闭经属继发性闭经,是指女性 40 岁前由于卵巢内卵泡耗竭或因医源性损伤而发生的卵巢功能衰竭,以低雌激素及高促性腺激素为特征,可伴有围绝经期症状。卵巢是女性雌激素产生的主要生殖器官,它的功能衰退大大影响女性体内雌激素的分泌而导致月经停止来潮。闭经的论述首见于《黄帝内经》,称"女子不月""月事不来"。傅山所论"年未老经水断"即为现代医学所说的卵巢早衰。

月经的产生是脏腑、天癸、气血、冲任共同协调作用于胞宫的结果,肾、天癸、冲任、胞宫是产生月经的主要环节,因此其中任何一个环节发生功能失调都可导致血海不能满溢,但其原因归纳起来不外虚实两端。虚者,多因肾气不足,冲任虚弱;或肝肾亏损,精血不足;或脾胃虚弱,气血乏源;或阴虚血燥等导致精亏血少,冲任血海空虚,源断其流,无血可下,而致经闭。实者,多为气血阻滞或痰湿流注下焦,使血流不通,冲任受阻，经血不得下而成经闭。临床常见气血虚弱、肾气亏损、阴虚血燥、血瘀气滞、痰湿阻滞、寒凝血滞等证型。

【临床表现】

1. 卵巢轴异常

（1）子宫性闭经：由子宫内膜对卵巢不能产生正常的反应而引起，月经调节功能正常，卵巢有功能。先天性疾病有先天性无阴道、先天性无子宫、始基子宫等；后天性疾病可为子宫内膜结核、严重的产后盆腔感染，或多次宫腔手术后引起。子宫腔粘连综合征（Asherman 综合征）除有闭经外，还有周期性下腹痛。

（2）卵巢性闭经：由于卵巢性激素水平低落，子宫内膜不发生周期性变化而致。先天性疾病有特纳（Turner）综合征、单纯性腺发育不全、XO/XY 性腺发育不全、17α－羟化酶缺乏症、卵巢不敏感综合征。后天性疾病有遗传、损伤、感染、药物、免疫等因素引起的卵巢早衰。

卵巢早衰患者会像绝经期妇女那样出现雌激素低下症候群，如潮热、出汗等血管舒缩症状，抑郁、失眠、记忆力减退等神经精神症状，外阴瘙痒、阴道烧灼感、阴道干涩、性交痛和尿频、排尿困难等泌尿生殖道症状。在体征上，卵巢早衰患者并无特殊表现，若存在由于染色体异常引起的原发性闭经，可有第二性征发育不全，如乳房发育不全、内生殖器未发育、阴毛和腋毛稀少甚至缺如等表现。一些卵巢早衰患者可同时合并自身免疫性疾病，则会有相应疾病的症状、体征。

（3）垂体性闭经：是由垂体前叶的器质性疾病或功能失调影响促性腺激素的分泌而出现的闭经。见于希恩综合征、垂体肿瘤（泌乳素瘤、生长激素瘤等）、垂体损伤后、空泡蝶鞍综合征等。

（4）下丘脑性闭经：最为常见，是由于下丘脑功能失调而影响垂体，进而影响卵巢致病。功能性疾病有精神因素、运动过度、体重过低引起的闭经、神经性厌食。器质性疾病有单一性促性腺激素缺乏症、下丘脑部位肿瘤、脑外伤、脑炎或脑膜炎后等。避孕药或抗精神病药物也可影响下丘脑神经递质而引起闭经。

2. 其他内分泌代谢疾病 甲状腺功能亢进或减退、肾上腺皮质功能亢进或减退、先天性肾上腺皮质增生、胰岛素抵抗或代谢综合征（多囊卵巢综合征）。

【辨证分型】

1. **气血虚弱** 月经停闭数月，肢倦神疲，食欲不振，脘腹胀满，大便溏薄，面色淡黄，舌淡胖、有齿痕，苔白腻，脉缓弱。

2. **肾气亏损** 月经初潮来迟，或月经后期量少，渐至闭经，头晕耳鸣，腰酸腿软，小便频数，性欲淡漠，舌淡红，苔薄白，脉沉细。

3. **阴虚血燥** 月经停闭数月，头晕眼花，心悸怔忡，少寐多梦，皮肤不润，面色萎黄，舌淡苔少，脉细。

4. **血瘀气滞** 月经停闭数月，小腹胀痛拒按，精神抑郁，烦躁易怒，胸胁胀满，嗳气叹息，舌紫暗或有瘀点，脉沉弦或涩而有力。

5. **痰湿阻滞** 月经停闭数月，带下量多，色白质稠，形体肥胖，或面浮肢肿，神疲肢倦，头晕目眩，心悸气短，胸脘满闷，舌淡胖，苔白腻，脉滑。

6. **寒凝血滞** 月经停闭数月，小腹冷痛拒按，得热则痛缓，形寒肢冷，面色青白，舌紫暗，苔白，脉沉紧。

【新九针治疗】

（一）治则

虚则补之，实则通之，虚以滋养肝肾、补气养血为主，实以活血调气为主。

（二）针具选择

芒针、毫针。

（三）治疗方案

第一步　芒针治疗（同慢性前列腺炎）

第二步　毫针、TDP 治疗

取穴：①主穴：膈俞、肝俞、肾俞、脾俞、归来、三阴交。②配穴：气血虚弱，配气海、足三里；肾气亏损，配太溪、气海；阴虚血燥，配太溪、血海；血瘀气滞，配地机、太冲；痰湿阻滞，配阴陵泉、丰隆；寒凝血滞，配命门、腰阳关。

操作方法：归来用 3 寸毫针斜刺进针，以针感向会阴部放射为度，余穴常规针刺，得气后行平补平泻手法，留针 30 分钟。同时配合腰骶部 TDP 照射。

【治疗现状】

目前，对于器质性病变引起的闭经针对病因治疗。功能性闭经的治疗多采用药物。对于宫腔形态正常、子宫内膜受损、发育不良及低雌激素的患者，行雌孕激素周期疗法。小剂量阿司匹林合维生素 E 治疗有创伤的子宫内膜已逐渐在临床上应用，特别是在激素治疗无效的情况下可使用该方法。卵巢早衰所致闭经证型很多，原因涉及遗传、免疫、代谢异常、放化疗因素、感染因素、医源性因素及心理因素等。激素替代周期疗法是目前卵巢早衰性闭经患者广泛应用的治疗方法。30% 的卵巢早衰属于免疫性疾病，免疫抑制治疗能够恢复卵巢功能，但长期应用副反应大，疗效不确切。中医根据不同证型分别采用滋肾养血、活血化瘀、健脾豁痰、理气通经、温肾健脾法，对闭经的治疗有效。中药能明显提高卵巢对促性腺激素的反应性和卵巢中性激素的含量。但因疗程较长，效果也不甚稳定。

【临床体会】

1. 关于疗程安排　本方案见效较慢，根据个体差异，疗程或长或短，隔日针灸 1 次，15 次为 1 个疗程，持续 3 个疗程。如果针刺后月经已至，也需继续针刺以巩固疗效，坚持继续治疗 1 个疗程。每个疗程之间可以休息 1 周。

2. 关于疗效评价　本方案主要针对功能性病变引起的闭经，对于卵巢功能早衰引起的卵巢性闭经、垂体前叶功能减退导致的垂体性闭经、下丘脑性闭经疗效较好，对于子宫性闭经、器质性病变引起的闭经疗效不佳。北京房繄恭团队采用本法对卵巢早衰做了大样本的临床观察，取得了一定成果，值得推广。

【生活调摄】

本病与精神情绪有很大关系，应嘱患者注意调节情绪，保持乐观心态，减少精神刺激。

【验案】

郭某，女，32 岁，2009 年 10 月 12 日初诊。因服用减肥药停经 6 个月，饮食睡眠尚可，情绪稍有急躁，治以芒针"秩边透水道"针法，毫针针刺肾俞、肝俞、中极、归来、血海、三阴交，配合局部 TDP 照射。治疗第 1 个疗程 10 次，第 2 个疗程 6 次，共 16 次，月经来潮，经量较少、色暗，行经 3 日。嘱其休息 1 周后继续治疗，但患者因工作繁忙未再针灸。1 个月后电话随访，月经按时来潮，经量、经色、经质、经期正常。（曹玉霞医案）

四、产后缺乳

【概述】

产后乳汁甚少或全无，称产后缺乳，亦称"乳汁不足""乳汁不行"。产后缺乳多发生在产后数天至半个月内，也可发生在整个哺乳期。临床上以初产后的缺乳最为常见。中医学认为，其病因有虚实之分，虚者多为气血虚弱，乳汁化源不足；实者多因肝气郁结，乳汁不行。

【临床表现】

产后缺乳的特点为产后乳汁分泌不足，甚至可能全无，不能满足婴儿需要，甚至影响婴儿生长发育。产妇除了以上表现之外，经常伴随其他不适症状，如乳房胀满疼痛、食欲不振、胸闷心烦、精神抑郁或自觉发热等。

【辨证分型】

1. 气血虚弱　产后乳汁不行或甚少，汁清稀，乳房无胀痛感，面色苍白，少气懒言，倦怠乏力，心慌失眠，不思饮食，大便溏泻，舌淡苔薄，脉虚细。

2. 肝气郁滞　产后乳汁不行，乳房胸胁胀痛，甚或身热，精神抑郁，胸胁痞闷，胃脘胀满，不思饮食，舌质偏红苔薄黄，脉弦。

【新九针治疗】

（一）治则

益气补血，疏肝解郁，通络下乳。

（二）针具选择

磁圆梅针、毫针。

（三）治疗方案

第一步　磁圆梅针治疗

部位：足太阴脾经、足阳明胃经、足少阳胆经、足厥阴肝经。

操作方法：中度手法循经弹刺 3～5 遍，以皮肤潮红为度。

第二步　毫针治疗

取穴：①主穴：少泽、肩井、乳根、天池。②配穴：气血虚弱，配脾俞、胃俞、足三里、三阴交；肝气郁滞，配膻中、支沟、阳陵泉、太冲。

操作方法：穴位局部消毒后，常规针刺治疗。

【治疗现状】

目前，西医对于产后缺乳尚无特别有效的治疗方法，有催产素肌内注射或用吸奶器吸出乳汁等方法。中医治疗产后缺乳多用穿山甲、王不留行等中药，但费用较高，起效较慢，且在哺乳期每日服用中药，有些药物可能经过乳汁排泄，对婴儿有影响，故使用中医外治更具优势。

【临床体会】

1. 关于疗效评价　我们体会，针刺治疗乳少效果很好，一般治疗 1 次即效，3 次以内即可治愈。所以临床治疗宜首选针灸疗法。这可能与针刺疗法可调节下丘脑－垂体轴的功能，有效促进催产素、催乳素增多，同时减少雌激素及孕激素的分泌，降低其抑制催乳素的作用有关，从而共同促进乳汁分泌。针灸操作简便，疗程短，疗效快，便于推广应用。

2. 产后缺乳者，若乳汁淤积，排出不畅，则很容易导致急性乳腺炎的发生。因此，要积极治疗产后乳少，避免进一步发展为急性乳腺炎。事实上，急性乳腺炎早期（郁乳期）仍可使用本法治疗。

【生活调摄】

1. 哺乳时间每次能超过30分钟最佳。前乳、后乳营养成分不同，哺乳时将一边乳汁吸净后再换另一边。

2. 多摄取汤类饮食，如鲫鱼汤、花生猪蹄汤、排骨海带汤等。

3. 情绪波动对乳汁分泌具有重要影响，应尽可能保持心情愉快，并保证充足睡眠。

【验案】

柴某，女，25岁，2012年4月18日初诊。产后10天，因与家人口角，乳汁不足。检查：发育良好，营养中等，乳房胀痛，胸闷嗳气，纳呆，苔薄黄，脉弦。诊为产后肝郁乳少。取磁圆梅针和毫针并用进行治疗。磁圆梅针循经叩打足太阴脾经、足阳明胃经、足少阳胆经、足厥阴肝经，以皮肤潮红为度。毫针针刺少泽、肩井、乳根／天池、膻中、支沟、阳陵泉、太冲，用泻法，留针30分钟。共针2次，乳汁即分泌充足。（冀来喜医案）

五、子宫脱垂

【概述】

子宫脱垂又称阴挺，是指子宫由正常位置沿阴道下降，子宫颈外口达坐骨棘水平以下，甚至子宫全部脱出阴道口外者。本病与产伤、盆底组织松弛、腹压增加有关。中医学认为，本病多由中气不足，无力提摄，或肾虚，冲任不固，胞失所系所致。

【临床表现】

阴道有肿物脱出为主要症状。轻者仅于劳动时有肿物自阴道掉出，休息时可自行回缩，重者自阴道脱出不能回纳，需用手还纳才能复位。同时伴有腰酸，背痛，下坠感，排尿困难或尿失禁，便秘，白带增多等。

按脱垂的程度可分为3度：

Ⅰ度脱垂：子宫下坠，子宫颈沿阴道降到坐骨棘水平以下，但子宫颈仍在阴道内。

Ⅱ度脱垂：轻Ⅱ度脱垂仅子宫颈脱出阴道口外；重Ⅱ度脱垂则子宫颈及部分子宫体脱出阴道口外。

Ⅲ度脱垂：子宫完全脱出阴道口外，甚至阴道前后壁也完全脱出，亦称子宫全脱。

【辨证分型】

1. 气虚型　子宫脱出，动则加剧，少腹下坠，少气懒言，神疲肢倦，四肢不稳，面色少华，便溏溲赤，或伴见脱肛，月经提前、色淡量多，带下清稀，舌质淡，苔白，脉虚弱。

2. 肾虚型　子宫脱出，腰膝酸软，小腹空坠，头晕耳鸣，神疲乏力，小便频数，舌淡红，脉沉弱。

【新九针治疗】

（一）治则

补中益气，升阳举陷。

（二）针具选择

芒针、毫针、艾条。

（三）治疗方案

第一步　芒针治疗（同慢性前列腺炎）

第二步　针刺次髎

取穴：次髎。

操作方法：患者取俯卧位，从髂后上棘最高点向后正中线做连线，以此为边长，向下做等边三角形，进针点为这个倒置等边三角形的顶点。用 3 寸毫针在进针点处与躯体呈 30° 夹角进针，向下斜刺，不留针。

第三步　毫针、TDP 治疗

取穴：①主穴：百会、气海、大赫、维道、太冲。②配穴：肾虚型，配太溪、肾俞、志室；气虚型，配关元、足三里。

操作：常规毫针针刺，留针 30 分钟。同时 TDP 照射小腹部。

第四步　艾灸治疗

取百会，予以艾条悬灸，每次 10 ～ 15 分钟。亦可配合脐灸治疗。

【治疗现状】

子宫脱垂是妇科常见病。近些年由于生活水平及医疗水平的提高，子宫脱垂的患病率较中华人民共和国成立初期已有明显下降，但随着社会逐渐老龄化，临床上仍能见到大量老年子宫脱垂（包括阴道前后壁膨出）的患者，常合并膀胱尿道膨出或 / 和直肠壁膨出，表现出尿道综合征的一系列症状。手术治疗创伤大，对于老年体弱，尤其又合并高血压、糖尿病、冠心病等高危疾病的患者来说，又难免存在合并感染或心脑血管意外的危险性。西医无特效药。针灸作为一种无创绿色疗法，在治疗中发挥了其痛苦小、花钱少、疗效好的优点，但缺乏公认的、规范有效的临床治疗方案。

【临床体会】

1．关于适应证的问题　针灸治疗子宫脱垂多从脏腑与经络间关系的角度出发，以补气升提、补肾固脱为原则，诸穴合用，标本兼治。针灸治疗子宫脱垂的最佳介入对象为Ⅰ度、Ⅱ度轻型子宫脱垂患者，对于Ⅱ度重型及Ⅲ度子宫脱垂患者疗效甚微。

2．关于疗程安排　10 次 1 个疗程，治疗 3 ～ 5 个疗程。

3．关于疗效评价　"秩边透水道"针法通过调节盆底肌肉和相应神经的功能而起效，要领是针感要传入小腹、前阴、肛门等处，即"气至病所"。此法操作简单，价格低廉，无药物毒副作用。

【生活调摄】

1. 治疗期间不宜参加重体力劳动，并嘱患者做提肛锻炼。

2. 嘱患者注意休息，避免过度劳累。

【验案】

案 1：姜某，女，60 岁。2019 年 4 月 25 日初诊。患者诉 3 年前劳累后自觉阴道脱出一肿物，约核桃大小，休息后可自行回纳，未治疗。3 年来自觉肿物逐渐增大，一般于劳累、久坐、久蹲、大笑和喷嚏后脱出，其间曾口服中药治疗，效果不佳。1 个月前无明显诱因肿物增大至拳头大小，不能回纳，伴尿频，腰酸不适，于当地医院诊断为Ⅱ度子宫脱垂。为寻求针灸治疗遂来我院。治疗方案：①"秩边透水道"针法；②针刺次髎；③毫针治疗：百会、气海、大赫、维道、太冲；④ TDP 照射小腹部，艾灸百会。每周治疗 3 次，同时嘱患者多休息。治疗 10 次后患者诉肿物脱出次数减少，继续治疗 2 个疗程，肿物未再脱出。（金晓飞医案）

案 2：梁某，女，62 岁，高校退休教师，2015 年 6 月就诊。诊断重度子宫脱垂 5 年，西医建议手术根治，本人拒绝，曾口服中药治疗，予以补气升阳之品，则口舌生疮、胸腹胀满，遂来寻求针灸治疗。针对患者体质予以秩边透水道针法为主，配合脐药灸、督灸交替进行，10 次 1 个疗程，休息 1 周，共治疗 3 个疗程，症状明显减轻，正常生活无虞。（曹玉霞医案）

六、围绝经期综合征

【概述】

围绝经期综合征是指女性在绝经前后，由于性激素含量的减少导致的一系列精神及躯体表现，如自主神经功能紊乱、生殖系统萎缩等，还可以出现一系列生理和心理方面的变化，如焦虑、抑郁和睡眠障碍等。围绝经期综合征多见于 46 ～ 50 岁女性。

围绝经期综合征在中医学中属于"经断前后诸证"。多因妇女将届经断之年，先天肾气渐衰，天癸将竭，任脉虚，太冲脉衰，气血亏虚，导致机体阴阳失调；或肾阴不足，阳失潜藏；或肾阳虚衰，经脉失于温养，而出现一系列脏腑功能紊乱的证候。

【临床表现】

1. 月经紊乱。月经周期延长，经量逐渐减少；或月经周期缩短，经量增多；或周期、经期、经量都不规律；或骤然停经。

2. 阵发性潮热、出汗，伴头痛、头晕、心悸、胸闷、恶心等。

3. 思想不集中、易激动、失眠、多虑、抑郁等精神神经症状。

4. 生殖器官不同程度萎缩。

5. 乳房下垂、萎缩，尿频、尿失禁等。

6. 骨质疏松、腰背痛、易骨折。

【辨证分型】

1. **肝肾阴虚**　头晕耳鸣，心烦易怒，阵阵烘热，兼心悸少寐，健忘，五心烦热，经量或多或少或淋漓不断，色鲜红，舌红苔少，脉弦细数。

2. **心肾不交**　心悸，怔忡，虚烦不寐，健忘多梦，潮热盗汗，小便短赤，舌红苔少，脉细数而弱。

3. **肝气郁结**　情志抑郁，胁痛，乳房胀痛，口干口苦，喜叹息，经行不畅，小腹胀痛，悲伤欲哭，多疑多虑，舌质红，苔黄腻。

4. 脾肾阳虚　月经紊乱，量多色淡，形寒肢冷，倦怠乏力，面色晦暗，腹满纳差，大便溏薄，舌质嫩，苔薄白，脉沉弱。

5. 肾阴阳俱虚　颧红唇赤，虚烦少寐，潮热盗汗，耳鸣心悸，敏感易怒，形寒肢冷，腰膝酸软，月经闭止，性欲减退，舌质淡，脉沉无力。

【新九针治疗】

（一）治则

补益脾肾阴阳。

（二）针具选择

梅花针、针刀（4#0.6mm）、芒针、毫针。

（三）治疗方案

第一步　梅花针治疗

取穴：头部诸经。

操作方法：患者采取坐位或卧位，普叩头部诸经，然后重点叩刺神庭、百会、四神聪。

第二步　针刀治疗

取穴：$C_7 \sim T_3$ 夹脊穴。

操作方法：患者俯卧，依据针刀手术入路，实施针刀刀法。

第三步　芒针、TDP 治疗（同慢性前列腺炎）

第四步　毫针治疗

取穴：①主穴：肾俞、中极/关元、水道、三阴交。②配穴：肝肾阴虚，配肝俞、太溪；心肾不交，配心俞、涌泉；肝气郁结，配合谷、太冲；脾肾阳虚，配命门、关元；肾阴阳俱虚，配命门。

操作方法：中极/关元、水道，向下斜刺，针感传向会阴部；余穴常规针刺，留针 20 ～ 30 分钟。同时 TDP 照射肾俞、中极/关元，至皮肤潮红为度。

【治疗现状】

西医应用激素替代疗法（HRT）治疗围绝经期综合征已有 50 余年历史。大量事实证实，对围绝经期妇女实施 HRT，可以防止甚至逆转围绝经期妇女冠心病、脑血管病、老年痴呆、骨质疏松，延缓卵巢功能的衰退，使妇女保持良好的生理功能及心理状态，提高围绝经期妇女的生活质量。但由于长期应用 HRT 有可能诱发乳腺癌、子宫内膜癌，并可能产生阴道不规律流血、体重增加等不良反应，而且在理论及临床中尚有诸多未解决的问题，如各种性激素（雌激素、雄激素、孕激素）之间的相互关系，性激素的作用、剂量、比例及持续用药时间、用药个体化等问题，所以使 HRT 的推广受到限制。中医学对围绝经期综合征的认识已有数千年的历史，称其为断经前后综合征，又称绝经前后诸证，其症状散见于老年血崩、脏躁、百合病等疾病中，这些思想均充满辨证的思维方式，从整体出发，注重调理，避免了应用 HRT 过程中的种种副作用。针灸具有很好的调整阴阳、调和气血功效，治疗围绝经期综合征既可对症治标，又可调和治本，疗效肯定，但缺乏公认的、规范有效的临床治疗方案。

【临床体会】

1. 关于多种针法组合问题　围绝经期综合征患者症状多样，辨证虽多，但总以肾之阴阳俱虚为基础，或偏肝肾阴虚，或偏脾肾阳虚，或以肝气不舒为主，治疗时总以阴阳同补，故多种针法组合，方可取得满意疗效。必要时配合中药调理。

2．关于针刀的使用　此病多有心慌、出汗、烦躁等交感神经功能紊乱的症状，同时常见颈项部脂肪垫形成，俗称"富贵包"。此时应当以针刀松解颈项部软组织，减缓对交感神经链的异常激惹，从而达到治病求本的目的。

3．关于疗程安排　每周行针刀疗法 1 次、其他疗法 3 次，4 周 1 个疗程，一般需要维持治疗 1～3 个疗程。

【生活调摄】

1．正视这一阶段的变化，尽量放轻松，转移注意力到别的事物上面。

2．坚持运动，作息规律，饮食合理，保持乐观的心态。

【验案】

案 1：韩某，女，48 岁，山西灵石县人。2008 年 4 月 23 日因"间断发作性心慌，呼吸困难 2 个月"入院。患者 2 个月前夜间睡眠中出现上症，连夜由县城驱车赶往山西医科大学第一医院就诊，经查未发现器质性病变，遂返回家中。中间曾间断出现上症，但很快自行缓解，未曾就医。2008 年 4 月 22 日夜间再次出现上症，且不能自行缓解。患者及家人惊恐不已，再次连夜由县城来我院求诊，收住入院，常规检查未发现异常。分析患者病情，除上述不适外，尚有失眠、易怒，潮热、烘热汗出、月经周期紊乱等伴随症状，结合患者年龄，诊断为围绝经期综合征。予以梅花针叩刺头部，磁圆梅针叩刺背部督脉、膀胱经及内关、三阴交等穴位，毫针针刺百会、四神聪、印堂、内关、神门、心俞、肾俞、膻中、气海、关元、足三里、三阴交、照海等穴，辅以口服二仙汤。治疗当日，患者睡眠即转好，1 周后，易怒、潮热、烘热汗出等症状亦明显减轻，但仍间断有轻微心慌、胸闷症状。继续予以前法治疗，并向患者进行围绝经期相关知识科普宣教，减轻患者心理负担。治疗 3 周后，患者自觉诸症减轻，未再出现心慌、呼吸困难，精神焕发，出院回家调养。随访 1 年，未曾复发。（曹玉霞医案）

案 2：王某，女，51 岁，2012 年 12 月 5 日就诊。主症：头痛、失眠、乏力、畏寒、多汗、手足心潮热、小便不利、情绪低落等。舌暗苔薄白，脉弦细。入院常规检查未发现器质性病变，绝经半年。诊断为围绝经期综合征。予以梅花针叩刺头部诸经，磁圆梅针叩刺背部督脉、膀胱经、腹部任脉，芒针"秩边透水道"针法，毫针针刺风池、百会、四神聪、印堂、内关、神门、肺俞、肾俞、关元、血海、足三里、三阴交、照海等穴，中药以金匮肾气丸加减。治疗 3 周，患者睡眠好，精神佳，小便利，畏寒、手足心潮热明显减轻，遂出院。嘱患者继续口服金匮肾气丸，调畅情志，习练八段锦以调养。（曹玉霞医案）

七、小儿疳证

【概述】

小儿疳证是指由于喂养不当或多种疾病的影响，使小儿脾胃受损、气液耗伤而引起的一种慢性疾病。一般认为，"疳"之含义有二：一是"疳者，甘也"，指小儿恣食肥甘厚味，损伤脾胃，积滞中焦，形成疳证；二是"疳者，干也"，指日久气液干涸，形体羸瘦，形成疳证。临床以形体消瘦，面色无华，毛发干枯，精神萎靡或烦躁，饮食异常，大便不调为特征。病久则易合并其他疾病而危及生命。临床常见脾虚食积、脾胃虚弱、气血两亏等证型。本病发病无明显季节性，临床尤多见于 5 岁以下小儿。西医学的小儿营养不良和多种维生素缺乏症等营养障碍性疾病属本病范畴。

【临床表现】

本病多见于 5 岁以下婴幼儿，患儿面黄肌瘦、头大颈细、头发稀疏、精神不振、饮食异常、腹胀如鼓或腹凹如舟、青筋暴露等。

【辨证分型】

1. 脾胃虚弱 形体消瘦，食欲减退，盗汗自汗，精神烦躁，毛发枯黄，大便正常或稍稀，小便常色如米泔水，舌苔薄白，脉细濡。

2. 脾虚食积 形体明显消瘦，精神萎软，肚腹膨胀，面黄无华，毛发稀黄如穗，纳呆食少，或多吃多便，舌质淡，舌苔白腻，脉细滑。

3. 气血两亏 面色苍白，毛发干枯，极度消瘦，皮肤干瘪起皱，腹凹如舟，杳不思食，啼哭无力，大便稀薄或便秘，时有低热，舌质淡，苔少色白，脉沉细。

【新九针治疗】

（一）治则

健脾益胃，化滞消疳。

（二）针具选择

三棱针、毫针。

（三）治疗方案

第一步 三棱针治疗

取穴：四缝。

操作方法：四缝严格消毒后，用三棱针点刺 0.1 ～ 0.2 寸，出针后迅速挤出少量黄白色透明样黏液或出血，并用消毒干棉球擦干。（图 4-39）

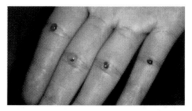

图 4-39 四缝放血

第二步 毫针治疗

取穴：①主穴：中脘、足三里。②配穴：脾虚食积，配脾俞、公孙、梁门；脾胃虚弱，配脾俞、胃俞、气海、关元；气血两亏，配气海、血海、三阴交。

操作方法：中脘用平补平泻法，足三里用补法。配穴按虚补实泻法操作，气血两亏之配穴用灸法。对婴幼儿可采取速刺不留针。

第三步 捏脊治疗

两手沿脊柱两旁，由下而上连续夹提肌肤，边捏边向前推进，自尾骶部开始，一直捏到项枕部为止（一般捏到大椎，也可延至风府）。具体操作方法是，用拇指指腹与示指、中指指腹对合，夹持肌肤，拇指在后，示指、中指在前，然后示指、中指向后捻动，拇指向前推动，边捏边向项枕部推移。重复 3 ～ 5 遍后，再按揉肾俞 2 ～ 3 次。

【治疗现状】

西医多采用口服酵母片及促进消化类药物治疗，无特殊疗法。针灸类资料虽然全部介绍四缝是治疗本病的专穴，但没有形成完整的治疗方案。

【临床体会】

1．关于四缝点刺问题　中指指缝较其余三指指缝最大，治疗时应先点刺中指。若小儿不能耐受，则至少在中指指缝进行点刺，若能耐受，最好将双手四缝全部点刺。采用提捏刺法，出针后迅速推挤，可见黄白色透明样黏液，可夹有少许血丝。

2．关于捏脊疗法　在推拿教材中有专篇介绍，此处不加赘述。临床单用捏脊疗法，对小儿也有很好的强体效应。用于本病配合点刺四缝治疗，效果更好。

3．关于疗程安排　1周1次，3次即可。

【生活调摄】

1．要合理喂养小儿，尽可能给予母乳喂养，及时添加辅食，注意营养补充，要给予高蛋白及高热量正常饮食或软食，以分次多餐为宜。

2．纠正偏食和嗜食异常等不良习惯。

3．适当安排小儿户外活动及身体锻炼，以增进食欲，提高消化能力。

【验案】

金某，女，3岁。2010年3月4日初诊。其母代诉：由于喂养不当，引起纳呆腹胀，此后日渐消瘦，哭闹烦躁，大便不调。检查：神清体瘦，面黄腹胀，毛发稀疏，腹部青筋暴露，舌淡脉细。肝脾未触及。诊为小儿疳证。治用三棱针和毫针，并配合捏脊治疗。针刺1个疗程，症状减轻。针刺2个疗程，饮食、大便、睡眠均正常。（冀来喜医案）

八、小儿咳嗽

【概述】

咳嗽是小儿肺系疾患中的一种常见病证。《幼幼集成·咳嗽证治》指出："凡有声无痰谓之咳，肺气伤也；有痰无声谓之嗽，脾湿动也；有声有痰谓之咳嗽，初伤于肺，继动脾湿也。"小儿咳嗽有外感咳嗽和内伤咳嗽之分，临床所见，外感咳嗽多于内伤咳嗽。此外，古代文献尚有"百晬嗽"的记载，是指乳儿在生后百日以内的咳嗽，亦称"乳嗽"或"胎嗽"。

西医认为，咳嗽是为了排出呼吸道分泌物或异物而发生的一种身体防御反射动作。一般咳嗽多先有短促的深呼吸，继而声门迅速关闭，同时呼吸肌、肋间肌、膈肌剧烈收缩，使胸内压力升高，最后声门突然开启，肺内被压空气和分泌物随之咳出，即成咳嗽。

【临床表现】

1．特异性咳嗽　指咳嗽伴有能够提示特异性病因的其他症状或体征，而咳嗽是这些诊断明确的疾病的症状之一。例如咳嗽伴随呼气性呼吸困难、听诊有呼气相延长或哮鸣音者，往往提示胸内气道病变，如气管支气管炎、哮喘、先天性气道发育异常（如气管支气管软化）等；伴随呼吸急促、缺氧或发绀者，提示肺部炎症；伴随生长发育障碍、杵状指（趾）者，往往提示严重慢性肺部疾病及先天性心脏病等；伴有脓痰者，提示肺部炎症、支气管扩张等；伴随咯血者，提示严重肺部感染、肺部血管性疾病、肺含铁血黄素沉着症或支气管扩张等。

2．非特异性咳嗽　指咳嗽为主要或唯一表现，胸部X线片未见异常的慢性咳嗽。目前临床上的慢性咳嗽主要就是指这一类咳嗽，又称"狭义的慢性咳嗽"。儿童非特异性咳嗽的原因具有年龄特点，需要仔细的系统评估、详尽的病史询问和体格检查；对这类患儿需要做胸部 X 线检查，年龄适宜者应做肺通气功能检查。

【辨证分型】

1．外感咳嗽

（1）风寒袭肺：咳嗽，喉痒声重，痰稀色白，鼻塞流清涕，或伴恶寒，发热，无汗，身痛，咽部不红。舌苔薄白，脉浮紧。

（2）风热犯肺：咳嗽不爽，痰黄白或痰黄黏稠，不易咳出，伴有发热头痛，恶风，口渴咽痛，鼻流浊涕，微汗出。舌苔薄黄，舌质红，脉浮数。

2．内伤咳嗽

（1）痰热壅肺：咳嗽，痰多黏稠，咯吐不爽，面赤唇红，发热，咽痛，口渴，烦躁不宁，小便短赤，大便干结，舌红、苔黄，脉滑数。

（2）痰湿蕴肺：咳嗽痰多，色白而稀，喉间痰声辘辘，胸闷纳呆，神乏困倦。舌质淡红、苔白腻，脉滑。

（3）肺气亏虚：咳声无力，痰白清稀，面色㿠白，气短懒言，语声低微，体弱多汗，易于感冒。舌淡，脉无力。

【新九针治疗】

（一）治则

外感咳嗽宜疏散外邪，宣肺止咳；内伤咳嗽应调和脏腑，理肺止咳。

（二）针具选择

三棱针、毫针。

（三）治疗方案

第一步　三棱针治疗

取穴：少商、商阳、四缝。

操作方法：将患儿手指固定，常规消毒后，用三棱针点刺放血。

第二步　毫针治疗

取穴：①主穴：大椎、肺俞。②配穴：风寒袭肺，加风门、列缺；风热犯肺，加外关、合谷；痰热壅肺，加曲池、丰隆；痰湿蕴肺，加丰隆、阴陵泉，以上均取泻法；肺气亏虚，加脾俞、膻中，用补法。

操作方法：以上取穴均以 1 寸毫针留针 30 分钟。年龄小、无法配合者，可速刺不留针。

【治疗现状】

小儿咳嗽常见于上呼吸道感染、支气管肺炎、肺炎等疾病，西医多使用抗生素、补液、雾化等，能够有效缓解症状，但副作用较大。使用中医针灸、中药治疗，既能减轻临床症状，也可减少药物副作用。

【临床体会】

1．关于疗效评价　针刺镇咳疗效肯定，这可能与针刺后可即刻缓解气管、支气管痉挛有关。临床所见无论中医辨证为何型咳嗽，针刺均可缓解咳嗽症状，特别是小儿夜间痉咳难静者，只用三棱针点刺少商、商阳放血，皆可效如桴鼓。

2．关于配合四缝放血　小儿为稚阴稚阳之体，凡病多病情单纯，最常见不外乎呼吸、消化两个系统疾病，而其中又以饮食不慎所致伤食、消化不良为根本原因，所以治病求本，采用三棱针点刺四缝放血的方法健运脾胃，既操作简便，省时省力，又效果好。本人认为，12岁以下的儿童举凡有呼吸、消化系统疾病时，都可以采用此法。

3．关于配合小儿推拿　对于婴幼儿，临床上可联合小儿推拿治疗。常用推拿疗法有清肺经、按天突、推膻中、开璇玑、揉乳旁、揉乳根、擦背。外感咳嗽推攒竹、推坎宫、推太阳、黄蜂入洞、拿风池、推上三关、退下六腑、拿合谷，以疏风解表。内伤咳嗽加揉二马、按揉气海、揉肺俞、揉肾俞，以补脾养肺益肾。

4．关于配合中药治疗　对于适合服用中药的患儿，可配合中药治疗，但须辨证化裁。对于久咳不止、咳嗽少痰者，须酌加少量润肺止咳之品，如川贝、沙参之类。

5．年龄稍大的患儿，可在背部走罐、刮痧。

6．关于疗程　每日1次，5次1个疗程。外感咳嗽1～2次治愈，内伤咳嗽1～2个疗程。

【生活调摄】

1．应适当增加户外活动，加强身体锻炼，增强抗病能力。注意气候变化，防止受凉，特别是秋冬季节，注意保暖，以防外感。

2．内伤咳嗽常反复发作，久治不愈或暂愈而复发者，为肺肾不足，抗病能力薄弱，在咳嗽缓解期应做扶正治疗，重在补肺、肾，补虚固本，以图根治。

3．发病期间应注意保持室内空气流通，避免刺激性气体。还应适当休息，多饮水，清淡饮食。

【验案】

案1：李某，男，5岁。2020年12月7日初诊。患者家长诉：患儿1周前因受凉后出现发热，最高体温达38.1℃，伴咳嗽，有痰咳不出，在社区行输液、口服药物治疗，症状好转，但遗留有咳嗽，口服镇咳宁口服液，无效，遂来就诊。刻下症见：咳嗽无痰，夜晚加重，纳差，眠可，二便调，舌淡苔白。于少商、商阳、四缝处点刺放血，患儿的咳嗽次数当即减少，1日后继续上述方案，患儿基本再无咳嗽。（冀来喜医案）

案2：王某，女，4岁，2011年8月2日初诊。家长诉平素食欲差，易感冒，凡送幼儿园必生病，或肺炎咳嗽，或腹泻，此次来诊前已感冒发热，咳嗽咳痰7天，静脉滴注抗生素效不佳。予以三棱针双手四缝点刺放血，几乎所有穴位皆挤出淡黄黏液。治疗1次后咳嗽咳痰基本消失，3次点刺后饮食二便正常。1年半后引同院七八个4～6岁儿童求诊，名曰"组团点刺"。并告知，孩子治疗后1年半几乎没有生病，成为幼儿园全勤宝宝。（曹玉霞医案）

九、小儿外感发热

【概述】

小儿外感发热是小儿时期最常见的疾病，以发热、鼻塞、流涕、喷嚏、咽部刺激症状为主要临床表现，具有热证多寒证少、年龄愈小兼证愈多的特点。小儿外感发热常因急性上呼吸道感染引起。

【临床表现】

1. **轻型** 有明显的上呼吸道感染症状，鼻分泌物明显增加，全身症状轻微或无，自然病程 2 ～ 4 天。

2. **中型** 局部症状较轻型严重，且有一定的全身症状，如恶寒、发热、头痛、全身不适等，自然病程 1 周左右。

3. **重型** 有明显的上呼吸道感染症状及全身症状，如发热、全身不适、食欲不振、倦怠无力、头痛，常有咳嗽、鼻部症状且较以上各型更加显著。

【辨证分型】

1. **风寒感冒** 恶寒发热，无汗，头痛，鼻塞流涕，喷嚏，咳嗽，喉痒，舌偏淡，苔薄白，脉浮紧。

2. **风热感冒** 发热重，恶风，有汗或无汗，头痛，鼻塞流脓涕，喷嚏，咳嗽，痰黄黏，咽红或肿，口干而渴，舌质红，苔薄白或黄，脉浮数。

3. **暑邪感冒** 发热无汗，头痛鼻塞，身重困倦，咳嗽不剧，胸闷泛恶，食欲不振，或有呕吐泄泻，舌质红，苔黄腻，脉数。

4. **时行感冒** 全身症状较重，壮热嗜睡，汗出热不解，目赤咽红，肌肉酸痛，或有恶心呕吐，或见疹点散布，舌红苔黄，脉数。

【新九针治疗】

（一）治则

解表散热。

（二）针具选择

三棱针、毫针。

（三）治疗方案

第一步 三棱针治疗

取穴：少商、商阳、四缝。

操作方法：穴位局部常规碘伏消毒后，三棱针点刺放血。

第二步 毫针治疗

取穴：①主穴：大椎、曲池、外关、鱼际。②配穴：风寒感冒，加风池、风门；风热感冒，加风池、合谷；暑邪感冒，加阴陵泉、中脘；时行感冒，加合谷、足三里。

操作方法：穴位局部消毒后，轻浅刺激不留针。

【治疗现状】

发热是儿科最常见的一种病证。西医目前治疗小儿外感发热多用退热药、抗生素或抗病毒药，疗效不理想，且反复使用抗生素等药物易产生菌群失调等不良反应，还影响小儿生长发育。中医治疗小儿外感发热以中药为主，但因为喂养不好配合，取效又慢，故而探讨一种更加优化的治疗方案非常必要。

【临床体会】

1. **关于小儿外感发热伴惊厥的问题** 小儿高热控制不当常常会导致惊厥，这种情况在临床上非常多见，故而小儿外感发热要及时控制，避免惊厥的发生。若惊厥一旦发生，可以先予毫针针刺水沟以救急缓解惊厥症状，然后再予三棱针点刺放血以退热。

2. **关于小儿外感发热伴食积的问题** 小儿脾常不足，加之饮食不知自节，故易为乳食所伤。胃伤脾损，乳食停滞，化湿酿热，郁阻气机，湿热不得外达，发为"食积热"，伴舌苔腻或可闻及口臭，故本法特选"四缝"穴以消食化滞，调理肠胃。此时亦可配合口服七珍丹，或配合捏脊治疗。

3．关于配合其他疗法的问题　由于小儿病情变化迅速，若针刺后效果不理想，应及时配合中西医其他疗法，以免贻误病情。

4．关于疗效疗程　小儿发热时，针刺组合治疗可以有效控制体温，一般治疗1次奏效。

【生活调摄】

1．平时注意体格锻炼，多做户外活动，多晒太阳，增强体质。

2．合理喂养，及时添加辅食。

【验案】

案1：周某，男，2周岁。夏天吹空调睡觉，当天晚上出现不出汗现象，未重视，第2天开始发热，体温最高40.5℃，食欲差，给予物理降温以及灌服退热药治疗，效不佳。诊断为小儿外感发热。来院后给予三棱针点刺放血，毫针针刺泄热去邪治疗。其母诉当日回家热已退，未再反复，余症皆渐消。（金晓飞医案）

案2：崔某，女，3岁。2004年9月其母咨询时诉女儿患急性扁桃体炎已1周多，静脉滴注消炎药物1周仍未退热，昼轻夜重，很是苦恼。查患儿扁桃体稍有红肿充血，询问而知患儿平素食纳不佳，近日大便干燥。诊断：急性扁桃体炎、消化不良。治疗：三棱针双手四缝点刺放血，部分穴位挤出淡黄黏液。当晚体温正常，再未发热，后又治疗2次，每周1次，饮食大便亦恢复正常。（曹玉霞医案）

十、小儿泄泻

【概述】

小儿泄泻，西医学称婴幼儿腹泻，是一组由多病原、多因素引起的以大便次数增多和大便性状改变为特点的消化道综合征，是我国婴幼儿最常见的疾病之一。6个月至2岁婴幼儿发病率高，1岁以内患儿约占半数，是造成儿童消化不良、生长发育障碍的主要原因之一。

小儿泄泻，是以大便次数、数量增多，粪质稀薄，甚如水样为特征的一种小儿常见病。本病一年四季均可发生，但夏秋季节发病者占绝大多数，因夏秋季小儿脾胃易为暑湿、风寒和饮食所伤，故易患泄泻。《古今医统大全·幼幼汇集·泄泻门》："泄泻乃脾胃专病，凡饮食、寒、热，三者不调，此为内因，必致泄泻。"此外，本病还与患儿体质密切相关。临床常见伤食泻、风寒泻、湿热泻、寒湿泻、脾虚泻、脾肾阳虚泻等证型。

【临床表现】

1．大便次数比平时增多；大便性状有改变，呈稀水样、蛋花汤样或脓血样改变。

2．急性腹泻，病程在2周以内。迁延性腹泻，病程在2周至2个月。慢性腹泻，病程在2个月以上。

3．轻型：无脱水，无中毒症状。中型：轻至中度脱水或有轻度中毒症状。重型：重度脱水或有明显中毒症状（烦躁、精神萎靡、嗜睡、面色苍白、高热或体温不升、白细胞计数明显增高等）。

【辨证分型】

1. 湿热泻　泻下稀薄，色黄而臭秽，腹痛，身热，口渴，肛门灼热，小便短赤，舌红，苔黄腻，脉滑数。

2. 寒湿泻　泻下稀薄，完谷不化，腹痛，肠鸣，得温痛减，尿清长，舌淡苔薄白而滑，脉沉迟。

3. 伤食泻　腹部胀满，痛则欲泻，泻后痛减，粪便稀薄，夹杂食物残渣，气味腐臭，呕吐，舌苔厚腻，脉滑实。

4. 风寒泻　大便清稀，中多泡沫，臭气不甚，肠鸣腹痛，或伴恶寒发热，鼻流清涕，咳嗽，舌淡，苔薄白。

5. 脾虚泻　大便稀溏，色淡不臭，多于食后作泻，时轻时重，面色萎黄，形体消瘦，神疲倦怠，舌淡苔白，脉缓弱。

6. 脾肾阳虚泻　久泻不止，大便清稀，完谷不化，或见脱肛，形寒肢冷，面色㿠白，精神萎靡，睡时露睛，舌淡苔白，脉细弱。

【新九针治疗】

（一）治则

运脾化湿。

（二）针具选择

三棱针、毫针、艾条。

（三）治疗方案

第一步　磁圆梅针治疗

取穴：中脘、水分、天枢、气海、止泻、足三里、上巨虚。

操作方法：轻中度手法弹刺，每穴 20～30 下，以皮肤潮红为度。

第二步　三棱针治疗

取穴：四缝。

操作方法：行提捏点刺。点刺后挤出黄白色透明黏液。

第三步　毫针治疗

取穴：①主穴：天枢、合谷、足三里。②配穴：伤食泻，配下脘、里内庭；风寒泻，配风池；湿热泻，配少商、商阳、水分、曲池；寒湿泻，配关元、阴陵泉；脾虚泻，配中脘、气海；脾肾阳虚泻，配关元。

操作方法：毫针速刺不留针。

第四步　艾灸治疗

就诊时，足三里采用温针灸法；并嘱家长自行对患儿足三里施雀啄灸法，每次施灸 15～20 分钟，以灸至局部稍有红晕为度。

【治疗现状】

目前西医儿科治疗此病，多采用调整饮食，纠正水、电解质紊乱及酸碱平衡，保护肠黏膜等措施，以及肠道微生态疗法。这些外源性对症治疗，短期疗效好，但不能长期使用。控制感染一般使用抗生素，但应用不当会导致继发性腹泻。中药调理副作用小，但由于口感欠佳，患儿拒药现象普遍，故而探讨一种更加优化的治疗方案非常必要。

【临床体会】

1. 关于四缝的选取　一般资料介绍，四缝用于疳证，但临床体会，用于小儿泄泻也有较好效果。三棱针点刺并挤出黏液，能健脾行气、提高免疫力、促进婴幼儿生长发育。点刺深浅根据年龄、体质决定。

2. 关于足三里灸法的应用问题　艾灸足三里有补益脾胃、调和气血、扶正培元之功。古人将足三里灸称长寿之灸，故足三里是保健要穴。小儿肠胃娇弱，常灸足三里可祛邪防病。由于方便易学，建议家长在家中自行艾灸，每日1次。

3. 关于针药配合的问题　适用于迁延性腹泻、久泻的患儿。对不便服药或服药困难者，可行中药穴位贴敷；随证选方，以颗粒剂配方调水成糊状，敷于神阙，并以纱布覆盖。患儿有苔腻、口臭，低热不退，可服"小儿七珍丹""肥儿丸"涤荡肠道积滞。一般服药后1日内排出臭秽或夹杂食物的大便后，症状即可缓解。

4. 关于疗程安排　一般每周行三棱针治疗1次，余法可每日1次，1周1个疗程，需要1～2个疗程。

【生活调摄】

1. 注意饮食卫生，食品应新鲜、清洁，不吃变质食品，不要暴饮暴食。饭前、便后要洗手，餐具要卫生。

2. 提倡母乳喂养，不宜在夏季及小儿有病时断奶，遵守添加辅食的原则，注意科学喂养。

3. 加强户外活动，注意气候变化，及时增减衣服，防止腹部受凉。

【验案】

案1：刘某，女，8岁半，2007年7月21日初诊。昨日跟随家人聚会，饮食不节，吹冷气，回家路上腹痛难忍，下午腹泻5次，臭秽难闻，伴见呕吐，口服藿香正气和庆大霉素胶囊，夜间又泻数次，水样便，腹痛稍减。清早来诊时，又泻3次，吐1次。用上法施治，上下午各1次，夜间平安无事，次日愈。（金晓飞医案）

案2：白某，男，1岁。因持续腹泻月余就诊。曾于本省儿童医院求诊，诊为轮状病毒感染性腹泻，予以常规治疗，效不佳。日腹泻数次，进食尚可，精神欠佳。予以四缝点刺放血，1周1次，3次1个疗程。教其家长自行在家中予以捏脊治疗，每日2次，每次10遍。1次治疗后腹泻次数明显减少，2次四缝放血后，痊愈。但嘱其家长坚持3次四缝放血，坚持每日捏脊治疗，改善患儿体质。（曹玉霞医案）

十一、小儿遗尿

【概述】

小儿遗尿是指5岁以上具有正常排尿功能的小儿，在睡眠中小便不能自行控制的病态表现。本病经久不治，会影响小儿身心健康。遗尿可分为原发性和继发性，其中没有明显尿路或神经系统病变者属于原发性遗尿，继发于神经源性膀胱、尿路感染等疾病的遗尿属于继发性遗尿。另外，脊柱腰骶部的器质性异常，如隐性脊柱裂及脊柱裂亦常引起遗尿。

中医学认为，肾主封藏、司气化，膀胱主贮藏和排泄小便，小便的正常排泄有赖于肾、三焦和膀胱的气化功能，而三焦的气化又与肺、脾、肾三脏关系密切，遗尿的病因虽在膀胱约束功能失司，但根源是肺、脾、肾三脏功能失调。本病的病因病机是湿热下注、肝郁气滞、肾气亏虚等导致三焦气化不利，膀胱开合失司，发为遗尿。临床常见肾气不足、肺脾气虚、肝经湿热等证型。

【临床表现】

小儿经常于夜间遗尿，1次甚至数次，或者间隔1～2天至数天遗尿1次或多次。患儿常熟睡难醒，不能感到尿意自动醒来排尿，不但不能惊醒，有些甚至在潮湿的衣物或床褥上继续睡眠。部分患儿多数在婴儿时期就开始经常或间断发生遗尿现象，但大都未及时治疗，随着年龄的增长遗尿次数逐渐增多。再者，睡前饮入大量液体、教养上的缺乏、精神创伤等都是引起遗尿的因素。

【辨证分型】

1．肾气不足　睡中经常遗尿，甚者一夜数次，尿清而长，醒后方觉，神疲乏力，面白肢冷，腰腿酸软，智力较差，舌质淡，苔薄白，脉沉细无力。

2．肺脾气虚　常见于病后或身体虚弱者，小便频数，尿量不多，气短神怯，四肢乏力，动则汗出，容易感冒，食少便溏，舌淡无华，苔薄，脉缓或沉细无力。

3．肝经湿热　小便量少而色黄，味多臊臭，性情急躁或惊惕不安，夜间啮齿，或面赤唇红，手足心热，渴而欲饮，舌红苔薄黄，或少津，脉弦数或细数。

【新九针治疗】

（一）治则

益肾健脾，固摄膀胱。

（二）针具选择

芒针、毫针、艾条。

（三）治疗方案

第一步　"秩边透水道"针法

取穴：髂后上棘内缘与股骨大转子内缘连线的上2/5与下3/5交界处为进针点。

操作方法：患者取俯卧位，暴露臀部，定位进针点，常规消毒后，选用3～4寸针，与矢状面呈20°角、与水平面平行进针，该角度恰能使针经坐骨大孔而深入，以针感传至会阴部或小腹部为度，不留针。

第二步　针刺次髎

取穴：次髎。

操作方法：患者取俯卧位，从髂后上棘最高点向后正中线做连线，以此为边长，向下做等边三角形，进针点为这个倒置等边三角形的顶点。用3寸毫针在进针点处与躯体呈30°夹角进针，向下斜刺，不留针。

第三步　毫针、TDP治疗

取穴：①主穴：气海、水道、足三里、三阴交。②配穴：肾气不足，配关元、肾俞、志室；肺脾气虚，配百会、脾俞；肝经湿热，配阴陵泉、太冲、期门。

操作方法：穴位常规消毒后，气海、水道用3寸毫针斜刺，余穴用1.5寸毫针常规针刺。实证用泻法，虚证用补法，得气后留针30分钟。同时TDP照射腰骶部、小腹部，以皮肤潮红为度。

第四步　艾灸治疗

粗艾条悬灸气海、足三里，每穴 10 分钟左右，以皮肤潮红为度。

第五步　配服中药治疗

以"益肾健脾，固摄膀胱"为原则，根据病证分型配服中药治疗。

【治疗现状】

目前，西医治疗手段以药物为主，包括抑制逼尿肌收缩的药物、增加尿道阻力的药物等，虽能控制症状但远期疗效不理想；其次还有一些辅助功能训练方法如盆底肌训练等。针灸治疗以益肾健脾、固摄膀胱为原则，目前仍然以毫针治疗为主，疗法单一。

【临床体会】

1. 关于秩边透水道针法在本疾病中的应用　我们在早期针灸临床中，应用秩边透水道针法治疗成人泌尿生殖疾患，经过一系列的文献整理、实验研究、尸体解剖、临床论证等，证实本针法是通过刺激盆丛神经起效的，而盆丛神经恰是支配前列腺、膀胱、尿道的次级神经丛；其机制是调节神经及免疫功能，改善局部血液循环，使患者局部及全身症状得到改善。经过前期的临床观察，发现本针法亦适用于小儿遗尿，通过针刺使盆底肌、尿道括约肌收缩，防止遗尿的发生。只不过需要强调的是，所用针具不需要 6 ～ 7 寸的芒针，只需 3 ～ 4 寸的长针即可，不留针。

2. 关于选择适应证的问题　小儿遗尿分为原发性和继发性两种，由心理因素等造成的属于原发性遗尿，由脊柱裂、癫痫等造成的属于继发性遗尿。本法更适用于前者，通过针刺调节大脑皮质下、皮质下中枢及自主神经功能状态，使其作用协调而起效。

事实上，本方案同样对成人女性的压力性尿失禁有较好效果，可以推广使用。压力性尿失禁在成年女性中非常常见，其特点是正常状态下无遗尿，而腹压突然增高时尿液自动流出，如咳嗽、大笑、打喷嚏、跳跃、搬重物或行走过多时，尿液不自主地从尿道口漏出的现象，停止加压时漏尿停止，并不伴有尿频、尿急等症状。患者因不能控制漏尿症状而需长期使用尿垫，不敢长途旅行，羞于参加社交活动，因此容易产生抑郁、自卑等负面情绪，严重影响患者的生活质量和心理健康。也有将此诊断为"神经源性膀胱"的。此时需及时干预治疗，可以采用秩边透水道针法治疗，能够直达病所、快速起效。北京刘志顺团队应用长针对中髎、次髎、会阳施以电刺激，治疗压力性尿失禁取得成功，并发表了高质量论文。我们理解，这也许是同样的治疗效应。

3. 关于配合药物问题　对于小儿遗尿患者，需消除其心理负担，积极培养小儿养成规律的排尿习惯，或者配服中药益肾健脾，针药结合，提高疗效。对于成人压力性尿失禁患者，若症状明显、遗尿次数多，单用针灸疗法效果不显时，可配合中西药以增加尿道阻力、固摄膀胱，促进恢复。

4. 关于疗程安排　针对小儿遗尿者，可隔日治疗 1 次，10 次为 1 个疗程，一般需要 1 ～ 2 个疗程。若是成人压力性尿失禁者，根据患者身体情况，一般在疾病初期需每日或隔日治疗，如果遗尿次数明显减少，症状缓解后可 1 周治疗 2 次，10 次 1 个疗程，一般需维持治疗 3 个疗程以巩固疗效，每个疗程之间可休息 1 周。

【生活调摄】

1. 由于儿童年龄较小，治疗期间配合较差，留针时间可较成人短，刺激量稍小，家长需做好陪护工作。

2. 医者需掌握本针法的操作要领，在施行秩边透水道针法时应嘱患者先排空小便，以免针刺时给患者造成伤害。

【验案】

燕某，女，8岁，2021年3月2日初诊。患者家长诉：患儿6岁时起，睡中遗尿，呼叫不易醒，叫醒后神志不清，不知排尿或尿后不知。曾口服多种中西药治疗，效果欠佳，为求进一步治疗，遂来就诊。现症见：倦怠懒言，面色晦暗无华，注意力不易集中，喜食冷饮，夜间多梦，小便清长频数，大便正常，舌质淡红，苔白腻，脉细弱。检查：发育正常，营养中等。初治予：①"秩边透水道"针法；②针刺次髎；③气海、水道、足三里、三阴交、关元、肾俞、百会、脾俞、足三里；④"缩泉丸"加减。考虑患儿针刺承受度低，没有留针。经过6次治疗，患者症状明显改善；继续治疗4次，基本上痊愈。（冀来喜医案）

十二、脑性瘫痪

【概述】

脑性瘫痪简称脑瘫，是指一组持续存在的导致活动受限的运动和姿势发育障碍综合征，发生在婴儿出生前到出生后1个月。这种综合征是由于发育中的胎儿或婴儿脑部非进行性损伤或发育缺陷引起的。脑性瘫痪的运动障碍常伴有感觉、认知、交流、感知和/或行为障碍，以及癫痫和继发性骨骼肌问题。临床以立迟、行迟、语迟、发迟、齿迟，手硬、足硬、肌肉硬、头颈硬、关节硬，或头项软、足软、手软、口软、肌肉软为主要特征。本病属于中医"五迟""五硬""五软"等范畴。

【临床表现】

运动发育落后，抬头、翻身、抓物、坐、爬、立、行等动作发育迟于同龄正常小儿；肌肉张力异常，肢体紧张或肌肉痿软，可见手硬、足硬、肌肉硬、头颈硬、关节硬，或头项软、手软、足软、口软、肌肉软等；姿势异常，可见头颈后仰，甚或呈角弓反张、上肢僵直、手紧握拳、下肢硬直交叉、尖足等，或肢体不对称、头颈躯干扭转，或表现为软弱无力的姿势；常有体格发育迟缓、发迟、齿迟、言语落后、听力及视力异常、癫痫发作等。

【辨证分型】

1. **肝肾亏损**　发育迟缓，伴反应迟钝，肢体僵硬，筋脉拘挛，屈伸不利，或伴筋骨痿弱，头颅痿软，头颅方大，囟门迟闭，盗汗，舌质淡，舌苔少，脉沉细无力，指纹淡红。

2. **心脾两虚**　发育迟缓，四肢痿软，肌肉松弛，咀嚼无力，或伴精神迟滞，吐舌，口角流涎，或伴神疲体倦，面色不华，食少纳差，大便秘结，舌质胖苔少，脉细缓或细弱，指纹淡红。

3. **痰瘀阻滞**　发育迟缓，言语不利，或伴吞咽困难，喉间痰鸣，口角流涎，或伴癫痫发作，舌胖有瘀斑瘀点，苔厚腻，脉沉涩或沉滑，指纹暗滞。

4. **脾虚肝亢**　发育迟缓，伴手足震颤，肢体扭转，表情怪异，或四肢抽动，时作时止，或伴面色萎黄，神疲乏力，不思饮食，大便稀溏，舌淡苔白，脉沉细或弦细，指纹淡红。

5．脾肾虚弱　发育迟缓，肌肉松弛，头颅方大，甚者鸡胸龟背，肋骨串珠，多卧少动，言语低微，神疲倦怠，便溏，舌淡红，苔薄白，脉沉细无力，指纹色淡。

【新九针治疗】

（一）治则

益智开窍，疏经通络。

（二）针具选择

梅花针、毫针。

（三）治疗方案

第一步　梅花针治疗

患儿采取卧位，普叩头部诸阳经，然后重点叩刺神庭、百会、四神聪。

第二步　毫针治疗

取穴：①主穴：神庭、四神聪、本神。②配穴：肝肾亏损，配肝俞、肾俞、悬钟；心脾两虚，配心俞、脾俞、神门；痰瘀阻滞，配膈俞、丰隆、血海；脾虚肝亢，配足三里、太冲、脾俞；脾肾虚弱，配足三里、三阴交、气海。

操作方法：穴位常规消毒后，选用25mm毫针，快速刺入，留针30分钟。较小儿童或不能配合者，肢体穴位可以速刺不留针。（图4-40）

第三步　小儿推拿治疗

结合小儿推拿治疗，以舒经活络，强骨解痉。

第四步　配服中药治疗

以"益智开窍，疏经通络"为原则，根据病证分型配服中药治疗。

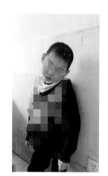

图4-40　毫针治疗脑性瘫痪

【治疗现状】

目前，中医治疗脑性瘫痪方法多样，除了针灸、推拿、穴位注射、艾灸和中药熏洗，还常用到中药内服、中药敷贴、中药蜡疗及中医经络导平等。中医从整体观念和辨证论治两方面出发，在脑瘫患儿的治疗中，从根本上着手，往往能取得西医治疗难以企及的效果。另外，中医治疗在改善脑性瘫痪流涎、睡眠障碍等方面效果显著，并能适度调节小儿体质，为脑瘫患儿的康复训练打下良好基础。然而中医治疗也有其不足。由于小儿的治疗配合度差，中药内服很难坚持，针灸疗效较好，但没有固定长效的具体方案。

【临床体会】

1．关于疗效评价　脑性瘫痪属世界性难题，无特效疗法，需综合治疗以缓解症状。

2．关于毫针速刺法　临床采用针灸疗法治疗儿童疾病时，常常遇到儿童哭闹不配合的情况，毫针留针很难做到，而采用速刺法不留针，既有疏通经络、调理气血、扶正祛邪之效，又能避免儿童哭闹发生断针等危险，不失为儿童针灸刺法的一种好的选择。

3．关于疗程安排　此病疗程较长，一般针灸推拿均为1次/d，30次为1个疗程。

【生活调摄】

1．注意保持患儿心情愉悦，让患儿在轻松幸福的家庭氛围下成长。

2．多带患儿参加益智类和手动类活动，有益于开发他们的智力和动手能力。

【验案】

案1：卓某，男，2岁，于2018年12月4日就诊。就诊时家长代诉患儿不会走路、说话，出生时产程过长，生后青紫窒息，经拍打吸氧后正常。2个月时发现颈软不能抬头。7个月时仍不会走路。当地医院诊断为脑瘫，曾以脑活素和高压氧治疗8个月无效。以上述方案治疗1个疗程后，患儿可以讲单个字，可在父母引导下走几步。治疗4个疗程后，患儿可独立走路，断续发出完整一句话的音。目前仍间断治疗中，疗效稳定。（冀来喜医案）

案2：阴某，男，5岁，平遥人。2016年就诊。7个月时诊断为脑瘫、癫痫，辗转就诊于中国人民解放军总医院、首都儿科研究所、山西省儿童医院、运城市中心医院。现症见：发育迟缓，智商不及1岁儿童，不会说话，不能自主进食，不能抬头，只会爬行……针灸治疗3次，孩子可以自主吸吮牛奶约150ml，抬头约1～2分钟；治疗3次，孩子能在2名成人搀扶下缓慢行走，但走路姿势异常；治疗7次，孩子能自主抬头、微笑，流涎明显减轻；治疗2个疗程（20次）后，患儿可以摇摇晃晃独自行走，也会简单发音叫妈妈了，智力明显提升。每年间断治疗2～3个疗程，坚持治疗4年，现患儿可自行走路、玩耍，唯有语言功能未恢复。（曹玉霞医案）

十三、慢性前列腺炎

【概述】

慢性前列腺炎是指各种原因所致的以会阴部、骨盆区域疼痛或不适、排尿异常、性功能障碍，伴随情绪低落、失眠、健忘等全身症状为特征的前列腺综合征，包括慢性细菌性前列腺炎、慢性非细菌性前列腺炎、前列腺痛。本病的发病机制、病理生理学改变目前还不十分明确。普遍认为，可能是由病原体或/和某些感染或非感染因素作用导致。

中医学中无本病对应的命名。根据临床表现，慢性细菌性前列腺炎属于中医学"白淫""劳淋""白浊"范畴；慢性非细菌性前列腺炎可归属中医学"淋浊""精浊"等范畴。中医学认为，本病由内外因素引起气滞血瘀、气机不畅或湿热下注等，导致下焦气机不利而发病。临床常见湿热下注、气滞血瘀、阴虚火旺、肾阳亏虚等证型。

【临床表现】

1. 下尿路刺激征症状，表现为不同程度的尿频、尿急、尿痛，尿不尽感，尿道灼热，于晨起、尿末或大便时尿道偶有少量白色分泌物流出。

2. 炎症反应或反射性疼痛症状，表现为会阴部、外生殖器区、下腹部、耻骨上区、腰骶及性生活后疼痛或会阴部潮湿。

3. 性功能障碍症状，表现为性欲减退、勃起功能障碍、遗精、早泄、阳痿等。

4. 精神、心理症状，表现为焦虑、抑郁、失眠、记忆力下降，甚至有自杀倾向等。

【辨证分型】

1. **湿热下注** 小便短赤、混浊、尿频、尿急、尿痛，尿道口滴白量多，会阴部胀痛，口苦而黏，大便黏腻不爽，舌红苔黄腻，脉弦滑数。

2. **气滞血瘀** 小便淋漓涩痛，尿末滴白量少，主诉以疼痛为主，表现为会阴、小腹、睾丸、腰骶、尿道等部位的刺痛或胀痛，痛有定处，固定不移，舌紫暗、有瘀斑，脉涩。

3. **阴虚火旺**　小便频数，排尿灼热，遗精早泄，尿末滴白或有血精，头晕耳鸣，口燥咽干，五心烦热，舌红少苔，脉细数。

4. **肾阳亏虚**　小便淋漓不尽，遇劳则发，尿频质清，尿道滴白，小腹、会阴、睾丸、腰骶部时感冷痛，或伴阳痿早泄、面色㿠白，神疲乏力，畏寒肢冷，舌淡苔白，脉沉细。

【新九针治疗】

（一）治则

清利湿热，理气活血。

（二）针具选择

梅花针、芒针、毫针。

（三）治疗方案

第一步　梅花针治疗

患者采取坐位或卧位，普叩头部诸阳经，然后重点叩刺神庭、百会、四神聪。

第二步　芒针治疗

（1）秩边透水道

取穴：秩边。

操作方法：①针具：6～7寸芒针。②体位：俯卧位。③进针点：髂后上棘内缘与股骨大转子内缘连线的上2/5与下3/5交界处。④进针角度：与矢状面呈20°夹角、与水平面平行进针。该角度恰能使针经坐骨大孔而深入，进针后恰指向水道方向。⑤深度：115mm（6寸）左右，以患者感觉针感向会阴、尿道区域放射为度。⑥手法：将针轻捻徐入115mm后，施捻转手法1分钟，留针20～30分钟。（图4-41）

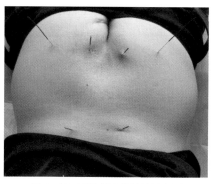

图4-41　秩边透水道针法示意图

（2）针刺次髎

取穴：次髎。

操作方法：①针具：4寸芒针。②体位：俯卧位。③进针点：从髂后上棘最高点向后正中线做连线，以此为边长，向下做等边三角形，进针点为这个倒置等边三角形的顶点。④进针角度：与躯体呈30°夹角，向下斜刺。⑤深度：3～4寸，以针尖顺利通过孔道到达骶前孔，同时患者感觉针感向会阴、尿道区域放射为度。

第三步　毫针、TDP治疗

取穴：①主穴：肾俞、中极/关元、水道、三阴交。②配穴：湿热下注，配阴陵泉、次髎、丰隆；气滞血瘀，配合谷、太冲、血海、膈俞；阴虚火旺，配阴陵泉、太溪；肾阳亏虚，配关元、命门。

操作方法：中极/关元、水道，向下斜刺，针感传向会阴部；余穴常规针刺，留针20～30分钟。同时TDP照射肾俞、中极/关元，至皮肤潮红为度。

【治疗现状】

慢性前列腺炎主要分为慢性细菌性前列腺炎、慢性非细菌性前列腺炎、前列腺痛。目前，西医对于慢性细菌性前列腺炎的治疗，主要应用抗菌药，但是由于前列腺的特殊屏障，抗生素不能渗透入前列腺泡内，所以治疗效果不理想、且停药后症状易复发；对于慢性非细菌性前列腺炎的治疗，由于病因不明往往缺乏针对性治疗而采用经验性治疗，即在抗菌药物上进行变化，效果并不理想；对于前列腺痛的治疗，由于难以找到相关的病理改变或客观证据，在治疗上也没有特效的方法与药物。目前中医治疗慢性前列腺炎，有一定的疗效。但其证候分型杂乱，没有统一、规范的认识。在针刺方面，虽然在针灸镇痛、针灸解郁的理论指导下，治疗慢性前列腺炎取得了较好的临床疗效，但也存在着取穴较多、主次不分等问题。

【临床体会】

1．对慢性前列腺炎的认识　长期以来，现代医学注重于前列腺局部的研究，但此病的病因、机制不明，病程较长、症状反复，使患者出现精神压力及心理问题，逐渐加重并出现精神心理和人格特征改变。此外，长期疼痛可能会对大脑皮质相关区域产生一定影响，通过某种潜在机制导致患者产生精神心理症状，如焦虑、抑郁、紧张等。我们前期的系列研究发现，此类患者均有神经、免疫功能失常，因此我们认为该病属于全身性疾患，而不应只着眼于前列腺本身，需要调节全身的神经内分泌功能，配合局部的治疗方可获效。

2．关于本方案起效的机制　在以上认识的基础上，通过梅花针叩打头部，调节中枢神经，调节机体的免疫与内分泌，共同促进病变组织的恢复与患者精神状态的调节；再以芒针深刺刺激盆丛神经，改善前列腺的血液循环、缓解平滑肌的痉挛。局部治疗是关键，首选"秩边透水道"针法。

3．关于"秩边透水道"针法　20世纪60年代初，天津杨兆钢师承沈金山的奇术，采用芒针秩边透水道治疗慢性前列腺炎。当时强调只针一侧，不留针，并推测通过刺激骶2神经而取效。笔者在跟随杨兆钢学习后，进行了大量文献研究，认为此针法源于《灵枢·癫狂》"内闭不得溲，刺……骶上以长针"。通过尸体穴位解剖研究证实，针穿臀大肌、梨状肌、骶丛，达盆腔，针尖位置在骨盆内、壁腹膜外，此处恰是盆丛神经分布的区域，而盆丛神经正是支配前列腺、膀胱、尿道的次级神经丛，这说明此针法是通过刺激盆丛神经而取效，这为"气至病所"提供了解剖学依据。在尸体上模拟长针从秩边深刺，使之穿至腹部，结果所见，所穿出处恰位于水道附近，可见以"秩边透水道"命名符合临床实际。在此基础上，开展了深度研究，包括大量临床观察及系列基础实验。规范了操作流程，客观规定了进针点、进针角度与方向、深度，完善了主穴及辨证配穴，明确了适应证。基础研究初步证实取效机制为，通过调节神经及免疫功能，缓解了前列腺尿道部平滑肌痉挛，改善了局部血液循环，从而使得患者无论局部症状还是全身的功能都得到了改善。从此便正式命名为"秩边透水道"针法，最终制定了秩边透水道技术的临床路径。

4．关于次髎　次髎穴名第1次出现在《针灸甲乙经》，书中记载："次髎，在第二空夹脊陷者中。""腰背寒，次髎主之。"《针灸大成》亦有记载："次髎……主小便赤淋，腰痛不得转摇，急引阴器痛不可忍，腰以下至足不仁，背膝寒，小便赤，心下坚胀，疝气下坠，足清气痛，肠鸣注泻，偏风，妇人赤白带下。"次髎为足太阳膀胱经腧穴，膀胱与肾相表里，位于腰骶部，毗邻胞宫，故针刺次髎不仅能调理膀胱、补益肾气，还能通调冲任之气血、激阳气以暖胞宫，临床上用于月经不调、痛经、带下、遗尿遗精、小便不利、阳痿、腰痛、下肢痿痹等疾病的治疗。结合现代解剖学相关内容可知，次髎正对第2骶后孔中，深层经骶前孔直达盆腔，骶神经前后支分叉处位于骶前后孔间距的中部，故深刺次髎时针尖给予骶神经丛良性刺激，从而发挥显著疗效。

5. **关于得气**　本方案取效的关键是"气至病所"，即指深刺秩边、次髎后，患者自觉针感向前列腺区、睾丸、尿道、会阴等部位放散，或盆腔内有胀、热及舒快感。此针感愈强，疗效愈佳。

6. **关于疗程安排**　每周行 3 次治疗，2 个月 1 个疗程，一般需要维持治疗 2～3 个疗程。

7. **关于疗效评价问题**　此方案治疗慢性前列腺炎见效快、痊愈慢。第 1 次治疗结束后，第 2 天即感舒适。其中，会阴部疼痛、坠胀、不适感见效最快，其他症状逐渐好转。但是对于湿热下注的患者，疗效稍差。同时我们在临床治疗中发现，临床疗效与化验指标不成比例，症状好转但化验指标并没有明显变化，提示我们不能单纯依靠症状的缓解来评价疗效和疾病的好转程度。

8. **关于中医分型与西医疾病的联系**　湿热下注型和阴虚火旺型包括慢性细菌性前列腺炎和部分支原体、衣原体感染后的慢性非细菌性前列腺炎；气滞血瘀型常见于前列腺痛；肾阳不足型常见于慢性非细菌性前列腺炎。

9. **关于配合心理辅导的问题**　由于此病较为隐私，大部分患者在就诊前，几乎都就诊于个人门诊或私人医院，被灌输此病是肾虚表现，口服大量补肾药，不仅花费较多，而且疗效差，同时患者不断在网上查找与自己疾病相关的资料，对比自己的症状，给自己诊断，加重精神负担。经久不愈（一般病程达 2 年以上）才就诊于大医院，此时部分患者已有轻度抑郁或焦虑状态。面对这类患者，我们必须要做好讲解、安抚工作（包括此病的表现、机制、预后等），使患者相信医师的医术，患者才能安心按疗程治疗，否则患者在治疗过程中会脱失。

【生活调摄】

1. 保持健康规律的生活习惯。要求患者避免憋尿、纵欲或过度压抑、过度劳累，避免久坐、长时间骑车骑马等不良习惯。

2. 清淡饮食，避免辛辣刺激之品与饮酒，多吃含锌量高的食物，如苹果、鸡蛋、瘦肉、花生米等。

3. 注意心理调控，解除思想压力和精神负担，保持乐观向上的心态，改变消极的思维模式，积极配合治疗。

【验案】

李某，男，65 岁。2020 年 10 月 10 日初诊。患者诉排尿次数增多年余，近 1 周因劳累出现排尿次数明显增多，尿频，尿时急迫，尿道内隐痛，尿后有淋漓不尽感，伴畏寒肢冷，腰骶冷痛，疲乏无力，失眠多梦，饮食、二便尚可，遂来我院门诊就诊。初治予：①用梅花针叩头部诸阳经；②"秩边透水道"针法；③4 寸针针刺次髎；④肾俞、志室、中极、水道、三阴交、关元、命门和肾俞等穴处针刺治疗并给予 TDP 治疗。嘱其注意休息，避免受凉。10 月 13 日来诊，诉：症状缓解明显，排尿次数仍多。第 2 次治疗，继续上述方案，且"秩边透水道"针法的刺激量加大。经过 6 次治疗，患者大部分症状消失，继续巩固治疗 2 次。（冀来喜医案）

十四、前列腺增生

【概述】

前列腺增生又称前列腺良性肥大，是前列腺的一种良性病变，以前列腺的纤维组织、平滑肌组织及腺体组织增生为特征。本病多发于50岁以上男性。据统计，50～70岁的男性，其前列腺增生的发病率约在60%，年龄越大，发病率越高。其病理变化主要是由于增大的腺体引起尿道梗阻，造成排尿困难，甚至发生尿潴留。

前列腺增生属中医"癃闭"范畴。排尿困难为癃，癃者，小便不利，点滴而短少，病势较缓；急性尿潴留为闭，闭者，小便闭塞，点滴不通，病势较急。本病多因年老体虚，阳气不足，气血亏虚所致。肾为先天之本、主生长发育及生殖，膀胱气化主排尿，肾元亏虚，气血瘀阻，精室肿大，压迫尿道，产生癃闭；因此，肾与膀胱气化不利是致病之本，同时与三焦、脾、肺也关系密切。临床常见膀胱湿热、肺热壅盛、肝郁气滞、浊瘀阻塞、脾气不升、肾阳衰惫等证型。

【临床表现】

前列腺增生的主要危害是尿道梗阻，其症状表现的轻重则取决于前列腺增生后压迫尿道的程度。

1. **尿频** 排尿次数增多，尤其是夜尿次数增多，为早期最常见症状。这是由于膀胱内有残余尿，使膀胱有效容量减少所致。当残余尿量增多，或膀胱黏膜有炎症时，不论白天或夜间均出现尿频，严重者每15～30分钟就有尿意。

2. **排尿困难** 呈进行性加重，先表现为排尿踌躇，即有尿意时不能及时排出，需要等待片刻后方能排出。这是由于尿道阻力增加后，膀胱逼尿肌必须过度收缩才能使排尿动作开始，从而出现排尿起始延缓。以后随着梗阻加重，出现排尿困难，需用力才能排出，尿流变细，射尿无力，尿流射程距离很短。梗阻进一步发展可有间歇性排尿，出现尿流中断，尿流滴沥而不成线的现象。

3. **急性尿潴留** 在急性尿潴留之前，多数有排尿困难症状。当遇到受寒、性交、饮酒、憋尿等因素的突然刺激时，引起增生的腺体及膀胱颈部充血水肿，或刺激前列腺囊及平滑肌中肾上腺素受体，使腺体收缩和张力增加，从而造成急性梗阻而致尿潴留。

4. **全身症状** 晚期因尿路梗阻，可引起输尿管、肾盂积水；如排尿时腰痛，往往说明有膀胱输尿管逆流。如并发感染则表现有肾盂肾炎症状。积水晚期肾功能损害时，可出现一系列尿毒症症状。

【辨证分型】

1. **膀胱湿热** 小便点滴不通，或量极少而短赤灼热，小腹胀满，口苦口黏，或口渴不欲饮，或大便不畅，舌质红，苔黄腻，脉数。

2. **肺热壅盛** 小便不畅或点滴不通，咽干，烦渴欲饮，呼吸急促，或有咳嗽，舌红，苔薄黄，脉数。

3. **肝郁气滞** 小便不通或通而不爽，情志抑郁，或多烦善怒，胁腹胀满，舌红，苔薄黄，脉弦。

4. **浊瘀阻塞** 小便点滴而下，或尿如细线，甚则阻塞不通，小腹胀满疼痛，舌紫暗，或有瘀点，脉涩。

5．脾气不升　小腹坠胀，时欲小便而不得出，或量少而不畅，神疲乏力，食欲不振，气短声低，舌质淡，苔薄，脉细弱。

6．肾阳衰惫　小便不通或点滴不爽，排出无力，面色㿠白，神气怯弱，畏寒肢冷，腰膝酸软无力，舌淡胖，苔薄白，脉沉细或弱。

【新九针治疗】

（一）治则

以通利小便为主，兼清热利湿、理气化瘀、补肾健脾。

（二）针具选择

梅花针、芒针、毫针。

（三）治疗方案

第一步　梅花针治疗（同慢性前列腺炎）

第二步　芒针治疗（同慢性前列腺炎）

第三步　毫针、TDP 治疗

取穴：①主穴：肾俞、志室、膀胱俞、中极 / 关元、水道、三阴交。②配穴：膀胱湿热，配阴陵泉；肺热壅盛，配尺泽、肺俞；肝郁气滞，配太冲、期门；浊瘀阻塞，配膻中、膈俞、血海；脾气不升，配百会、脾俞、足三里、气海；肾阳衰惫，配命门、关元、太溪。

操作方法：穴位常规消毒后，中极 / 关元（实证取中极，虚证取关元）、水道用 3 寸毫针斜刺，以针感向会阴部放射为度，余穴用 1.5 寸毫针常规针刺，实证用泻法，虚证用补法，留针 30 分，同时用 TDP 治疗仪照射腰骶部、小腹部。

【治疗现状】

本病的治疗旨在改善症状，缓解并发症，保护肾功能。目前，西医学主要以药物治疗为主，包括激素类药物、α 受体阻滞剂、降胆固醇药及植物药，但均是以控制症状为主，且有不同程度副作用；出现严重梗阻的患者应考虑手术治疗，特点是疗效好，治疗彻底，不过创伤较大。中医治疗以行气活血、通利小便为原则，针灸以传统毫针刺激为主，但是取穴繁多，见效缓慢，疗效不满意。

【临床体会】

1．关于本病的诊断问题　本病好发于 50 岁以上男性，当出现尿频、进行性排尿困难等症状时应首先考虑前列腺增生。在诊断时应结合相关检查及指标，当前列腺体积较大、质地较硬或有结节时，需及时测定前列腺特异性抗原（PSA）。PSA 也是鉴别前列腺癌的重要指标，正常 PSA < 4ng/ml，如异常增高，应考虑癌肿，并进一步检查。

2．关于选择适应证的问题　临床中前列腺增生所致梗阻一般分为器质性梗阻和功能性梗阻两类，前者指前列腺增生肥大压迫（机械压迫）尿道所致，发病呈进展性，约占 70%；后者系前列腺增生引起尿道平滑肌痉挛所致，发病多急骤，约占 30%。针灸在治疗本病时应选择尿道平滑肌痉挛所致功能性梗阻患者；当梗阻严重，出现尿潴留等症状即机械压迫所致器质性梗阻时，针刺已不能解除机械压迫，建议行手术治疗以彻底解决患者痛苦，此时已不是本方案的适应证。若经过本方案治疗后，患者症状缓解、能维持正常生活则不需手术，而治疗无效且怀疑器质性梗阻者建议手术治疗。

3．关于疗程安排　一般在疾病初期需每日或隔日治疗，症状缓解后可 1 周治疗

2 次，10 次 1 个疗程，一般需维持治疗 3 个疗程以上，每个疗程之间可以休息 1 周。

4．关于疗效评价　针灸缓解本病功能性梗阻具有明显优势，以使用秩边透水道针法为佳，短期即可缓解症状，一般 1～2 次就可见效，但需要持续治疗方可达到较好疗效，以能够维持正常生活为度。

【生活调摄】

1．保持心情舒畅，情绪稳定，切忌悲观、忧思恼怒；避免因情志因素导致病情加重。

2．多吃高纤维食物，保持大便通畅，少食辛辣及肥甘食品，慎用壮阳之食品与药品；戒除烟、酒，避免受凉、过劳，以免诱发急性尿潴留。

3．积极参加有益于身心健康的体育活动，增强体质，抗御外邪。

【验案】

古某，男，36 岁。2021 年 3 月 6 日就诊。患者诉夜尿次数增多已有 2 年余，约 3～4 次／夜，伴有排尿困难、尿无力、尿不尽、尿等待，曾于当地某医院就诊，诊断为前列腺增生，给予多沙唑嗪 2mg，日 1 次。患者近 1 周因劳累出现上述症状加重，伴畏寒肢冷，腰骶冷痛，饮食、二便尚可，遂来我处就诊。初治：①"秩边透水道"针法；②4 寸针针刺次髎；③肾俞、志室、中极、水道、三阴交、关元、命门和肾俞等穴处针刺治疗并给予 TDP 治疗。3 月 15 日来诊，诸症均明显好转，继续治疗 2 次后，患者喜形于色，满意而归。（冀来喜医案）

十五、男性性功能低下

【概述】

男性性功能低下是指各种原因所致的性功能异常；包括许多病证，临床中常见的有早泄、阳痿等。早泄，指行房时过早射精不能进行正常性交；阳痿，指阴茎不能正常勃起。这些病证，在病因上有许多共同之处，在发病机制上相互关联，故合为一篇加以叙述。

中医学认为，本病的发生多因房事不节，手淫过度；或过于劳累、疲惫；异常兴奋、激动；高度紧张惊恐伤肾；命门火衰、宗筋不振；或嗜食肥甘、湿热下注、宗筋弛缓而致。本病与肾、肝、心、脾的功能失调密切相关。临床常见命门火衰、心脾亏虚、肝郁气滞、湿热下注等证型。

【临床表现】

男性性功能低下主要包括阴茎勃起障碍和射精障碍两部分。对于勃起异常，器质性病因是脊髓损伤、糖尿病性神经损伤、下丘脑病变、垂体病变、性腺病变、肾上腺病变、甲状腺病变，其他如利血平、雌激素、抗胆碱能药物等可引起勃起不能；就射精异常而言，目前研究认为其病因主要为精神源性、手淫，还有中枢神经系统、尿道及生殖器官的器质性损伤，吩噻嗪类药物、抗胆碱类药物、抗精神病药物等药物性原因，以及先天性泌尿生殖器官发育不良等。非器质性性功能障碍是指一组与心理社会因素密切相关的性功能障碍，是临床常见类型。本节主要论述性功能障碍中常见的阳痿、早泄。

【辨证分型】

1．命门火衰　阳事不举，或举而不坚，性欲减退，腰膝酸软，畏寒肢冷，精神萎靡，头晕耳鸣，尿频清长，甚至五更泄泻，阴器冷缩，舌质淡胖，舌苔白，脉沉迟或沉细。

2．心脾亏虚　阳举困难，心悸，失眠多梦，力不从心，神疲乏力，面色萎黄，遇劳加重，纳少腹胀，大便溏薄，舌质淡，舌边有齿痕，苔薄白，脉细弱。

3．肝郁气滞　临房不举，举而不坚，或寐中或其他时候却有阳事自举，心情抑郁烦闷，胸胁胀满或窜痛，善太息，脘闷不适，食少便溏，舌质淡，苔薄白，脉弦。

4．湿热下注　阳痿不举，阴茎痿软弛长，阴囊坠胀作痛，潮湿多汗，瘙痒腥臭，胁胀胸闷，倦怠体困，泛恶口苦，尿黄灼痛，大便不爽，舌质红，苔黄腻，脉滑数。

【新九针治疗】

（一）治则

实证疏通肝郁、清利湿热，虚证温补命门、补心养脾。

（二）针具选择

梅花针、芒针、毫针、火针。

（三）治疗方案

第一步　梅花针治疗（同慢性前列腺炎）

第二步　芒针治疗（同慢性前列腺炎）

第三步　毫针、TDP 治疗

取穴：①主穴：会阴、中极、归来、三阴交。②配穴：命门火衰，配命门、肾俞、关元；心脾亏虚，配脾俞、足三里；肝郁气滞，配肝俞、阳陵泉、太冲；湿热下注，配阴陵泉、内庭。

操作方法：中极／归来以 3 寸毫针向下斜刺，以针感传至会阴部为度。余穴常规针刺，以得气为度，用 TDP 治疗仪照射腰骶部、小腹部，留针 30 分钟。

第四步　火针治疗

取穴：命门、关元。

操作方法：细火针速刺不留针。

【治疗现状】

目前，临床中生理功能障碍的男性，往往自病自医、讳疾忌医，主动就诊者不足10%。盲目依赖保健品、补肾壮阳药物、各种西药来改变或增强自己的生理功能。而且不少医师将此生理疾病归因于肾虚，一味应用附子、肉桂等补肾药物，对身体副作用巨大，最终可能导致生理功能的完全丧失。

【临床体会】

1．关于临床辨证中虚实的问题　我们认为不应都考虑为虚证，临床中往往虚实夹杂，以湿热下注型更为多见，不宜一味妄用补肾壮阳之品。

2．关于选取会阴穴的问题　针刺会阴穴直接刺激阴部神经，可良好改善性功能。针刺时间以下午或傍晚为宜。但因临床不便所以较少使用，建议在床边添置围挡以保护隐私，以便推广应用。

3．关于火针点刺命门、关元的问题　传统针灸理论认为，火针命门、关元适用于命门火衰所致滑精遗精者，但我们临床体会，本病无论何型均可采用火针点刺命门、关元，推测可能与增强性兴奋有关，确切机制有待于进一步研究证实。

4．关于配合中药的问题　对于不便坚持针灸的患者（比如外地患者），可配合中药以增强疗效。湿热下注可配服龙胆泻肝汤或四妙散加减，肝郁不舒可配服柴胡疏肝散或逍遥散加减，心脾两虚可配归脾汤，肾阳亏虚可配右归丸或金匮肾气丸之类。

5. 关于秩边透水道针法作用机制的问题　我们前期一系列研究表明，秩边透水道针法所用芒针可直接作用于盆丛神经，对盆丛神经有调节作用。盆丛交感神经是阴茎海绵丛的主要组成部分。交感神经兴奋刺激副性腺平滑肌收缩驱出精液，而盆丛副交感神经是形成阴茎勃起的主要神经。针刺可调节大脑皮质的功能，增强对低级中枢的调控，抑制交感神经的兴奋，增强副交感神经的功能，改善阴茎血运状况，延长勃起时间，延缓射精，从而使功能恢复。

6. 关于疗程安排　隔日1次，以4周为1个疗程，2～3个疗程为宜。

【生活调摄】

1. 在接受治疗的同时，要注重对患者进行心理辅导（同慢性前列腺炎），让其树立战胜疾病的信心，清心寡欲，戒除手淫，劳逸结合，适当进行体育锻炼。

2. 治疗期间，要求患者应分房静养，不可服用壮阳之品而强为。

【验案】

案1：张某，男，34岁，自诉近2年来无明显诱因出现阴茎勃起困难，偶有勃起但不坚硬，伴疲乏无力，精神倦怠，心情焦虑。于当地医院诊断为性功能低下。口服药物治疗效果不佳，遂来我院门诊治疗。治疗方案：①梅花针叩刺头部诸阳经；②"秩边透水道"针法；③针刺次髎；④毫针及TDP治疗：肾俞、志室、中极/关元、水道、三阴交、会阴、归来、肝俞、阳陵泉；⑤火针治疗：用细火针速刺命门、关元。治疗2个疗程后，患者诉诸症状均较前明显改善，精神状态佳。（冀来喜医案）

案2：赵某，男，37岁，个体。数年来会阴部下坠不适，时有裤裆部湿漉漉的感觉，腰困，小便淋漓混浊，反反复复，经多方治疗，效不理想，无明显外伤史。检查：肛诊前列腺质硬，大小尚可，中线可触。取前列腺液化验，示卵磷脂小体（++），白细胞满视野。诊断：慢性前列腺炎（湿热下注）。以上法治之，针刺时患者针感好，秩边透水道、中极针感均传至阴茎，用泻法中度刺激，留针40分钟。3次后自觉诸症好转，10次治疗后小便自如，略有滴白，嘱患者功能锻炼，不要受寒。配合清利湿热的方药，共治疗20次痊愈。（冀来喜医案）

（金晓飞　苏荣）

〜　第四节　皮肤科病证　〜

一、斑秃

【概述】

斑秃为一种突然发生的局限性斑片状脱发，局部皮肤基本正常。本病的发病机制较为复杂，至今尚没有完全明确的解释。目前认为，斑秃与遗传、情绪、内分泌失调、自身免疫等有关，其中约25%的患者有家族史。本病发生于任何年龄，以青壮年为主，男女均可发病。

本病中医学称"油风"，俗称"鬼剃头"。中医学认为，过食辛辣、厚味之品，或情绪抑郁化火，损耗阴血，血热生风，毛发失养；或跌仆损伤，瘀血阻络，毛窍失养；或久病气血两虚，肝肾不足，精不化血，血不养发，肌肤失润，毛根空虚，而成斑秃。

【临床表现】

1. 斑秃可发生在从婴儿到老年人的任何人群，但以中年人较多，性别差异不明显。

2. 初起为1个或数个边界清楚的圆形、椭圆形或不规则形脱发区，直径约1～2cm或更大。活动期，脱发区的边缘常有一些松而易脱的头发，有的已经折断，近侧端的毛囊往往萎缩。如将该毛发拔出，可以看到该毛发上粗下细而像惊叹号，且下部的毛发色素可脱失。这种现象是进展期的征象。

3. 静止期，脱发不止，脱发区范围不再扩大，边缘毛发也较牢固，不易拔出。在脱发静止3～4个月后，进入恢复期。有些患者病程长达数年，甚至长期不愈或仅有毳毛。

4. 在恢复期，有新生毛发长出，最初出现纤细、柔软、色浅的毳毛，继而长出黑色终毛，并逐渐恢复正常。

【辨证分型】

1. **血热风燥**　突然脱发成片，偶有头皮瘙痒，或伴头部烘热；心烦易怒，急躁不安；舌红，苔薄，脉弦。

2. **气滞血瘀**　病程较长，头发脱落前先有头痛或胸胁疼痛等症；伴夜多噩梦，烦热难眠；舌有瘀点、瘀斑，脉沉细。

3. **气血两虚**　多在病后或产后头发呈斑块状脱落，并呈渐进性加重，范围由小到大，毛发稀疏枯槁，触摸易脱；伴唇白，心悸，气短懒言，倦怠乏力；舌淡，脉细弱。

4. **肝肾不足**　病程日久，平素头发焦黄或花白，发病时呈大片均匀脱落，甚或全身毛发脱落；伴头昏，耳鸣，目眩，腰膝酸软；舌淡，苔薄，脉细。

【新九针治疗】

（一）治则

疏风清热，补益气血。

（二）针具选择

梅花针、毫针。

（三）治疗方案

第一步　梅花针疗法

取穴：阿是穴。

操作方法：患者坐位或卧位，先以针尖缠绕消毒干棉球，以轻度手法叩刺头部诸阳经，再将针尖缠绕之干棉球取下，直接暴露针尖，于患处常规消毒后，用重度手法叩刺，以局部出现均匀出血点为度。

第二步　生姜泥涂敷治疗

操作方法：将生姜泥涂敷于脱发部位，以局部出现烧灼感为度。

第三步　毫针治疗

取穴：①主穴：阿是穴、百会、风池、膈俞、肝俞、肾俞。②配穴：血热风燥，配曲池、太冲；气滞血瘀，配太冲、血海；气血两虚，配足三里、三阴交；肝肾不足，配太溪、命门、关元；两鬓脱发，加头维、率谷；脱眉，加鱼腰透丝竹空。

操作方法：脱发部位行毫针围刺，余穴常规针刺，留针20～30分钟。

【治疗现状】

斑秃的发病机制较为复杂，至今尚没有完全明确的解释。临床治疗方法较多，西医方面尚无特效药物及治疗方法，大多采取系统内服激素、胱氨酸、维生素等，局部治疗常用注射糖皮质激素配合外搽免疫制剂等方法。虽有疗效，但结果欠佳，同时副作用较大，长期使用副作用明显。中医对斑秃的治疗以针刺、艾灸、梅花针等方法多见，但方案不甚明确。

【临床体会】

1. **本方案的优势**　梅花针先普叩头部三阳经，再以中度手法叩打脱发区，可以促使毛细血管扩张，改善局部血运，加强血液循环，并通过刺激皮损皮肤表层的感觉神经末梢，进而引起中枢神经反射作用。生姜性辛、微温，具有发散、行气、活血的作用。生姜汁中的姜辣素、姜烯油等成分可促进血液循环，使血管扩张、毛孔舒张，涂抹患部可激发阳气，温通血脉，加速代谢，刺激毛囊生长，恢复其生长功能。毫针围刺脱发处，可调节毛球内的神经血管功能，增加发根的供血，改善毛囊氧和营养物质的供应，促进毛发的生长与再生；同时可能促进和增加黑色素细胞的形成，具有乌发功能。上述治疗，共同促进疾病的痊愈。

2. **关于使用生姜泥的问题**　临床上我们发现，用生姜块涂擦叩打出血处时，生姜汁不能完全涂搽到患处，而且涂擦时患者有疼痛感，故将生姜块变为生姜泥涂敷到出血处。生姜泥既能使姜汁充分与患处结合，同时避免患者疼痛感。

3. **关于疗程评价及疗程安排**　大部分患者在治疗1周后即有新生白色毛发长出，但其质柔软易于折断、掉落，之后才能长出黑色终毛，并逐渐恢复正常。1周2次，为1个疗程，约4个疗程即可获满意疗效。

【生活调摄】

1. 生活作息应有大致规律性，在日常生活中尤应保持情绪稳定，忌焦躁、忧虑；同时应保证充足睡眠，忌疲劳过度。

2. 注重头发的护理，洗头不应太频繁，并且尽量少用强碱性洗发水。

3. 饮食宜选择补肾生发的食物及黑色食物，如核桃、何首乌、枸杞子、乌梅、杏仁、黑米、黑芝麻、黑木耳、黑枣、冬菇、紫菜、墨鱼、海参、发菜等。

【验案】

张某，女，20多岁，曲沃县人。8年前，由于精神受刺激，突然一夜间全身毛发（眉毛、头发、阴毛）脱落，在当地及北京某医院吃几百服中药均无效，舌上有瘀斑。用上法治疗，始为每日1次，后改为隔日1次，1个月后，眉毛处长出绒毛，渐变粗变黑痊愈。（师怀堂医案）

二、痤疮

【概述】

痤疮又称"粉刺""青春痘"，是青春期男女常见的一种发生于毛囊及皮脂腺的慢性炎症；好发于颜面、胸背，可形成黑头粉刺、丘疹、脓疱、结节、囊肿等损害，常伴有皮脂溢出。青春期以后，大多自然痊愈或减轻。其发病机制尚未完全清楚，初步认为与遗传因素密切相关，与内分泌因素、皮脂分泌过多、毛囊内微生物等也有一定关系。

中医学认为，人在青春期生机旺盛，由于先天禀赋的原因，使肺经血热郁于肌肤，熏蒸面部而发为疮疹；或冲任不调，肌肤疏泄失畅而致；或恣食膏粱厚味、辛辣之品，使脾胃运化失常，湿热内生，蕴于肠胃，不能下达，上蒸头面、胸背而成。

【临床表现】

病变多发生在皮脂腺丰富的部位，如面部、胸部、背部等。初起为粉刺（黑头粉刺较为常见，表现为毛孔中出现小黑点，用手挤压可挤出黄白色脂栓；白头粉刺呈灰白色小丘疹，无黑头，不易挤出脂栓），在发展过程中可演变为炎性丘疹、脓疱、结节、囊肿、瘢痕等。若炎症明显时，可引起疼痛及触痛。

【辨证分型】

1. 肺经风热 丘疹多发于颜面、胸背上部，色红，或有痒痛，舌红、苔薄黄，脉浮数。

2. 湿热蕴结 丘疹红肿疼痛，或有脓疱。伴口臭、便秘、尿黄。舌红、苔黄腻，脉滑数。

3. 痰湿凝滞 丘疹以脓疱、结节、囊肿、瘢痕等多种损害为主。伴纳呆、便溏。舌淡、苔腻，脉滑。

4. 冲任失调 女性患者经期皮疹增多或加重，经后减轻。伴月经不调。舌红、苔腻，脉浮数。

【新九针治疗】

（一）治则

肺经风热、湿热蕴结、痰湿凝滞者，清热化湿、凉血解毒；冲任失调者，行气活血、调理冲任。

（二）针具选择

火针、毫针、火罐、锋钩针。

（三）治疗方案

第一步 走罐治疗

部位：背部膀胱经。

操作方法：背部涂抹刮痧油或石蜡油，选用中号或大号火罐，沿脊柱两侧从上到下反复走罐，以背部出现潮红、瘀血现象及大量痧点为度，1周1次。

第二步 锋钩针治疗

取穴：阿是穴、大椎、肺俞。

操作方法：在背部走罐后所出痧点中，找出明显凸出皮肤或颜色较暗的反应点（阿是穴）、大椎、肺俞，予以锋钩针勾刺，针眼处拔罐5～10分钟，吸出瘀血，贴创可贴。

第三步 火针治疗

取穴：面部阿是穴。

操作方法：在面部寻找凸出皮肤且根部偏硬或顶端有脓点的痤疮，消毒后，用细火针浅疾刺局部，用纱布挤压或抽气罐抽吸局部，以痤疮内的黑血、脓血或淡黄色液体全部排出为度。（图4-42）

第四步 毫针治疗

取穴：①主穴：阳白、颧髎、合谷、曲池、内庭。②配穴：肺经风热，配少商、尺泽、风门；湿热蕴结，配足三里、三阴交、阴陵泉；痰湿凝滞，配脾俞、丰隆、三阴交；冲任不调，配血海、膈俞、三阴交。

操作方法：毫针常规针刺，泻法；大椎点刺放血。

【治疗现状】

痤疮是因毛囊内的丙酸杆菌被外周血单核细胞的炎症受体识别后，使得血浆中的 γ 干扰素（IFN-γ）、白细胞介素-4（IL-4）等细胞因子增多，诱导痤疮炎症反应的发生，使患者面部出现皮损情况。目前，西医治疗多以局部外用药物为主，如维 A 酸类、抗生素类、硫黄洗剂、激素等。对于不能耐受或不愿意接受药物治疗的患者，还予以物理治疗，如光动力疗法、激光治疗等。虽有疗效，但效果欠佳，同时，不良反应多，痤疮易复发。中药治疗痤疮，方法单一且治疗时间长，患者依从性差，目前尚无根治的方法。而以新九针为主治疗痤疮，疗效持续时间久，无副作用。

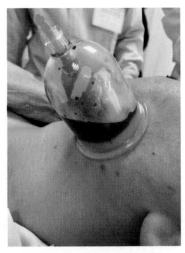

图 4-42　痤疮火针治疗后拔罐

【临床体会】

1．**关于背部走罐的治疗**　背俞穴是脏腑经络之气聚集在背部的腧穴，督脉主一身阳气。走罐疗法的效果等同于放血疗法。背部走罐所出痧点是皮肤下的毛细血管破裂造成的自发性溶血，可增加痤疮局部皮肤下的血流量，可改变血清中的 IFN-γ、IgE 和 IL-4 水平，改善督脉、膀胱经的代谢，缓解因痤疮造成的代谢紊乱问题，从而减轻痤疮炎症反应。

2．**关于锋钩针放血的治疗**　《灵枢·官针》指出："病在经络痼痹者，取以锋针。"通过刺络放血以泻表邪气，加快痤疮局部皮肤的气血流通，起到泄热排脓、消肿散结的作用；通过勾割反应点处的肌纤维，能够疏通局部瘀滞，清除毛囊腔内的污物，改善炎症环境，疏通痤疮局部经络，具有创口小、修复破损的皮肤及不留瘢痕等特点。

3．**关于火针的治疗优势**　火针针眼创口小，损伤组织少，愈合瘢痕小。被火针点刺后形成焦痂覆盖，一般不出血，焦痂脱落前，创口不会缩小，可使引流畅通，分泌物排净后容易愈合，缩短疗程。火针治疗可达到"行气散结，去瘀血而生新血"的目的，能够缓解因痤疮造成的皮肤暗沉、瘢痕等情况。但操作时应注意控制深度，中病即止，避免过深而引邪深入，加重感染。

4．**关于选穴问题**　本病主要与体内的热和瘀有关。大椎为督脉要穴，具有疏风、清热、通络的作用；肺主皮毛，肺俞具有宣肺理气、润肺散结、调养肌肤的功效。两者合用，清泻热邪、解毒消肿、缓解痤疮肿胀热痛。

5．**关于中药配合的问题**　针灸治疗本病为外治治标之法，而本病的发生多与患者体质及生活习惯相关，故需配合中药调理体质以治本。本病中医辨证以肺热、湿热者多，遣方用药亦以清热化湿、凉血解毒诸多凉药为主，许多患者虽短期见效却不易根治，久服中药甚至有败胃之虞。而我们临床发现，很多痤疮患者实为脾虚湿蕴，瘀阻不通发病，给予温脾化湿、活血化瘀之温补药物，效反更佳，且不易复发。

6．关于疗效评级及疗程安排　痤疮少者，单火针治疗 1 次即可痊愈。1 周 1 次，1 次为 1 个疗程，一般 1 ～ 3 次治疗即可。

【生活调摄】

1. 规律生活，清淡饮食，保持心情舒畅，忌熬夜，少食辛辣、油腻及糖类食品，多食新鲜蔬菜水果，保持大便通畅。

2. 注意保持面部清洁卫生，严禁用手挤压丘疹，以免引起继发感染，遗留瘢痕。

3. 治疗期间禁用化妆品及外擦膏剂。

【验案】

案 1：吴某，男，23 岁，2019 年 6 月 15 日来诊。因面部反复多发丘疱疹 1 年，加重 10 余天就诊。患者自诉 1 年前无明显原因出现面部红色丘疹，以双颊、口周多发为主，间断发作，严重时出现脓疱疹，未曾系统治疗。10 余天前因熬夜上述症状加重，故来诊。现症见：双颊、口周多发红色丘疹及脓疱疹，偶有轻痒，舌红苔黄腻，脉滑数。辨证：湿热蕴结。采用背部走罐、火针、毫针治疗。1 个疗程后患者自觉瘙痒减轻，皮损有所减退。连续治疗 5 个疗程，患者症状逐渐好转，皮损面积大幅减退，颜色变浅。（冀来喜医案）

案 2：王某，女，16 岁，2018 年 2 月 28 日初诊。主诉：颜面部红色丘疹 1 年，加重 1 周。患者 1 年前在进食油腻辛辣后出现颜面部红色丘疹，凸出皮肤，色暗红，曾于当地医院口服中药（具体药物不详）治疗，症状稍缓解，近 1 周自觉饮食不规律后，颜面部红色丘疹再次加重，为求进一步诊治来就诊。患者发病以来，颜面部油腻，纳可，大便黏腻，小便正常。舌胖大、有齿痕，舌色淡，苔薄白，脉弦滑。诊断：痤疮；辨证：脾虚湿蕴。施以背部走罐，出痧点后找出凸出皮肤较大的痧点，用 75% 酒精消毒局部后，用锋钩针勾割放血，配合面部三棱针点刺已化脓的痤疮，抽气罐局部抽吸脓血，口服柴胡桂枝干姜汤加减。嘱患者治疗期间避风寒，饮食清淡。1 周后复诊，患者颜面部丘疹明显减轻。治疗 3 周痊愈。（曹玉霞医案）

三、结节性红斑

【概述】

结节性红斑是由真皮深层中、小血管和脂膜炎症引起的结节性皮肤病，是皮肤科常见疾病。本病多发于年轻女性，临床特征为小腿伸侧散在皮下结节，色鲜红或紫红，大小不等，枚数不定，触之疼痛，常对称分布，不易破溃。

在中医学中，本病属于"瓜藤缠"范畴。《疡医大全》记载："瓜藤缠，生于足股，生核数枚肿痛……属足太阳经，由脏腑之湿热流注下部所致。"本病多为湿热下注，经络阻滞，气滞血瘀，或感受寒湿之邪，蕴久化热，或饮食不节，脾不健运，内生湿热，致使湿热之邪循足太阳经下注，凝滞血脉，气血运行不畅，经络阻滞而发。病性多属实证，病机以风、寒、湿、热邪为主，瘀滞是其主要特点。

【临床特点】

青年女性较多见，好发于双小腿伸侧，皮损为鲜红色、对称性、疼痛性结节，蚕豆至核桃大小，数个至数十个。一般经过数周皮损颜色由鲜红变暗变淡，逐渐自行消退无溃破。病情初起可有上呼吸道感染或发热、轻微的肌痛、关节痛等全身不适症状。

【辨证分型】

1. **血热壅滞** 起病急，结节表面鲜红，灼热疼痛；伴头痛、咽痛、心烦、微热及关节疼痛，口干渴，大便干燥，小便黄赤；舌质红或红绛，苔白腻，脉弦滑或数。

2. **湿热阻络** 起病较急，结节表面较红，自觉胀痛；伴口渴不欲饮，身重体倦，足踝肿胀，小便黄赤；舌质红，苔黄腻，脉滑数。

3. **脾虚湿盛** 结节反复发作，消退缓慢；伴关节疼痛，遇寒加重；舌质淡，苔薄白或腻，脉沉滑或缓。

【新九针治疗】

（一）治则

血热壅滞者，凉血解毒，散结止痛；湿热阻络者，清热利湿，活血通络；脾虚湿盛者，健脾燥湿。

（二）针具选择

一次性使用埋线针（0.9mm）、胶原蛋白线（2-0）、火针、毫针。

（三）治疗方案

1. 初诊

第一步 埋线治疗

取穴：大椎、肺俞（双）、膈俞（双）、肩髃、曲池、血海（双）、足三里（双）。

操作方法：上述穴位常规消毒。取胶原蛋白线（2-0），用一次性使用埋线针（0.9mm）将线体刺入肌层（背俞穴朝脊柱方向斜刺，肩髃、曲池双侧交叉选取一组并直刺，大椎、血海向上斜刺），毕后贴敷创可贴。

第二步 火针治疗

取穴：阿是穴。

操作方法：细火针浅疾刺病变部位，散刺，每隔 0.5～1 寸一针。

第三步 毫针治疗

取穴：①主穴：合谷、内关、足三里、三阴交。②配穴：病变在小腿，加阳陵泉；病变延及膝上，加伏兔；病变在足背，加解溪、太溪、昆仑；病变在臂，加曲池。

操作方法：毫针常规针刺，平补平泻，针刺得气后留针 30 分钟。

2. 复诊（于埋线 2 周后进行）

第一步 火针治疗（同初诊埋线穴位及阿是穴处）

第二步 毫针治疗（同初诊）

【治疗现状】

结节性红斑是以皮下脂肪炎症反应为特征的炎症性疾病，临床表现为双下肢疼痛性红斑。病因主要涉及特发性、感染、自身免疫性疾病、妊娠、药物、肿瘤等。相关检查包括皮损活检、血沉、抗链"O"、结核试验、胸片、血常规等。常常对症对因治疗。中医针灸治疗鲜有报道，疗效不确切，更无公认的规范化治疗方案。

【临床体会】

1. 关于穴位埋线治疗的问题 穴位埋线是在穴位留针的基础上发展起来的，在整个治疗过程中，融合针刺疗法、穴位封闭疗法、刺血疗法、组织疗法、割治疗法等多种方法，将以上疗法的多种效应融为一体，同时发挥作用，形成一种复杂、持久而柔和的刺激，从而疏通经络、调和气血、协调脏腑阴阳、补虚泻实而治疗疾病。埋线疗法对人体的刺激强度随着时间而发生变化，从埋线针刺入皮肤至埋线结束，再到所埋线被慢慢吸收，这是一个对机体刺激从强至弱的过程。初期刺激强，可克服阴阳偏亢，损其有余；后期刺激弱，又可以激发正气，补其不足；如此则刚柔相济，从整体上对脏腑进行调节，使之达到"阴平阳秘"的状态。埋线作为一种异种蛋白，在体内软化、分解、吸收，可调节人体的免疫系统，治疗与之相关的慢性荨麻疹、湿疹等疾病。综上所述，埋线疗法对内分泌、免疫、神经以及整个机体产生一种综合作用，从而来治疗这些病因病机不明的顽固性皮肤病。此外，埋线对穴位产生的刺激可长达20天或更长，弥补了针刺时间短、疗效难巩固、易复发等缺点，并且治疗间隔时间长，便于患者坚持接受治疗，用于慢性顽固性皮肤病更能体现其优势。

2. 关于火针的治疗 用火针于局部结节处点刺，可放出瘀血，以祛邪毒，同时温经调气，通络深透肌层，取"宛陈则除之"和"火郁发之"之意。

3. 关于疗程安排 1个月行埋线治疗1次，火针、毫针各2次，为1个疗程。

【生活调摄】

1. 积极寻找病因并予以治疗，注意休息，防止劳累，调摄饮食，避免复发。

2. 急性发作期，卧床休息，抬高患肢，以减轻局部肿痛。

【验案】

谢某，女，65岁，诊断结节性红斑2个月，于西医院静脉滴注抗生素治疗，症状缓解，后自行口服抗生素，症状时轻时重，不能痊愈，来求中医治疗。予以火针局部针刺，1周1次，配合埋线及口服中药治疗，1个月痊愈。（曹玉霞医案）

四、蜂窝织炎

【概述】

蜂窝织炎是指疏松结缔组织的急性感染，多与皮肤、黏膜受伤或其他病变有关。病菌多为溶血性链球菌、金黄色葡萄球菌、大肠杆菌或其他类型链球菌等。患者可先有皮肤损伤，或手、足等的化脓性感染。患处肿、痛、表皮红，红肿边缘界限不清，指压后可稍褪色。病变部位侧的淋巴结常有肿痛。病变加重扩大时，皮肤可起水疱或破溃出脓。常有恶寒发热和全身不适等症状。

中医称本病为"痈"，多因外感风温、风热夹痰蕴结所致，伴有不同程度全身症状，如发热、头痛等，化脓时症状加重，溃脓后症状消失。临床常见肺经风热、脾胃湿热、痰瘀互结、冲任不调等证型。

【临床表现】

初起局部红肿，中央有白头，逐渐增多，溃后脓出黄稠。伴有恶寒，发热，头痛，口渴，脉数等。一、二候时症状明显，三、四候时症状逐渐减轻或消失。本病多见于中老年人，好发于颈后或背部。血白细胞总数及中性粒细胞数明显增高。

【辨证分型】

1. 肺经风热 黑头或白头粉刺，红色丘疹，可伴少量小脓疱，或有痒痛。可伴有口干、便秘。舌红，苔薄黄，脉浮数。

2. 脾胃湿热 皮肤油腻，以疼痛性丘疹和脓疱为主，或有结节。可伴有口臭，便秘、尿赤。舌质红，苔黄或黄腻，脉滑。

3．痰瘀互结　皮损主要为结节及囊肿，反复发作，容易形成瘢痕。可伴有大便干结。舌质暗，或有瘀斑或瘀点，苔腻，脉弦滑。

4．冲任不调　女性患者，月经前皮疹加重，皮疹多发于口周或下颌，或伴月经前后不定期，经前乳房、小腹胀痛，舌红，脉细或弦。

【新九针治疗】

（一）治则

活血祛瘀，通络止痛。

（二）针具选择

火针、火罐、毫针。

（三）治疗方案

第一步　火针治疗

取穴：阿是穴。

操作方法：皮损部常规消毒，用粗火针烧红疾刺，加拔火罐10分钟，拔出脓血、白色豆腐渣样分泌物。如分泌物排出不畅，可于肿物四周挤按，直至肿物缩小，分泌物消除。

第二步　毫针治疗

取穴：①主穴：大椎、曲池、内庭、鱼际。②配穴：肺经风热，配风池、肺俞；脾胃湿热，配脾俞、胃俞；痰瘀互结，配丰隆、血海；冲任不调，配太冲。

操作方法：常规针刺，泻法。

【治疗现状】

蜂窝织炎的治疗主要以感染部位的局部消毒处理和全身的消炎治疗为主。早期，可用金黄散、玉露散等敷贴局部或鱼石脂软膏局部外涂；病变进展时，则以西医治疗为主，肌内注射抗菌药，疑有肠道菌类感染时加甲硝唑，或者切开用药液湿纱条引流。针灸治疗本病鲜少提及。

【临床体会】

1．关于火针的治疗优势　火针排脓操作简便，容易掌握，效果好。火针针眼创口小，损伤组织少，愈合瘢痕小。被火针点刺后形成焦痂覆盖，一般不出血，焦痂脱落前，创口不会缩小，可使引流畅通。脓液排净后伤口容易愈合，缩短疗程。但操作时应注意控制深度，中病即止，避免过深而引邪深入，加重感染。

2．关于疗效及疗程安排　病轻脓少腔浅者，单火针治疗1次即可痊愈。一般2～3次治疗即可。

3．关于配合西药的问题　对脓腔深达2cm以上，脓量达20ml以上的病例，必须配合静脉滴注抗生素。

【生活调摄】

1．平日重视皮肤的清洁卫生和防避损伤。

2．皮肤受伤后要及早处理，若有某种化脓性病变则更应及时治疗。

3．忌食辛辣刺激性食品，发热者须卧床休息。

【验案】

张某，女，42岁。发现背部有约2cm×3cm肿物5天。自行涂抹鱼石脂软膏后肿物变软，就诊时根脚红肿，皮肤焮红灼热，触及肿物根脚时疼痛明显，顶部形成脓头，有应指感，伴有恶寒、发热、口渴、咽痛、舌红、苔薄黄、脉数。查血白细胞总数及中性粒细胞数明显增高。诊断为急性蜂窝织炎。治疗：大椎放血拔罐，少商、商阳、照海三棱针点刺放血，背部脓肿以粗火针点刺、拔罐排脓、无菌敷料贴敷，毫针针刺合谷、风池、肺俞。治疗后疼痛大减，肿势渐消。又以同法治疗 3 次而愈。（苗晋玲验案）

五、神经性皮炎

【概述】

神经性皮炎又名慢性单纯性苔藓，是一种局限性皮肤神经功能障碍性皮肤病；青壮年患者居多，时轻时重，多在夏季加剧，冬季缓解。发病部位大多数见于颈项部、额部，其次为尾骶、腘窝，亦可见于腰背、两髋、外阴、肛周、腹股沟及四肢等处。常呈对称性分布，亦可沿皮肤皱褶或皮神经分布而呈线条状排列。初发时为局部瘙痒，搔抓后则出现米粒大小成簇的多角形扁平丘疹，干燥而结实，久之融合成片，逐渐扩大。长期搔抓可致皮肤浸润肥厚，嵴沟明显，呈苔藓化。

本病相当于中医学的"摄领疮""牛皮癣""顽癣"，多因情志内伤，风邪侵扰，营血失和，气血凝滞而成。初起多由风湿热邪阻滞肌肤或硬领等机械刺激而引起；病久耗伤阴液，营血不足，血虚生燥，皮肤失于濡养而为病；或血虚肝旺，情绪不宁，过度紧张，抑郁烦恼者，极易发病，且多复发。

【临床特点】

本病多见于成年人，好发于项后两侧、肘膝关节，但亦可发于眼周和尾骶等处。皮损初起为正常皮色或淡红色扁平丘疹，呈圆形或多角形，密集成片，边缘清楚。日久局部皮肤增厚、干燥粗糙、纹理加深，形成苔藓样变，表面有少许鳞屑。自觉阵发性剧烈瘙痒，尤以夜间及安静时为重。患者多见情绪紧张或失眠等症。

【辨证分型】

1. **血虚风燥** 丘疹融合，成片成块，表面干燥，色淡或灰白，皮纹加深，上覆鳞屑，剧烈瘙痒，夜间尤甚，女性或兼有月经不调，舌淡、苔薄，脉濡细。

2. **阴虚血燥** 皮损日久不退，呈淡红或灰白色，局部干燥肥厚，甚则泛发全身，剧烈瘙痒，夜间尤甚，舌红、少苔，脉弦数。

3. **肝郁化火** 皮损色红，心烦易怒或精神抑郁，失眠多梦，眩晕，口苦咽干，舌红，脉弦数。

4. **风热蕴阻** 皮疹呈淡褐色，皮损成片，粗糙肥厚，阵发性剧痒，夜间尤甚，舌苔薄黄，脉浮数。

【新九针治疗】

（一）治则

祛风止痒，调和气血。

（二）针具选择

火针、毫针、一次性使用埋线针（0.9mm）、胶原蛋白线（2-0）、针刀（4#0.6mm）、火罐。

（三）治疗方案

1. 初诊

第一步　针刀、拔罐治疗

取穴：皮损区相应节段夹脊穴。

操作方法：患者俯卧，根据脊神经节段性支配皮肤的分布规律，依据皮损的具体部位，选用相应的夹脊穴。如上肢、颈项部、面部瘙痒选 $C_2 \sim T_6$ 相应的夹脊穴；胸背部瘙痒选 $T_1 \sim T_{12}$ 夹脊穴；腰部、下肢瘙痒选 $T_{10} \sim S_5$ 夹脊穴。避开埋线所选穴位，术者以针刀快破皮、慢进针对周围高张力点进行切割松解，针后拔火罐 3 ～ 5 分钟，毕后以创可贴贴敷。

第二步　埋线治疗

取穴：大椎、肺俞（双）、膈俞（双）、肩髃、曲池、血海（双）。

操作方法：上述穴位常规消毒，取胶原蛋白线（2-0），用一次性使用埋线针（0.9mm）将线体刺入肌层（背俞穴朝脊柱方向斜刺，肩髃、曲池双侧交叉选取一组且直刺，大椎、血海向上斜刺），毕后以创可贴贴敷。

2. 复诊（于初诊 2 周后进行）

第一步　火针治疗

取穴：阿是穴。

操作方法：细火针浅疾刺病变部位，散刺，每隔 0.5 ～ 1 寸一针。（图 4-43）

第二步　毫针治疗

取穴：①主穴：风池、合谷、曲池、血海。②配穴：血虚风燥，配三阴交、足三里；阴虚血燥，配太溪、三阴交；肝郁化火，配阳陵泉、太冲；风热蕴阻，配阴陵泉、三阴交。

操作方法：毫针常规针刺。

第三步　自血疗法

取穴：曲池（埋线对侧）、血海（双）、三阴交（双）。

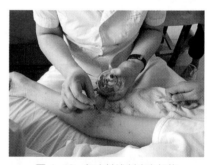

图 4-43　细火针浅刺病变部位

操作方法：嘱患者暴露皮肤，穴位常规消毒后，医者用 10ml 注射器抽取肘正中静脉血约 10ml，快速推入上述穴位，每穴 2ml，出针后按压针孔。（图 4-44，图 4-45）

【治疗现状】

由于本病发病机制并不清楚，目前尚没有确切的治疗方法使本病彻底根治。临床中治疗原则以止痒为主。西医治疗一般选用糖皮质激素霜，皮肤增厚可选用软膏，但易复发，一旦停药，可能还会加重。中药治疗以方药、洗剂为主。针灸治疗本病有一定疗效，尤其是对新出现的皮损。但本病很难痊愈，需坚持治疗。

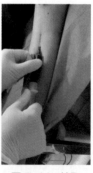
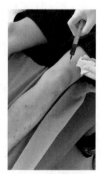

图 4-44　抽取
肘正中静脉血

图 4-45　穴位
注射静脉血

【临床体会】

1. 本方案的优势 本方案采用组合疗法，埋线所用线体属于生物蛋白合成线，在植入机体后可诱导机体产生相应免疫物质，进而调节免疫。同时机体要对异体蛋白进行排异，埋线后经纤维包裹、液化、吸收，这本身就是一个慢性刺激的过程。

针刀松解相应节段夹脊穴，可改善局部微循环，促使堵塞的毛细血管通道再次开放，可改善相应节段脊神经根的缺血，使皮损区域软组织恢复营养，达到止痒祛病的目的。火针局部点刺，可使针身周围组织炭化，改善局部血液循环，刺激机体对周围慢性软组织损伤的修复，并提高巨噬细胞的数量和吞噬能力，提高机体免疫力。针刺可提高躯体感觉神经的阈值，促进局部血液循环和代谢，使皮损修复。自血可提高细胞活力，改善机体代谢，提高机体免疫系统功能，增强机体免疫力。最终达到调节机体自主神经功能的目的，促进疾病的康复。

2. 关于配服中药的问题 临床体会，配服中药可增强疗效。血虚风燥者，以四物汤加减；湿热蕴阻者，以四妙散加味。

3. 关于配合激素的问题 对于急性或重症瘙痒难耐者，可于埋线时配合少量激素行穴位注射以取速效，但不以维持疗效为目的。

4. 关于疗程安排 首次以埋线配合针刀为主，1个月1次。2周后行火针、毫针，配合自血疗法以巩固疗效，每月2次。如此，1个月为1个疗程，一般需要1～3个疗程。

5. 临床中我们发现，该组合方案对银屑病同样有效，可能其发病与本病有类似的免疫机制，故临床可推广使用。

【生活调摄】

1. 本病日常调护应注意保持心情舒畅，饮食清淡，忌"发物"，服装以纯棉为佳。
2. 避免以用力搔抓、摩擦及热水烫洗等方法止痒。
3. 因局部抓挠合并感染者，应控制感染后再行治疗。

【验案】

案1：兀某，男，53岁，双侧上臂外侧及颈项部皮疹伴瘙痒3年。患者自诉3年前无明显原因颈项部皮肤及双侧上臂外侧出现丘疹，伴瘙痒，经常搔抓后皮肤逐渐变暗增厚、干燥粗糙，表面有少许鳞屑，且范围逐渐扩大，未曾系统治疗。2018年6月5日来诊。辨证：风热蕴阻。治疗：初诊：①针刀松解 $C_2 \sim C_7$ 夹脊穴；②埋线，穴取大椎、肺俞（双）、膈俞（双）、肩髃（左）、曲池（右）、血海（双）。复诊（2018年6月19日）：①针刀松解 $T_1 \sim T_6$ 夹脊穴；②火针：皮损局部；③毫针：风池、合谷、曲池、血海、阴陵泉、三阴交。1个疗程后，患者自觉瘙痒减轻，皮损有所减退。连续治疗5个疗程，患者症状逐渐好转，皮损面积大幅减退，颜色变浅。（冀来喜医案）

案2：穆某，男，63岁，退休教师。2012年7月10日初诊，患神经性皮炎1年半。最初仅右侧手背出现，经过多方诊治，不仅未见效，皮损渐增，来诊时见右侧手背、右上肢下2/3、左上肢下1/2满布苔藓样皮损。予以皮损部位细火针散点刺，配合大椎、肺俞、至阳、曲池、血海、三阴交穴位埋线。初治，皮损增厚质硬，针刺如入硬柴，出针少有出血，治后皮肤瘙痒稍减；三治，皮肤渐软，针刺如入韧肉，出针多见出血，待血自止，治后皮肤瘙痒大减，辅以埋线；五治，皮损缩小变薄，针刺较正常皮肤稍韧，出针多见水液流出，3～5分钟止，偶有瘙痒。先后共火针15次，埋线5次而愈。（曹玉霞医案）

六、湿疹

【概述】

湿疹是由多种复杂的内、外因素引起的一种具有多形性皮损和易有渗出倾向的皮肤炎症性反应；是以肌肤瘙痒、糜烂、红疹为特征的常见皮肤病，全身均可出现，病情易反复，可迁延多年不愈。

中医学称本病为"湿毒疮"或"湿气疮"。本病是因禀赋不足，风湿热邪客于肌肤而成。湿邪是主要病因，涉及脏腑主要在脾。在古代文献中，常以发病部位和临床特点命以不同病名。如湿淫遍体，滋渗水液的称"浸淫疮"；以丘疹为主的称"血风疮"或"粟疮"；发于耳部的称"旋耳疮"；发于手掌者称"鹅掌风"；发于阴囊的称"肾囊风"；婴儿发于面部的称"奶癣"等。

【临床特点】

皮疹呈多形性损害，如丘疹、疱疹、糜烂、渗出、结痂、鳞屑、肥厚、苔藓样变、皮肤色素沉着等。皮疹可发生在任何部位，但以外露部位及屈侧为多见；皮疹往往对称性分布、自觉瘙痒剧烈，常见特定部位的湿疹有耳湿疹、手足湿疹、乳房湿疹、肛门外生殖器湿疹、小腿湿疹等，病程较长，可迁延数月或数年。

根据湿疹症状和发病缓急可分为急性、亚急性和慢性3期。急性湿疹起病较快，初起为密集的点状红斑及粟粒大小的丘疹和疱疹，很快变成小水疱，破溃后形成点状糜烂面，瘙痒难忍，并可合并感染，形成脓疱，脓液渗出；亚急性湿疹为急性湿疹迁延而来，见有小丘疹，并有疱疹和水疱，轻度糜烂，剧烈瘙痒；急性、亚急性反复发作不愈，则变为慢性湿疹，也可能发病时就为慢性湿疹，瘙痒呈阵发性，遇热或入睡时瘙痒加剧，皮肤粗糙、增厚，触之较硬，苔藓样变，色素沉着，有抓痕，兼有糜烂、渗出、血痂、鳞屑。

【辨证分型】

1. 湿热浸淫 发病急，可泛发全身各部，初起皮损潮红灼热、肿胀，继而粟疹成片或水疱密集，渗液流津，瘙痒不休，伴身热、心烦、口渴、大便干、小便短赤，舌红、苔黄腻，脉滑数。

2. 脾虚湿蕴 发病较缓，皮损潮红，瘙痒，抓后糜烂，可见鳞屑，伴纳少神疲、腹胀便溏，舌淡白胖嫩、边有齿痕、苔白腻，脉濡缓。

3. 血虚风燥 病情反复发作，病程较长，皮损色暗或色素沉着，粗糙肥厚，呈苔藓样变，剧痒，皮损表面有抓痕、血痂和脱屑，伴头昏乏力、腰酸肢软、口干不欲饮，舌淡、苔白，脉弦细。

【新九针治疗】

（一）治则

祛风止痒治标，清热利湿、养血润肤治本。

（二）针具选择

火针、毫针、一次性使用埋线针（0.9mm）、胶原蛋白线（2-0）。

（三）治疗方案

1. 初诊

第一步　埋线治疗

取穴：大椎、肺俞（双）、膈俞（双）、肩髃、曲池、血海（双）、足三里（双）。

操作方法：上述穴位常规消毒。取胶原蛋白线（2-0），用一次性使用埋线针（0.9mm）将线体刺入肌层（背俞穴朝脊柱方向斜刺，肩髃、曲池双侧交叉选取一组且直刺，大椎、血海向上斜刺），毕后贴敷创可贴。

第二步　火针治疗

取穴：阿是穴。

操作方法：用细火针浅疾刺病变部位，散刺，每隔 0.5 ～ 1 寸一针。

第三步　中药治疗

湿热浸淫，多用四妙散加减；血虚风燥，选用四物消风散加减；脾虚湿蕴，选用除湿胃苓汤加减。

2．复诊（于埋线 2 周后进行）

第一步　火针治疗（同初诊埋线穴位及阿是穴处）

第二步　毫针治疗

取穴：①主穴：合谷、曲池、阴陵泉、三阴交、足三里。②配穴：湿热浸淫，配水道、中极；血虚风燥，配膈俞、血海；脾虚湿蕴，配中脘、太白。

操作方法：常规针刺。

【治疗现状】

目前，临床中治疗湿疹的方法较多，多以局部用药为主，需坚持治疗，且易复发。针灸治疗湿疹有一定疗效，传统的单一疗法很难从根源上去除湿疹。本病很难痊愈，需坚持治疗。

【临床体会】

1．本方案优势　采用组合疗法，重用火针。局部火针点刺可使周围组织炭化，减缓或阻断神经冲动传入脊髓的节律，减少局部激肽的产生，减轻或抑制相关蛋白酶活动，使痒感减轻。改善局部血液循环，促进局部代谢及堆积的代谢产物排出，促进周围慢性软组织损伤修复，以达到祛除局部湿疹的目的。配合埋线以慢性刺激、调节机体免疫，以达到长效治疗。

2．关于疗程　首次以埋线为主，1 个月 1 次。2 周后行火针、毫针，每月 2 次。如此，1 个月为 1 个疗程，一般需要 1 ～ 3 个疗程。

【生活调摄】

1．本病日常调护应注意保持心情舒畅，服装以纯棉为佳。

2．禁止以搔抓、摩擦及热水烫洗等方法止痒。因局部抓挠合并感染者，应控制感染后再行治疗。

3．禁食海鲜、牛羊肉等异体蛋白，控制辣椒、酒等"发物"的摄入，以免引起过敏。

【验案】

案 1：张某，女，20 岁，山西中医学院（现山西中医药大学）大二学生。2012 年 4 月 16 日初诊，患慢性湿疹 2 年。双手、双踝关节周围多处湿疹皮损，部分为丘疹、水疱，有糜烂、渗出，部分皮肤色素沉着，表面粗糙，覆以少许糠秕样鳞屑，个别有苔藓样变。患处明显瘙痒，呈阵发性。曾口服中西药物、外用药物（具体不详），效不佳。予以细火针浅点刺皮损部位及曲池、三阴交等穴，1 周后复诊，皮损部位水疱渗出干燥结痂，苔藓样变部位软化，瘙痒明显减轻，继续上法治疗。初始 1 周治疗 2 次，治疗 3 周 6 次后，改为 1 周 1 次，又治疗 7 次痊愈。痊愈 2 个月后，外出游玩漂流，于山中溪水中浸泡 1 日，病复发，但较前相比，症状轻，病变范围小，予以火针针刺 3 次后痊愈。（曹玉霞医案）

案 2：许某，女，41 岁。2019 年 7 月 10 日。双侧小腿及踝部丘疹伴瘙痒月余。自诉 1 个月前无明显原因出现双侧小腿及踝部红色点状丘疹，并有疱疹，轻度糜烂，伴阵发性瘙痒，于当地医院皮肤科诊断为湿疹。予口服氯雷他定片，派瑞松软膏涂抹，中药外洗，略有好转，后又复发，来诊求针灸治疗。初诊采用埋线、火针治疗。2 周后复诊采用火针（同初诊埋线穴位及阿是穴处）、毫针治疗。1 个疗程后，皮肤开始干燥结痂。连续治疗 3 个疗程，皮损愈，仅色素沉着。（冀来喜医案）

七、寻常疣

【概述】

寻常疣是由人乳头瘤病毒（HPV）引起的一种常见皮肤病，多见于头、面、手足等处；皮疹为针尖大至黄豆大乳头状角质增生性丘疹，表面粗糙不平，呈污褐色、灰色，淡黄色或黄褐色；皮疹可单发或多发。

中医学称本病为"疣目""千日疮"，俗名"瘊子"。多由风热毒邪搏于肌肤而生，或怒动肝火，筋气不荣，肌肤不润所致。

【临床表现】

1. 皮损处呈米粒至高粱粒大小扁平丘疹，表面光滑，孤立散在，淡黄褐色或正常皮肤色，或微痒。

2. 多发于暴露部位，如面部、手背。

3. 有自家接种的特点，可见同形反应。

4. 好发于青少年。

5. 组织病理检查，可见表皮棘层肥厚，乳头瘤样增生和角化过度，伴角化不全；棘层上部和颗粒层有空泡化细胞，核深染，嗜碱性。

【辨证分型】

1. 热毒蕴结 皮疹淡红，数目较多，伴口干不欲饮，身热，大便不畅，尿黄。舌质红，苔白或腻，脉滑数。

2. 热蕴络瘀 病程较长，皮疹黄褐或暗红，可有烦热。舌暗红，苔薄白，脉沉缓。

【新九针治疗】

（一）治则

祛疣除赘。

（二）针具选择

铍针、三头火针、锟针。

（三）治疗方案

第一步　铍针治疗

操作方法：疣体较大的需用铍针。助手持酒精灯靠近施术部位，术者左手用无菌镊夹持疣体，右手拇、示、中三指如握笔状持铍针针柄，将针身倾斜 45° 使针尖在酒精灯外焰烧至白亮后，对准疣的根蒂部位迅速齐根灼割，使疣体基本脱落。粟米大小的疣体无须用铍针灼割，只需三头火针点刺即可。

第二步　三头火针治疗

操作方法：将三头火针针身前 1/3 平放入酒精灯外火焰，待烧至通红迅速点刺深达疣体基底部。粟米大小的无须前两步骤，直接用三头火针点刺疣体，即刻缩小。

第三步　镍针治疗

操作方法：将镍针于酒精灯上烧热，点灼创面，修复周围，使其平整，形成黑色焦痂。消毒并贴好创可贴。（图 4-46，图 4-47）

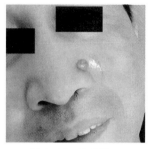 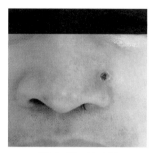

图 4-46　治疗前　　　　　　图 4-47　治疗后

【治疗现状】

寻常疣是由人乳头瘤病毒（HPV）引起的一种常见皮肤病，多见于头、面、手足等处。目前临床常用冷冻、激光和手术治疗，但容易留瘢痕、复发，以及有出血之虞。

【临床体会】

1．关于针具优势　选用铍针、火针、镍针，在治疗时强调发挥每种针具的特异性及其针法的整体性治疗作用，使之相辅相成，相得益彰，而其针法具有"自然疗法"的特点。上述 3 种针具均由耐高温材料制成。采用针尖像剑锋一样锐利的铍针，经加热后烙割赘生物，具有祛邪外出、疏通气血的作用；火针，在高温下硬度强，韧性好，细若毫针，可穿透基底部，防止再生，兼具针与灸的双重功效；针锋像米粒一样微圆的镍针，可修复表面，防止出血，发挥按摩经脉、疏通气血的作用。可谓"九针之宜，各有所为，长短大小，各有所施，不得其用，病弗能移"（《灵枢·官针》）。

2．关于疗效评价及疗程安排　新九针治疗寻常疣，疗效确切，方法简便，一般仅 1 次治疗，即可痊愈。对于长有较多寻常疣的，1 次难以治完，可分批分次进行，第 1 次治疗时先选择疣体较大者进行割治，第 2 次治疗要待第 1 次治疗结痂全部脱落后再行割治。3 种针具均在高温下操作，所以治疗过程中既不出血，也很少感染。一般在 2 周后结痂脱落，皮肤不留痕迹，不影响美观。

3．关于使用麻醉药的问题　疣瘊较小者，一般不用麻醉药。疣瘊较大或患者耐痛较差者，可行局部麻醉。

4．关于操作安全问题　避开邻近五官及大神经、大血管部位，治疗后 48 小时内保持敷料干燥清洁，禁搔抓患处，以免感染。

【生活调摄】

1．加强身体锻炼，以加速血液循环，有利于体内余毒排出。

2．不要对患处进行搔抓，不要使患处受伤，防止病毒传染到其他部位。

3．忌辛发食物。

【验案】

刘某，女，47 岁，2011 年 10 月就诊。主诉背部赘生物 30 余年，伴小赘生物 2 个

5 年余。自诉 30 年前发现后背一粟米样大赘生物，逐渐增大，5 年前不明原因在其周围先后生长 2 个小赘生物，没有其他不适症状，未做任何治疗。刻下症见：3 个赘生物均突出肌肤表面，边界清楚，表面粗糙干燥，触之碍手。诊断为寻常疣。用上述方法治疗 1 次，2 周后脱痂，皮肤平整，无任何瘢痕。随访 1 个月，未复发。（冀来喜医案）

八、荨麻疹

【概述】

荨麻疹是由多种病因引起的皮肤、黏膜小血管扩张及渗透性增强而出现的一种局限性、一过性水肿反应，以皮肤突起风团、剧痒为主要特征。本病为常见多发性皮肤病，约有 15%～20% 的人一生中至少发作过 1 次荨麻疹。一年四季均可发生，尤以春季为发病高峰。临床根据病程长短，一般将起病急、病程在 3 个月以内者称"急性荨麻疹"；风团反复发作、病程超过 3 个月以上者称"慢性荨麻疹"。

本病属于中医学"瘾疹"范畴。中医学认为，本病的发生内因禀赋不足，外因风邪为患。急性荨麻疹由于卫表不固，感受风寒或风热之邪，客于肌肤，致使营卫不和而发；或因饮食不节，致肠胃湿热，郁于皮肤腠理而发。慢性荨麻疹多由情志不遂，肝郁不舒，郁久化火，耗伤阴血；或脾气虚弱，湿热虫积；或冲任失调，经血过多；或久病耗伤气血等，致营血不足，生风生燥，肌肤失养而成。

【临床表现】

急性荨麻疹发病急骤，皮肤突然出现形状不一、大小不等的风团，融合成片或孤立散在，呈淡红色或白色，边界清楚，周围有红晕，瘙痒不止。数小时内水肿减轻，变为红斑而渐消失，但伴随搔抓新的风团会陆续发生，此伏彼起，一日之内可发作数次。一般在 2 周内停止发作。

慢性荨麻疹一般无明显全身症状，风团时多时少，有的可有规律，如晨起或晚间加重，有的则无规律性。病情缠绵，反复发作，常多年不愈。

荨麻疹的发生部位可局限于身体某部，也可泛发于全身。如果发生于胃肠，可见恶心、呕吐、腹痛、腹泻等；喉头黏膜受侵则胸闷、气喘、呼吸困难，严重者可引起窒息而危及生命。

【辨证分型】

1. 风邪侵袭 风团色白，遇风寒加重，得暖则减，恶寒，舌淡、苔薄白，脉浮紧。

2. 肠胃实热 风团色红，成块成片，脘腹疼痛，恶心呕吐，便秘或泄泻，苔黄腻，脉滑数。

3. 血虚风燥 风疹反复发作，迁延日久，午后或夜间加剧，心烦少寐，口干，手足心热，舌红、少苔，脉细数无力。

【新九针治疗】

（一）治则

疏风清热，祛风止痒。

（二）针具选择

一次性使用埋线针（0.9mm）、胶原蛋白线（2-0）、针刀（4#0.6mm）、火针、毫针。

（三）治疗方案

1. 初诊

第一步　针刀治疗

取穴：①上身多发者：颈夹脊、风门（双）；②下身多发者：腰夹脊。

操作方法：患者俯卧位，选定腧穴，局部皮肤常规消毒后，术者用针刀进行纵向切割松解，出针后贴创可贴，保持局部皮肤干燥，避免感染。

第二步　水针、埋线治疗

取穴：大椎、肺俞（双）、膈俞（双）、肩髃（双）、曲池（双）、血海（双）、足三里（双）。

操作方法：常规消毒后，先注射水针。取维生素 B_{12} 注射液 1ml、2% 盐酸利多卡因注射液 4ml、醋酸曲安耐德注射液 20mg、0.9% 氯化钠注射液 3ml，共配成 10ml 混悬药液。针尖对准穴位迅速刺入，若回抽无血，再缓慢注射，每点注射 1ml。然后用一次性使用埋线针（0.9mm），置入胶原蛋白线（2-0），左手拇、示指略分开固定于穴位处，右手持针对准选好的穴位，快速斜刺埋植在穴位的肌层或皮下组织内。进针 1～1.5 寸，推出线体，拔针后用无菌干棉球按压针孔止血，并贴敷创可贴。

2. 次诊（于埋线 2 周后进行）

第一步　火针治疗

取穴：大椎、肺俞、膈俞、肩髃、曲池、血海、足三里。

操作方法：选定腧穴，局部皮肤常规消毒后，先将细火针尖部在酒精灯上烧 3～5 秒，烧至白亮为度，进行速刺，浅刺不留针，拔针后用碘伏棉球按压针孔 1～2 秒。

第二步　针刀治疗（同初诊）

第三步　毫针治疗

取穴：①主穴：手三里、肩髃、外关、三阴交。②配穴：风邪侵袭，配风池；胃肠积热，配内庭、天枢；血虚风燥，配足三里；湿邪较重，配阴陵泉；呼吸困难，配天突；恶心呕吐，配内关。

操作方法：主穴用毫针泻法，湿邪较重者可艾灸，血虚风燥者只针不灸，配穴按虚补实泻法操作。

【治疗现状】

西医治疗本病的基本原则是寻找病因，去除病因，原因不明者对症治疗，主要应用激素、抗组胺药以抗过敏，减轻血管扩张，联合外用止痒药。针灸教科书上治疗本病主要以毫针刺激为主，主要存在刺激量小、疗程长、疗效不确定等问题。

【临床体会】

1. 关于用火针的问题　早期我们曾单以埋线治疗此病，结果发现近期疗效卓著，但远期疗效不佳，之后我们探索埋线 2 周后加 1 次火针、毫针治疗，发现可以巩固埋线疗效，效果优于单纯埋线。

2. 关于取穴问题　根据"治风先治血，血行风自灭"的中医学理论，选取膈俞、血海、风池等活血养血腧穴为主穴治疗本病；在针刀取穴中，取夹脊穴为主，上身多发者选用颈夹脊，下身多发者选腰夹脊。每次治疗选取 2～4 穴，可不拘泥于上方。

3. 关于治疗机制问题　"调节免疫，慢性刺激"是埋线疗法取效的基本机制。通过胶原蛋白线的刺激，使机体对致敏物质反应性降低，使免疫细胞不分泌或少分泌组胺、缓激肽、慢反应物质等，达到调节机体免疫功能的目的；同时，所选穴位正是治疗本病的基本处方，有活血通络、祛风止痒之效，埋线后穴位要将蛋白线缓慢地包裹、液化、吸收，是个长期的过程，故可起到慢性刺激的效果。之所以选用针刀松解夹脊穴，是考虑神经节段支配理论。确切机制有待深入研究证实。

4．关于配合水针的问题 临床体会，埋线时配合水针穴位注射，效果优于单纯埋线，考虑与西药的抗过敏效应有关。由于 1 个月只用 1 次，建议初发者可以配合应用，但不宜久用。

5．关于疗程安排的问题 1 个月做 2 次治疗为 1 个疗程，一般需要 1 ～ 3 个疗程。

【生活调摄】

1．应禁用或禁食某些对机体致敏的药物或食物，避免接触致敏物质，远离过敏原。

2．治疗后创面 3 ～ 5 天禁止着水，应保持干燥、清洁，避免感染。

3．注意气温变化，自我调摄温寒，加强体育锻炼。

【验案】

案 1：李某，女，31 岁。2018 年 3 月就诊。全身出现风团反复发作已 3 年余。经常因着凉遍身出现大小不等的红色皮疹，瘙痒难忍，自行口服西替利嗪片治疗。此次发作，因公差外出进食海鲜引起，面部、腹部多，后四肢发现，夜间痒甚，服药后皮疹及瘙痒减轻。为求中医治疗，今日就诊。诊断：慢性荨麻疹。治疗：选取大椎、肺俞（双）、膈俞（双）、肩髃（双）、曲池（双）、血海（双）、足三里（双），皮肤常规消毒后，上述腧穴注射水针，然后同穴位用一次性使用埋线针置入胶原蛋白线，拔针后用无菌干棉球按压针孔止血，并贴敷创可贴。治疗 3 次后，临床症状消失，随访 1 年无反复。（苗晋玲医案）

案 2：患者，男，22 岁，2010 年 1 月就诊。主诉：四肢部皮肤瘙痒 3 个月。3 个月前无明显诱因，四肢部皮肤出现形状不规则风团，大小不一，并伴有瘙痒，风团呈淡红色或皮色不变。后发现食鸡蛋过敏，于皮肤科就诊确诊为荨麻疹，给予口服氯苯那敏，外用药膏（具体不详）后症状缓解，但常反复。后经人介绍来针灸科就诊。查体可见四肢内侧有数块不规则风团块，皮色淡红，中医诊断为瘾疹。给予穴位注射结合穴位埋线治疗（具体操作如上所述），治疗后虽偶尔出现风团伴瘙痒，但较前明显减轻。28 天后做第 2 次埋线治疗，食鸡蛋或含有鸡蛋的食物后，亦未再出现上述不适症状。因开学后患者本人治疗不便，未能再做第 3 次治疗，随访至今未再复发。（冀来喜医案）

九、雀斑

【概述】

雀斑是发生在日晒部位皮肤上的黑色或淡黄色色素斑点。因斑如雀卵之色，故称雀斑，俗称雀子斑。本病为常染色体显性遗传，无性别差异，多在 5 岁左右出现，随着年龄增长雀斑数目增多。

雀斑的发生常与风火相搏、气郁血瘀等因素有关。本病病位在面部肌肤，与阳明经关系密切。基本病机是风邪外搏，火郁络脉，循经上犯于面部。

【临床表现】

1. 多在 6 ~ 7 岁开始出现，随年龄增长而逐渐增多，至青春期达到高峰。日晒可加重。

2. 好发于暴露部位，以面部多见，也可见于颈部、手背部。

3. 皮损为针尖至芝麻大小的褐色斑点，数目不定，对称分布，互不融合。

4. 无自觉症状。

【辨证分型】

1. **肾水不足** 面色枯暗无华，皮疹淡黑，对称分布于鼻、额部，自幼发病，有家族史，舌淡苔白，脉数。

2. **风火郁结** 皮疹呈黄褐色或淡褐色针尖或粟粒大小斑点，颜面、前臂、手背部位多见，日晒或夏季加重，舌淡，苔薄白，脉滑。

【新九针治疗】

（一）治则

化瘀消斑。

（二）针具选择

火针。

（三）治疗方案

部位：雀斑局部。

操作方法：选用粗、中、细不同型号的单头火针及平头火针，在酒精灯上烧至针头发红，准确迅速点刺雀斑点，使斑点变白结痂。2 周左右脱痂消斑，不留瘢痕。1 个月后复诊，对少量遗漏斑点补刺。

【治疗现状】

西医常采用激光、光子等物理疗法，治疗后患者需严格避光，在康复期多数会出现不同程度的云雾状色素沉着，疗程较长，且治疗几年后有复发的可能性，疗效不确切。火针点刺痛苦小，治疗效果较为显著，不易留瘢痕。

【临床体会】

1. **关于九针针具的选取** 一般情况下，以选取平头火针为主，当望诊确定雀斑根部稍深时，可选择使用单头火针。

2. **关于针刺深度** 严格控制针刺深度，既不能肤浅，也不可过深，以刺至雀斑根部为佳。

3. **关于疗程** 一般 1 次即可治愈，若有遗漏或未处理彻底者，可再行上述操作。一般情况下，脱痂时间 2 周左右。若针刺过深，或个人皮肤体质原因，脱痂时间可能会有不同程度的延长。

【生活调摄】

1. 防日晒。

2. 多食用富含维生素 C 和维生素 E 的食物，如番茄（西红柿）、黄瓜、白菜、萝卜、茄子等。

3. 保持心情舒畅及足够的睡眠也是预防复发的重要因素。

【验案】

李某，26 岁，双侧颊部多发浅棕色斑，大小不一，经当地人民医院诊断为雀斑。予以平头火针点刺较大斑点，毫针围刺多发区域。嘱患者面部不要沾水，2周后瘢痕脱落，较大雀斑消失。再将较小的斑点行火针点刺、毫针围刺法。2周后脱痂消斑。（冀来喜医案）

十、黄褐斑

【概述】

黄褐斑是以发生于面部的、对称性分布的褐色色素斑为主要特征的一种疾病，多见于怀孕、人工流产及分娩后的女性。西医学认为，本病与女性内分泌失调、自主神经功能紊乱有关，并与日晒、化妆品或长期服用某些药物（如避孕药）以及某些慢性病如月经不调、盆腔炎症、肝病、甲状腺功能亢进症、慢性酒精中毒、结核等有关。

黄褐斑属中医学"面尘""肝斑""面黑皯""黧黑斑"等范畴，俗称"蝴蝶斑"。其发生常与情志不遂、忧思恼怒等因素有关。本病病位在面部肌肤，与阳明经及肝、脾、肾三脏关系密切。基本病机是气滞血瘀，面失所养。

【临床表现】

1．一般好发于中青年已婚妇女。未婚妇女和男性也可见。

2．好发于颜面部，尤以颧骨、前额、眼周部最为明显。

3．皮损为淡褐色、黄褐色或深褐色斑片，呈对称分布，大小不定，表面光滑，无炎症及鳞屑，可散发，亦可融合成片。

4．色素斑可随季节、日晒、情绪变化等因素稍有改变，但往往经久不退，部分患者情绪好转及妊娠后可缓慢消退。

5．无自觉症状。

【辨证分型】

1．**肝气郁结**　面部黄褐色斑片，多呈地图样，不均匀，伴月经不调，经前斑色加深，乳房胀，烦躁易怒，或伴有胸胁闷胀，纳谷不香，舌苔薄白或舌质红、有瘀斑，脉弦滑。

2．**脾虚湿阻**　面部淡褐色斑片，斑色隐隐，边界不清，伴神疲乏力，饮食不佳，脘腹胀闷，或带下清稀，舌淡苔腻，脉弦滑。

3．**肾阴不足**　面部深褐或黑褐，斑片状如蝴蝶，边界尚清，伴腰膝酸软，头晕目眩，失眠多梦，月经紊乱，五心烦热，舌质红，苔少，脉沉细。

【新九针治疗】

（一）治则

调和气血，化瘀消斑。

（二）针具选择

镵针、三头火针、平头火针、毫针。

（三）治疗方案

第一步　镵针治疗

操作方法：采用耳背静脉划割法，用针尖轻微划割耳背静脉，以稍出血为度。一般一次划割2～3处。

第二步　火针治疗

部位：黄褐斑局部。

操作方法：选用粗、中、细不同型号的单头火针及平头火针，在酒精灯上烧至针头发红，准确迅速点刺黄褐斑点，使斑点变白结痂。2 周左右脱痂消斑，不留瘢痕。1 个月后复诊，对少量遗漏斑点补刺。

第三步　毫针治疗

在黄褐斑部位予以毫针围刺治疗，留针 30 分钟。

【治疗现状】

西医对本病的治疗包括药物治疗和激光物理治疗，其中药物治疗又包括口服与外用两类，口服药物是系统的全身用药，主要用来抑制黑色素形成，常用药物有维生素 C、维生素 E、还原性谷胱甘肽、氨甲环酸等，外用药物常用的有全反式维 A 酸、水杨酸、氢醌等，属于化学剥脱性药物，效果不确切，副作用明显。中医针灸多以疏肝、健脾、补肾、活血化瘀辨证论治，短期疗效尚可。本方案常用镵针、火针、毫针组合疗法，见效快，病程短，便于操作，易被患者接受，适宜推广使用。

【临床体会】

1．关于九针针具的选取　镵针划割耳背静脉放血，可活血祛瘀生新；火针局部点刺直中病所，祛邪通络；毫针围刺调和局部气血，促进局部皮肤修复。三者共奏活血祛瘀、通络生新之功。

2．关于火针针刺深度　火针治疗应严格控制针刺深度，既不能肤浅，也不可过深，以刺至黄褐斑根部为佳。

3．关于疗程　每周行镵针、火针治疗 2 次，毫针治疗 5 次，为 1 个疗程，连续治疗 2～3 个疗程，即可获效。若有遗漏或未处理彻底者，可再行上述操作。一般情况下，脱痂时间 2 周左右。若针刺过深，或个人皮肤体质原因，脱痂时间可能会有不同程度的延长。

【生活调摄】

1．防日晒，外出打伞或涂抹防晒霜。

2．积极预防和治疗妇科病。

3．多食用富含维生素 C、维生素 A、维生素 E 的食物。不滥用化妆品，尤其劣质化妆品。

4．保持心情舒畅，注意劳逸结合。

【验案】

贺某，32 岁，左侧面部有一 3cm×2cm 大小的黄褐斑，面色暗黄，查体示枕部、颈项部椎旁压痛明显。给予针刀松解枕部及颈部夹脊穴改善面部血运，毫针围刺色斑周围。治疗 2 次后面色转明亮，暗沉感减轻，黄褐斑变浅。继续治疗 2 个月后，面色洁白红润，黄褐斑近乎消失。（冀来喜医案）

十一、色素痣

【概述】

色素痣又称色痣、斑痣或黑痣，是由正常含有色素的痣细胞构成的最常见的皮肤良性肿瘤。本病多发生在面、背部等，持续多年并无变化，但很少发生自发退变，在一定条件下可发生恶变，应予重视。

本病多由气血壅遏日久，变化而生，或孙络之血，滞于卫分，阳气束结而成，或肾中浊气滞结皮肤所致；病位在皮肤；基本病机是气血壅滞、浊结皮肤。

【临床表现】

1. 出生即有，也可后天出现，大多发生于儿童或青春期。可逐渐增大，不会自然消失，有时在几周内色素痣分批陆续出现。

2. 大小及数目不定，最小的如针头大，最大的占据很广的皮肤表面。有的扁平成斑，有的隆起，有的有毛，有的无毛，表面光滑或粗糙。由于色素沉着程度不同，它的颜色有黄色、淡棕色、蓝色、黑色等。可局限于某一部位，或是散布全身各处。

3. 临床上各型发病预后不一

（1）交界痣：痣细胞和痣细胞巢主要位于皮肤表皮底层，少数见于表皮与真皮邻界部位。可发生于体表任何部位，多见于手掌、足底、口唇及外生殖器部位。表面平坦或稍有突出，无毛，面积常在 $1 \sim 2cm^2$，为淡棕、棕黑到蓝黑色，色素分布不很均匀，个别边界不甚清楚。

（2）皮内痣：痣细胞和痣细胞巢都聚集在真皮层内。表面光滑，分界明显，面积小于 $1cm^2$，有呈片状生长者，平坦或稍隆起，偶有成带蒂状或疣状，常见于头颈部，常伴毛发生长。颜色均匀而较深，为浅褐、深褐色。发生恶变率极低，主要因皮内痣没有活跃的痣细胞。

（3）混合痣：具有皮内痣及交界痣的特点，痣细胞团位于表皮基底细胞层和真皮层。由于有交界痣的成分，有发生恶变的可能。

【新九针治疗】

（一）治则

化瘀消痣。

（二）针具选择

三头火针、单头火针。

（三）治疗方案

取部：色素痣区。

操作方法：根据痣体的大小选取不同火针。米粒大小色素痣可用单头火针，大于米粒大小用三头火针。将火针针尖烧至通红，浅点刺不留针。痣体过大，可用 1% 利多卡因注射液局麻后，再做火针治疗。三头火针治疗后，再以单头火针局部深速刺，根据痣体的大小选择针刺量，一般每 $2 \sim 3$ 分刺一针。

【治疗现状】

西医对本病的常用治疗方法包括冷冻治疗、激光物理治疗和手术治疗，前两者不良反应和复发率均高于手术治疗，但手术治疗费用高。针灸以火针点刺为主，疗效确切。本方案使用火针施治，浅刺灼烧损毁痣体，深刺损害痣体深部供其营养之血管神经，标本兼治，操作简单，易于推广，展示了中医针灸美容的优势。

【临床体会】

1. 关于针刺深度　严格控制针刺深度，以刺至色素痣根部为佳。

2. 关于疗程　一般 1 次即可治愈，若有遗漏或未处理彻底，可再行上述操作。

【生活调摄】

火针治疗后，点刺部位 2 ～ 3 天内不要着水，不要吃辛辣刺激之品。

【验案】

文某，男，28 岁，2018 年 10 月就诊。主诉背部有米粒大小的色素痣，呈簇状分布。用单头火针进行治疗，火针针尖烧红后浅刺不留针。嘱患者针刺处勿沾水，待伤口恢复后可沾水。治疗 2 个月后电话随访，患者表示色素痣已无。（冀来喜医案）

十二、带状疱疹

【概述】

带状疱疹是由水痘 - 带状疱疹病毒引起的一种皮肤疾病。初次感染表现为水痘或急性感染，以后侵及周围神经、脊髓后根。本病多发于春秋季节，以成年患者为多。其特点是：常突然发生，集簇性水疱，排列成带状，沿一侧神经分布区出现，好发于肋间神经、颈神经、三叉神经及腰神经分布区域，伴有刺痛。疱疹串联成带状，故称带状疱疹。本病好发于成年人，春秋季节多见。发病率随年龄增大而显著上升。

带状疱疹属于中医"蛇串疮"范畴，因皮肤上有红斑水疱，累累如串珠，每多缠腰而发，故又名缠腰火丹，或称火带疮、缠腰龙、蛇丹。本病多与肝郁化火、过食辛辣厚味、感受火热时毒有关。情志不断，肝经郁火；或过食辛辣厚味，脾经湿热内蕴；又复感火热时毒，以致引动肝火，湿热蕴蒸，浸淫肌肤、经络，而发为疱疹。临床常见肝经郁热、脾经湿热、瘀血阻络等证型。

【临床表现】

1. 皮损多为绿豆大小水疱，簇集成群，疱壁较紧张，基底色红，常单侧分布，排列成带状。严重者，皮损可表现为出血性，或可见坏疽性损害。皮损发于头面部者，病情往往较重。

2. 皮疹出现前，常先有皮肤刺痛或灼热感，部分患者早期有不同程度的瘙痒感，并可伴有周身轻度不适、发热。

3. 自觉疼痛明显，可有难以忍受的剧痛或皮疹消退后遗疼痛。

【辨证分型】

1. 肝经郁热　皮损鲜红，疱壁紧张，灼热刺痛，口苦咽干，烦躁易怒，大便干，小便黄，苔黄，脉弦滑数。

2. 脾经湿热　皮损色淡，疱壁松弛，口渴不欲饮，胸脘痞满，纳差，大便时溏，舌红、苔黄腻，脉濡数。

3. 瘀血阻络　皮疹消退后局部仍疼痛不止，伴心烦不寐，舌紫暗、苔薄白，脉弦细。

【新九针治疗】

（一）治则

调和气血，通络止痛。

（二）针具选择

火针、梅花针、毫针、火罐、针刀（4#0.6mm）、艾条。

（三）治疗方案

1. 急性期

第一步　针刀、拔罐治疗

取穴：颈部、背部、腰部夹脊穴。

操作方法：医者根据疱疹分布区寻找相应神经根节段所对应的夹脊穴，可触及压痛或结节样改变；锟针定位消毒，医者手持针刀进行切割松解，出针后拔火罐，留罐 5 分钟，起罐后贴创可贴。

第二步　火针、拔罐治疗

取穴：阿是穴（疱疹密集区）。

操作方法：医者右手持细火针，将针头前 1/3 在酒精灯外焰处烧红后，迅速点刺疱疹区域，间隔点刺，不留针，针眼最好恰是疱疹上。之后选取相应火罐，吸附于火针针刺后的患处，即刻渗出瘀血，留罐 5 分钟，以便拔尽瘀血以排毒。嘱咐患者 2 日内保持皮肤干燥，以防感染。（图 4-48，图 4-49）

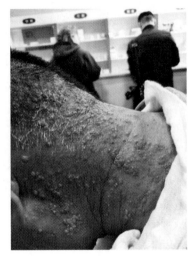

图 4-48　颈部带状疱疹（治疗前）

第三步　毫针治疗

取穴：①主穴：阿是穴（疱疹区围刺）。②配穴：肝经郁热，配行间、支沟、阳陵泉；脾经湿热，配中脘、阴陵泉；瘀血阻络，配血海、合谷、三阴交。

操作方法：毫针沿疱疹区围刺，针用泻法；同时根据辨证分型配合针刺相应配穴，留针 30 分钟。（图 4-50）

第四步　艾灸治疗

医者手持艾条点燃后对准疱疹分布区施灸。按照艾灸方法中的回旋灸法，艾条距离施术部位 2～3cm，每次 15 分钟。

2. 后遗神经痛期

（1）初诊

第一步　针刀治疗

取穴：颈部、背部、腰部夹脊穴。

操作方法：医者根据疱疹分布区寻找相应神经根节段所对应的夹脊穴，可触及压痛或结节样改变；锟针定位消毒，医者手持针刀（4#0.6mm）进行切割松解，出针后拔火罐，留罐 5 分钟，起罐后贴创可贴。

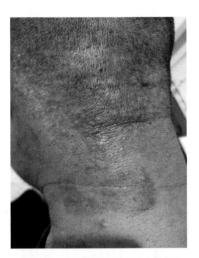

图 4-49　颈部带状疱疹（治疗后）

第二步　梅花针 / 火针、拔罐治疗

操作方法：医者手持梅花针以中度手法叩刺疱疹部位，以略微出血为度，每次叩刺 10 分钟。梅花针叩刺完毕后拔火罐，留罐 5 分钟。或者梅花针与火针交替使用。

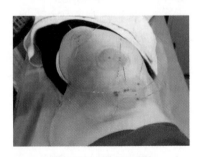

图 4-50　疱疹区围刺

第三步 毫针、艾灸治疗（同急性期）

（2）复诊（初诊1周后）：埋线治疗。

取穴：颈部、背部、腰部夹脊穴，关元、足三里。

操作方法：根据疱疹分布区取相应神经根节段对应的夹脊穴（同针刀）、关元、足三里，以9号埋线针，取长1～1.5cm的2-0蛋白线，每穴1线，每次8～12穴。

【治疗现状】

西医学对于本病的治疗主要包括药物治疗和物理治疗，前者以抗病毒为主，包括阿昔洛韦等，严重者配合使用激素类药物，后者常用激光治疗仪照射病变局部，但是一般疗程较长，见效缓慢。中医治疗本病以清热解毒、凉血止痛为原则，以中药（口服、外敷）和针灸为主，其中中药治疗效果较针灸差。传统针灸以单纯毫针为主，存在着取穴不规范、无统一处方、患者依从性差等不足，且疗效也不甚理想。尽管《中医循证临床实践指南：针灸》已经向世界卫生组织（WHO）亚太区推荐，此病首选针灸治疗，但仍存在方案模糊、步骤不清等问题。

【临床体会】

1. 关于针具的组合选择　火针、毫针、梅花针、针刀、火罐、埋线等多种针灸疗法联合使用，治疗带状疱疹疗效明显。火针和梅花针配合拔罐汇集了传统针灸中火针疗法、刺血疗法、火罐疗法的优势特色；火针通过高温灼刺皮肤局部，凭借其针身粗大以及多针浅刺，能够造成疱疹皮损局部完全开放，再加上火罐强大的吸附作用，可排出局部毒邪与恶血，起罐后受损处颜色变紫暗，疱疹即变成小黑点，使局部得到新血的充分濡养，从而体现出"火郁发之"之意，达到止痛和愈病之功。毫针每隔1寸围刺以理气疏经，同时配合艾灸患处及梅花针叩刺以巩固疗效。针刀松解相应背部夹脊穴，意在改善局部微循环，恢复相应节段神经根血供，从而降低支配相应组织神经的兴奋性，起到缓解疼痛的效果。针对后遗神经痛，选用埋线疗法，以线代针，缓慢刺激，调节免疫。

2. 关于配合使用药物的问题　本方案以多种针具为主，疗效确切，一般不需配合使用西药，但急性期且病变严重的患者可酌情予以静脉滴注抗病毒药物（阿昔洛韦，用量5mg/kg，每日2次）或口服伐昔洛韦，效果更著。另外，对于急性期患者，运用本法治疗完毕后还可配合使用六神丸，将其捻碎用温开水调成糊状外敷于患处，具有清热解毒、消炎止痛之效。

3. 关于疗程安排的问题　对于急性期，每日1次组合治疗（针刀只于第1次治疗使用，火针3天内不要针刺同一点），1周为1个疗程。一般1个疗程即可，最多2个疗程。对于后遗症，每周2次治疗（针刀每周1次，火针避免重复刺激），一般2～3周即可。

4. 关于疗效评价　多种方法联合使用治疗带状疱疹，止痛作用明显，急性期可即刻止痛，且不易产生后遗神经痛，近期与远期疗效均优于单纯药物、单纯毫针治疗。使用本方案治疗，一般1次基本控制病情，特别是在第1次火针、拔罐后，疱疹区域颜色若即刻变成暗褐色则效果最佳，次日即见患处结痂好转，通常不超过1周。对于病变轻、局部伴有瘙痒者，或病变部位不宜拔罐（如面部）和使用火针治疗者，应重用灸法，使得热则舒，缓解疼痛。另外，个别患者表现为患处瘙痒难忍，仍重用灸法或火针取效。

【生活调摄】

1. 本病治疗应及时，如能在疱疹未发，仅有前驱症状时就及早预见，进行干预治疗，如口服抗病毒颗粒、疼痛部位细火针针刺，或艾灸治疗，则疗效最佳。

2．在治疗期间应注意饮食和情绪，保持病损局部干净卫生，以防感染。

【验案】

张某，女，63岁，退休干部。2019年3月9日初诊。主诉：右侧腋下及胸背部疼痛1周，密集丘疱疹4天。自诉1周前外出劳累，后出现右侧腋下及胸背部疼痛，夜间疼痛甚，就诊于私人门诊，给予口服止痛药（布洛芬缓释片）治疗3天，效果不明显，相继右侧腋下及胸背部出现簇状样丘疹、疱疹、水疱，灼热刺痛难忍，疱疹皮损区域未超过机体中线，遂就诊于我院门诊。检查：痛苦面容，右侧腋下及胸背部有密集簇状疱疹，疱疹周围红晕，疱疹皮损范围右侧后背约4cm×5cm、前胸部约3cm×4cm，舌红，苔黄腻，脉濡数。诊为带状疱疹（急性期）。治疗：先予针刀松解疼痛部位对应的胸段夹脊穴，后用火针点刺疱疹区域并拔罐，最后以毫针围刺，留针30分钟，针后疼痛立即减轻大半，予以口服清热解毒中药、伐昔洛韦、甲钴胺片。3日后复诊，前胸后背的疱疹多已结痂，疼痛明显减轻。又治疗4次后，症状完全消失。（冀来喜医案）

第五节　五官科病证

一、过敏性鼻炎

【概述】

过敏性鼻炎为身体对某些过敏原敏感性增高而呈现以鼻黏膜病变为主的一种异常反应，表现为发作性喷嚏、流涕、鼻塞、鼻痒、眼睛痒等，鼻腔检查多见鼻黏膜苍白水肿、鼻甲肿大。本病好发于青年人，男女均可，且通常有家族史。过敏性鼻炎又可分为季节性和长年性两种，其中季节性过敏性鼻炎与花粉有很大关系，长年性过敏性鼻炎则由环境中的灰尘、动物皮屑、冷热空气、油漆味引起，少部分人由蛋、牛奶、鱼等食物引起。

过敏性鼻炎，中医称"鼻鼽"或"鼽嚏"，多因禀质特异，邪犯鼻窍所致，以阵发性鼻痒、连续喷嚏为特征。本病的发病主要与肺脾肾阳气亏虚、体质特异、卫外不固关系密切，故不任风寒异气或花粉等不洁之气侵袭，或因某些饮食物触发，致阵发性鼻痒、喷嚏、清涕长流，且反复发作。抑或因郁热内蕴、阴阳失调、寒热错杂所致。

【临床表现】

以阵发性鼻痒，连续喷嚏，鼻塞，鼻涕清稀量多为主要症状。可伴有眼痒、结膜充血等眼部症状。发病迅速，发作快，消失也快，消失后则如常人。反复发作，可呈季节性或常年性发病。可于接触某种物质、刺激性气体，或受凉风等有温度差时发作。常见鼻黏膜苍白、水肿，鼻腔水样分泌物。酌情行鼻内镜和鼻窦CT等检查。

【辨证分型】

1．肺虚感寒　猝发鼻内奇痒，酸胀不适，随即喷嚏连连，流水样涕，量多，鼻塞不通，可见倦怠懒言，咽痒咳嗽，痰稀色白，面色淡白，恶风自汗。舌苔薄白，脉浮。

2．脾气虚弱　鼻塞、痒较重，继而喷嚏连连，涕如水，量多。平素常觉头重头昏，神疲气短，怯寒，四肢困倦，胃纳欠佳，大便溏薄。鼻黏膜色淡红，舌淡，苔白，脉细弱。

3.脾阳亏虚 常年鼻痒不适，喷嚏连连，清涕难敛，鼻塞，嗅觉差，平素畏风冷，甚则枕后颈项肩背畏冷，四肢不温，面色淡白，或见大便稀薄，小便清长。鼻黏膜苍白、水肿，舌质淡，脉沉细弱。

【新九针治疗】

（一）治则

宣肺利窍。

（二）针具选择

毫针、针刀（4#0.6mm）、火针、水针、一次性使用埋线针（0.9mm）、胶原蛋白线（2-0）。

（三）治疗方案

1.初诊

第一步 针刀治疗

取穴：风池、$C_7 \sim T_3$ 夹脊穴。

操作方法：患者取俯卧位，采用4#0.6mm针刀，依据针刀操作路径，实施项背部针刀手法。

第二步 水针、埋线治疗

取穴：大椎、肺俞（双）、印堂、迎香（双）。

操作方法：①水针：取维生素B_{12}注射液1ml、2%盐酸利多卡因注射液3ml、醋酸曲安奈德注射液20mg，共配成6ml混悬液。针尖对准穴位迅速刺入，若回抽无血，再缓慢注射，每点注射1ml。②埋线：患者俯卧，充分暴露背部腧穴，常规皮肤消毒，选用一次性使用埋线针（0.9mm），装入约2cm胶原蛋白线（2-0）至套管中，左手固定穴位两侧皮肤，于大椎、肺俞处，持针呈45°迅速进入肌层，将线推入；待背部治疗后，嘱患者仰卧，面部腧穴常规消毒后，选用1cm胶原蛋白线（2-0），穴取印堂、迎香，操作方法同上。术后贴好创可贴。

第三步 毫针、TDP治疗

取穴：下关旁天应穴、列缺。

操作方法：针刺下关旁天应穴，首先找到下关，向前轻轻平推即可找到颧颞结节，然后以左手示指（因临床上右手一般为刺手，故左手在定位的同时充当押手）轻轻按压此结节的稍后方，即可触摸到一弯向前上方的切迹，接着示指向下轻轻按压皮肤，指下可感觉到一骨缝隙，此处即为进针点。常规消毒，用3寸毫针破皮后，针尖指向对侧太阳穴缓慢捻针进入，以患者感觉牙龈麻木、鼻酸、眼睛湿润为度；列缺常规针刺，留针30分钟。同时配合TDP照射。（图4-51）

2.次诊（于初诊2周后）

第一步 针刀治疗（同初诊）

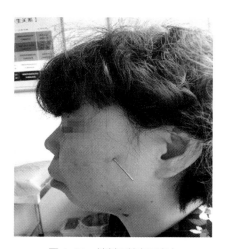

图4-51 针刺下关旁天应穴

第二步　火针治疗

取穴：大椎、肺俞、印堂、迎香。

操作方法：细火针疾刺大椎、肺俞、印堂、迎香，用消毒干棉球按压。

第三步　毫针治疗（同初诊）

【治疗现状】

过敏性鼻炎是临床常见病，不受地域所限，发病时间多在春夏、夏秋季节交替时。目前，西医对本病有多种治疗方法，如细胞膜稳定剂或炎症介质阻释剂、抗组胺类药物、鼻用激素鼻腔局部应用，临床上主要针对变态反应的病理，具有针对性强、起效快的优点，但均有一定副作用，停药后易复发。中医辨证施治，遣方用药，效果肯定，但起效缓慢，也常有复发之虞。针灸临床也多见个案报道，但方案单一，未形成共识。因此，探讨一个更加优化的、规范有效的、便于推广的针灸优势技术组合方案非常必要。

【治疗体会】

1．关于疗效评价　主要体现在通过辨证论治而达到机体阴阳平衡状态，即固根本、防复发。埋线疗法能够起到慢性刺激和调节免疫的作用，对变态反应的多个病理环节起干预作用，能够持久改善患者机体功能状态，配合毫针治疗及平素生活、饮食调护可以尽早控制发作症状，是治疗过敏性鼻炎的主要思路和基本方法。

另外，以往我们单纯埋线治疗即可获得较为满意的效果，通常可维持3周左右，但远期疗效较差，犹如"走三步退一步"的感觉。后来在埋线2周后行针刀、火针、毫针治疗，发现可以巩固疗效。

2．关于下关旁天应穴的问题　该穴源于首都医科大学附属北京同仁医院耳鼻咽喉头颈外科原主任李新吾发明的"针刺蝶腭神经节法"，所以又名"新吾穴"。我们观察到进针点距下关很近，所以仍用"下关旁天应穴"之名。此穴位于颧弓下沿与冠突之间的缝隙，约相当于颞骨颧突和颧骨颞突缝线部位稍显膨大处。其深处为蝶腭神经节，此神经节由交感和副交感神经纤维支配，交感神经有使血管收缩的功能，能使鼻黏膜及海绵体内血流量变小，腺体分泌物减少，而副交感神经则有扩张血管的功能，能使海绵体内过分充血，鼻黏膜膨大，腺体分泌物大量增加，有效改善局部循环，减轻炎症反应。

在操作中，我们体会，可从下关前1寸进针，向对侧太阳穴方向透刺，易于得气。由于此穴针感较强，所以应该每次选取一侧针刺，左右交替使用。而且必须手法轻柔，遇到强阻力感时退针调整方向，深入到一定程度时会有手下落空感，不宜再深刺。由于蝶腭神经节所在位置"翼腭窝"的孔隙较小，针刺时极易出血。笔者曾遇一例患者出针后出血经后鼻道、口腔唾出，未处理自愈。

3．关于疗程安排　每月治疗2次，为1个疗程。一般需要3个疗程。

【生活调摄】

1．叮嘱患者避免接触过敏原，出门佩戴口罩。

2．海水喷鼻剂清洗鼻腔，保护鼻黏膜，减少鼻敏感。

【验案】

案1：赵某，男，41岁，患过敏性鼻炎20余年，每年立秋后症状加重，每次发作打喷嚏、流水样鼻涕，曾在太原中化二建集团医院诊治，未愈。2017年6月就诊。予以穴位埋线治疗。取穴：大椎、肺俞（双）、脾俞（双）、印堂、迎香（双）、足三里。取维生

素 B_{12} 注射液 1ml、2% 盐酸利多卡因注射液 4ml、醋酸曲安奈德注射液 20mg、0.9% 氯化钠注射液 3ml，共配成 10ml 混悬液，每点注射 1ml 后进行埋线，术后贴好创可贴。1 个月 1 次，埋线次日患者打喷嚏、流清鼻涕症状大减。连续治疗 3 次，至今未复发。（冀来喜医案）

案 2：高某，女，43 岁，2020 年 4 月因外伤性膝关节炎住院。住院后患者反映患过敏性鼻炎多年，夜间鼻塞不通，难以入眠，晨起喷嚏不断，咽部及眼睛瘙痒。查舌淡苔白，脉沉细。遂予以背部走罐，毫针划刺通天、印堂、迎香，中药四君子汤合桂枝汤加减。患者当晚鼻塞明显减轻，睡眠改善，次日晨起喷嚏明显减少。以上治疗 1 周 1 次，治疗 3 次病减十之八九，嘱其继续口服中药调理，以海水喷鼻剂清洗鼻腔。2 个月后随访，痊愈。（曹玉霞医案）

二、鼻窦炎

【概述】

鼻窦炎是一种以鼻腔浊涕量增多、鼻塞、头痛、头昏为主要特征的疾病，临床上分为急性鼻窦炎和慢性鼻窦炎两类。发病率以上颌窦最高，其后依次为筛窦、额窦和蝶窦。鼻窦炎对邻近器官和下呼吸道、消化道功能有一定影响，有时可发生严重的颅内并发症。致病原因：急性鼻窦炎多为急性鼻炎并发症，或因游泳时污水进入窦腔、飞行或潜水时气压骤变、外伤和急性传染病期细菌经血行或淋巴径路感染窦腔等所致。慢性鼻窦炎多为急性鼻窦炎反复发作、迁延而成。常见致病菌为肺炎双球菌、葡萄球菌、溶血性链球菌，其次为杆菌，如流感杆菌、变形杆菌、大肠杆菌等。真菌感染少见。牙源性鼻窦炎的致病菌多为厌氧菌。

鼻窦炎属中医"鼻渊"范畴。鼻渊是因邪犯鼻窦，窦内湿热蕴积，酿成痰浊所致，以鼻流浊涕且量多为特征的鼻病。可见于任何年龄、任何季节，但以青年人为多，春季多发。最多见于感冒、急性鼻炎之后。鼻渊有虚实之分，实证多由外邪侵袭，导致肺、脾胃、肝胆的病变而发病；虚证多因肺脾气虚，邪毒久困，凝聚鼻窍而致。临床常见肺经风热、胆经郁热、脾胃湿热、肺脾气虚等证型。

【临床表现】

1. 以大量黏性或脓性鼻涕，鼻塞，头痛或头昏为主要症状。急性鼻渊伴发热及全身不适。

2. 急性鼻渊发病迅速，病程较短。若治疗不彻底，则迁延为慢性鼻渊，病程较长。

3. 鼻腔检查示黏膜充血、肿胀，鼻腔或后鼻孔有较多的黏性或脓性分泌物。

4. X 线鼻窦摄片有阳性表现。急性发作时血白细胞总数及中性粒细胞数增高。

【辨证分型】

1. **肺经风热**　多见于发病初期，或慢性鼻渊因外感而急性发作。鼻塞，涕多色白或微黄，头痛，咳嗽，咳痰。鼻黏膜充血，鼻甲肿大。舌苔薄白，脉浮数。

2. **胆经郁热**　多见于急性鼻渊，或慢性鼻渊急性发作。鼻塞、头痛较甚，涕多色黄而浊。身热，口渴，大便干燥。鼻黏膜充血明显，且肿胀，鼻腔内可见较多脓性分泌物。舌红，苔黄腻，脉弦数。

3. **脾胃湿热** 多见于急性鼻渊后期。鼻塞，流涕缠绵不愈。伴头昏，食欲不振，大便溏薄。鼻黏膜充血肿胀，鼻腔内有较多黄浊分泌物。舌苔黄腻，脉濡数。

4. **肺脾气虚** 多见于慢性鼻渊。鼻塞，头昏，记忆力减退，鼻涕混浊，时多时少。面色萎黄或㿠白，少气乏力，大便溏薄。鼻腔黏膜不充血，但肿胀，并有黏性或脓性分泌物。舌淡，苔白，脉细弱。

【新九针治疗】

（一）治则

调和脏腑，宣通鼻窍。

（二）针具选择

锋钩针、火针、毫针。

（三）治疗方案

1. **初诊**

第一步 锋钩针治疗

取穴：风池、通天、印堂、迎香。

操作方法：按锋钩针操作法勾刺双侧风池、通天、迎香及印堂，每穴3～5下。（图4-52）

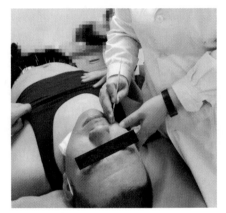

图4-52 锋钩针勾割迎香

第二步 毫针治疗

取穴：①主穴：上星、合谷、颧髎、下关旁天应穴。②配穴：肺经风热，配列缺、鱼际；胆经郁热，配太冲、侠溪；脾胃湿热，配内庭、丰隆；肺脾气虚，配足三里、脾俞。

操作方法：穴位局部消毒后，常规针刺治疗。

2. **次诊**（于初诊后3日进行）

第一步 火针治疗

取穴：印堂、迎香。

操作方法：用烧至通红的细火针快速点刺双侧迎香和印堂，用清洁干棉球按压。

第二步 毫针治疗（同初诊）

【治疗现状】

临床上，西医多采用抗生素、抗过敏药物、激素类药物等治疗，以及鼻窦冲洗和外科手术治疗，但疗效一般，容易复发。通过中医针灸治疗，可以有效缓解患者临床症状，避免多种药物的副作用和外科手术的创伤，但缠绵难愈。

【治疗体会】

1. **关于穴位的选取** 通天为通鼻窍的经验穴，印堂、迎香为通鼻窍的专穴，风池为头面五官疾病的重要选穴，采用锋钩针强刺激，效果尤佳。下关旁天应穴的选用见过敏性鼻炎篇所述，以针感到达鼻部为佳。

2. **关于疗效评价** 经过治疗后，即刻鼻窍通畅，多数患者会在1周内鼻涕增多，排出通畅，随之头痛、嗅觉失灵等症状会逐步改善。

3. **关于疗程安排** 1周行锋钩针、火针各1次，毫针2次。1周为1个疗程，一般需要3～4个疗程。

【生活调摄】

1. 患者保持鼻腔通畅，注意休息，多饮水。同时应锻炼身体，增强体质，预防感冒。

患上呼吸道感染时，要积极治疗，以免并发本病。

2. 平素忌食辛辣燥火、肥甘厚味之品，戒烟忌酒，以防湿热内蕴。

【验案】

案1：王某，男，11岁，山西保德县人。2009年3月就诊。1年前因感冒引发急性鼻窦炎，未彻底治愈，迁延而成慢性。来时症见：头前额痛，鼻塞，嗅觉障碍，涕不多。查鼻黏膜肿胀。予以锋钩针勾刺风池、通天、印堂、迎香，每周1次；毫针针刺大椎、肺俞、风池、通天、印堂、迎香、太阳、合谷、足三里，每日1次；配合通天、印堂、迎香，艾灸，每日1次。治疗2周诸症消失，随访3个月未发。（冀来喜医案）

案2：高某，女，9岁，2011年6月5日初诊。患慢性鼻窦炎6年，平素双鼻时通时塞，尤以睡眠时鼻塞更甚，入眠后打鼾，感冒后诸症加重，伴头痛，记忆力下降。治以锋钩针勾刺印堂及双侧通天、迎香，针后即觉鼻塞消失，呼吸顺畅。1周1次，共治疗2次而诸症消，送锦旗以表谢意。（曹玉霞医案）

三、鼻衄

【概述】

鼻衄即鼻出血，指血液由鼻腔流出，可见于许多疾病之中。出血的局部原因有鼻外伤、鼻腔炎症、鼻腔肿瘤、鼻中隔偏曲、小儿鼻腔异物并发炎症等；全身原因有高血压、动脉硬化、血液病、流感、伤寒、出血热、肝硬化、尿毒症、倒经、重金属或药物中毒、维生素缺乏及营养不良等。

鼻衄古有"鼻红""脑衄"之称。甚者口鼻皆出血，则称"鼻洪""鼻大衄"。鼻衄是因血液不循常道，上溢鼻窍，渗于血络外，以鼻出血为主要症状的一种疾病，也是多种疾病较常见的症状。临床常见胃热炽盛、阴虚火旺、气虚不摄等证型。

【临床表现】

鼻出血多为单侧，亦可从一侧鼻腔经鼻咽流向对侧。少量出血时仅鼻涕中带血，大量出血时可由两侧鼻孔同时涌出。严重失血者，可出现面色苍白、血压下降、脉搏微弱等不同程度的休克状态。

【辨证分型】

1. **心火亢盛**　突发鼻衄，量多，色红，面赤、心烦，失眠，小便黄赤，或口舌生疮疼痛，舌质红，苔黄，脉数。

2. **肺经热盛**　鼻孔干燥或呼气有热灼感，衄血，其色鲜红，多伴鼻塞涕黄，口干身热，咳嗽痰少，舌质红，舌苔薄黄而干，脉浮数。

3. **胃热炽盛**　鼻孔干燥，鼻衄多突然发生，其色深红，出血量较多，口渴喜冷饮，口气秽臭，或齿龈肿烂出血，大便秘结，舌质红，苔黄，脉滑数。

4. **肝火上逆**　鼻衄多因情志激动而致，出血量多，色深红，不时举发，头痛眩晕，口苦咽干，面红目赤，胸胁苦闷，烦躁易怒，舌质红，苔黄，脉弦数。

5. **阴虚火旺**　血色淡红，量不多，时作时止，口干津少，头晕眼花，或见耳鸣心悸，五心烦热，或见龈肿齿摇而微痛，舌质红嫩而少津，舌苔少，脉细数。

6. **气虚不摄**　血渗渗而出，时衄时止，常于夜间鼻衄，面色㿠白，手足欠温，少气懒言，倦怠无力，动则心悸气短，夜睡不宁，纳差便溏，小便清长，舌淡苔薄，脉沉细无力。

【新九针治疗】

（一）治则

清热泻火，凉血止血。

（二）针具选择

毫针。

（三）治疗方案

临床仅采用毫针治疗。

取穴：①主穴：天府、孔最。②配穴：心火亢盛，配少府、阴郄；肺经热盛，配尺泽、鱼际；胃热炽盛，配二间、内庭；阴虚火旺，配太溪、行间点刺出血；气虚不摄，配足三里、气海、血海。衄血不止者，配大椎、囟会；因急躁恼怒诱发者（肝火上逆），配内关、膻中。

操作方法：穴位局部消毒后，常规针刺治疗，对于肺热炽盛者可于少商和商阳点刺放血。

【治疗现状】

鼻衄是耳鼻喉科较为常见的症状之一，目前西医治疗主要以压迫止血为主，无其他特效办法。中医针灸对单纯性鼻出血效果显著，但是目前的方案过于繁杂。探索一种简便有效的治疗方案尤为重要。

【临床体会】

1．关于即刻效应 临床发现，无论何种证型的鼻衄，只针刺天府和孔最两个腧穴往往能收速效。孔最为肺经郄穴，肺开窍于鼻，故针刺该穴善治鼻衄；天府为肺经穴位，点穴方法为"以鼻点穴"，是治疗鼻衄的经验有效穴。二穴组合可冠名为"鼻衄方"，是治疗鼻衄的基本处方。当鼻衄发作时，针刺二穴可立即止血，且效应可持续数月之久，值得推广。

2．关于临床安全问题 针刺治疗鼻衄，血止后应查明病因，积极治疗原发病。血液病引起的鼻出血慎用针刺。

3．关于疗程安排 一般针刺主穴 1 次即可获效。若病势较重，可辨证配穴，每日 1 次，连续 3 天为好。

【生活调摄】

1．平时预防感邪，天气干燥时饮服清润饮品。

2．注重情志调节，尤忌暴怒。

3．饮食上多吃水果蔬菜，少食辛辣燥热助火之品，更不能饮酒。

4．应积极锻炼身体，增强体质，提高免疫力。

【验案】

王某，女，22 岁。右鼻孔间断性出血 1 周多，每次出血用纸巾堵塞鼻孔。2019 年 8 月 12 日，中午睡觉时，突然右鼻孔出血，仍用纸巾堵塞鼻孔，血倒流入口腔，遂来诊治。取右手臂孔最、前顶，毫针针刺，针入血止。随访未再复发。（苗晋玲医案）

四、眼干燥症

【概述】

眼干燥症俗称干眼病，是指任何原因引起的泪液质和量异常或动力学异常导致的泪膜稳定性下降，并伴有眼部不适，导致眼表组织病变为特征的多种疾病的总称。病因繁多，病理过程复杂。本病的病因可大致分为泪液动力学异常和眼表上皮异常，且两者常常作为一个整体发挥作用，因而两种病因亦有交叉。

眼干燥症在中医学中属于"白涩症""燥症""神水将枯"等范畴，是气郁化火、津液亏损、泪液减少以致目珠干燥失泽的眼病，相当于泪腺分泌降低引起的结膜干燥症。中医学认为，本病的发生与肺、肝、脾、肾关系密切。肝开窍于目，泪为肝之液，肝肾同源，肾为水之下源，肺为水之上源，脾主运化水湿。外感燥热之邪，内客于肺，致使肺阴不足，或肝肾阴虚、郁热化火，致使阴精亏虚，或脾虚气弱，脾运失职，气化无力，终使泪液减少、目失濡养，而引发眼睛干涩、异物感、烧灼感、视物模糊、眼疲劳等症状。

【临床表现】

眼部干涩、疼痛、畏光、视力下降，同时口鼻干燥，唾液减少。早期轻度影响视力，病情发展后，症状演变为不能忍受，晚期出现角膜溃疡，角膜变薄、穿孔，偶有继发细菌感染。角膜瘢痕形成后，严重影响视力。多见于50岁左右女性，双侧发病，常伴有多发性关节炎。

【辨证分型】

1. 肺阴不足 目珠干燥乏泽，干涩、疼痛、口干鼻燥，大便干。舌红少津，脉细数。

2. 阴虚湿热 目珠干燥乏泽、干涩、疼痛、畏光，视物模糊，口鼻干燥，关节疼痛，溲黄，便干。舌红，苔薄黄，脉数。

3. 气阴两虚 目珠干燥乏泽、干涩、畏光，眼疲劳，视物模糊，口干唇燥裂，神疲乏力。舌红，苔少，脉细数。

【新九针治疗】

（一）治则

疏通经络，宣导气血。

（二）针具选择

梅花针、锋钩针、毫针。

（三）治疗方案

第一步　梅花针治疗

操作方法：用梅花针以轻中度手法叩刺头部诸经5～10遍。

第二步　锋钩针治疗

取穴：风池（双）。

操作方法：勾刺风池时，应在传统穴位处向上推至颅底骨面取穴，按照锋钩针操作规程勾刺3～5针，出针后用棉球按压针孔。

第三步　毫针疗法

取穴：下关旁天应穴、太阳、阳白、四白、液门、照海。

操作方法：下关旁天应穴位于颧弓下沿，下关前方，约相当于颞骨颧突和颧骨颞突合缝线部；根据不同的患眼采用侧卧位或仰卧位，以 3 寸毫针进针后使针尖朝向对侧太阳穴，徐徐进针，当患者牙齿出现麻胀感，同时眼睛泪液充盈时，视为得气，说明针刺有效，停止进针。余穴常规针刺治疗。

【治疗现状】

目前，对于眼干燥症的治疗，西医主要通过局部用药以增加角膜表面水液存留，提高角膜湿性，刺激泪液分泌；主要以药物如新斯的明、人工泪液及手术等方法进行治疗，但毒副作用较多，对潜在病因未予治疗。目前，针灸临床治疗眼干燥症主要采用毫针针刺、电针、灸法、针灸并用、针药结合等方法，但方案不统一，疗效有待提高。

【临床体会】

1. 关于下关旁天应穴治疗眼干燥症的机制 用 3 寸针深刺，靶器官是蝶腭神经节。三叉神经的第 2 支（上颌支）为感觉神经，在通过翼突上颌凹时，向下发出 2 条蝶腭神经，在翼腭窝内又合并形成膨大的、结节状的蝶腭神经节，并向前、向后及向下发出许多节后分支，分布到鼻、口及咽顶部位。我们分析并结合解剖学认为，蝶腭神经节位于翼腭窝内，其大多数神经属上颌神经感觉纤维，分别来自腭、鼻、咽部的黏膜及眼眶，因此针刺下关旁天应穴是治疗眼干燥症的有效穴位。

2. 关于毫针刺激下关旁天应穴刺激量的问题 针刺部位当于颞骨颧突和颧骨颞突合缝线部位稍显膨大处，命名为颧颞结节。由于蝶腭神经节处在翼腭窝内，而翼腭窝又小又深，四周都有骨质包裹，只有窝的外侧面无遮挡，其最宽处也就 3mm 左右，因此徐徐进针探寻此部位时较为不易，如多次探寻无果即应缓慢出针按压，以防针后患者出现牙槽出血。另外，由于此法刺激量较大，患者反应强烈，所以每次针刺只选一侧，可以左右交替使用。

3. 关于疗程安排 此病属于慢性病、难治性疾病，应每周行锋钩针治疗 1 次，梅花针、毫针治疗 2 次，1 周为 1 个疗程。一般需要 1～3 个疗程，以巩固疗效。

【生活调摄】

调整生活习惯，减少使用电脑和手机的时间，平时注意眼休息及自我调摄，如多次眨眼后打哈欠可以缓解眼睛干燥症状。

【验案】

案 1：张某，男，50 岁，干部，2013 年 4 月就诊。主诉：双眼干涩、易疲劳 2 个月，加重 2 周。患者 2 个月前因长时间工作出现双眼干涩，劳累后加重，不能长时间读书、看报或在电脑前工作，就诊于山西省眼科医院，诊断为"角结膜干燥症"。给予物理治疗，效果不显。近 2 周，自觉双眼干涩加重，偶有异物感，视物模糊，严重时头闷，影响工作、睡眠。舌红，脉细数。遂来就诊。西医诊断：眼干燥症。中医诊断：白涩症（肝肾阴虚型）。结合脉证，单用奇穴"下关旁天应穴"进行针刺，当即患者自觉眼睛湿润。复诊时患者觉泪液分泌明显增多，症状明显好转。为巩固疗效，共治疗 3 次。电话随访，患者告愈。（冀来喜医案）

案 2：王某，女，51 岁，公司职员，2013 年 3 月就诊。主诉：眼睛干涩 2 年。患者 2 年前无明显诱因出现双眼干涩，疲劳后加重，甚则不易睁开。曾就诊于北京某医院，经专科泪液分泌试验（Schirmer 1 试验）检查示 Schirmer 1（无表面麻醉）≤ 5mm/5min，结合患者临床表现，诊断为"角结膜干燥症"。给予西药及"滴眼液"，疗效欠满意。后经朋友介绍，遂来就诊。询问病史，患者自发病以来，不能看书时间太长，白天较重，平素情绪波动大，受情绪影响症状加重，睡眠一般，舌红苔薄白，脉细微数。结合患者症状表现及专科检查结果，诊断明确。西医诊断：眼干燥症。中医诊断：白涩症（肝郁化火型）。结合脉证，选用"下关旁天应穴"针刺，3 天 1 次。共诊疗 5 次后，患者自觉症状消除，随即于山西省眼科医院复查，做泪膜破裂时间（BUT）及 Schirmer 1 试验检查，结果提示正常。（冀来喜医案）

五、化脓性中耳炎

【概述】

化脓性中耳炎系由化脓性致病菌侵入引起中耳黏膜及骨膜的炎症性病变，以耳内流脓、鼓膜穿孔及听力减退为特点。本病可引起严重的颅内外并发症而危及生命。

本病的主要致病菌为肺炎球菌、溶血性链球菌、葡萄球菌等，常见的感染途径是咽鼓管途径和外耳道途径。

本病属中医学"脓耳"范畴，有急、慢性之分。急性化脓性中耳炎是中耳黏膜的急性化脓性炎症，多因外感风热，或肝胆火盛，结聚耳窍，蒸灼耳膜，化腐成脓而成，以骨膜穿孔、耳内流脓为特征。若失治、误治，致脏腑虚损，耳窍失养，邪毒滞留耳窍，即会演变成慢性，常与慢性乳突炎合并存在。

【临床特点】

急性期，乳突部触痛，耳痛逐渐加重，鼓膜充血，或见搏动的闪光点，鼓膜穿孔后则耳道有溢脓，听力检查示传导性耳聋；血常规检查见白细胞总数偏高。慢性期，鼓膜紧张部或松弛部有大小不等的穿孔，耳内反复流脓或持续流脓，听力检查示传导性耳聋或混合性耳聋，腭骨 X 线检查示不同程度的骨质损坏。

【辨证分型】

1．风热外袭　耳痛突起、逐渐加重，听力下降，鼓膜充血（呈鲜红色），或饱满，或搏动性溢脓，听力检查见传导性耳聋。伴有全身不适，发热、恶寒，舌质红，苔薄白或薄黄，脉弦数。

2．肝胆火盛　耳痛剧烈，痛引腮脑，耳鸣耳聋，鼓膜紧张部穿孔，耳道溢出大量黄稠脓液或脓，听力检查见传导性耳聋。伴有发热，口苦，咽干，大便秘结，小便黄赤，舌质红，苔黄，脉弦数；小儿可见高热、烦躁、惊厥等症。

3．脾虚湿困　耳内流脓日久，时轻时重，脓液清稀量多，鼓膜混浊增厚，有中央型大穿孔，听力检查见传导性耳聋。伴有周身困重乏力，面色少华，大便溏薄，舌质淡，苔白腻，脉缓弱。

4．肾元亏损　耳内流脓不畅，量少味臭，反复发作，日久不愈，鼓膜边缘或松弛部穿孔，有豆腐渣样脓，听力检查见传导性耳聋或混合性耳聋，X 线乳突摄片示骨质破坏或表皮样瘤阴影。伴有神疲乏力，腰膝酸软，舌淡红，苔薄白或少苔，脉细弱。

【新九针疗法】

（一）治则

风热外袭、肝胆火盛者，清热解毒，消肿止痛；脾虚湿困者，健脾渗湿，托毒排脓；

肾元亏损者，补肾培元，祛腐化浊。

（二）针具选择

锋钩针、针刀、毫针。

（三）治疗方案

第一步　锋钩针

取穴：风池（双）。

操作方法：勾刺风池时，应在传统穴位处向上推至颅底骨面取穴，按照锋钩针操作规程勾刺 3～5 针，出针后用棉球按压针孔。

第二步　针刀治疗

取穴：颈部夹脊穴。

操作方法：患者取俯卧位，采用 4#0.6mm 针刀，依据针刀操作路径，实施颈部针刀手法。

第三步　毫针治疗

取穴：①主穴：耳门、听会、翳风、合谷、外关。②配穴：风热外袭，加大椎、曲池；肝胆火盛，加行间、侠溪；脾虚湿困，加三阴交、阴陵泉；肾元亏损，加太溪、肾俞。

操作方法：毫针常规针刺，风热外袭、肝胆火盛者用泻法；脾虚湿困、肾元亏损者平补平泻。

【治疗现状】

急性化脓性中耳炎好发于儿童。随着环境污染的加剧和生活方式的改变，急性化脓性中耳炎的发病率呈逐年上升趋势。慢性化脓性中耳炎（发病率约 2%～4%）是引起听力下降的常见原因之一。西医治疗化脓性中耳炎，多采取抗生素及手术等方式治疗。但随着抗生素的广泛及不合理应用，产生了大量的多重耐药菌。手术多会破坏中耳乳突和外耳道的正常解剖结构，形成术后遗留腔并反复感染。近年来，针灸治疗本病的方法多样，疗效肯定，但并没有形成统一的方案和系统的理论。故亟待探索一种公认的、优化的治疗方案。

【临床体会】

1．**关于疗效评价及疗程安排**　急慢性化脓性中耳炎，予新九针治疗后均可奏效。急性者收效快、疗程短，症状消除即可停针；慢性者常反复发作，临床治愈后仍须延长治疗时间 3～5 次，以图根治。

2．**关于锋钩针及针刀的作用机制**　中耳的供血动脉来源于颈内外动脉的分支。控制颈内外动脉的颈内外动脉交感神经丛来源于颈部交感神经干，其位于颈椎横突前方。中耳主要由鼓室神经丛支配。此外，鼓索神经和面神经从中经过。鼓室神经丛由舌咽神经的鼓支、颈内动脉交感神经丛的上下颈鼓支等共同吻合所形成。当颈部软组织损伤形成高张力，造成颈椎小关节紊乱时，刺激颈部交感神经干，影响上述神经功能，同时使供应中耳的血管出现持续性痉挛，导致中耳的营养下降，形成化脓性中耳炎。我们用锋钩针勾割风池（操作部位在斜方肌与肩胛提肌靠外侧的枕骨侧面，勾割的是肌肉在骨面的移行部位，操作安全）以及用小针刀松解颈部夹脊穴，均可以降低颈部软组织张力，促进局部血液循环，减少肌肉痉挛或变性造成的神经血管卡压症状，从而缓解对颈部交感神经干的刺激，解除中耳血管痉挛，恢复中耳营养，达到治愈目的。

3. 本病在治疗中，须经常清除耳道内脓液，防止耳道堵塞所致引流不畅，并应少食禽蛋、豆制品及其他发物。

4. **关于化脓性中耳炎中医治疗的辨证论治**　笔者认为，本病的辨证治疗与外科学治疗疮疡之法有异曲同工之妙。可将本病的发病分为前、中、后3期，前期采用"消"法，中期采用"托"法，后期采用"补"法，此三法灵活运用于每一期的治疗当中。前期的主要证型有风热外袭证、肝胆火盛证，可选择疏风清热解毒药物治疗；中期的主要证型为脾虚湿困证，宜健脾补气，以补气托毒外出之药物治疗；后期的主要证型为肾元亏损证，予温阳补肾、散寒止痛药治疗。

5. **关于疗程安排**　1周行针刀、锋钩针各1次，毫针3次。1周为1个疗程，需3～5个疗程。

【生活调摄】

1. 戒除不良挖耳习惯，防止污水进入耳道。

2. 如果脓耳已经形成，则应该在早期积极治疗，促使其彻底痊愈，以免迁延为慢性脓耳或并发脓耳变证。

【验案】

张某，男，13岁。2020年7月3日初诊。右耳内疼痛10天，伴脓性分泌物3天。10天前因上火出现发热伴左耳内隐痛，在当地诊所输液5天，疼痛好转，2天后出现耳内脓性分泌物，紧急就诊于当地医院耳鼻喉科，诊断为急性中耳炎，口服消炎药配合滴耳液治疗，效不佳，遂来我处就诊。初诊：耳痛剧烈，伴有头部胀痛，烦躁，口干，大便秘结，小便黄赤，舌边尖红，脉数。经上述方案治疗，1个疗程后痊愈，后继续巩固治疗2个疗程。3个月后随访，未复发。（冀来喜医案）

六、急性扁桃体炎

【概述】

急性扁桃体炎为腭扁桃体的急性非特异性炎症，常继发于上呼吸道感染，并伴有程度不等的咽部黏膜和淋巴组织的急性炎症。临床上分为急性卡他性扁桃体炎和急性化脓性扁桃体炎两类，其中后者又可分为急性滤泡性扁桃体炎、急性隐窝性扁桃体炎两种。

扁桃体炎属中医"乳蛾"范畴。发于咽喉单侧为单蛾，发于咽喉双侧为双蛾。本病多由外感风热邪毒引起，也有嗜食辛辣肥腻食物，以致肺胃火盛上炎于咽喉，发为咽痛、红肿，甚至化脓。轻者只肿不痛，未及时治疗，从而延误以致脓不得化而僵硬难消；或者体质虚弱，正不胜邪，累发不已，转为慢性。本病以"清、消、补"为治疗大法。发病急骤者，多为实证、热证，宜疏风清热、利咽消肿，或泻热解毒、利咽消肿。

【临床表现】

1. **全身症状**

（1）起病急，潜伏期3～5天。

（2）畏寒高热，头痛，食欲不振，疲乏无力，腰背及四肢酸痛，或有便秘。

（3）儿童可因高热引起昏睡、抽搐或呕吐。

2．局部症状

（1）以咽痛为主，往往始于一侧，继波及对侧。吞咽或咳嗽时咽痛加重。疼痛剧烈者可发生吞咽困难，也可经迷走神经耳支或舌咽神经鼓室支放射至耳部。

（2）有时因软腭运动失灵而言语含糊。

（3）炎症波及咽鼓管，则有耳闷、耳鸣、耳痛或听力减退。

（4）由葡萄球菌感染者，扁桃体变大较显著，在幼儿有时可引起呼吸困难。

【辨证分型】

1．风热侵袭　病初起咽喉干燥灼热，疼痛逐渐加剧，吞咽时更重。全身见头痛，发热，微恶风，咳嗽，舌质红，苔薄黄，脉浮数等。检查见喉核红肿，连及喉关，喉核表面有少量黄白色腐物。

2．肺胃热盛　咽部疼痛剧烈，连及耳根，吞咽困难，痰涎较多。全身症见高热，口渴引饮，咳嗽痰黄稠，口臭，腹胀，便秘溲黄，舌质红，苔黄，脉洪大而数。

3．阴虚邪滞　咽部干燥，微痒微痛，哽哽不利，午后症状加重。全身可见午后颧红，手足心热，失眠多梦，或干咳痰少而黏，耳鸣眼花，腰膝酸软，大便干，舌质干红少苔，脉细数。

4．气虚邪滞　咽干痒不适，有异物梗阻感，咳嗽痰白，胸脘痞闷，易恶心呕吐，口淡不渴，大便不实，舌质淡，苔白腻，脉缓弱。

5．痰瘀互结　咽干涩不利，或刺痛胀痛，痰黏难咳，迁延不愈。全身症状不明显。舌质暗有瘀点，苔白腻，脉细涩。

6．肺阴不足　咽部干燥不适，哽哽不利，微痛，微痒，喉核肥大而潮红，喉核上有黄白色脓点或挤压时有黄白色脓样物溢出，干咳少痰，症状朝轻暮重，可伴有午后颧红，五心烦热，精神疲乏，舌红少苔，脉细数。

【新九针治疗】

（一）治则

调和气血，清利咽喉。

（二）针具选择

锋钩针、三棱针、毫针。

（三）治疗方案

第一步　锋钩针治疗

取穴：扁桃体局部。

操作方法：以锋钩针勾刺肿大充血或化脓的扁桃体，每侧2～3针，以出血为度。

第二步　三棱针治疗

取穴：少商、商阳。

操作方法：常规消毒，先将手指搓揉，使之充血，消毒后用三棱针在穴位上浅点刺，放血2～5滴。

第三步　毫针治疗

取穴：①主穴：合谷、内庭、曲池、颊车。②配穴：风热侵袭，配风池、鱼际；肺胃热盛，配太冲、孔最；阴虚邪滞，配三阴交、照海；气虚邪滞，配天突、少泽；痰瘀互结，配丰隆；肺阴不足，配太渊、足三里。

操作方法：穴位局部消毒后，常规针刺。

【治疗现状】

西医药物治疗主要针对致病菌应用抗生素，使用时间不宜过长，且容易发生耐药，患者病情容易反复。应用复方硼砂溶液、呋喃西林液等只是对症治疗，缓解局部不适。反复发作者一般选择手术切除治疗，术后患者失去了人体第一道抵御外邪的"门户"。传统中药及毫针有一定优势，但疗效不稳定。故亟待探索一种公认的、优化的治疗方案。

【临床体会】

1．关于**疗效评价及疗程安排**　锋钩针勾刺病变扁桃体，配合三棱针少商、商阳放血，泄热作用较强，且能清利咽喉。本方案对于急性扁桃体炎能迅速缓解咽部黏膜及扁桃体充血，改善咽部不适效如桴鼓。一般治疗1次即明显见效；若效果不显，于次日重复三棱针、毫针治疗1次即可。另外，急性咽炎伴咽喉不适亦可按本方案施治。

2．关于**本方案的安全性**　本方案治疗只针对浅层病变组织，对深层正常组织无毒副作用，安全有效，安全性优于西医常规治疗。

3．关于**治疗的机制**　锋钩针勾刺病变扁桃体，可减轻局部肿胀张力，调和气血，加快病理产物代谢。

4．关于**配合中西药物的问题**　临床体会，本病单用针灸组合方案即可见效，但对于个别不便接受针灸的患者，可以含化"利咽片""六神丸"等中药制剂。如果伴有高热、心悸、关节肿痛等，实验室检查可见抗链球菌溶血素O明显增高、血沉增快等，则需结合西医抗生素口服或静脉输注，以增强疗效。

【生活调摄】

1．适当休息，多饮开水，饮食宜清淡富于营养，禁食辛辣烧烤之物，戒烟酒，忌鱼虾羊肉。

2．吞咽困难者，宜进流质或半流质饮食，以利吞咽，减轻疼痛。

3．避风寒燥气，室内宜湿润通风。

【验案】

钱某，女，5岁，2014年6月因"反复发热咽痛2周"就诊，伴便秘、口臭，查双侧扁桃体Ⅱ度肿大，有脓点，诊断为化脓性扁桃体炎。予以锋钩针局部勾刺，三棱针大椎、少商放血，配合中药银翘散加减口服。当天体温正常，咽痛明显减轻，3天痊愈。（曹玉霞医案）

七、睑腺炎

【概述】

睑腺炎是一种眼睑腺体的急性、痛性、化脓性、结节性炎症改变。睑板腺受累时形成较大的肿胀区，为内睑腺炎；眼睑皮脂腺或汗腺感染则为外睑腺炎。本病多为葡萄球菌感染所致，其中以金黄色葡萄球菌最常见。

中医称本病为"针眼""偷针"，是胞睑边缘或睑内生小硬结，红肿疼痛，形如麦粒的眼病。临床多见，常年发病，上下眼睑均可发生，但多见于上眼睑。素体虚弱，或近视眼，卫生习惯不良或有消渴病者易罹患。部分患者常反复发生，此起彼愈，病情轻者可数日后自愈，病重者剧痛成脓，脓出始愈。按照"五轮"学说，眼睑属于脾胃，又居于上位，易受风热侵袭，故本病的病机，内责之于脾胃，外责之于风热。临床常见风热外袭、热毒炽盛、热毒内陷、脾虚湿热等证型。

【临床表现】

1. 初起胞睑痒痛，睑弦微肿，按之有小硬结，形如麦粒，压痛明显。

2. 局部红肿疼痛加剧，逐渐成脓，起于睑弦者在睫毛根部出现脓点，发于睑内者睑内面出现脓点，破溃或切开排脓后，症情随之缓解。

3. 严重针眼，胞睑漫肿，皮色暗红，可伴有恶寒发热，耳前常有臁核，发于外眦部，每易累及白睛浮肿，状如鱼胞。

4. 本病有反复发作和多发倾向。

【辨证分型】

1. **风热外袭** 针眼初起，痒痛微作，局部硬结，微红微肿，触痛明显，苔薄黄，脉浮数。

2. **热毒炽盛** 胞睑红肿疼痛，有黄白色脓点，或见白睛壅肿，口渴便秘，舌红，苔黄或腻，脉数。

3. **热毒内陷** 胞睑肿痛增剧，伴见头痛，身热，嗜睡，局部皮色暗红不鲜，脓出不畅，舌质绛，苔黄燥，脉洪数。

4. **脾虚湿热** 针眼屡发，面色少华，多见于小孩，偏食，便结，舌质红，苔薄黄，脉细数。

【新九针治疗】

（一）治则

疏通经络，宣导气血。

（二）针具选择

三棱针、锋钩针、火罐、毫针。

（三）治疗方案

第一步 三棱针治疗

取穴：耳尖、印堂、太阳、阿是穴。

操作方法：先在耳尖周围找到敏感反应点，用拇指与示指搓揉耳部使气血上冲，再用碘伏棉球消毒后，对准穴位点刺放血，以出血10滴左右为度。太阳、印堂常规放血即可。局部选取脓点处放血。（图4-53）

第二步 锋钩针、拔罐治疗

取穴：大椎、背部脊柱两旁反应点。

操作方法：背部脊柱两旁的反应点多位于第3～12胸椎，见红色或暗红色丘疹样反应物，实施锋钩针勾割，每处勾割3～4针，进针不宜过深。勾割完毕出针后，在相应部位拔火罐5分钟。

第三步 毫针治疗

取穴：①主穴：太阳、鱼腰、风池。②配穴：风热外袭，配合谷、大椎、外关、行间；热毒炽

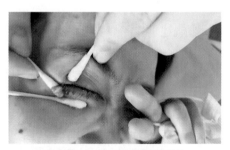

图4-53 睑腺炎局部脓点放血

盛，配承泣、曲池、内庭、三阴交；脾虚湿热，配合谷、曲池、脾俞、足三里。

操作方法：穴位局部消毒后，常规操作。

【治疗现状】

睑腺炎在临床中多采用耳尖放血、红霉素眼膏外涂配合局部热敷治疗，更多情况下医师会根据病情配合使用其他针刺疗法、中草药或西药。这些方法都有一定疗效，但疗程较长。故亟待探索一种公认的、优化的治疗方案。

【临床体会】

1．关于疗效评价问题　本方案对睑腺炎的红肿硬结期有很好疗效，可以1次治愈。采用三棱针点刺耳尖、太阳、印堂放血，配合锋钩针疗法于背部勾割放血均能直接起到去菀陈莝、清热止痛的作用。对已成脓者，经三棱针轻点排脓后亦可促其尽快消退。临床上对于皮肤其他部位产生的疖肿也可用锋钩针疗法，配合细火针或三棱针点刺以消瘀排脓。

2．对于尚未成脓的患者，不可随意挤压患处，以防止邪毒蔓延，肿痛加剧。

3．关于疗程安排　一般1次即效，必要时隔日重复治疗1次即可。

【生活调摄】

1．对于易反复发作者，应在平时注意饮食，勿食辛辣炙煿之品。

2．注意用眼卫生，禁止用手揉搓眼睛。

【验案】

王某，女，43岁。2021年4月初诊。右侧上眼睑红肿疼痛1周。患者平素嗜食辛辣之品，1周前出现右侧上眼睑红肿疼痛，渐行加重。查右侧上眼睑红肿，有硬结如黄豆大小，压痛明显，右侧颌下淋巴结肿大、触痛。诊断为睑腺炎。以三棱针点刺右侧耳尖、太阳，挤压放血，锋钩针勾刺同侧风池、率谷。当时即感疼痛明显减轻。嘱患者以左手中指、环指绕头后挤压并向右牵拉右眼睑外侧，每日10次，忌食辛辣刺激之品。2日后询问患者，肿痛减轻。1周痊愈。（曹玉霞医案）

八、口腔溃疡

【概述】

口腔溃疡是指口腔黏膜、舌局部出现浅表、单个或多个大小不等的黄白色溃烂点，以灼热疼痛、反复发作为特征的口腔黏膜病。本病好发于唇、舌、颊、牙龈、硬腭等部位，可单发或多发，局部有剧烈烧灼样疼痛，一般10天左右可痊愈，是一种发病率高、比较顽固的口腔黏膜病。

本病相当于中医学的"口疮"。任何年龄均可发生，每于进食不慎、营养不良、过度疲劳、睡眠不足等情况时发作。多见于青壮年，女性略多于男性。临床上可分为实证和虚证两类。虚证常易复发，有的病史长达十几年甚至几十年。

【临床表现】

口腔黏膜长期反复出现小溃疡，溃疡单发或多发在口腔黏膜的任何部位，红、黄、凹、痛。以灼热疼痛为主要症状。病程有自限性，一般在10天左右自愈。轻型口疮起病较快，单个或数个小溃疡逐步愈合。若此伏彼起，则病程延长，经数月或几天的间歇期后又可复发。

口腔检查见口腔黏膜溃疡较表浅，圆形或椭圆形，数量少则 1 ～ 2 个，多则 10 余个，表面有淡黄色分泌物附着，溃疡周围黏膜大多充血。

【辨证分型】

1．**脾胃积热，热邪上攻**　溃疡形状不规则，大小不等，可融合成小片。基底平坦，有黄色分泌物，周围轻度红肿、充血、灼热疼痛，面红唇燥，口渴口臭，舌偏红，苔黄，脉数。

2．**心阴亏虚，心火上炎**　溃疡面积较小，多发于舌部，散在于舌的尖部、前部、侧缘，色淡白，周围充血较明显，灼热疼痛，易反复发作，并见心悸心烦，失眠多梦，舌尖红赤，苔薄黄，脉细数。

3．**肝郁化火，火热上蒸**　溃疡多发于舌的边缘或唇部黏膜，约米粒大小，形状不规则，溃疡面黄或灰白色，边缘红晕围绕，灼热疼痛，胸胁胀闷，心烦易怒，口苦咽干，随情绪改变或月经周期而发作或加重，多见于女性，舌红绛，有瘀点瘀斑，苔黄，脉弦数。

4．**肺肾阴虚，虚火上炎**　口疮多生于舌根或舌下，溃点数量少，溃烂面呈浅碟状，有少许渗出物，边缘整齐隆起，色灰白或灰黄，周围淡红色，饮食刺激时痛，溃点此起彼伏，复发较快，舌红，苔薄黄，脉细数。

5．**脾气虚弱，口舌失养**　溃疡面积小、数目少，溃疡较浅在，呈淡黄色，红肿轻、微痛，反复发作，病程长，难愈合，并见口黏或口干不欲食，舌淡，苔白，脉濡弱。

6．**脾肾阳虚，湿邪内困**　口疮数量不多，面积较大，直径多在 3mm 以上，周围水肿，不痛或饮食时痛，难愈合，面色㿠白，形寒肢冷，口不渴，或伴下利清谷，少腹冷痛，舌淡、边有齿痕，舌苔白滑或腻，脉沉缓或沉细或虚数。

【新九针疗法】

（一）治则

实证以清热为主，虚证以补虚为主。

（二）针具选择

针刀、火针、毫针。

（三）治疗方案

第一步　针刀治疗

取穴：风池、颈部夹脊穴。

操作方法：患者取俯卧位，采用 4#0.6mm 针刀，依据针刀操作路径，实施颈部针刀手法。

第二步　火针治疗

取穴：阿是穴。

操作方法：用细火针速刺溃疡中心，小则 1 针，大则 2 ～ 3 针。

第三步　毫针治疗

取穴：①主穴：足三里、曲池、合谷。②配穴：脾胃积热，配内庭、二间、大迎，以清泻胃热；心火上炎，配内关、通里、颊车，以清泻心火，消肿止痛；肝郁化火，配行间、曲泉，以疏肝清热；阴虚火旺，配通里、照海、三阴交、太溪，以滋阴清热；脾气虚弱、脾肾阳虚，配关元、命门、阴陵泉、脾俞、肾俞，以补脾益肾。

操作方法：毫针常规针刺，脾胃积热、心火上炎、肝郁化火者用泻法；阴虚火旺、脾气虚弱、脾肾阳虚者用补法。

第四步　穴位贴敷

以黄连、吴茱萸各 6g 打粉，醋调敷涌泉，每日 1 次。

【治疗现状】

目前，对于口腔溃疡的治疗主要以消除病因、增强体质以及对症治疗为主。西医采取局部激光治疗，以及应用口腔溃疡膜剂、喷剂和片剂；中医采用中药散剂于溃疡面贴敷以活血敛疮，辨证口服中药调理体质，针灸疗法通过经络系统达到调节脏腑阴阳、疏通气血之用，操作简单方便。但是，目前各种治疗方法都只是对溃疡起到减缓严重程度和减少发生频率的功效，暂无防止其复发的理想方法。故亟待探索一种公认的、优化的治疗方案。

【临床体会】

1．关于针刀取效的机制　我们认为，顽固性口腔溃疡形成的主要病理机制是口腔黏膜细胞缺血，而其形成因素主要有两点：①供应口腔黏膜的血管紧张。营养口腔黏膜的血管主要为颈动脉分支。支配颈动脉分支的交感神经主要为颈上及颈中交感神经，而当颈椎周围软组织损伤时，会直接刺激和牵拉该交感神经，导致其持续兴奋，其支配的营养口腔黏膜的血管则会出现持续性痉挛，导致口腔黏膜的营养障碍。②支配唾液腺的神经中枢持续兴奋，导致唾液腺分泌功能紊乱。唾液腺的神经中枢位于延髓内的上涎核和下涎核，供应延髓的动脉主要来自椎动脉。当颈椎椎周软组织损伤牵拉椎体，导致椎动脉在进入颅内的过程中受到牵拉、刺激和挤压，使椎动脉血管壁的管径变窄、痉挛，引发椎动脉血液流量的下降，导致上涎核和下涎核中枢在缺血缺氧下的兴奋，引发唾液腺分泌功能紊乱。针刀通过松解颈椎椎周软组织，一方面缓解了供应口腔黏膜的血管的紧张，另一方面解除了唾液腺高级中枢的持续兴奋，从而恢复了口腔黏膜的营养，最终达到治愈该病的目的。

2．关于火针点刺局部的问题　中医认为，溃疡形成是由于热邪蕴遏肌肤，伤及分肉，化腐成疮。火针局部点刺可引热外出，即所谓"火郁发之"之意。

3．关于涌泉敷贴中药的问题　黄连、吴茱萸配伍即左金丸，寒热并用，善治肝火犯胃、胃热炽盛之证；口腔溃疡所发部位，辨证归经为阳明所主；涌泉位于足底，敷贴左金丸可引热下行，为治疗口腔溃疡的经验方案。

【生活调摄】

1．口疮反复发作与抵抗力下降有密切关系，可使用调节免疫的药物，同时长期针刺或艾灸足三里、关元，以提高机体免疫力，对预防复发有效。发作时，使用消炎、防腐、止痛的口腔外用药，可减轻患者痛苦。

2．平时应注意口腔卫生，早晚刷牙，饭后用淡盐水漱口；避免进食刺激性食物，去除不良嗜好。

3．怡养心性，防止劳倦、情志内伤；注意锻炼身体，增强体质。

【验案】

董某，女，65 岁，2014 年 9 月因反复多发口腔溃疡 10 余年就诊。肉眼可见多个溃疡面，创面泛白，疼痛难忍，患者平素有慢性腹泻病史，舌质淡苔薄白，脉濡弱。予以火针针刺溃疡局部，溃疡疼痛即止；火针与毫针交替针刺至阳、脾俞、胃俞、大肠俞、中脘、天枢、足三里、曲池等调理肠胃。治疗 2 周，腹泻与口腔溃疡皆愈。予以埋线，取上述穴位，继续巩固治疗 3 次。1 年后随访无复发。（曹玉霞医案）

九、麻痹性斜视

【概述】

麻痹性斜视是由支配眼肌运动的神经核、神经或眼外肌本身器质性病变引起的眼球向麻痹肌作用相反的方向偏位，可以是单条或多条眼外肌完全性或部分性麻痹。临床上以部分性麻痹多见。西医学认为，本病有先天性、后天性之分。先天性：在出生时或出生后早期发生，主要由于先天发育异常、产伤和眼外肌缺如等引起。后天性：①外伤：头部外伤累及眼球运动神经而致。②炎症：脑膜炎和脑炎常影响展神经和滑车神经。海绵窦血栓和眶尖脓肿引起多发性神经麻痹。眼带状疱疹在后期可引起动眼神经麻痹，也可造成滑车神经麻痹。发生在儿童的良性暂时性展神经麻痹，其原因很可能是病毒感染。脱髓鞘性疾病，如多发性硬化可引起展神经麻痹。③血管病：高血压、后交通动脉动脉瘤破裂、脑血管意外等，均易损伤眼球运动神经及其与核上的联系。④占位性病变：因颅内病变造成颅内压增高，常引起展神经麻痹。一些肿瘤如脑膜瘤、颅咽管瘤、垂体瘤和鼻咽癌通过直接压迫或浸润，可引起眼球运动神经麻痹。⑤代谢性疾病：糖尿病可引起展神经和动眼神经的麻痹，甲状腺功能障碍性眼病也可发生眼外肌麻痹。

本病在中医学中称风牵偏视，又称神珠将反，指以眼珠突然偏斜，转动受限，视一为二为临床特征的眼病。主要与风邪袭络、肝风内动及外伤有关，系邪中经络，气血不和，筋脉失养，弛张不收，在双眼注视目标时，呈现一眼眼位偏斜的眼病。临床常见风邪袭络、风痰入络、肝风内动、外伤瘀滞等证型。

【临床表现】

1. 眼位偏斜，患眼向麻痹肌作用的相反方向偏斜。
2. 眼球活动障碍，患眼在麻痹肌作用方面活动受限。
3. 第二斜视角大于第一斜视角。头向麻痹肌方向偏斜，伴有头晕目眩，或有恶心呕吐。

【辨证分型】

参照中华人民共和国中医药行业标准《中医病证诊断疗效标准》：

1. **风邪袭络**　目偏斜，复视，或伴上胞下垂，发病急骤或有眼痛，头痛发热，舌红，苔薄，脉弦。

2. **风痰入络**　目偏斜，复视，头晕，呕恶，舌红，苔腻，脉弦。

3. **肝风内动**　突发目偏斜，头晕耳鸣，面赤心烦，肢麻，舌红，苔黄，脉弦。

4. **外伤瘀滞**　外伤后目偏斜，或有胞睑、白睛瘀血，眼痛，活动受限，视一为二，舌红，苔薄，脉弦。

【新九针治疗】

（一）治则

疏通经络，祛风散寒。

（二）针具选择

梅花针、锋钩针、毫针、艾灸。

（三）治疗方案

第一步　梅花针疗法

操作方法：用梅花针普叩头部诸经及患侧眼眶周围 10 分钟左右。

第二步　锋钩针疗法

取穴：风池（患侧）。

操作方法：患者取坐位，用碘伏棉球常规消毒后，术者左手拇指、示指绷紧所刺部位皮肤，右手持针速刺，勾割皮下纤维 3～4 次，出针后用敷料按压针孔。

第三步　毫针、艾灸治疗

取穴：①主穴：内直肌麻痹，取睛明、印堂、攒竹；上直肌麻痹，取上明、阳白、攒竹、鱼腰；下直肌麻痹，取承泣、四白；外直肌麻痹，取瞳子髎、太阳、丝竹空；下斜肌麻痹，取丝竹空、上明；上斜肌麻痹，取球后、四白。②配穴：风邪袭络，配合谷、曲池、足三里；风痰入络，配合谷、风池、丰隆；肝风内动，配合谷、太冲、太溪、肝俞、肾俞；外伤瘀滞，配合谷、血海、三阴交。

操作方法：常规针刺，斜向左者针刺右侧，斜向右者针刺左侧，配合局部艾灸治疗。

【治疗现状】

近年的临床实践支持早期手术矫正斜位。对于先天性斜视，手术应在 2 岁前进行。后天性麻痹性斜视的发病原因不同，在发病早期应进行包括神经科、内科及耳鼻喉科的全面检查，寻找发病因素，进行病因治疗。在此期间，麻痹肌的功能可能部分恢复，6 个月后根据斜视恢复的情况决定是否采取手术治疗。过早进行手术治疗可能因病情尚未稳定而无法获得良好效果，且手术瘢痕可能影响再次手术的效果。药物治疗斜视方面，研究较多的着重于肉毒杆菌毒素 A 型（BTXA）。多次斜视手术后仍未获满意疗效者或不愿手术者，可考虑运用 BTXA 治疗。针灸治疗本病除常规毫针针刺外，尚有电针、水针局部穴位注射神经生长因子、耳背静脉放血等，且疗效良好，但尚未形成规范的治疗方案。故亟待探索一种公认的、优化的治疗方案。

【临床体会】

1．针刺治疗本病的关键　一定要明确诊断，选取相应麻痹肌肉区域的穴位，正如主穴里所描述的方法，万不可混淆。

2．关于锋钩针勾刺风池的作用机制　勾刺风池的部位在斜方肌与肩胛提肌靠外侧的枕骨侧面，这里神经血管较为丰富，而我们勾割的是肌肉在骨面的移行部位，操作安全，能促进局部血液循环，减少肌肉痉挛或变性造成的神经血管卡压症状。面神经支配面肌的运动，分布于泪腺、下颌下腺、舌下腺及鼻、腭的黏膜腺，控制其分泌，因此勾刺风池通过松解面神经周围的肌肉，使面神经的功能恢复正常，这可能就是我们临床中多用锋钩针勾刺风池治疗头、面五官疾病获效的机制所在。

3．关于疗程安排　本方案主要针对后天性麻痹性斜视的治疗，临床多见于由外伤、血管病、占位性病变引起的斜视，对于病程短者疗效较为满意。一般每周锋钩针 1 次，毫针 2～3 次，为 1 个疗程，需要 2～3 个疗程。但对于病程长者，需要加长疗程，连续治疗 2 个月以上。

【生活调摄】

1．对复视严重者，外出行走或过马路时要遮盖麻痹眼，用健侧视力减少复视现象，避免车祸事故发生。

2．忌食肥甘厚腻之品，以免渍湿生痰加重病情。慎起居，避风寒。

【验案】

冀某，男，57岁。主诉：2019年12月12日渐发眩晕。现病史：自诉12月12日上午因受凉后，渐发眩晕，持续不解，眼花，周身有"拘紧感"，鼻腔分泌物增多，无恶心呕吐，无脚踩棉花感，平躺可略缓解，但影响正常工作。当日于山西省针灸医院，急查颅脑MRI，无异常，第2日静脉滴注银杏叶制剂等促循环药物，略有效，第3日加输10mg地塞米松，头晕缓解。又于山西大医院（现山西白求恩医院）诊断为前庭神经炎，将10mg地塞米松换为80mg甲强龙，继续滴注，效果如前。又于山西中医药大学附属医院脑病科行前庭功能检测及颅脑MRI，示前庭神经功能无异常，脑干有微小异常信号，怀疑脑干梗死。后经会诊排除脑梗死。因眼花持续不解，故请眼科会诊，行眼球运动检测，诊为左眼下斜肌麻痹。治疗：①输液如前；②毫针：风池、太阳、球后，每日1次。前后治疗10余日，痊愈。（冀来喜医案）

十、慢性咽炎

【概述】

慢性咽炎为咽部黏膜、黏膜下及淋巴组织的慢性炎症，常为上呼吸道慢性炎症的一部分。本病多见于成年人，病程长，症状顽固，不易治愈。依据临床病理，本病可分为慢性单纯性咽炎和慢性肥厚性咽炎两型。前者病理表现为咽黏膜层慢性充血，黏膜下结缔组织及淋巴组织增生，黏液腺肥大，分泌亢进。后者病理表现为黏膜慢性充血、肥厚，黏膜下有广泛的结缔组织及淋巴组织增生，形成咽后壁颗粒状隆起，有时甚至融合化脓；若咽侧索淋巴组织增生，则该处呈条索状增厚。

慢性咽炎属于中医学的"喉痹"，是以咽部干燥、痒痛不适、咽内异物感、吞咽不利为主要表现的一类咽部病证。本病主要责之于虚、瘀、痰、热。临床证型以肺肾阴虚、肝肾阴虚、脾气虚弱、脾肾阳虚、气滞血瘀为主。

【临床表现】

咽部可有各种不适感，如异物感、灼热感、干燥感、痒感、刺激感和轻微疼痛等。由于咽后壁常有较黏稠的分泌物刺激，常在晨起时出现较频繁的刺激性咳嗽，严重时可引起作呕，咳嗽时常无分泌物咳出。上述症状因人而异，轻重不一，往往在用嗓过度、受凉或疲劳时加重。全身症状一般均不明显。

【辨证分型】

1. 肺肾阴虚 咽干不适，灼热，隐隐不适，咽痒干咳，有异物感，无进食障碍，午后症状较重，咽肌膜弥漫性充血，色暗红，血络扩张，咽反射敏感，咽底或有颗粒增生，甚则融合成块，有少量黄白色分泌物黏附。伴午后潮热，干咳少痰，唇红颧赤，手足心热，精神疲乏或腰膝酸软，五心烦热，失眠多梦，耳鸣眼花，舌红少津或舌干红少苔，脉细数。

2. 肝肾阴虚 咽干不适，隐隐作痛，欲饮水而量不多，灼热，咽肌膜干燥少津，伴有口干咽燥，头目眩晕，健忘耳鸣，五心烦热，腰膝酸软，舌红少苔，脉细数。

3. 脾气虚弱 咽部干痒疼痛轻微，时欲温饮而量不多，咽部有痰或异物黏着感，每于劳累后症状加重，咽肌膜色淡微肿，或血脉显露，暗红肥厚，咽底或有颗粒增生，粒大而扁平色淡，伴有面色萎黄，少气懒言，倦怠乏力，纳呆腹胀，舌质淡、有齿印，苔薄白，脉缓弱。

4. **脾肾阳虚** 咽微干，口干不欲饮，或喜热饮但量不多，有异物感或痰黏附感，无碍饮食，上午症状明显；咽肌膜微红，咽肿而润；或见面色㿠白，语声低微，小便清长，大便溏泻，头晕耳鸣，倦怠肢冷，舌淡苔白，脉沉细弱。

5. **气滞血瘀** 咽内不适，日久难除，有梗阻感，或轻微刺痛，咽干，颈部有紧缩感；咽部肌膜色红或紫红色，咽底可有散在颗粒肿大，暗红或紫红色，咽核正常；伴有胸胁胀痛，精神抑郁，妇女月经不调、经来腹痛、或有血块；舌质暗红，舌尖边有瘀斑，苔薄黄，脉弦涩。

【新九针治疗】

（一）治则

利咽通痹。

（二）针具选择

针刀、火锟针、毫针。

（三）治疗方案

第一步 针刀治疗

取穴：风池、颈部夹脊穴。

操作方法：患者取俯卧位，采用4#0.6mm针刀，依据针刀操作路径，实施颈部针刀手法。

第二步 火锟针治疗

施术部位：检查所见的咽后壁增生的滤泡隆起或晦暗发白的黏膜。

操作方法：①局部麻醉：患者取坐位，头后仰，口咽部噙含2%利多卡因注射液5ml，保留10分钟后吐出。医者手持压舌板压患者舌体，如患者仍有吞咽反射，重复上述麻醉过程，直至吞咽反射消失。②火锟针速烙刺：灯光照明下充分暴露咽后壁，并将火锟针针身裹缠盐水蘸湿的消毒棉球，以防烫伤病变以外部位。将火锟针置于酒精灯上烧至微红，迅速在患者病变黏膜表层施以滑烙刺法，以局部黏膜苍白变为度，一般根据病灶大小决定滑烙范围。③预防感染：火锟针烙刺后即予生理盐水漱口，可口含利咽片。（图4-54，图4-55）

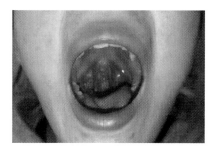

图4-54 咽后壁增生滤泡

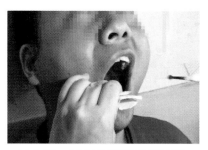

图4-55 火锟针烙刺咽后壁增生滤泡

第三步 毫针治疗

取穴：①主穴：人迎、气舍、大椎、曲池、合谷、鱼际、照海。②配穴：肺肾阴虚，配肺俞、肾俞、尺泽；肝肾阴虚，配肝俞、肾俞；脾气虚弱，配脾俞、足三里；脾肾阳虚，配脾俞、命门、肾俞；气滞血瘀，配丰隆、膈俞、太冲。

操作方法：人迎、气舍毫针直刺1寸，有强烈针感；余穴常规针刺。

【治疗现状】

西医药物治疗常用复方硼砂溶液、呋喃西林液、2%硼酸液含漱，或含服碘喉片等；理化方法如10%硝酸银溶液烧灼肥大的淋巴滤泡、冷冻或激光治疗等，靶向性较差，副作用大。中医治疗有嚼化草珊瑚片、含服中药片或蒸汽吸入药液，以及传统毫针治疗，均作用缓慢，疗效一般且容易反复。

【临床体会】

1. 关于本方案的形成问题 起初，我们临床多年形成的方案，是采用火锟针熨烙咽后壁，1次获愈。但操作烦琐，患者往往有恐惧心理，不易推广。近年我们发现，在针刀治疗颈椎病时，偶见同时对慢性咽炎有效，操作简便易行，易于推广。因此，本方案推荐首选针刀治疗，若效果不理想，再施以火锟针熨烙术。

2. 关于本方案的安全性 本方案对深层正常组织无毒副作用，安全有效，安全性优于西医理化方案。可在治疗后即刻口含利咽喉片，以减轻不适感。治疗后不影响正常饮食，但1周内不可进食过热、过粗糙及刺激性食物。

3. 关于针刀使用的原理 我们认为，本病的本质是咽丛神经功能异常，与下列两种因素有关：①舌咽神经及迷走神经缺血：枕下肌群紧张痉挛，导致寰椎和枕骨间隙变窄，可挤压从寰枕间隙中曲折走行的椎动脉；颈部软组织损伤导致颈部曲度异常，牵拽、挤压从椎间孔中走行的椎动脉。各椎体结构异常影响椎动脉，造成血流量降低，且对椎动脉的压力会刺激缠绕椎动脉的交感神经丛，使得血管再度收缩，椎动脉供血能力进一步下降，可使枕叶、颞叶、脑干、小脑区血流量不足，当舌咽神经及迷走神经缺血时可导致对所支配器官、组织的调控紊乱，致使咽部黏膜感觉和腺体分泌异常、肌肉运动节律障碍引发咽部不适。②咽丛受到激惹：咽丛（由舌咽神经纤维、迷走神经、交感神经干颈上结节组成）是咽部主要的支配神经，位于紧邻颈椎前筋膜的咽后壁内。颈部软组织损伤，牵拉椎体位移，患者往往呈头前位，牵扯颈前肌肉向后挤压咽丛，可牵拽激惹咽丛，最终引发咽部黏膜组织充血，代谢异常，形成慢性炎症。因此，治疗该病应"从颈论治"，方可治病求本，否则事倍功半，这就是既往中西医治疗本病，只注重改善局部循环、消炎等，而久治不愈的根本原因。本方案应用针刀松解颈项部肌群，正是"从颈论治"、治病求本的具体体现。

4. 关于火锟针治疗的机制 可能与锟针烙刺病变局部，起到祛腐生新作用有关。锟针烙刺局部，形成内生热效应，使组织蛋白液化消融，使病变组织萎缩、平复、消失或坏死脱落，新鲜黏膜再生修复，恢复咽后壁黏膜光滑、红润、平整，达到根除病变、消减症状、治愈疾病的目的。

5. 关于疗程安排 本法对于慢性咽炎滤泡增生型，疗效极佳，一般治疗1次即可治愈。如治疗半月后仍有咽部不适感则加治1次。

【生活调摄】

1. 戒烟酒，改善工作和生活环境，避免粉尘及有害气体。

2. 积极治疗鼻和鼻咽部慢性炎症、纠正便秘和消化不良等，对本病的防治甚为重要。

【验案】

徐某，女，58岁，山西省灵石县人，2005年6月18日初诊。自诉咽部不适，有异物感已10余年，伴刺激性咳嗽，晨起用力咳出黏性分泌物，刷牙时有干呕，这次因情绪变化而致症状加重3个月。经西医冷冻、雾化及青霉素等抗感染治疗，效果不佳，特来求诊。检查：咽后壁淋巴滤泡增生，有分泌物附着。遂用 1% 丁卡因溶液对咽部黏膜表面进行麻醉，至咽反射显著减退无恶心为止，然后将火锟针于酒精灯上烧至微红，迅速在患者病变黏膜表层施以滑烙刺法，以局部黏膜白色变为度。予生理盐水漱口，嘱患者治疗后 1 周内，饭后以洗必泰含漱剂含漱，不可进食过热、过粗糙及刺激性食物，可适当运用西瓜霜含片或华素片以缓解咽部不适。治疗后半月随访，临床症状消失。（曹玉霞病案）

十一、颞下颌关节紊乱综合征

【概述】

颞下颌关节紊乱综合征又称颞颌关节功能障碍综合征，是指表现为颞颌关节区疼痛、弹响、肌肉酸痛、乏力，以及张口受限、颞颌关节功能障碍等一系列症状的综合征，属于中医学"颌痛""颊痛""口噤不开""牙关脱臼"等范畴。多为单侧患病，亦可双侧同病。常见于 20～40 岁青壮年。

本病的发生与情绪、外伤、劳损、寒冷刺激等有关。情绪激动、精神紧张及愤怒时咬牙切齿等均可使颞颌关节周围肌群痉挛而致颞颌关节功能紊乱。也有因先天发育不良、外伤或经常反复过度张口引起劳损而造成双侧颞颌关节运动不平衡所致者。还有因感受寒冷刺激使颞颌关节周围肌群痉挛所致者。

中医学认为，风寒外袭面颊，寒主收引，致局部经筋拘急；面颊外伤、张口过度，致颞颌关节受损；先天不足、肾气不充、牙关发育不良等因素均可使牙关不利，弹响而酸痛。

【临床表现】

张口或闭口时颞颌关节区酸痛、强直、弹响，咀嚼无力，张口受限和下颌运动异常。少数患者可并发头昏、耳鸣、听力障碍，以及关节区不适、沉重感、疲劳感、怕冷感等感觉异常。

检查：颞下颌关节区压痛；面部两侧不对称，张口运动时，下颌偏向患侧，在髁突、咀嚼肌、颞肌附着处有压痛。X 线检查：早期常示髁突位置不正常，后期可有关节头或关节凹改变和骨皮质不完整。

【辨证分型】

1. 寒湿痹阻　开口不利，咀嚼受限，关节弹响，咀嚼时关节区疼痛，平时酸胀麻木不适，遇寒湿风冷症状加重，舌淡、苔薄白，脉弦略紧。

2. 肝肾不足　开口不利，咀嚼障碍，关节区有弹响，关节区时有酸痛，头晕耳鸣，腰膝酸软，舌质红，脉细无力。

【新九针疗法】

（一）治则

祛风散寒，舒筋活络。

（二）针具选择

水针、火针、毫针。

（三）治疗方案

第一步　水针治疗

取穴：下关。

操作方法：取注射用甲钴胺 0.5mg、2% 盐酸利多卡因注射液 1ml、醋酸曲安奈德注射液 20mg，共配成 3ml 混悬液。穴位用碘伏消毒后，针尖对准穴位迅速刺入，若回抽无血，再缓慢注射 2 ～ 3ml。

第二步　火针治疗

取穴：下关、阿是穴。

操作方法：将细火针烧红后速刺不留针。下关可深刺，髁突、咀嚼肌、颞肌附着处的痛点可行点刺。

第三步　毫针治疗

取穴：①主穴：颊车、听宫、耳和髎、合谷。②配穴：肝肾不足，加肝俞、肾俞；头晕，加风池、太阳；耳鸣，加耳门、翳风。

操作方法：穴位局部消毒后，常规针刺。

【治疗现状】

该病的发病原因目前尚未完全明确，与心理因素、社会因素、咬合因素、免疫因素、关节负荷过重、关节解剖因素等都有明显关系。通过自我调理及某些生活习惯的改变，一部分颞下颌关节紊乱综合征患者，能够缓解或消除疼痛，有些症状或体征需要进一步治疗，治疗手段如药物治疗、物理治疗，更加严重的情况可能需要外科手术治疗。

【临床体会】

1. 关于穴位的选取　绝大多数在患侧下关出现压痛，可先点穴，同时让患者做开口、闭口动作，很多患者当时即可见症状减轻、甚至消失。下关为通鼻窍的经验穴，也是治疗五官疾病的重要选穴，采用火针增强刺激，效果尤佳。

2. 关于疗效评价　针刺对颞下颌关节紊乱综合征有可靠疗效，新病、轻症一般只用毫针即可治愈；久病、重症应用组合疗法治疗，1 周 2 ～ 3 次，1 周为 1 个疗程，一般 2 ～ 4 个疗程。但全脱位者应首先复位，否则针灸难以奏效。

【生活调摄】

1. 应适当限制下颌骨的过度运动，尤其是先天性颞下颌关节发育不良者。

2. 注意饮食，不吃干硬的食物，避免颞下颌关节的进一步损伤。

3. 避免风寒侵袭，平时可自我按摩，增强颞下颌关节抵御外邪的能力。

【验案】

薛某，女，31 岁，2006 年 9 月初诊。双侧颞颌部疼痛，加重伴张口受限 1 个月。2 个月前因受凉出现双侧颞颌部疼痛，以咀嚼较硬食物时为重，未曾治疗。后疼痛逐渐加重，1 个月前出现张口受限，遂来就诊。查双侧颞下颌关节压痛（++），张口活动受限。诊断为颞下颌关节紊乱综合征。治疗予 1% 利多卡因注射液 1ml 和曲安奈德注射液 10mg 痛点注射，再以细火针于痛点处深速刺不留针，每部位 2 ～ 3 针。嘱患者清淡饮食，忌食硬物，保暖。2 个月后随访，病情痊愈未复发。（曹玉霞医案）

十二、神经性耳鸣

【概述】

神经性耳鸣又称感音神经性耳鸣，强调的是患者的主观感受，指在没有任何外界刺激条件下所产生的异常声音感觉。如感觉耳内有蝉鸣声、嗡嗡声、嘶嘶声等单调或混杂的响声，有时可伴有耳聋、眩晕、头痛等其他症状。可分为感音性（源于耳蜗）、周围神经性（源于听神经）及中枢神经性耳鸣。患者自觉耳中鸣响而周围环境中并无相应声源。它可发生于单侧，也可发生于双侧。有时患者自觉鸣声来自头颅内部，则为"颅鸣"或"脑鸣"。

中医认为，耳鸣有虚实之分，实者多因外邪侵袭或脏腑失调，致火热、痰浊、瘀血上犯，蒙蔽清窍；虚者多为脏腑虚损、精血不足，清窍失养。临床常见风热侵袭、肝火上扰、痰火郁结、气滞血瘀、肾精亏损、气血亏虚等证型。

【临床表现】

耳鸣可急性起病，亦可缓慢起病；既可为单侧，亦可为双侧；可呈持续性，也可呈间歇性。耳鸣的音调可呈高音调（如蝉鸣声、汽笛声、口哨声等），亦可呈低音调（如机器声、隆隆声等）。一般在夜间或安静时加重，严重时可影响睡眠及对生活、工作、情绪产生干扰；多数耳鸣患者伴有听力下降。

【辨证分型】

1. **风热侵袭**　耳鸣如吹风声，突然发生，昼夜不停，耳胀闷不适，听力下降，伴发热恶寒，鼻塞流涕，咽痒咳嗽，舌质红，苔薄黄，脉浮数。

2. **肝火上扰**　耳鸣如闻潮声或风雷声，时轻时重，多随情绪波动，伴头痛眩晕，胸胁胀痛，口苦咽干，面红目赤，舌红苔黄，脉弦数。

3. **痰火郁结**　耳鸣如蝉或呼呼作响，耳胀闭如物隔阻，听音不清，伴有头晕目眩，胸脘满闷，咳嗽痰多，口淡无味，二便不畅，舌红，苔黄腻。

4. **气滞血瘀**　耳鸣病程可长可短，曾有精神紧张或情志抑郁状态，或有遇爆震巨响损伤史，全身症状不明显，舌质暗红或有瘀点，脉细涩。

5. **肾精亏损**　耳鸣如蝉，昼夜不息，安静时尤甚，听力逐渐下降，伴有头晕眼花，腰膝酸软，虚烦失眠，夜尿频多，舌红少苔，脉细弱或细数。

6. **气血亏虚**　耳鸣日久，每遇疲劳则加重，伴有面色少华，声低气怯，倦怠乏力，脘腹胀满，大便溏薄，舌质淡红，苔薄白，脉细弱。

【新九针治疗】

（一）治则

实者祛邪通窍，虚者补虚充耳。

（二）针具选择

梅花针、锋钩针、毫针。

（三）治疗方案

第一步　梅花针治疗

取穴：头部诸经，耳门、听宫、听会、翳风、率谷、风池。

操作方法：用消毒干棉球缠绕针尖，以轻度手法叩刺头三阳经3～5遍，再以中度手法叩刺耳门、听宫、听会、翳风、率谷、风池，至皮肤发红。

第二步　锋钩针治疗

取穴：患侧风池。

操作方法：勾刺风池时，应在传统穴位处向上推至颅底骨面取穴，按照锋钩针操作规程勾刺 3～5 针，出针后用棉球按压针孔。

第三步　毫针治疗

取穴：①主穴：耳门（听宫、听会）、翳风、中渚。②配穴：风热侵袭，配风池、外关；肝火上扰，配行间、足临泣；痰火郁结，配丰隆、内庭；气滞血瘀，配内关、三阴交；肾精亏损，配肾俞、志室、太溪；气血亏虚，配足三里、气海、脾俞。

操作方法：常规针刺治疗。（图 4-56，图 4-57）

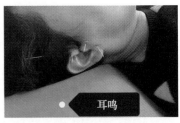

图 4-56　耳鸣毫针治疗 1

第四步　水针治疗

取穴：翳风、下关、完骨。

操作方法：用 2ml 注射器抽取灭菌注射用水 1ml、注射用甲钴胺 0.5mg，混匀后，选患侧穴位注射，每次 1 穴。诸穴交替选用。

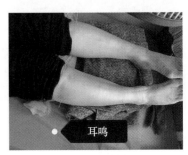

图 4-57　耳鸣毫针治疗 2

【治疗现状】

耳鸣患者在临床上非常多见。神经性耳鸣的诊断要排除颅内病变、耳部病变、颈椎病等。神经性耳鸣的发生大多原因不明，有些局灶性耳鸣发生的原因是局部循环不好。西医治疗神经性耳鸣主要采用药物治疗、高压氧治疗和心理学治疗，所用药物无不是为了改善循环、抗焦虑、抗抑郁等，但疗效甚微。针灸治疗神经性耳鸣主要是毫针治疗，有一定效果，但方法单一，方案简单，疗程较长，因此探讨一个更加优化的针灸方案非常有必要。

【临床体会】

1．关于耳前三穴的取穴问题　耳门、听宫、听会均为治疗耳鸣耳聋的有效穴，但距离较近，因此针刺之时 1 次只取 1～2 穴，可交替使用。

2．关于疗程　对于突发的、急性的神经性耳鸣，上述组合治疗除锋钩针每周 2 次外，其他方法每日 1 次，1 周为 1 个疗程，一般需要 1～2 个疗程；对于病程较长的、慢性的神经性耳鸣，组合方案治疗每周 2 次，1 个月为 1 个疗程，需要 1～2 个疗程。

3．关于本病的治疗机制　可能与改善局部血液循环有关。梅花针叩打皮部，可改善血管舒缩功能；锋钩针于风池实施勾割提拉手法，使病理性粘连组织得到有效松解，减轻局部的张力、压力，从而改善局部血液循环。

4．关于配合中西药的问题　神经性耳鸣的突发阶段可配合应用改善循环的西药，静脉给药进行治疗；对于病程较长的、慢性的神经性耳鸣，可配合水针即甲钴胺穴位注射进行治疗，同时可辨证予以口服耳聋左慈丸等。

5．关于疗效评价　神经性耳鸣属疑难病，病程短者使用上述方法见效快、易痊愈，但病程较长者，见效较慢，且预后判定较难，疗效参差不齐，但综观各种疗法，针灸仍是首选。

【生活调摄】

平素注意保持心情舒畅、起居饮食规律，避免噪声强音刺激。

【验案】

赵某，女，52 岁。患者左耳耳鸣 1 个月，如蝉鸣样，声音低沉。平素性情急躁，耳鸣于1个月前与人争吵后出现。诊断：神经性耳鸣。治疗：梅花针叩刺头部五经，每日1次。毫针针刺左侧耳门或听宫或听会（每次1穴，交替选取），翳风、中渚、太冲、悬钟、足临泣，每日1次，5次为1个疗程。锋钩针勾割左侧风池，1周1次。1个疗程后耳鸣减轻，三诊时基本痊愈。（苗晋玲医案）

十三、突发性耳聋

【概述】

突发性耳聋简称"突发性聋"或"突聋"，是指突然发生的、原因不明的感音神经性听力损失。主要临床表现为单侧听力下降，可伴有耳鸣、耳堵塞感、眩晕、恶心、呕吐等。性别、左右侧发病率无明显差异。随年龄增加发病率亦增加，患病时年龄在40岁或40岁以上者占3/4。

突发性耳聋是指因外感风热或内伤情志、饮食，致痰湿内生，气郁化火，循经上扰、蒙蔽清窍，或突然暴响震伤耳窍，引起的听力突然减退或丧失。中医也称其为"暴聋"。

【临床表现】

突发性耳聋多为单侧耳聋，发病前多无先兆，少数患者则先有轻度感冒、疲劳或情绪激动史。耳聋发生突然，患者听力一般在数分钟或数小时内下降至最低点，少数患者可在3天内听力损失达最低点。大多数患者可于耳聋时出现耳鸣，部分患者可伴有不同程度的眩晕，少数患者可有耳闷堵感、压迫感或麻木感。

【辨证分型】

1. **风邪外犯** 突发耳聋，伴鼻塞、流涕，或有头痛、耳胀闷，或有恶寒、发热、身痛，舌苔薄白，脉浮。

2. **肝火上炎** 情志抑郁或恼怒之后，突发耳聋，伴口干口苦，便秘尿黄，面红，目赤，舌红，苔黄，脉弦数。

3. **肝阳上亢** 突聋发于恼怒之后，头晕、头痛、口苦，烦躁易怒，舌苔薄白，脉弦。

4. **气滞血瘀** 耳聋伴耳胀闷感，耳鸣不休，或耳聋因强大声音震击而成，舌质暗红，脉涩。

5. **气血亏虚** 素体虚弱，面色无华，突发耳聋；或暴聋数日后头痛、耳胀闷等症消失，而面色无华、头晕眼花、语声无力、四肢倦怠等症仍在，舌淡，苔薄，脉细弱。

【新九针治疗】

（一）治则

疏通耳窍，活血通络。

（二）针具选择

梅花针、锋钩针、毫针。

（三）治疗方案

同"神经性耳鸣"。

【治疗现状】

目前，对于突发性耳聋的治疗，西医主要是药物治疗和高压氧治疗，常用药物有糖皮质激素、溶栓和抗凝药物、神经营养类药物，虽有一定疗效，但效果甚微。突聋早期及时针灸综合治疗，预后较好，听力恢复较快，但针灸方法单一，方案简单，疗效不稳定。因此，探讨一个更加优化的针灸方案非常有必要。

【临床体会】

1. 关于治疗方法与效果　暴聋的治疗方法与突发耳鸣雷同，只是疗程较短，效果更好。另外，暴聋实证居多，治疗多以泻实为主。

2. 关于疗程　除锋钩针每周2次外，余法每天1次，1周为1个疗程，一般不超过1周即可获效。1～2周可愈。

3. 关于锋钩针的取穴问题　不可每天选同一个穴位进行勾刺，要双侧交替或选附近穴位替代。因为锋钩针的损伤程度较大，针后感较强，一般同一穴位3天后方可勾刺第2次。

【生活调摄】

1. 嘱患者保持鼻腔通畅，切忌捏住鼻翼用力擤鼻，以防浊涕四窜，变生他病。

2. 注意休息，多饮水。平素忌食辛辣燥火、肥甘厚味之品及忌烟酒，以防湿热内蕴。

3. 注重锻炼身体，增强体质，预防感冒。患上呼吸道感染时，要积极治疗，以免并发本病。

【验案】

张某，男，45岁，电视台职员，2018年11月诊治。晨起后突然听力丧失，无其他症状，在山西医科大学第二医院耳鼻喉科诊断为"突发性耳聋"。遂住院，静脉滴注扩血管药、口服营养神经药物1周，效不佳，出院后遂来就诊。治以梅花针叩刺头部各经15分钟，毫针针刺耳门、听宫、听会（交替取穴），以及翳风、外关、中渚、足三里、足临泣，留针30分钟，每日1次；锋钩针勾割双侧风池，每周2次。次日晨起即可听到耳边弹指的声音，针刺1周后能够听到客厅挂钟的声音。连续治疗3周，患者痊愈。（苗晋玲医案）

十四、牙痛

【概述】

牙痛是口腔疾患中最常见的症状。西医学的龋齿、牙髓炎、牙周炎、牙槽或牙周脓肿、冠周炎及牙本质过敏等均可引起牙痛。

中医学对牙痛的认识很早。《灵枢·经脉》曰："大肠手阳明之脉……是动则病齿痛。"十二经脉中，手阳明大肠经入下齿，足阳明胃经入上齿，无论是风热外袭还是胃火炽盛，火邪循经上炎，均可引起牙痛。又因肾主骨，齿为骨之余，故肾阴不足、虚火上炎，亦可引起虚火牙痛。

【临床表现】

牙痛每因冷、热、酸、甜等刺激而发作或加重，可伴有牙龈红肿、牙龈出血、龈肉萎缩、牙齿松动、咀嚼困难或有龋齿存在。

【辨证分型】

1. 风热外袭　发作急骤，牙痛剧烈，牙龈红肿，喜凉恶热。可兼有发热、口渴、腮颊肿胀。舌红，苔薄黄，脉浮数。

2. 胃火炽盛　牙痛剧烈，牙龈红肿甚至出血，遇热更甚。伴口臭、尿赤、便秘。舌红，苔黄，脉洪数。

3．虚火上炎　牙齿隐隐作痛，时作时止，午后或夜晚加重，日久不愈可见齿龈萎缩，甚则牙根松动。伴腰膝酸软、头晕眼花。舌质红嫩，少苔或无苔，脉细数。

【新九针疗法】

（一）治则

风热外袭、胃火炽盛者，清热泻火、消肿止痛；虚火上炎者，养阴清热、降火止痛。

（二）针具选择

火针、毫针。

（三）治疗方案

第一步　火针治疗

取穴：下关、颊车。

操作方法：用细火针深疾刺患侧下关，浅点刺颊车。

第二步　毫针治疗

取穴：①主穴：下关、颊车、合谷、内庭。②配穴：风热外袭，配外关、风池，疏风清热；胃火炽盛，配厉兑、曲池，泻火止痛；虚火上炎，配太溪、照海，滋养肾阴、降火止痛；上牙痛，配太阳、颧髎；下牙痛，配大迎、承浆；牙痛颊肿，配高肿突出处，用三棱针散刺出血，以消肿止痛；若已成脓，用三棱针点刺脓肿中心以排脓；如口腔从齿龈处可见红肿、凸起，应从口腔内点刺排脓。

操作方法：毫针常规针刺，风热外袭、胃火炽盛者用泻法；虚火上炎者平补平泻。下关、颊车针刺时避开火针眼。

【治疗现状】

牙痛是临床常见病，西医常常采用镇痛、消炎等药物治疗，虽止痛快，但持续时间短，易复发。针灸治疗牙痛是传统优势技术，往往能即刻止痛，但疗法单一，方案简单，疗效不稳定。因此，探讨一个更加优化的针灸方案非常有必要。

【临床体会】

1．关于本方案的优势　本方案治疗单纯性牙痛，症状改善较快，且无毒副作用，成本低，患者容易接受，短期疗效较好，长期治疗效果也稳定、持久。但对于牙质破坏所致齿痛，需在痛止后到口腔科明确诊断，采取专科手段进行治疗。

2．关于火针治疗牙痛　牙痛最主要的是局部治疗。对于冠周炎、牙龈经常出血者，火针的应用尤为重要。因为中医认为，此是由于热毒壅盛，蕴遏阳明经脉所致，而火针局部点刺下关、颊车可引热外出，即所谓"火郁发之"之意。

3．关于疗程　火针1周2次，毫针1周2～3次，1周为1个疗程，一般1～3个疗程。

4．牙痛的发生原因很多，应针对不同的原发病进行治疗。在辨治牙痛时，应注意与三叉神经的上颌支痛、下颌支痛相鉴别。

【生活调摄】

注意口腔卫生，避免过度咀嚼硬物和冷、热、酸、甜等的刺激。

【验案】

吴某，男，43岁，2019年4月9日来诊。因左侧牙痛2天就诊。患者自诉2天前无明显原因出现左侧牙痛，下牙痛甚，遇冷、热、酸、甜等不良刺激时加重，伴牙龈红肿，无发热，无龋齿，伴牙龈红肿，纳差，眠可，小便正常，大便偏干。舌红苔黄，脉数。辨

病辨证：牙痛（胃火炽盛）。经上述方案治疗，一周2次，治疗2周后痛止。1个月后随访，未复发。（冀来喜医案）

（苗晋玲　苏瑶）

第六节　急症

一、痉证

【概述】

痉证是以项背强急、四肢抽搐，甚至角弓反张为主症的一种病证。可见于多种疾病过程中，病因不外乎外感和内伤两方面。外感者多因风、寒、湿邪阻遏经络，使血行不畅，或热盛、热灼津液而发；内伤者多因津血虚少，不能濡养筋脉而致。

【临床表现】

四肢抽搐，项背强急，甚至角弓反张，牙关紧闭。

【辨证分型】

1. **热极生风**　多兼表证，起病急骤，有汗或无汗，头痛神昏。
2. **痰热化风**　多见壮热烦躁，昏迷痉厥，喉间痰鸣，牙关紧闭。
3. **血虚生风**　多无发热，伴有手足搐搦，露睛，纳呆，脉细无力。

【新九针疗法】

（一）治则

息风定惊。

（二）针具选择

毫针、三棱针。

（三）治疗方案

第一步　毫针治疗

取穴：①主穴：水沟、太冲、印堂、合谷。②配穴：高热，加针大椎、曲池；痰盛，配内关、丰隆；血虚，配血海、足三里。

操作方法：水沟用1寸针向上斜刺0.2～0.3寸，行雀啄刺法；太冲直刺0.5～1寸；印堂采用提捏进针法，用1寸针向下平刺0.3～0.5寸；合谷直刺0.5～1寸，采用泻法。留针30分钟，每日1～2次。

第二步　三棱针

取穴：十宣。

操作方法：先将挤腕部至手指，再用三棱针对准穴位速刺快退，然后依次轻挤点刺过的指端，使之少量出血。一只手操作完毕再操作另一只手。

【治疗现状】

痉证的发生可见于多种疾病中，如小儿高热、颅内感染、颅脑外伤、高血压脑病、癫痫、破伤风等，西医常采用镇静、吸氧、退热等方法并配合对因治疗，疗效较好。针灸治疗痉证有一定疗效，可以作为对症治疗以应其急。本方案将毫针、三棱针疗法相结合，见效快，病程短，便于操作，易被患者接受，适宜推广使用。

【临床体会】

1. 关于配合其他方法的问题　痉证多见于某些疾病的危重阶段，当及时采用针刺解痉。痉止之后，应及时查明病因。对于流行性脑脊髓膜炎、流行性乙型脑炎及其他感染性疾病引起的脑膜刺激症状，针灸止痉后必须配合其他方法进行对因治疗；对于癔病性或一过性脑缺氧引起者，可单用针灸；对于辨证为阴血亏虚型者，还可配合补益性中药。

2. 关于针刺意外事故的问题　患者在抽搐时针刺，或针刺中出现抽搐，应注意防止滞针、弯针、断针等现象的发生。

【生活调摄】

治疗期间应保持室内安静通风，避免外界刺激。

【验案】

金某，男，9 岁，2021 年 6 月初诊。主诉：四肢抽搐半小时余。家属诉患儿感冒时突然出现高热不退，四肢抽搐，颈项强直，牙关紧闭等症。查体：目睛上视，口唇青紫，体温 39.5℃。辨为热极生风证。治用三棱针点刺十宣放血，继用毫针刺水沟、太冲、印堂、大椎、曲池、合谷，每 5 分钟行针 1 次，留针 30 分钟后，热退、神清、痉止。次日，又同前法针刺 1 次。3 天后随访，患儿诸症皆除。（冀来喜医案）

二、晕厥

【概述】

晕厥指骤起而短暂的意识和行动的丧失。其发生与气虚血弱，经脉气血不能上充，阳气不能到达四末，以及情绪波动，外伤疼痛，以致气机逆乱，清窍受扰有关。

【临床表现】

先兆症状为疲乏、眩晕、恶心，继则突然昏倒、不省人事。常伴有面色苍白，肢冷汗出，血压下降，脉细弱无力等。

【辨证分型】

1. 虚证　素体虚弱，疲劳惊恐而致昏仆，面色苍白，四肢厥冷，气短眼花，汗出，舌淡，脉细缓无力。

2. 实证　素体健壮，偶因外伤、恼怒而致突然昏仆，不省人事，呼吸急促，牙关紧闭，舌淡苔薄白，脉沉弦。

【新九针疗法】

（一）治则

苏厥醒神。

（二）针具选择

毫针。

（三）治疗方案

毫针治疗

取穴：①主穴：水沟、合谷、足三里、中冲、内关。②配穴：虚证，配气海、关元、百会，俱灸；实证，配太冲。

操作方法：水沟用1寸针向上斜刺0.2～0.3寸，行雀啄刺法；合谷直刺0.5～1寸；足三里用2.5寸毫针直刺1～2寸；内关直刺0.5～1寸；中冲浅刺0.1寸，采用泻法。留针30分钟，每日1次。

【治疗现状】

晕厥包括反射性晕厥、心源性晕厥、脑源性晕厥，可由多种疾病引发，如一过性脑缺血、脑血管痉挛、体位性低血压、低血糖昏迷、癔症性昏迷以及外伤、情志病等，西医常采用教育和对因治疗，疗效较好。针灸对情绪激动、外伤疼痛引起的晕厥效果良好。其他原因引起者，针灸亦可作为辅助治疗措施。本方案应用毫针，见效快，病程短，便于操作，易被患者接受，适宜推广使用。

【临床体会】

关于配合其他方法的问题：针灸治疗的同时，应详细检查晕厥的病因，以采取相应的综合治疗措施进行治疗。

【生活调摄】

有晕厥先兆症状者，应有防患意识，尤其注意避免摔倒。平时注意保持良好心态，尽量避免情绪波动。

【验案】

张某，女，40岁，2021年1月初诊。主诉：昏倒半小时余。家属诉其与丈夫发生口角时突然昏倒、不省人事。症见：神昏不语，呼吸急促，牙关紧闭，四肢厥逆，脉沉。辨为实证。治用毫针针刺水沟、合谷、足三里、中冲、内关、太冲，强刺激，每5分钟行针1次。30分钟后神志清醒，四肢渐温。（冀来喜医案）

三、中暑

【概述】

中暑多因炎夏烈日暴晒过久，或在高温和热辐射的环境中工作不注意防暑而发生。多为人体正气不足，暑热或暑湿秽浊之邪乘虚侵入；或邪热内蕴，引动肝风；或津血两伤，气阴不足而成。

【临床症状】

轻者症见头昏、头痛、心悸、胸闷、恶心、发热、汗出、口渴、肢倦无力、烦躁等；重者除上述症状外，尚有高热、面色苍白、神昏、谵妄等。

【辨证分型】

1. 阳暑　头昏头痛，心烦胸闷，口渴多饮，全身疲软，汗多，发热，面红。舌红，苔黄，脉浮数。

2. 阴暑　精神衰惫，肢体困倦，头昏嗜睡，胸闷不畅，多汗肢冷，微有畏寒，恶心欲吐，渴不欲饮。舌淡，苔薄腻，脉濡细。

3. 暑厥　昏倒不省人事，手足痉挛，高热无汗，体若燔炭，烦躁不安，胸闷气促，或小便失禁。舌红，苔燥无津，脉细促。

4. 暑风　高热神昏，手足抽搐，角弓反张，牙关紧闭，皮肤干燥，唇甲青紫。舌红绛，脉细弦紧，或脉伏欲绝。

【新九针疗法】

（一）治则

解表清暑，和中化湿。

（二）针具选择

梅花针、磁圆梅针、三棱针、员利针、毫针。

（三）治疗方案

第一步　梅花针或磁圆梅针治疗

取穴：颈椎两侧及胸椎两侧、风池、曲池、合谷、内关、足三里。

操作方法：以中度手法叩刺，每1～2小时叩刺1次，直至病情好转。

第二步　三棱针治疗

取穴：十宣、四弯（曲泽、委中）。

操作方法：三棱针点刺、刺络放血。

第三步　员利针治疗

取穴：涌泉。

操作方法：强刺激不留针。

第四步　毫针治疗

取穴：①主穴：水沟、风池、大椎、内关、足三里。②配穴：神昏，配十宣、百会、涌泉。

操作方法：强刺激，留针30分钟。

【治疗现状】

一般中暑急症如能及时诊治，处理适当，均可恢复正常。针灸治疗本病疗效肯定，方法简便，可作为急救的首选措施。本方案将梅花针、磁圆梅针、员利针、毫针疗法相结合，见效快，病程短，便于操作，易被患者接受，适宜推广使用。

【临床体会】

1. 关于针刺环境的问题　对于中暑患者，应迅速将其抬到凉爽通风处，平卧休息，再行针刺治疗。对体温过高者，给予物理降温，并恰当补液，以防脱水。

2. 关于配合其他方法的问题　中暑先兆及中暑轻症者，针灸单用即可起速效；对于中暑重者，尤其是中暑时间长、患者年高或伴有慢性基础性疾病者，多采用中西医综合治疗，针灸可作为辅助方法。中暑发病急骤，变化快，需及时救治。

【生活调摄】

本病应未病先防。夏暑季节要注意防暑降温，备用清凉饮料，保持室内通风，注意劳逸结合。

【验案】

张某，男，35岁，民工。2018年8月15日就诊。在建筑工地连续工作10小时后，突然出现头昏头痛、面色苍白、汗出乏力等症。体温：波动在38.7～40.1℃。查体：意识清，心率100次/min，呼吸音粗，巴宾斯基征阴性，脑膜刺激征阴性。诊断为中暑。予以梅花针叩刺，三棱针点刺十宣放血，毫针刺水沟、风池、大椎、内关、足三里、涌泉，强刺激，留针30分钟。治疗结束后，诸症减轻，并嘱患者回去服绿豆汤加盐。翌日痊愈。（冀来喜医案）

（孟立强　武杰　孙雅婧）

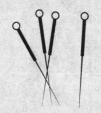

第五章

新九针论文专著摘要

— 新九针论文摘要

— 新九针专著摘要

第一节　新九针论文摘要

1.《新九针在皮肤科临床应用》 运用新九针中的磁圆梅针、火针治疗带状疱疹、白癜风、囊肿型痤疮取得较好疗效。针灸对机体神经－内分泌－免疫有一定影响，可提高机体免疫功能，增强抗病毒能力，调节内分泌系统，因此对某些皮肤病有良好的治疗效果。（出自《甘肃中医》1998 年第 2 期，李月萍、祁坚）

2.《新九针及单纯毫针治疗肩周炎 230 例疗效分析》 本篇文章的目的是观察新九针及单纯毫针治疗肩周炎的疗效。对 172 例新九针组患者采用以磁圆针为主，循经叩刺肩周穴，同时叩刺阿是穴的方法治疗；对 58 例毫针组患者采取经验取穴、循经取穴、局部取穴及耳穴相结合的方法治疗。结果：新九针组总有效率为 96.4%，毫针组总有效率为86.2%。结论：新九针治疗肩周炎胜于单纯毫针。（出自《山西职工医学院学报》2000 年第 2 期，贾运滨、屈玉明）

3.《新九针针具在针灸美容上的应用》 新九针针具由镵针、磁圆梅针、鍉针、锋钩针（含三棱针）、铍针、圆利针、毫针、火针、梅花针组成，其中火针又包括细火针、中火针、粗火针、平头火针。"新九针"的出现，既大大丰富了针刺工具的种类，又拓宽了针灸治病的范围，提高了疗效。本文运用新九针治疗痤疮、黄褐斑、疣、荨麻疹、神经性皮炎、白癜风，旨在通过介绍新九针针具治疗 6 种疾病的操作步骤及方法，使针灸同仁能够了解并掌握其在针灸美容上的应用。（出自《上海针灸杂志》2000 年第 19 卷增刊，严竣、田建刚、樊凤娥）

4.《新九针治疗周围性面瘫 97 例》 新九针治疗面瘫，体现了中医学在外治法上的整体观，针对疾病采用辨证施治具有临床综合治疗功效，其手段科学，疗效显著。如镵针泄热毒、火针激活机体免疫、梅花针改善局部血液循环、锋钩针刺脉络放瘀血以疏局部之壅滞，所以作用于面瘫的治疗效果良好。用新九针治疗面瘫，以针具相配，针对发病机制，辨证施具，扩充了"毫针"治疗手段的单一性，突出了其科学性；治疗面瘫要从整体辨证入手，全面顾及，既要考虑到外来致病因素，又要兼顾内因发病原理，合理配伍，分主辅法，系统治疗是为关键。（出自《中医外治杂志》2001 年第 4 期，杨恩来、冀来喜、田霞）

5.《新九针为主治疗肱骨外上髁炎 60 例》 选用新九针中的磁圆梅针、鍉针、细火针，以肱骨外上髁处及肱桡关节处压痛点和伸腕肌行走方向的广泛压痛点为穴，先用磁圆梅针沿患肢手阳明经及局部轻叩 3 ～ 5 遍，至局部轻度发红为度，再用鍉针寻找压痛点，常规消毒后，用细火针点刺痛点 3 ～ 5 针，散刺进针。3 种针具的联合应用，可疏经通络，驱除病邪，这也体现了新九针疗法整体性与特异性治疗疾病的特点。（出自《中国针灸》2002 年第 4 期，牛庆强、高克成）

6.《新九针针具在耳穴上的应用》 根据不同病种采用不同针具施治。①高血压，用毫针刺或用锋钩针于耳尖勾刺出血 5 ～ 6 滴为宜，耳穴取角窝上、降压沟、神门、肝、肾等；②神经衰弱，用毫针刺或用梅花针叩刺相应的耳穴如皮质下、额、颜、枕区、肝、肾、心、脾、神门穴；③各类痛症，用毫针、锋钩针在相对应的耳穴如神门、皮质下、脾、肾、肝施治，或在耳尖穴用锋钩针勾刺出血 3 ～ 5 滴；④妇科病，多用梅花针、毫针在相对应的耳穴如内生殖器、内分泌、肝、肾、脾、腹部叩刺或针刺；⑤皮肤病，用镵针或铍针在轮 1～4 穴上划割出血，或用锋钩针勾刺耳尖穴、耳中穴并放血 3～5 滴，也可用梅花针叩刺相对应部位与肺、脾、风溪穴；⑥炎症，多在相对应耳穴上针刺，或用锋钩针在耳穴放血 3～5 滴。以上诸症，可用新九针之 1 种或 2 种以上针具施治，因人因耳穴具体部位而异。（出自《中国针灸》2002 年增刊，郭冠华、郝红梅、乔正中）

7.《新九针治疗面瘫 60 例临床观察》 新九针治疗面瘫，根据新九针辨证施针、针分主辅、系统治疗的施针原则，针具选用梅花针、毫针、火针、锋钩针等，其中梅花针治疗皮部，毫针通调经气，火针温经散寒。临床观察显示，治疗后，患病部位温度即刻提升，特别是毫针鸡爪刺后患病部位温度大面积提升，患病部位皮肤颜色变红，说明患病部位血液循环即刻改善。锋钩针治疗本病，取自《黄帝内经》的经筋治疗和放血疗法。采用新九针治疗面瘫，通过对经络的皮部、经脉、络脉、经筋等进行全方位治疗，疗效优于单一毫针治疗。（出自《山西中医学院学报》2008 年第 2 期，高山、田文海）

8.《新九针治疗颈椎病探析》 "新九针"是山西省针灸研究所首任所长师怀堂依据《黄帝内经》关于古九针的文字记载以及后世绘制的九针图谱，大胆革新创制出的新型九针针具。多年来，临床医师在新九针疗法思想的指导下，针分主辅，联合运用，取得了良好的临床疗效。本文就新九针治疗颈椎病的方法以及优势和特点作一简要介绍与探讨。

新九针在继承古九针治疗颈椎病的基础上，针分主辅，联合运用，所用的配伍针具有锋钩针、磁圆梅针、细火针、梅花针、毫针、三棱针。虽然颈椎病的治疗方法不胜枚举，其中不乏多种多样的物理疗法，都有各自的临床疗效，但是新九针在治疗颈椎病的临床发展过程中形成了自身的优势与特点，明显区别于其他疗法。一是有效与安全性。在颈椎病的治疗中，不论是何种类型，新九针疗法具有明显疗效，而且所需疗程短，复发率低，并且新九针疗法具有"自然疗法"的特点，几乎没有副作用，治疗过程十分安全，针后基本没有不良反应。二是简便且易于操作。新九针疗法治疗颈椎病有自身的规范化方法，操作较为简便，具有一定针灸学基础的临床医师均可使用，易为一般针灸工作者掌握。三是价廉且适应性强。新九针针具价格低廉，广大基层针灸工作者完全有能力购置，并且施治费用低廉，广大患者乐于接受。并且新九针疗法对施治环境有高度适应性，几乎在任何日常环境条件下都可以进行治疗活动，所以特别适合农村、厂矿、部队、边境、山区等基层或偏远地区的针灸工作者运用。四是特异性与整体性相结合。新九针疗法治疗颈椎病发扬多种针具结合的优势，既重视每个针具的特异性又强调发挥整体特性，打破了针灸治疗中传统的单一毫针施治的局限性，提高了临床疗效，形成了自身既重视个体又强调整体的独特学术思想。（出自《光明中医》2009 年第 3 期，张天生、李新华、牛庆强等）

9.《新九针镵针疗法》 详细介绍镵针的使用方法以及操作规范。新九针镵针疗法是指用镵针刺激穴位或划割人体某些部位（如皮肤、口腔黏膜等），以起到治疗疾病作用的针刺方法。镵针为古九针之一，久已失传。其记载见于《灵枢·九针十二原》："一曰镵针，长一寸六分……镵针者，头大末锐，主泻阳气。"（出自《上海针灸杂志》2009 年第 4 期，郝重耀、田建刚、张天生）

10.《新九针磁圆梅针疗法》 详细介绍磁圆梅针的使用方法以及操作规范。新九针磁圆梅针疗法是指用特制的具有强磁性的圆梅针叩刺经络腧穴以治病健身的一种针刺疗法。磁圆梅针具有圆针、梅花针、磁疗 3 种疗法的治疗作用，临床运用十分广泛。（出自《上海针灸杂志》2009 年第 5 期，郝重耀、田建刚、张天生）

11.《磁圆梅针的临床应用》 磁圆梅针是新九针的针具之一，由山西省针灸研究所前辈师怀堂历经多年根据《黄帝内经》所记载的古代员针以及近代梅花针，并参照中国古代有关磁石治病的记载和现代磁疗原理，发明创制的新型针具。磁圆梅针通过刺激（如叩击、按压等）人体一定部位（经脉、穴位、局部等），以迎随补泻和叩击强度变化等方式发挥综合作用来治疗疾病。常用叩刺方法有循经取穴叩刺法、经脉叩刺法、穴位叩刺法、局部叩刺法等。这些叩刺方法可单独应用，也可配合应用。循经叩击可通经活络，调节脏腑气血功能；揣摩点按法可以行气活血，消肿止痛。临床适用于下肢静脉曲张、软组织损伤、肩周炎、颈椎病、跌打损伤所致血瘀肿痛、湿疹、神经性皮炎、肱骨内外上髁炎、胃下垂、肠炎、神经衰弱、小儿腹泻、子宫脱垂等病证，疗效显著，并能美容健体。（出自《山西中医》2009年第5期，牛庆强、李新华、张天生等）

12.《新九针锋钩针疗法》 详细介绍锋钩针的使用方法以及操作规范。新九针锋钩针疗法是指用锋钩针点刺、勾割或松解穴位及特定部位，以达到治疗疾病目的的针刺疗法。该针具是由古九针中的锋针与民间常用的钩针结合而成的一种速效、实用的新型针具，是新九针中重要的针具之一。（出自《上海针灸杂志》2009年第6期，田建刚、郝重耀、冀来喜）

13.《新九针治疗颈椎病252例疗效观察》 采用新九针中的锋钩针、毫针、火针、磁圆梅针、梅花针，针分主辅、辨证用针，治疗颈椎病252例，其中颈型颈椎病有效率98%、椎动脉缺血型颈椎病有效率87%、神经根型颈椎病有效率91%。结果说明，新九针疗法疗效突出、简便实用，疗程短、复发率低，是一种有效、安全、价廉、值得推广的疗法。（出自《光明中医》2009年第6期，张琳、张天生、靳聪妮）

14.《新九针溯源与发展》 详细阐述古九针的名称、形状、功用、刺法及来源，并对中华人民共和国成立后在继承古九针基础上的发展与创新成果——新九针，进行系统介绍。（出自《中国针灸》2009年第7期，张天生、靳聪妮、关芳）

15.《新九针锓针疗法》 详细介绍锓针的使用方法以及操作规范。新九针锓针疗法是指用锓针在体表穴位进行点压、揉按、刮磨或烧灼后烙刺病变部位而起到治疗作用的一种针法。此针系古九针之一，后世医家对该针应用甚为稀少，而改制后的锓针应用非常广泛，亦被众多医家所掌握。（出自《上海针灸杂志》2009年第7期，田建刚、郝重耀、冀来喜）

16.《新九针火针疗法》 详细介绍火针的使用方法以及操作规范。新九针火针疗法是指用形同毫针、材料特殊、规格各异的针具，在酒精灯上加热至红亮后，刺激穴位或病变部位以防治疾病的一种疗法。（出自《上海针灸杂志》2009年第8期，郝重耀、田建刚、冀来喜）

17.《新九针梅花针疗法》 详细介绍梅花针的使用方法以及操作规范。新九针梅花针疗法是指用多支短针集成簇，对穴区或特定部位进行浅刺以达到防治疾病目的的一种疗法。毛刺、扬刺、半刺可作为梅花针针法的理论根据。明代医家陈实功所撰《外科正宗》有"箸针"一说，实际是将数枚针束于竹筷上进行刺血的针具，由此推证，现在的梅花针应是脱胎于箸针。（出自《上海针灸杂志》2009年第9期，郝重耀、田建刚、冀来喜）

18.《新九针圆利针疗法》 详细介绍圆利针的使用方法以及操作规范。新九针圆利针疗法是指将圆利针深刺入人体穴位或特殊部位，产生强烈针感而达到治疗目的的一种疗法。《灵枢·九针论》："六曰员利针，取法于氂针，微大其末，反小其身，令可深内也，长一寸六分，主取痛痹者也。"古圆利针"末端尖锐，中部略膨大，针身反细小"，新制圆利针较古九针中圆利针有较大改进。新制圆利针较古圆利针粗，针体长，针尖呈松针形，全长 3～6 寸不等。该针治疗某些病证疗效独特，具有其他针具不能替代的治疗作用。（出自《上海针灸杂志》2009 年第 10 期，冀来喜、田建刚、郝重耀）

19.《新九针铍针疗法》 详细介绍铍针的使用方法以及操作规范。新九针铍针疗法是以铍针刺激穴位或特定区域，以及将铍针烧至灼热，烙割病变组织，达到治疗目的的一种疗法。铍针亦是古九针之一。《灵枢·九针十二原》："五曰铍针，长四寸，广二分半；……铍针者，末如剑锋，以取大脓。"《灵枢·九针论》："五曰铍针，取法于剑锋，广二分半，长四寸，主大痈脓，两热争者也。"迄至今世，铍针针法早已绝迹。改制后的新型铍针，主要用于针灸外科，对以往针灸从不治疗或无法治疗的一些外科病种，如皮肤赘生物、肛肠息肉、较大的疣或痈疡、粉瘤等多种疾病有独特疗效。（出自《上海针灸杂志》2009 年第 11 期，冀来喜、田建刚、郝重耀）

20.《新九针之锋勾针治疗漏肩风》 本篇文章运用锋勾针治疗肩周炎，选取的穴位为肩髃、肩髎、肩贞、肩前、阿是穴。施针方法分以下 4 个步骤：①用左手拇、示指在选定的穴位或刺激部位的周围稍加按压以舒张皮肤，右手持针，垂直刺入皮下相应深度，然后倾斜针体，与皮肤约呈 60° 角；②随后提动针柄进行勾割，先纵向提动针柄，进行勾割（一般勾割 3～4 次），然后横向提动针柄，进行勾割（一般勾割 3～4 次），此时可听到割断皮下肌纤维的吱吱声；③勾割完毕，将针体恢复到原来的角度，按进针方向退出针尖；④出针后立即用干棉球按压针孔。锋勾针治疗漏肩风可同时产生两种功能和作用：一是有刺激肌肉、放瘀血的功能，具有刺血的治疗作用；二是可割断皮下粘连的肌纤维及脂肪，具有割治的治疗作用。（出自《针灸临床杂志》2010 年第 4 期，岳淑娟）

21.《新九针治疗寻常疣 18 例》 对于寻常疣的治疗，充分利用新九针的特色疗法，组合选用铍针、火针、锟针治疗大小不等的寻常疣，1 次即可痊愈，且不出血，亦无瘢痕及色素沉着，效果显著。新九针疗法在治疗时强调发挥每种针具的特异性及其针法的整体性治疗作用，使之相辅相成，相得益彰，且其针法具有"自然疗法"的特点。3 种针具均由耐高温材料制成，在 800℃高温下，不退火、不断裂、不弯曲、不变形，能保持施针时所需的硬度和韧性。（出自《中国针灸》2013 年第 1 期，苗晋玲、赵洪强、冀来喜）

22.《新九针治疗脑卒中后抑郁 36 例》 新九针由山西省针灸研究所师怀堂基于多年临床经验，在古九针基础上进行技术改良研制而成。本研究采用了新九针中的磁圆梅针、梅花针、毫针。梅花针叩刺属丛针浅刺法，是在古代"半刺""浮刺""毛刺"的基础上发展而来的。《素问·皮部论》曰："凡十二经络脉者，皮之部也。是故百病之始生也，必先于皮毛。"故运用梅花针叩刺皮部，可以调节脏腑经络功能，促进机体恢复正常。脑卒中后抑郁直接病位在脑，督脉能够调节人体一身之阳气，膀胱经和胆经主治神志病，故梅花针循经叩刺头部此三条经脉，具有通经活络、升阳开窍之效，从而使脑部经脉得以疏通、郁滞得以驱散。磁圆梅针针法是通过磁圆梅针刺激（如叩击、按压等）人体一定部位（经脉、穴位、局部等），从而治疗疾病的一种独特的针刺方法。师氏磁圆梅针是由稀土钴为磁材料做成的。稀土钴具有六角晶体结构，有良好的永磁特性，并可在小的磁体上获得很高的磁性，使磁圆梅针的磁力高达 5 000Gs 以上，并由静磁变为动磁，用以叩击经络穴位，可发挥双向调节作用，从而达到平衡阴阳、祛邪扶正的目的。综上所述，我们采用新九针治疗脑卒中后抑郁，以磁圆梅针循经叩刺督脉、夹脊穴、膀胱经背部循行线，以梅花针循经叩刺头部督脉、足太阳膀胱经及足少阳胆经各循行线，以毫针刺风池、百会、四神聪、内关等穴位。该疗法具有通督调神、开窍解郁之功，疗效肯定，无毒副作用，适合临床推广应用。（出自《中国民间疗法》2013年第1期，李蕾、牛庆强、李丽等）

23.《新九针圆利针与芒针齐刺治疗梨状肌综合征疗效对照观察》 本篇文章比较新九针圆利针与普通芒针治疗梨状肌综合征的疗效差异，并探讨其作用机制。将80例患者随机分为新九针圆利针组（圆利针组）和芒针治疗组（芒针组），每组40例。圆利针组采用新九针圆利针（0.60mm×125mm）在"梨状肌三穴"实施齐刺治疗，芒针组以普通规格芒针（0.32mm×125mm）在"梨状肌三穴"实施齐刺治疗，两组均予常规针刺委中、阳陵泉。每周3次，2周为1个疗程。1个疗程后评价临床疗效，并于治疗前后测定两组患者痛阈值。结果显示，圆利针组总有效率优于芒针组（31/40）。两组治疗后痛阈值较治疗前均显著提高；圆利针组痛阈值增量明显大于芒针组。结论：新九针圆利针治疗梨状肌综合征疗效确切，优于普通芒针，与其能有效提高局部组织痛阈值有关。（出自《中国针灸》2013年第5期，刘建民、田文海、田建刚）

24.《新九针治疗脑卒中后抑郁机制初探》 师氏磁圆梅针综合了员针、梅花针、磁疗3种治疗方法的治疗作用，临床治疗范围十分广泛。磁圆针是由稀土钴为磁材料做成的。稀土钴具有六角晶体结构，有较高的各向异性，所以可有良好的永磁特性，并可在小的磁体上获得很高的磁性，使磁圆针的磁力达5 000Gs以上，并由静磁变为动磁，用以叩击经络穴位，可发挥双向调节作用，从而达到通经活络、平衡阴阳、祛邪扶正的目的。督脉主一身之阳气，磁圆梅针循经叩刺督脉及夹脊穴，具有通督调神、调理气血、调节脏腑功能、平衡阴阳，使得气血运行通畅，郁滞得以消散之功。梅花针叩刺属丛针浅刺法，是在古代"半刺""浮刺""毛刺"的基础上发展而来的。《素问·皮部论》曰："凡十二经络脉者，皮之部也。是故百病之始生也，必先于皮毛。"故运用梅花针叩刺皮部，可以调节脏腑经络功能，促进机体功能恢复正常。（出自《中西医结合心脑血管病杂志》2013年第8期，李蕾、韦玲、甄世锐）

25.《新九针早期干预防治脑卒中后抑郁症40例》 观察新九针早期干预对脑卒中抑郁HAMD分值的影响。治疗组给予新九针治疗，对照组不予以心理干预、不进行抗抑郁治疗，两组均予以脑卒中常规中西医结合治疗。结论显示，脑卒中抑郁早期运用新九针干预治疗，具有通督调神、行气活血、调理脏腑之功。（出自《陕西中医》2013年第10期，高山、李蕾、杨发明等）

26.《新九针疗法为主综合治疗强直性脊柱炎》 本篇文章主要论述新九针疗法治疗强直性脊柱炎，展示以火针、锋钩针、圆利针为主治疗强直性脊柱炎的诊疗特色。"九针为主、中西合璧"，对于改善和提高患者生活质量有一定的作用，希望能为强直性脊柱炎中西医综合治疗方案提供思路与方法。（出自《中华中医药杂志》2015年第4期，王海军、曹玉霞、冀来喜）

27.《梅花针治疗皮肤病临床心悟》 梅花针是新九针中的一种，以5枚短针集束一起，针尖围列似梅花而得名，是我国古代"半刺""浮刺""毛刺"等针法的发展；通过叩刺人体一定部位或穴位，激活经络功能，调整脏腑气血，以防治疾病。梅花针治疗病种非常广泛，在皮肤病的治疗中也有广泛应用和显著临床疗效。本篇文章所载运用梅花针治疗带状疱疹、斑秃、激素依赖性皮炎，均有较好疗效。（出自《中国民间疗法》2015 年第 10 期，范瑞娟、张璞、阮雅敏）

28.《新九针疗法治疗肩周炎方案的优化与组合》 本篇文章主要论述新九针疗法治疗肩周炎。锋钩针松解肩关节周围的粘连组织，火针速刺疼痛部位以温通经脉，对于肩周炎早期、中期疗效确切，能较快地达到止痛和恢复肩关节活动度的作用，且无不良反应，对于时间较长的肩周炎也能有较好的疗效。（出自《中华针灸电子杂志》2016 年第 4 期，张京瑜、冀来喜）

29.《新九针疗法治疗肱骨外上髁炎方案的优化与组合》 本篇文章主要论述临床中运用新九针疗法治疗肱骨外上髁炎。锋钩针松解周围粘连组织，火针速刺以温通经脉，对于原发及继发肱骨外上髁炎的疗效确切，能止痛和根治病所，恢复肘关节活动功能，且无不良反应。（出自《中华针灸电子杂志》2017 年第 1 期，高兵兵、冀来喜）

30.《新九针疗法为主综合治疗膝关节骨性关节炎》 膝骨关节炎（KOA）是中老年人常见病、多发病，病因病机尚不完全明确，且病程长，易反复发作，目前尚无根治方法。笔者通过临床跟师学习，总结出以新九针为主治疗膝骨关节炎的诊疗方法，对减轻症状、防止膝关节变形失用、改善患者生活质量有一定作用，希望能为中西医综合治疗膝骨关节炎提供思路和方法。新九针综合治疗膝骨关节炎主要选用火针温阳通痹止痛，优点在于操作时无须留针，为患者节省时间；选用锋钩针勾割松解筋肉以活络。以上两种方法对膝骨关节炎患者疼痛和发僵症状疗效显著。选用毫针通调气血，长针通关过节，磁圆梅针疏通经络，通督灸法补阳通督，中药热敷温经散寒、活血化瘀，埋线祛顽疗瘤。以上诸法可控制或减轻炎症反应，防止关节变形，从而在一定程度上改善患者生活质量。（出自《光明中医》2018 年第 2 期，李帅帅、曹玉霞、王海军）

31.《火针治疗皮肤病临床心悟》 火针治疗化脓性皮肤病可以收到较好疗效，一方面采用物理方法将皮损内的脓液和瘀血排出，加速疾病痊愈；另一方面，火针在烧红后温度可达 700～800℃，既可防止感染，又能起到杀菌的作用。从中医角度看，火针还可祛邪，由于火针针眼不会很快闭合，从而使水湿、痰浊、痛脓、瘀血等有形之邪排出。再者火针还可"以热引热"，正所谓"热病得火而解者，犹如暑极反凉，乃火郁发之之义也"。（出自《中国民间疗法》2018 年第 3 期，范瑞娟、阮雅敏）

32.《新九针综合疗法治疗偏头痛的规范化方案》 师氏新九针疗法打破了针灸治疗中传统的单一制毫针或单一针具施治的局限性，强调发挥不同针具的特异性、整体性治疗作用。九针针具在治疗痛症、痹病方面各有所长。在总结大量临床实践经验的基础上，着重介绍在中医整体观念以及辨证与辨病相结合的理论指导下，运用磁圆梅针、锋钩针、毫针来治疗偏头痛的标准化手法和操作步骤，并根据各种针具的特点进行其治病机制的探讨。（出自《光明中医》2018 年第 8 期，郭向阳、曹玉霞、王海军）

33.《新九针疗法——针灸治疗学的继承与创新》 九针之名，《黄帝内经》中早有记载，后世医者，虽有继承，但渐流失。直到山西省针灸研究所首任所长师怀堂阅古籍，参新论，将中国古代九针与现代医学、科学技术融合起来，创立了一套独特的针灸疗法，即"新九针疗法"，九针才重归大众视野。新九针虽源于古九针，但是在针具、针法以及临床应用上都与古九针有很大区别。

（1）新九针针具的创新：古有九针（镵针、员针、鍉针、锋针、铍针、员利针、毫针、长针、大针），今有新九针（镵针、磁圆梅针、鍉针、锋钩针、铍针、员利针、毫针、火针、梅花针）。不仅针具改进，且治疗范围扩大，其突出优势和创新主要体现在以下几点：

1）锋针为古九针中的一种，最早见于《灵枢·九针十二原》："四曰锋针，长一寸六分。"钩针来源于民间，其尖端呈勾形，常为勾刺羊毛疗（即痧症）所用。新九针中的锋钩针是将锋针、钩针、毫针三者结合于一体，不仅做到锋针的"泻热出血"，而且对病变组织实施提拉勾割手法，使粘连组织得到剥离和松解，获得正常功能。可以说，锋钩针是三棱针的延伸，而针刀则是锋钩针的进一步发挥。

2）新九针中的火针极具特色。《灵枢·九针十二原》记载："大针，长四寸……尖如梃，其锋微员，以泻机关之水也。""大""火"二字在传抄过程中笔误的可能性极大，故其所述"大针"可能就是火针。师怀堂经过临床摸索，研发了细火针、中火针、粗火针、平头火针及三头火针等由钨钢制成的火针器具，不仅增加了种类，而且应用范围也扩展到了各种痹病、皮肤病、脾胃病和内科杂病。尤其是对于皮肤赘生物的治疗，三头火针点刺至赘生物萎缩，鍉针修复创面，往往 1 次即可治愈。

3）员利针在《灵枢·九针论》中记载："长一寸六分，主取痈痹者也。"而新九针中的员利针将针具改进为规格 0.6mm×125mm 的长针，结合现代解剖和运动学知识来确立针刺点，采用"合谷刺"针法针刺，临床主要应用于梨状肌综合征，针尖沿梨状肌走行朝向对侧，取穴选居髎穴后 1 寸及旁开 2 寸，斜刺进针，3 针呈扇形分布，其优势在于可以同时针刺臀中肌、臀小肌及梨状肌，针尖直抵病所。

4）新九针中的芒针是在将古九针中的"长针"和"毫针"结合的基础上演变而来，现在临床使用以长 95～135mm、直径 0.35～0.40mm 最为常见。以芒针为主要针具的"秩边透水道"技术也确定了操作规范，主要应用于泌尿生殖系统疾病；受 JAMA 杂志上《电针治疗女性压力性尿失禁的随机对照试验》一文启发，在临床中加入长 100mm 针以刺中髎，如此组合以后疗效有所提高。

（2）新九针临床应用的创新：新九针之创新，不仅表现在针具，也体现在治疗思路。根据具体病情选取各种针具针法组合应用，用之所长，此疗法我们称之为"新九针优势技术组合"，目前主要应用于疼痛性疾病、内科、皮肤病等临床各科病证。最有心得的疾病之一是膝骨关节炎，尤其是针对局部症状不突出，无肿胀、无明显痛点的患者，依据《黄帝内经》中"病在下，取之上"的观点，按经筋走行进行临床查体时，发现此类患者的腰部常有压痛点或高张力点，多分布在督脉和膀胱经第 1、第 2 循行线上。对腰部经筋痛点、高张力点进行火针或者针刀治疗，然后用员利针"合谷刺"被牵拉刺激的臀中肌、臀小肌、梨状肌，再用火针、毫针针刺膝周局部穴位和特定穴，疗程安排为每周 1 次，一般治疗 1～3 次即愈。这样一套"组合拳"明显优于传统局部毫针治疗方案。同理，对于下肢不明原因的肿胀、疼痛、皮肤感觉异常，检查化验均正常者，都可以运用这样的思路，我们称之为"从腰治膝"。其原理，我们考虑是，腰部肌群如腰方肌等损伤，牵拉刺激了臀中肌、臀小肌、梨状肌，进而刺激支配膝关节周围肌肉的股神经和闭孔神经，导致膝关节周围肌肉如股四头肌、内收肌等变性痉挛而引发病变。新九针发展数十年，既要看到优势又要以科学的态度认识其不足。目前，新九针针具已形成固定的标准和规范化的操作，但是针具组合如何选择最佳的刺激位点，起治疗作用效应的量效及安全性如何把握，以及每种针具如何规范化使用，依然是我们要探索的问题。但是我们的目的是用发展和包容的思维把一切有利于提高针灸疗效的技术、方法兼收并蓄，进一步完善新九针疗法，使其在针灸临床发挥更大的作用，让这种"绿色疗法"惠及全人类。（出自《中国针灸》2018年第9期，冀来喜）

34.《针灸优势技术组合方案治疗疑难病症体会》 本文讲述笔者经过多年临床实践，逐渐总结出的组合疗法的优势疾病谱（尤其适用于治疗男科、皮肤科等疑难病证）。治疗慢性前列腺炎时选用芒针"秩边透水道"组合疗法，治疗荨麻疹时将埋线、火针、针刀、毫针组合运用，疗效更佳。关于慢性前列腺炎、荨麻疹的循证针灸治疗研究，业界认为针灸治疗两病分别具有二级、一级证据推荐等级，且现代医学没有可靠的治疗方法。（出自《中国针灸》2019年第1期，冀来喜）

35.《锋钩针钩割腰骶部阳性反应点治杂病经验举隅》 锋钩针是山西师氏新九针中的重要针具之一，施治时可同时产生两种功能和作用：一是有刺激肌肉、放瘀血的功能，具有刺血的治疗作用；二是可割断皮下肌纤维及脂肪，具有割治的作用。师氏新九针传人王文德老师应用锋钩针治疗杂病取得较好临床疗效，尤其应用锋钩针钩割腰骶部阳性反应点对治疗腰椎间盘突出症、坐骨神经痛、痛经、慢性前列腺炎及痔疮等多种疾病，具有其他针具无可比拟的优势。锋钩针只是新九针针具的一种，应用范围广泛而不限于此。新九针多种针具的配合使用则更加如虎添翼。收集整理新九针名家治疗经验，将针具操作规范化，将治疗经验理论化，将临床和理论紧密化、系统化，是所有临床针灸医师应该重视的内容。（出自《针灸临床杂志》2019年第6期，刘东升、王文德）

36.《"秩边透水道"针法治疗原发性痛经31例》 本研究对针刺与口服布洛芬治疗原发性痛经，进行疗效对比。经过3个月经周期的治疗后，两组患者视觉模拟法（VAS）评分及痛经症状积分较治疗前均显著降低，说明口服布洛芬及"秩边透水道"针法均可有效改善原发性痛经的疼痛症状，特别是"秩边透水道"针法缓解原发性痛经的疼痛效果明显优于口服布洛芬胶囊。（出自《中国针灸》2019年第11期，王海军、曹玉霞、姬俊强等）

37.《新九针火针疗法在耳鼻喉科疾病中的应用》 本篇文章论述新九针火针针具的源流、研制和临床应用，并以新九针中的三头火针治疗耳眩晕为例，阐述新九针火针疗法治疗耳鼻喉科疾病的特点。（出自《内蒙古中医药》2020年第11期，宋红梅、陈燕、刘露等）

38.《火针在治疗热性疾病中的运用探讨》 "火郁发之"是临床治疗热性疾病的重要治疗原则。火针通过导入火热之性，直接激发机体经气，一是助阳散寒，二是借火热之力打开外门，泻壅郁之火毒。该文结合临床经验，从"火郁发之"立论，临证每遇热性疾病，如痛风、带状疱疹、丹毒、酒糟鼻、银屑病、风湿热、结节性红斑等，均运用火针治疗，常获良效。（出自《中国民间疗法》2020年第11期，曹玉霞、王海军、文洪）

39.《锋勾针治疗小儿腺样体肥大经验撷菁》 锋勾针（锋钩针）为新九针针具之一，是锋针和钩针的结合，其起效首先在于割治之功。锋勾针针头呈钩回状，其尖锋利，三面有刃，可提拉勾割，割断皮下组织和肌纤维，较之毫针刺激量大，可疏通局部经络以泄壅滞。再次为放血之力，锋勾针又含锋针之效，锋针针体较为粗大，易刺破局部腧穴血络使邪随血出，进而局部气机通畅，有助于疾病向愈。此外，锋钩针操作简便安全，可以广泛推广使用。局部腧穴选取迎香、印堂、通天，并点刺四缝放血健脾疏肝，外加内服半夏白术天麻汤以健脾祛湿、息风化痰治疗小儿腺样体肥大，近期效果与远期疗效均较显著，为本病治疗提供一种新的思路。（出自《山西中医药大学学报》2020年第6期，曹玉霞、王海军、文洪）

40.《新九针疗法为主治疗突发性耳聋的临证体会》 新九针疗法为主的综合治疗对突发性耳聋具有起效快、疗程短、不易复发的优势。本篇文章对其作用机制、操作规范及临床体会进行介绍。（出自《中国针灸》2021年第3期，李让钱、冀来喜、曹玉霞等）

第二节 新九针专著摘要

1.《中医临床新九针疗法》 本书主要介绍了针灸基本知识及新九针对十四经腧穴及经外奇穴的应用，新九针的临床针法，新九针对常见病的治疗经验。（人民卫生出版社，2000年，师怀堂主编）

2.《九针治疗疼痛性疾病》 本书内容是新九针疗法治疗疼痛性疾病临床经验的浓缩与扩展，突出了九针与疼痛两个亮点，熔古哲今贤九针治痛之效方于一炉，是一部治疗疼痛的九针专著。第一章介绍九针的发展，各种治痛常用针具的规格、功效及临床应用，突出论述操作步骤、要领。第二章论述疼痛的定义与分类、中西医研究概况及九针治痛的特点和优势。第三章为治痛纲要，结合中医经典理论与九针针具针法特色，揭示九针治痛的原则，介绍针具的选择。第四章到第八章按照发病部位，阐述临床常见的头面颈项部、胸胁腹部、腰背部、四肢及全身疼痛性疾病，共计100余种。第九章为九针名家临床经验集萃。（人民卫生出版社，2010年，冀来喜、祁越、王文德主编）

3.《九针治杂病》 本书是一部九针治杂病的专著，共分9章。第一章简介九针源流；第二章剖析杂病范畴；第三章至第八章精选各科杂病128种，重点介绍方案和临床体会，佐以医案248则；第九章为医案医话集锦，其中医话3则、医案79则，多为前几章未论及的病。全书总计病证158种，医案327例，涵盖内科、妇科、儿科、皮肤科、五官科及骨外科等各科疾患。本书立足临床，注重实用，突出九针与杂病两大特色，既是师怀堂先生创立的新九针疗法30多年经验与理论的继承与发扬，又是众九针医师临床、教学与科研成果的集成与升华。（人民卫生出版社，2013年，王文德、冀来喜、曹玉霞主编）

4.《新九针》 本书为《中医优势治疗技术丛书》之《新九针》分册。全书分为两篇，上篇为概论部分，介绍了该技术的学术源流、基本原理、药物（器具）制备、技术规程、适应证和禁忌证、优势和注意事项；下篇以该技术在临床上疗效较好的病种为纲，着重介绍该技术的临床应用。本书可供社区及县级以下医院医师及医务工作者、医学爱好者参考学习使用。（科学出版社，2014年，曹玉霞主编）

5.《磁圆梅针》 本书为《中医优势治疗技术丛书》之《磁圆梅针》分册，重点详细地介绍了磁圆梅针。该针具通过整合圆针、梅花针、磁疗3种疗法的治疗特点而成，故兼有针的作用和磁疗的作用，具有多种治疗和保健作用。临床上运用磁圆梅针3个不同的针头刺激人体一定部位，可达到防治疾病的目的，应用范围广泛、疗效良好、无痛苦、无损伤、副作用小、安全可靠、方便易行，既可以治疗疾病，又可以强身保健。本书力求重点突出，简便实用，主要介绍了磁圆梅针技术的基本知识、操作方法及在临床适用病种中的具体运用。（科学出版社，2014年，程艳婷主编）

6.《火针》　本书为《中医优势治疗技术丛书》之《火针》分册。全书分为两篇，上篇为概论部分，介绍了该技术的学术源流、基本原理、药物（器具）制备、技术规范、操作规程、适应证和禁忌证、优势和注意事项；下篇以该技术在临床上疗效较好的病种为纲，着重介绍该技术的临床应用。本书可供社区及县以下医院医师及医务工作者、医学爱好者参考学习使用。（科学出版社，2014年，乔云英主编）

7.《三棱针》　本书为《中医优势治疗技术丛书》之《三棱针》分册。三棱针技术是中医针灸学领域里的一种传统针刺疗法，历史悠久，源远流长，且因其简、便、廉、验的特点而广泛流传于民间。三棱针技术可以用于临床各个系统百余种疾病的治疗、预防和保健。该书选编了临床疗效突出的35种疾病，以及治疗安全有效、取穴精少、操作简便的几项技术，主要介绍了三棱针技术基本知识、操作方法及在常见疾病中的具体运用。（科学出版社，2014年，武峻艳主编）

8.《秩边透水道》　本书为《中医优势治疗技术丛书》之《秩边透水道》分册。《秩边透水道》分为两篇，上篇为概论部分，介绍了该技术的学术源流、基本原理、药物（器具）制备、技术规范、操作规程、适应证和禁忌证、优势和注意事项；下篇以该技术在临床上疗效较好的病种为纲，着重介绍该技术的临床应用。《秩边透水道》可供社区及县以下医院医师及医务工作者、医学爱好者参考学习使用。（科学出版社，2014年，金晓飞主编）

9.《针灸适宜病种优势技术组合治疗》　本书分为上下两篇。上篇技术篇，主要介绍新九针各种针具的技术操作规范；下篇治疗篇，主要介绍针灸优势病种的组合使用规程。本方案打破了治疗疾病方法单一、操作手法单一、操作程序简单等现状，介绍了60多种针灸科疑难病的优势治疗技术及组合使用方法，实现多方多法在一次门诊中完成，疗效显著，具有重要推广价值。（人民卫生出版社，2018年，冀来喜主编）

10.《九针新悟》　本书共分为两部分，第一部分主要介绍新九针技术及新九针针具的发展历程和现状；第二部分主要介绍新九针技术的临床应用技巧，即详细介绍了43种新九针适宜病种的使用方法和作者的运用心得。（山西科学技术出版社，2019年，王海军著）

（冀雨芳　杨傲雪）

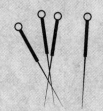

第六章
新九针临床研究进展

第一节 《黄帝内经》关于"九针"的文献论述

针具选择是针灸治疗过程中非常重要的一项内容。俗语曰："工欲善其事，必先利其器。"在可考证的历史文献中，关于针具最早的论述可见于《黄帝内经》，而九针作为当时最具特色的外治器具得到较为详尽的论述。《黄帝内经》中关于九针论述的篇章共有8篇，分别为《灵枢·九针论》《灵枢·九针十二原》《灵枢·官针》《灵枢·外揣》《灵枢·玉版》《灵枢·五禁》《灵枢·刺节真邪》《素问·针解》。为更好地理解针具及九针理论在传统中医学中的学术价值，我们将相关篇章或段落陈列于下：

《素问·针解》：黄帝问曰：愿闻九针之解，虚实之道。岐伯对曰：刺虚则实之者，针下热也。气实乃热也。满而泄之者，针下寒也，气虚乃寒也。菀陈则除之者，出恶血也。邪胜则虚之者，出针勿按。徐而疾则实者，徐出针而疾按之；疾而徐则虚者，疾出针而徐按之……九针最妙者，为其各有所宜也。补泻之时者，与气开阖相合也。九针之名，各不同形者，针穷其所当补泻也……

帝曰：余闻九针，上应天地四时阴阳，愿闻其方，令可传于后世以为常也。岐伯曰：夫一天、二地、三人、四时、五音、六律、七星、八风、九野，身形亦应之，针各有所宜，故曰九针。人皮应天，人肉应地，人脉应人，人筋应时，人声应音，人阴阳合气应律，人齿面目应星，人出入气应风，人九窍三百六十五络应野，故一针皮，二针肉，三针脉，四针筋，五针骨，六针调阴阳，七针益精，八针除风，九针通九窍，除三百六十五节气，此之谓各有所主也。人心意应八风，人气应天，人发齿耳目五声应五音六律，人阴阳脉血气应地，人肝目应之九。

《灵枢·九针十二原》：九针之名，各不同形。一曰镵针，长一寸六分；二曰员针，长一寸六分；三曰鍉针，长三寸半；四曰锋针，长一寸六分；五曰铍针，长四寸，广二分半；六曰员利针，长一寸六分；七曰毫针，长一寸六分；八曰长针，长七寸；九曰大针，长四寸。镵针者，头大末锐，主泻阳气；员针者，针如卵形，揩摩分间，不得伤肌肉，以泻分气；鍉针者，锋如黍粟之锐，主按脉勿陷，以致其气；锋针者，刃三隅，以发痼疾；铍针者，末如剑峰，以取大脓；员利针者，尖如氂，且员且锐，中身微大，以取暴气；毫针者，尖如蚊虻喙，静以徐往，微以久留，正气因之，真邪俱往，出针而养，以取痛痹；长针者，锋利身薄，可以取远痹；大针者，尖如梃，其锋微员，以泻机关之水也。九针毕矣。

《灵枢·官针》：凡刺之要，官针最妙。九针之宜，各有所为，长短大小，各有所施。不得其用，病弗能移。病浅针深，内伤良肉，皮肤为痈；病深针浅，病气不泻，反为大脓。病小针大，气泻太甚，疾必为害；病大针小，气不泄泻，亦复为败。失针之宜，大者大泻，小者不移。已言其过，请言其所施。

病在皮肤无常处者，取以镵针于病所，肤白勿取。病在分肉间，取以员针于病所。病在经络痼痹者，取以锋针。病在脉，气少当补之者，取以鍉针于井荥分输。病为大脓者，取以铍针。病痹气暴发者，取以员利针。病痹气痛而不去者，取以毫针。病在中者，取以长针。病水肿不能通关节者，取以大针。病在五脏固居者，取以锋针，泻于井荥分输，取以四时。

《灵枢·玉版》：黄帝曰：余以小针为细物也，夫子乃言上合之于天，下合之于地，中合之于人，余以为过针之意矣，愿闻其故。岐伯曰：何物大于天乎？夫大于针者，惟五兵者焉。五兵者，死之备也，非生之具。且夫人者，天地之镇也，其不可不参乎！夫治民者，亦唯针焉。夫针之与五兵，其孰小乎？

黄帝曰：病之生时，有喜怒不测，饮食不节，阴气不足，阳气有余，营气不行，乃发为痈疽。阴阳不通，两热相搏，乃化为脓，小针能取之乎？岐伯曰：圣人不能使化者，为之邪不可留也。故两军相当，旗帜相望，白刃陈于中野者，此非一日之谋也，能使其民，令行禁止，士卒无白刃之难者，非一日之教也，须臾之得也。夫至使身被痈疽之病，脓血之聚者，不亦离道远乎。夫痈疽之生，脓血之成也，不从天下，不从地出，积微之所生也。故圣人自治于未有形也，愚者遭其已成也。

黄帝曰：其已形，不予遭，脓已成，不予见，为之奈何？岐伯曰：脓已成，十死一生，故圣人弗使已成，而明为良方，著之竹帛，使能者踵而传之后世，无有终时者，为其不予遭也。黄帝曰：其已有脓血而后遭乎？不导之以小针治乎？岐伯曰：以小治小者其功小，以大治大者多害，故其已成脓血者，其唯砭石铍锋之所取也。

《灵枢·外揣》：黄帝曰：余闻九针九篇，余亲受其调，颇得其意。夫九针者，始于一而终于九，然未得其要道也。夫九针者，小之则无内，大之则无外，深不可为下，高不可为盖，恍惚无穷，流溢无极，余知其合于天道人事四时之变也，然余愿杂之毫毛，浑束为一，可乎？

岐伯曰：明乎哉问也！非独针道焉，夫治国亦然。黄帝曰：余愿闻针道，非国事也。岐伯曰：夫治国者，夫惟道焉。非道，何可小大浅深，杂合为一乎？

《灵枢·五禁》：黄帝问于岐伯曰：余闻刺有五禁，何谓五禁？岐伯曰：禁其不可刺也。黄帝曰：余闻刺有五夺。岐伯曰：无泻其不可夺者也。黄帝曰：余闻刺有五过。岐伯曰：补泻无过其度。黄帝曰：余闻刺有五逆。岐伯曰：病与脉相逆，命曰五逆。黄帝曰：余闻刺有九宜。岐伯曰：明知九针之论，是谓九宜。

《灵枢·刺节真邪》：黄帝曰：余闻刺有五邪，何谓五邪？岐伯曰：病有持痈者，有容大者，有狭小者，有热者，有寒者，是谓五邪。黄帝曰：刺五邪奈何？岐伯曰：凡刺五邪之方，不过五章，瘅热消灭，肿聚散亡，寒痹益温，小者益阳，大者必去，请道其方。

凡刺痈邪，无迎陇，易俗移性，不得脓，诡道更行，去其乡，不安处所乃散亡，诸阴阳过痈所者，取之其输泻之。

凡刺大邪，曰以小，泄夺其有余，乃益虚。剽其通，针其邪，肌肉亲，视之毋有，反其真，刺诸阳分肉间。

凡刺小邪，曰以大，补其不足，乃无害。视其所在迎之界，远近尽至，其不得外，侵而行之，乃自费，刺分肉间。

凡刺热邪，越而沧，出游不归，乃无病，为开通，辟门户，使邪得出，病乃已。

凡刺寒邪，曰以温，徐往疾出，致其神，门户已闭，气不分，虚实得调，其气存也。

黄帝曰：官针奈何？岐伯曰：刺痈者用铍针，刺大者用锋针，刺小者用员利针，刺热者用镵针，刺寒者用毫针也。

《灵枢·九针论》：黄帝曰：余闻九针于夫子，众多博大矣！余犹不能寤，敢问九针焉生？何因而有名？

岐伯曰：九针者，天地之大数也，始于一而终于九。故曰：一以法天，二以法地，三以法人，四以法时，五以法音，六以法律，七以法星，八以法风，九以法野。

黄帝曰：以针应九之数奈何？岐伯曰：夫圣人之起天地之数也，一而九之，故以立九野，九而九之，九九八十一，以起黄钟数焉，以针应数也。

一者，天也。天者，阳也。五脏之应天者，肺也。肺者，五脏六腑之盖也，皮者，肺之合也，人之阳也。故为之治针，必以大其头而锐其末，令无得深入而阳气出。

二者，地也。地者，土也。人之所以应土者，肉也。故为之治针，必筒其身而员其末，令无得伤肉分，伤则气得竭。

三者，人也。人之所以成生者，血脉也。故为之治针，必大其身而员其末，令可以按脉勿陷，以致其气，令邪气独出。

四者，时也。时者，四时八风之客于经络之中，为痼病者也。故为之治针，必筒其身而锋其末，令可以泻热出血，而痼病竭。

五者，音也。音者，冬夏之分，分于子午，阴与阳别，寒与热争，两气相搏，合为痈脓者也。故为之治针，必令其末如剑锋，可以取大脓。

六者，律也。律者，调阴阳四时而合十二经脉。虚邪客于经络而为暴痹者也。故为之治针，必令尖如氂，且员且锐，中身微大，以取暴气。

七者，星也。星者，人之七窍。邪之所客于经，而为痛痹，舍于经络者也。故为之治针，令尖如蚊虻喙，静以徐往，微以久留，正气因之，真邪俱往，出针而养者也。

八者，风也。风者，人之股肱八节也。八正之虚风，八风伤人，内舍于骨解腰脊节腠理之间，为深痹也。故为之治针，必长其身，锋其末，可以取深邪远痹。

九者，野也。野者，人之节解皮肤之间也。淫邪流溢于身，如风水之状，而溜不能过于机关大节者也。故为之治针，令尖如挺，其锋微员，以取大气之不能过于关节者也。

黄帝曰：针之长短有数乎？岐伯曰：一曰镵针者，取法于巾针，去末寸半，卒锐之，长一寸六分，主热在头身也。

二曰员针，取法于絮针，筒其身而卵其锋，长一寸六分，主治分间气。

三曰锃针，取法于黍粟之锐，长三寸半，主按脉取气，令邪出。

四曰锋针，取法于絮针，筒其身，锋其末，长一寸六分，主泻热出血。

五曰铍针，取法于剑锋，广二分半，长四寸，主大痈脓，两热争者也。

六曰员利针，取法于氂针，微大其末，反小其身，令可深内也，长一寸六分，主取痈痹者也。

七曰毫针，取法于毫毛，长一寸六分，主寒热痛痹在络者也。

八曰长针，取法于綦针，长七寸，主取深邪远痹者也。

九曰大针，取法于锋针，其锋微员，长四寸，主取大气不出关节者也。针形毕矣，此九针大小长短之法也。

～ 第二节　新九针针具当代发展概况 ～

针具起源于砭石。在新石器时代，人们已经可以用砭石治病，开展医疗保健活动。随着历史的发展，冶金水平不断提高，砭针逐渐被金属针具所替代。大约在青铜器时代，我国夏、商、周时期，已发明冶金术，金属针具的制造已经具备了条件。到战国时期，随着炼钢技术的发展，针具制作与应用已达到比较精细的阶段。《黄帝内经》中记载的"九针"可能就是在青铜器时代开始萌芽，到铁器时代才制作成功的。针具的创制为针刺手法的形成奠定了基础。

尽管九针理论记载于《黄帝内经》，但直至元代《济生拔粹》中始见图形。1968年，在河北省满城县西汉刘胜墓（葬于公元前113年）中出土了4根金针和5根残损银针，经考证认定是九针中一部分实物，从而证实了《黄帝内经》记载的可靠性。值得提出的是，汉代的4根金针中，有2根是古毫针，其针柄都是扁四棱形。而《济生拔粹》所绘制九针图中的毫针已与现代用金属细丝缠绕的圆柱形针柄完全一样。这个微小的差别，对于针刺操作手法的发展，具有重要意义。在分析古代文献的过程中，我们对九针的内涵有了更清晰的认识。

一、"九针"是中医所有外治器械的总称

在《黄帝内经》中有多篇提到九针的创制是法天则地，取法于天地之大数，始于一而终于九，九针理论"小之则无内，大之则无外，深不可为下，高不可为盖"。所以，九针及九针理论在创立之初是对当时所有中医医疗器械的概括与分类。

以"针"而非"刀"来统领所有中医外治器械，与中国传统文化密不可分。《古汉语字典》关于针的解释有两种，分别是：①缝纫用的针。《促织》："遂于蒿莱中侧听徐行，似寻针芥。"②治病用的金属针。《扁鹊见蔡桓公》："在肌肤，针石之所及也。"在《灵枢·玉版》中明确指出针与刀的区别，即针是用来治病救人的器械，而刀是兵家用来制敌的武器，且在本篇岐伯与黄帝的对话中，提到"夫大于针者，惟五兵者焉。五兵者，死之备也，非生之具……夫治民者，亦唯针焉"。所以，在中国古代，无论多大的医疗器械，均称之为"针"而非"刀"。比如在《灵枢·九针论》中对铍针的描述："五曰铍针，取法于剑锋，广二分半，长四寸，主大痈脓，两热争者也。"在这里不仅描述了铍针长度，更强调了宽度，并且用于大痈脓的治疗；如果以今天意义上理解的针来进行治疗，显然是不符合文献描述的。可以这样认为，古人之九针是对当时所有中医外治器械的统称，九种针具理论是对当时所用外治器械基于法天则地的思想而进行的系统分类。

但非常可惜，九针及九针理论在中医学历史长河中却有长时间的失传时期。清代著名医学家徐大椿在《医学源流论》中的《针灸失传论》一文里，针对"今之为针者，其显然之失有十，而精微尚不与焉"等现状，尖锐地提出针灸失传的10项内容。其中，第10项是"古之针制有九，镵针、员针、锃针、锋针、铍针、员利针、毫针、长针、大针，亦随病所宜而用，一失其制，则病不应。今则大者如员针，小者如毫针而已，岂能治痼疾暴气？此十失也"。恢复使用毫针、员针以外的其他针具，已经被提到继承传统的层面，不得不引起我们高度重视。同理，时代在发展，科技在进步，古"九针"已经远远不能适应现代人和现代病的治疗，那就需要在古"九针"的基础上研发新的针具。

师怀堂率先开展了新九针针具的研制。历经40余年的临床应用，新九针拓展了针灸的治病范围，提高了治疗效果，在一定程度上弥补了徐大椿所说的"一失其制，则病不应"。

二、法天则地是九针理论的渊源

基于《素问》《灵枢》中关于九针论述的 8 篇文献，可以推测在《黄帝内经》之前，应该存在《九针》这样一部专著，所以在黄帝与岐伯的多次对话之中，详细讨论了九针具有深刻的文化渊源，九针理论是法天则地的产物。《素问·针解》中黄帝问岐伯："余闻九针，上应天地四时阴阳……"岐伯回答："夫一天、二地、三人、四时、五音、六律、七星、八风、九野，身形亦应之，针各有所宜，故曰九针。人皮应天，人肉应地，人脉应人，人筋应时，人声应音，人阴阳合气应律，人齿面目应星，人出入气应风，人九窍三百六十五络应野，故一针皮，二针肉，三针脉，四针筋，五针骨，六针调阴阳，七针益精，八针除风，九针通九窍，除三百六十五节气，此之谓各有所主也。"类似论述在《灵枢·九针论》《灵枢·九针十二原》等篇均有体现。九针在创立之初根据天地阴阳理论而设立，对应人体皮肉筋脉骨，所以九针理论"小之则无内，大之则无外，深不可为下，高不可为盖"。

时至今日，九针理论如同一块尚未引起人们重视的璞玉。山西省针灸研究所以师怀堂老先生为开拓者，率先对九针针具进行了初探式制作，历经几代针灸同仁的改革，有所进展。但九针理论对临床的指导价值尚未引起足够的重视，有待我们针灸同仁共同努力，一起打造这块璞玉，让其熠熠发光，造福人类健康事业。

基于以上分析，在九针及九针理论发展 2 000 多年后的今天，我们想尝试对日新月异的针灸针具或中医外治器械，依照九针理论，给予统领归纳。九针理论框架如此宏大，我们认为可以统领、分类当下各种针灸针具。具体思考内容如下，同样欢迎同仁批评指正。

三、以九针思维归类当下各种中医针灸针具

1. 镵针及在现代针具中的演化 《灵枢·九针论》中关于九针之镵针的论述："一曰镵针者，取法于巾针，去末寸半，卒锐之，长一寸六分，主热在头身也。""一者，天也。天者，阳也。五脏之应天者，肺也。肺者，五脏六腑之盖也，皮者，肺之合也，人之阳也。故为之治针，必以大其头而锐其末，令无得深入而阳气出。"在这两段论述中我们可以看出，镵针取法于天，五脏应肺，人体应皮，针具特点是去末寸半、卒锐之、长一寸六分，主治热在头身之类的疾病。《医宗金鉴·刺灸心法要诀》："镵者，锐也；卒者，尾也。谓此针长一寸六分，上去末寸半，下只留一分之锋，欲浅刺不令深入也。"

根据本段论述，师怀堂在传承与创新新九针过程中，将镵针改制为针体与针柄两部分。针柄由木材或现代绝热材料等制成，长 10cm，圆柱形。结合当下冶金水平的发展，针体改由耐高温金属制成，便于高温烧灼，不变形，不退火，长 4cm，末端 0.5cm 菱形锋利针头，针头部锋刃可随时修磨，保持锋利。这样的针具符合了镵针刺激"不令深入、应于皮毛"的属性特征。可以说，新九针之镵针是根据古九针镵针理论将已经消失的镵针再现。

但是我们也发现，符合以上要求的现代针具之中，不仅有新九针之镵针，更有梅花针、挑针法所用注射器针头。这些针具同样符合《黄帝内经》中所描述的刺激在皮毛的针具（镵针）的要求。具体分析如下：

（1）梅花针：将5～7枚6号或7号不锈钢缝衣针，依法捆扎在一根富有弹性的筷子（或小竹棒、小木棒等）一端（钻一小孔）的小孔内，露出针尖，捆成一束，像梅花的形状，称梅花针。术者右手握住针柄，在人体皮肤（应刺部位）上，运用一定手法，只叩击皮肤，不伤肌肉，可达到疏通经络、调节脏腑、祛邪扶正、防治疾病的目的。梅花针疗法属民间疗法，与其他民间疗法一样，来源于民间，运用于民间，是我国历代劳动人民在长期同疾病斗争中发现、发展并逐步完善的、简便有效的、防病治病的经验总结。但其理论的根基与古代九针中的镵针一脉相承，后经历代医家不断研究、改进而发展起来。目前，梅花针种类主要有师氏梅花针和软柄梅花针。针具的具体构造如图6-1～图6-3所示。

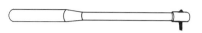

图6-1　师氏梅花针示意图

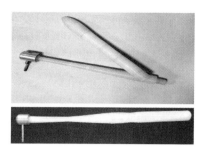

图6-2　师氏梅花针实物图

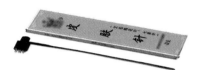

图6-3　软柄梅花针实物图

（2）挑针：在民间，挑针所用针具为大号缝衣针，用该针具在皮部挑刺，刺激经络皮部或浅表络脉而防治疾病。魏秀婷等医师在临床实践中对其改革，现在一般选用一次性使用配药用无菌注射针（圆头），要求针尖没有坡度，针型如图6-4所示。

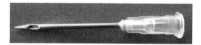

图6-4　挑针针具实物

挑针疗法操作前一定要将挑针治疗部位用75%乙醇溶液大面积消毒，所用挑针应每人一次一针，连续使用，针尖会不锋利。持针方法：右手拇指、示指、中指将针固定好，以平稳的速度轻轻接触皮肤进行挑治，下针深度0.3mm，与皮肤斜度30°左右。下针后略带点斜度快速向前，不断挑皮肤下纤维。一般针距半寸左右，或根据需要也可以更密集。挑针治疗分常规治疗、辨证治疗及特殊部位治疗。

可以看出，挑针治疗部位为皮下纤维，属于针灸皮部的范畴，其治疗依据为："凡十二经络脉者，皮之部也。是故百病之始生也，必先于皮毛，邪中之则腠理开，开则入客于络脉，留而不去，传入于经，留而不去，传入于腑，廪于肠胃。邪之始入于皮也，溯然起毫毛，开腠理。其入于络也，则络脉盛色变；其入客于经也，则感虚乃陷下；其留于筋骨之间，寒多则筋挛骨痛，热多则筋弛骨消，肉烁䐃破，毛直而败。帝曰：夫子言皮之十二部，其生病皆何如？岐伯曰：皮者脉之部也，邪客于皮则腠理开，开则邪入客于络脉，络脉满则注于经脉，经脉满则入舍于腑脏也，故皮者有分部，不与而生大病也。"

（3）皮内针：在一定程度上，皮内针符合九针理论之刺激"不令深入、应于皮毛"的属性特征。皮内针针具：供皮下埋置留针的专用小型针具。有颗粒式和揿钉式2种。颗粒式皮内针尾端如麦粒，针身长有5分、1寸两种，粗细如毫针；揿钉式皮内针尾部绕成圆形，状如图钉，身长1～2分。使用时将针横刺入皮下（揿针则垂直按入），若无不适，且不刺痛或影响肢体活动时，即可用胶布固定。埋针时间应据情而定。临床多用于某些需要较长时间留针的疼痛性疾病或慢性病。（图6-5，图6-6）

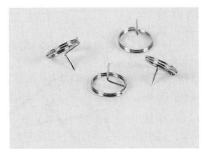

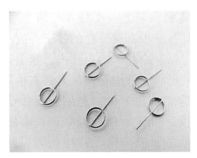

图 6-5　皮内针：图钉型　　　　　　图 6-6　皮内针：麦粒型

2.圆针及在现代针具中的演化 《灵枢·九针论》中关于九针之圆针的论述："二曰员针，取法于絮针，筒其身而卵其锋，长一寸六分，主治分间气。""二者，地也。……人之所以应土者，肉也。故为之治针，必筒其身而员其末，令无得伤肉分，伤则气得竭。"

根据以上理论，新九针之圆针在改制过程中经历了圆针、磁圆针、磁圆梅针的不断改进过程，但是无论其针具如何变化，均未脱离本针具法于地、应于脾、人体应肉的理论框架。新九针之磁圆梅针的针具特征为：磁圆梅针分针柄和针体两部分。针柄分两节，两节间由螺旋丝口衔接，前节较细，长 12cm，后节较粗，长 10cm。针体分针身与针头两部分，针身圆柱形，两端形成锥度；针头为菱形锤，锤头两端内嵌有永磁片，强度约 3 500 ～ 4 500Gs。针头连接于针身两端锥度，一端状如黄豆大，球形，为磁圆针；另一端形如梅花针针头，为磁梅花针，并在针尾端加有点穴头。针体与针柄由子母螺丝口衔接，全针合称磁圆梅针。具体针具见图 6-7。

已故九针专家周秋芳，师从师怀堂。周秋芳在临床应用中，经反复研究、实践，在师氏磁圆梅针的基础上，将形似梅花的针头一端改为铜头，这样一锤两用，既可导磁，又可退磁。改制原因为：在临床过程中发现，有些患者在接受治疗过程中会出现心烦、头闷、乏力等磁过量不适症状，改用铜头敲击即可解除。具体针具见图 6-8。

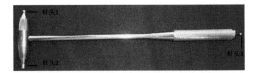

图 6-7　磁圆梅针

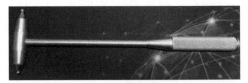

图 6-8　新磁圆针

在现代医疗用品中存在大量具有"筒其身而卵其锋……主治分间气"的器械，比如各种各样的按摩锤、保健按摩的叩击锤等。在临床中我们收集了一两种常见器械，如图 6-9 所示。

这样的器械，与有人提出的圆针为中国古代最早的按摩工具理论不谋而合。

3.锃针及在现代针具中的演化 《灵枢·九针论》中关于九针之锃针的论述："三曰锃针，取法于黍粟之锐，长三寸半，主按脉

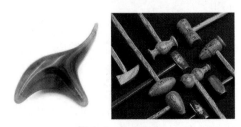

图 6-9　按摩用具

取气，令邪出。""三者，人也。人之所以成生者，血脉也。故为之治针，必大其身而员其末，令可以按脉勿陷，以致其气，令邪气独出。"根据以上理论，锃针理论要求：大其身，员其末；治疗时按脉勿陷；法于人，应于脉。

新九针之锃针分大锃针、小锃针、弹簧锃针、长锃针4种：①小锃针，总长12cm，分针体与针柄两部分。针体长3cm，由耐高温金属材料制成，分针身与针头两部分。体末端延伸为绿豆大小的球形针头。针体连于针柄处固定在针柄上。针柄长9cm，由优质木材或现代绝热材料制

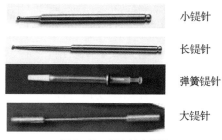

小锃针
长锃针
弹簧锃针
大锃针

图6-10 新九针之锃针

成。②大锃针，总长19cm，两端呈圆柱形，长度分别为5.5cm和3.5cm。大、小两头，直径分别为1.2cm和1cm，由不锈钢材料制成。③弹簧锃针，形状、长度与小锃针相似，只是针体与针柄间加有微型弹簧，使针体部可根据需要伸缩。④长锃针，针长10cm，前端有直径为0.3cm的圆头，由不锈钢制成。（图6-10）

（1）磁锃针与电锃针：在现代针具中，除师氏锃针之外，尚有沈阳侯升魁老先生在锃针的基础上，将其与磁疗相结合，进而研制发明的"磁锃针"；另外，将脉冲电流与锃针连接，则为电锃针。电锃针使用前将各调节旋钮调至零位，将导线连接到脉冲电针治疗仪上，接通电源，将无关电极导线连接于所取经络腧穴的同侧肢体上（宜在腕踝上部），在相应的经络腧穴部位涂以导电液或导电膏，将针头按压在相应经络腧穴上，调节仪器输出旋钮，刺激强度以患者可耐受为度。时间与疗程参照锃针。治疗结束后将治疗仪器控制旋钮置回零位，取下电极，关闭电源开关。

（2）声电锃针：把音量及各参数开关调至零位，将电锃针导线连接到声电治疗仪器上，接通电源，将无关电极导线连接于所取经络腧穴的同侧肢体上（宜在腕踝上部），在相应的经络腧穴部位涂以导电液或导电膏，将针头按压在相应经络腧穴上，调节仪器输出旋钮，选取相应的乐曲。另外，还有电热锃针、微波锃针等针具的发展。

4. 锋针及在现代针具中的演化 《灵枢·九针论》中关于九针之锋针的论述："四曰锋针，取法于絮针，筒其身，锋其末，长一寸六分，主泻热出血。""四者，时也。时者，四时八风之客于经络之中，为瘤病者也。故为之治针，必筒其身而锋其末，令可以泻热出血，而瘤病竭。"

（1）师氏锋钩针：根据锋针理论，结合民间钩针应用的启发，将锋针与钩针进行结合，创立锋钩针针具。

1）双头锋钩针：不锈钢制作，整体长14cm，分针柄、针身、针头三部分。针柄中部为六角柱体；针柄两端延伸为有一定锥度的圆锥体；针头为针身末端钩尖部分，与针身呈45°角。三面有刃的锋利钩尖部分，长0.3cm；两端针头，大小各异，或刃向各异。如图6-11所示。

2）单头锋钩针：分针体与针柄两部分。针柄由非金属材料制成，圆柱形，针体嵌入于内；针体由

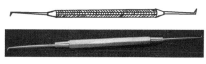

图6-11 双头锋钩针

不锈钢制成，相当于双头的针身、针头两部分。针体延伸为有一定锥度的圆锥体，末端变为钩尖部分，与针身呈45°角。（图6-12）

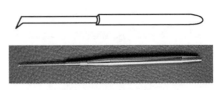

图6-12　单头锋钩针

两种锋钩针的操作要求：左手示指、中指或拇指绷紧所刺部位皮肤，右手持针迅速将针头刺入皮下，针尖与皮肤呈75°角。刺入后，将针体扭正与皮肤垂直，挑刺、勾割皮下纤维。上下提动针柄，勾割皮下纤维，可听到咔嚓声。勾割完毕，将针体恢复到进针时的角度出针，针尖部分顺孔而出，可减轻皮损。出针后用棉球按压。也可在选定部位如穴位或刺激点上迅速点刺，用于放血，同三棱针手法。因此，锋钩针在临床主要应用于实证性疾病，如急性结膜炎、急性扁桃体炎、急性咽炎等急性病，痉挛性或慢性局部功能障碍，或久而不愈的顽固性疼痛，如肩周炎、腰背肌劳损、腱鞘炎等。

（2）三棱针：由锋针针具演变而来，一般由不锈钢制成，全长6cm。针柄较粗，呈圆柱体；针身呈三角锥形，尖端三面有刃，针尖锋利。常规规格有大、小号两种，临床可根据不同病证及患者形体强弱，适当选择用针型号。临床主要应用点刺法、散刺法、刺络法和挑刺法，具有疏经通络、活血化瘀、开窍清热、消肿止痛的功效。该针具符合"筒其身，锋其末……主泻热出血"的锋针针具特征。（图6-13）

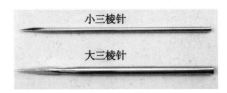

图6-13　三棱针

（3）小针刀：小针刀外形似针灸的针，但其尖端有一狭窄的刀刃，可发挥针刺及刀切割的双重功能，是在古代九针锋针基础上，结合现代医学外科用手术刀发展而来。经过多年的发展和临床经验的积累，已发展为较成熟的针刀医学。我们团队在对针具研究过程中，认为小针刀是三棱针针具的进一步发展，是将锋针针身与针尖部分模仿现代手术刀之理念而压扁制成。（图6-14）

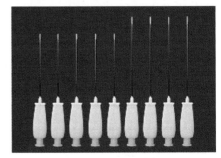

图6-14　不同型号小针刀

近年来，许多针刀工作者继承和创新新型针刀针具。比如：徐超等运用杠杆原理，改良传统针刀的内部结构，形成两款新的中医机械化的小针刀，分为齿轮型和剪刀型两种，每种针刀内部都包含轴承结构，从而实现了中医微创中的可视化、可测量化、便捷化以及多角度运动，能够配合现代医学的内镜、关节镜技术，使中医微创更加简单。

程远等研制了一种具有神经刺激功能的小针刀，解决了传统小针刀寻找目标神经不准确、无注射功能等问题。其特征在于，外针侧表面覆有绝缘层，外针头部设有斜刃，外针尾部设有导线，用于连接神经刺激仪，具有结构简单、合理结合神经探测仪的优点。

林华阳发明了一种超声引导小针刀，其特征在于：该针刀设置有针体，针体上设有沿针体轴向延伸的毫米刻度线；针体的前端一体设置有针刀，针体和针刀外表涂覆有荧光涂层。临床在超声引导下治疗时显影清晰，提高治疗过程中的精准度和安全性，为针刀在临床应用提供安全保障。荧光涂层也增强了显影，楔形切面可以减少切割时对手术部位的损伤，毫米级的刻度线便于把握尺寸，提高治疗效果。

虞璐琳研制了一种改良式小针刀，包括针柄和一根以上针体。针柄包括手持柄和刀柄。刀柄的长度大于针体长度，刀柄内为中空结构，刀柄的柄壁设有供针体固定并上下滑动的凹槽，刀柄底面平滑且设有出针口。凹槽上方设有转轮，转轮底部与针体相连；凹槽上设有按钮，按钮通过按压与针体相连。手持柄的中心设有刻度盘，刻度盘中心连有用于固定不同进针角度时所对应的对边长度的细丝，这样设计可实现手术过程中进针角度、进针深度的精确性，减小了手术过程中对非病变组织损伤的可能性；在手术过程中切换针体无须重新定位；手术无须切换针体时，相当于一针一线的构造，却同时具有确定进针方向与深度的创新性。

张金学等创制了一种内热小针刀，其特征是：针刃为双斜面平刃，且其横截面为等腰三角形；针柄为圆筒形，在其内部空间设有硅胶电热膜；针身包括前后对中连接的进肤部、过渡部及传导部；进肤部直径与针刃宽度相同；过渡部为圆台形，且其前底面直径与进肤部直径相同；传导部为中空圆柱形，且其中空设有微型碳化硅圆棒；微型碳化硅圆棒的前底面与过渡部后底面紧密贴合；微型碳化硅圆棒的后端伸出圆柱中空并被硅胶电热膜包裹；在未伸出圆柱中空的微型碳化硅圆棒的侧面套装有纳米二氧化硅气凝胶绝热层。本实用新型小针刀结构合理，操作简便，安全可靠，具有完备、精准、灵活的热量发生及传导机制，对治疗腰腿痛效果突出。

虎群盛研制了一种指环式小针刀，包括指环式针柄、针身及刀刃。指环式针柄固定连接在针身的后端，刀刃固定连接在针身的前端，指环式针柄、针身及刀刃连接成一体结构。指环式针柄包括圆环形结构、斜行断面及凸点结构。圆环形结构的一侧中部与针身连接；斜行断面设置在圆环形结构的另一侧中上部，为面向后上方的倾斜坡面结构；凸点结构均匀分布在斜行断面上。这种针刀结构简单、操作可靠，可以更有效地控制针刀的进针深度和剥离操作时的灵敏性，降低血管神经的损伤风险。

江波等改进的新型小针刀，是在传统小针刀外部增加空心针管，在治疗过程中，仅需刺入患者患处一次即可。在刺入过程中完成麻醉工作，然后将针管抽出，握住手持柄即可进行传统的小针刀治疗，免除了二次刺入带给患者的痛苦。

（4）刃针：刃针是田纪钧在 2001 年发明的一种新的微创医疗器械，在一些软组织损伤疾病治疗上，取得了非常好的疗效。刃针疗法以中医学理论为主，并将现代医学中的解剖学、生物力学、脊椎病因治疗学、软件组织外科学、信息医疗学、周围神经卡压以及肌肉所固有的外周机制等共同作为理论基础，应用刃针疗法的作用机制来调节患处的生理环境，恢复纤维的正常力平衡状态和改善局部微循环，使病变软组织结构得以调整，疼痛随之而解。

刃针针具：直径 0.50～0.75mm，全长 5～8cm，针头长 1cm，针体长 4～7cm，末端扁平带刃，刀口为斜口，刀口线为 0.50～0.75mm。针柄是用钢丝缠绕的普通针柄，长约 3～5cm。（图 6-15）

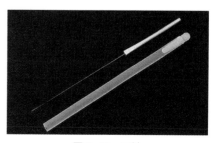

图 6-15　刃针

临床上，刃针在急慢性软组织损伤、外伤性滑囊炎、腱鞘炎、肌肉筋膜炎、颈腰椎疾病、软组织损伤性自主神经功能紊乱等，以及部分内科、外科、妇科、皮科、肛肠科及整形美容外科病患中均有较好应用。

5. 铍针及在现代针具中的演化 《灵枢·九针论》中关于九针之铍针的论述："五曰铍针，取法于剑锋，广二分半，长四寸，主大痈脓，两热争者也。""五者，音也。音者，冬夏之分，分于子午，阴与阳别，寒与热争，两气相搏，合为痈脓者也。故为之治针，必令其末如剑锋，可以取大脓。"铍针的特征为取法于剑锋，主大痈脓。结合以上特征，现代器械有：

（1）师氏铍针：亦称剑针。如《灵枢·九针十二原》所载"铍针者，末如剑锋，以取大脓"等。师氏在此基础上，加上针柄，并将针体改为钼质，可用于高温时操作，且有止血作用。针柄为有机玻璃制作，长10cm；针体为钼质金属制作，长5cm，其中刃长2cm、宽0.5cm、体长3cm、直径0.3cm。针头呈宝剑头状，两边及尖端为锋利之刃。钼质部分嵌于有机玻璃柄内，外形美观。针头有耐高温、不退火、不易折等特点，而且高温消毒较彻底。操作时，首先将施术部位常规消毒，然后将针头在酒精灯上烧至白亮后，以右手拇、示、中三指握持针柄，左手提拉病变组织，对准病变（如疣赘、息肉、肉瘤等）的根蒂部，齐根灼割去之，动作应迅速，可减少出血，术毕稍加包扎即可。用于皮肤病和一些外科病证，如稍大的疣赘或肛肠息肉、暴露明显的鼻息肉、良性肉瘤等赘生物。（图6-16）

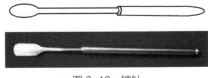

图6-16 铍针

（2）手术刀：手术刀从古罗马人在医疗领域中的应用开始，就成为了外科的代表。史前人类偶尔将石器用于医疗活动，希腊和罗马的高度文明创造出专门的外科刀具，早期由理发师充当的外科医师在实践中不断对刀具进行改良，灭菌术的规范又彻底改变了手术刀和外科实践的发展方向。当前，随着现代技术的飞速发展，电刀、超声刀、伽马刀、各种能量平台等在手术中大量使用。但即使如此，手术刀与铍针理论中关于铍针"取法于剑锋，主大痈脓"的学术思想理论依然吻合。（图6-17）

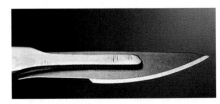

图6-17 手术刀

6. 员利针及在现代针具中的演化 《灵枢·九针论》中关于九针之员利针的论述："六曰员利针，取法于氂针，微大其末，反小其身，令可深内也，长一寸六分，主取痈痹者也。""六者，律也。律者，调阴阳四时而合十二经脉。虚邪客于经络而为暴痹者也。故为之治针，必令尖如氂，且员且锐，中身微大，以取暴气。"本针具特点为针尖且员且锐，中身微大，以取痈痹。

新九针之员利针，为柱形粗针，长6cm，由不锈钢制成，相当于22～26#毫针，直径1.5mm，尖圆锐、松针形。鉴于员利针作用有限，可增加磁性和温热的作用，以增加其特性，遂做如下改革：员利针针体长10cm，分针体与针柄两部分。针体长6cm，可分为针身与针尖两部分。针身直径1.5mm，针尖呈尖而圆的松针形。针柄由金属丝缠绕而成，长4cm。操作时，用押手拇、示二指持捏消毒干棉球，裹住针身下端露出针尖2～3分，将针尖固定在所刺腧穴的皮肤表面位置，刺手捻动针柄，双手协同施力，将针刺入腧穴。

用于治疗第三腰椎横突综合征、坐骨神经痛、梨状肌综合征、腰腿痛暴痹等重症、急症、顽症、痛症等。（图 6-18）

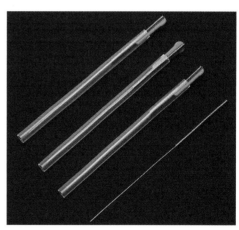

图 6-18　新九针之员利针

陈立新研发了一种员利针，包括依次连接的针尖、针身和针柄，针身及针尖一体设置，材质为 304 医用不锈钢。针身长度为 30～90mm、直径为 0.6～2mm，针尖呈倒水滴形，针尖的长度为 1～4mm，针尖最大直径处与针尖端到该圆的垂线距离比为 1∶2～1∶4，针身与针尖连接部的直径为针尖最大直径的一半，这样临床使用安全、不易扎伤肌肉和骨膜。

7. 毫针及在现代针具中的演化　毫针在九针中具有重要地位，《黄帝内经》许多篇章大幅论述了毫针的针刺手法、微针调气的道理。《灵枢·九针论》中关于九针之毫针的论述：“七曰毫针，取法于毫毛，长一寸六分，主寒热痛痹在络者也。”“七者，星也。星者，人之七窍。邪之所客于经，而为痛痹，舍于经络者也。故为之治针，令尖如蚊虻喙，静以徐往，微以久留，正气因之，真邪俱往，出针而养者也。”本针具特点为令尖如蚊虻喙，具有微针以调气的作用。

（1）毫针：由金属制作而成，以不锈钢为制针材料者最常用。不锈钢毫针具有较高的强度和韧性，针体挺直滑利，能耐热和防锈，不易被化学物品腐蚀，故目前被临床广泛采用。也有用其他金属制作的毫针，如金针、银针，其导电、传热性能虽明显优于不锈钢毫针，但针体较粗，强度、韧性不如不锈钢针，加之价格昂贵，一般临床比较少用。至于铁针和普通钢针，因容易锈蚀，弹性、韧性及牢固度也差，除偶用于磁针法外，目前已不采用。

（2）管针：管针由一种用金属或塑料制成的小圆管和毫针组成。毫针置于管内，管身应略短于选用的毫针。使用时左手将管按在穴位上，右手指弹压管腔内毫针所露出的针尾，使针迅速刺入皮内，随后去管再进行运针。此法可避免进针时的痛感。（图 6-19）

8. 长针及在现代针具中的演化　“八曰长针，取法于綦针，长七寸，主取深邪远痹者也。”“八者，风也。风者，人之股肱八节也。八正之虚风，八风伤人，内舍于骨解腰脊节腠理之间，为深痹也。故为之治针，必长其身，锋其末，可以取深邪远痹。”

图 6-19　管针

芒针由古代九针之一的“长针”发展而来。芒针针具是一种特制的长针，用较细而富有弹性的不锈钢丝制成，因形状细长似麦芒，故称芒针。芒针针具：①针尖（针芒）：针的前端锋锐部分，应圆利，不宜太锐。②针身：针尖和针柄之间。芒针的长短、粗细的不同规格，主要指针身而言。针身应圆滑、粗细均匀。③针根：针身与针柄交界的地方。此处要牢固、以防脱落。④针柄：在针身之后，一般用铜丝或银丝绕成，呈圆筒状。芒针操作手法较为复杂，应用前必须练习基本功，掌握人体穴位深部解剖知识。芒针疗法有疏通经络、调节人体脏腑功能的作用。

陈立新公开了一种灵枢长针，包括针身和针柄。针身远离针柄的一端设有针头，且在针头处截取的任一垂直于针头轴线的截面均呈圆形；针身呈扁平状，且所述针身的宽度为1.5#1.8mm，厚度为0.8#1.2mm，针头与针身之间设有平滑过渡段。该新型长针通过将针头设置为圆形尖锐状，并将针身设置为扁平状，可以解决在治疗一些筋痹时因筋肉挛缩板结导致进针困难的问题；在捻转针柄的时候，扁平的针身呈开合状转动，可以对板结的软组织起到分离作用，可以最快速地解除韧带、肌筋膜等软组织的挛缩僵硬等问题。

9. 大针及在现代针具中的演化 "九曰大针，取法于锋针，其锋微员，长四寸，主取大气不出关节者也。针形毕矣，此九针大小长短之法也。""九者，野也。野者，人之节解皮肤之间也。淫邪流溢于身，如风水之状，而溜不能过于机关大节者也。故为之治针，令尖如挺，其锋微员，以取大气之不能过于关节者也。"火针是在古九针之大针基础上发展而来的。随着临床治疗的发展，众多针灸名家对传统火针进行了继承和改良创新。

师怀堂主张运用耐高温材料金属钨制作火针，并将火针分为单头火针、多头火针、平头火针、钩火针、火铍针和/或锟针6种类型。其中，单头火针根据直径又分为细火针（直径0.05mm）、中火针（直径0.75mm）和粗火针（直径1.2mm）；多头火针是将3支细火针的针身缠为一体而成，针身长3cm，暴露3支针头1cm；平头火针直径1.2mm，同粗火针，前端0.5cm是扁平的，也叫扁头火针；钩火针针身同细火针，距针尖0.8cm处弯成100°角；火铍针和火锟针是师氏新九针的常规铍针和锟针。贺普仁倡导的火针分为细火针、中粗火针、粗火针、平头火针、三头火针和三棱火针6种类型，所用材料为钨锰合金，其中细火针、中粗火针和粗火针直径规格同师怀堂所创。

近年来，贺林改良创新了一系列火针：

（1）一种用于向人体施加刺激效应的火针针组，其特征在于，包括用于向人体四肢施加刺激效应的第一针、用于向人体下腹部施加刺激效应的第二针、用于向人体头皮施加刺激效应的第三针以及用于向人体面部施加刺激效应的第四针。其中，第一针的针柄长度为40～50mm，针尖是长度为8～10mm、大头直径为0.6mm的锥体，针体长度为28～32mm；第二针的针柄长度为40～50mm，针尖是长度为7～9mm、大头直径为0.5mm的锥体，针体长度为26～30mm；第三针的针柄长度为38～42mm，针尖是长度为5～7mm、大头直径为0.45mm的锥体，针体长度为23～25mm；第四针的针柄长度为38～42mm，针尖是长度为4～6mm、大头直径为0.4mm的锥体，针体长度为16～18mm。

（2）一种用于向人体施加刺激效应的一次性火针针组，直径规格同（1）所述，四针均包括供持拿的带有针尾顶环的隔热针柄、用于刺入人体施加刺激效应的针尖，以及用于连接所述隔热针柄和所述针尖的针体。本实用新型火针针组具有多种针型设计，患者在家也可以开展治疗，经济方便。此外，由于该火针针组的一次性设计，从而符合了当代关于介入式医疗器械需为一次性使用的潮流。

（3）一种用于治疗斑秃的三头火针，其特征在于，包括供持拿的带有针尾顶环的隔热针柄、用于向患处施加刺激效应的3个针尖和用于连接隔热针柄和3个针尖的3个针体。其中，隔热针柄被构造为带有镂空结构的紧密螺旋缠绕的铜丝层，长度为60～64mm；每个针体的长度相等，且是长度为18～24mm、直径为0.4～0.5mm的圆柱体；每个针尖是长度为 4 ~ 6mm、大头直径为 0.4 ~ 0.5mm 的锥体；3 个针尖在空间角度上均匀分布，且 3 个针体均以相对于针体轴线 2° ~ 10° 倾斜的打开角度向外延伸。这样创新性地开辟了一条治疗斑秃的新途径且疗效确切，同时还不会导致意外烫伤。

（4）一种用于治疗小儿乳蛾的长火针，其特征在于，包括供持拿的带有针尾顶环的隔热针柄、用于刺入乳蛾体部施加刺激效应的针尖和用于连接隔热针柄和针尖的针体。所述隔热针柄被构造为带有镂空结构的紧密螺旋缠绕的铜丝层，其中所述针柄长度为 60 ~ 70mm，针尖是长度为 5 ~ 7mm、大头直径为 0.5 ~ 0.8mm 的锥体，针体长度为 80 ~ 90mm。

毫火针：为减少火针针刺的刺激量，将毫针与火针进行结合，称之为毫火针。

除此之外，许多针灸工作者在传统火针针具的基础上，对其进行继承创新，创制出一些新型火针针具，如电火针、火针刀、激光火针治疗仪等。

陈为密研发了一种中医电火针，包括壳体、电加热套筒、火针和壳体内设置的推进机构。推进机构包括直压杆和螺旋推杆；螺旋推杆上部通过环形卡接的方式连有直旋连接部，螺旋推杆的轴线方向与其旋转中心轴方向相同；螺旋推杆上套有旋转限位环；螺旋推杆下部设有火针紧固结构，火针的尾端与螺旋推杆相连接。该实用新型电火针通过设置螺旋推杆，推翻了原有的进针方式，在螺旋推杆与旋转限位环的作用下，使得火针采用旋进的方式进针，进出针快，避免了火针弯曲。

杨莉莉等研发了一种治疗白癜风的电火针仪，其优点表现在靠电能可以高效而均匀地加热针体，模拟火针对皮疹局部的热刺激，同时避免明火可能造成的烧伤风险和火灾隐患，达到促进白癜风白斑色素再生的效果。

韩德雄等研发了一种深度可控的自动电火针，制作简单，应用时可根据治疗需求较好地把握进针深度，运用电自动加热能保证火针的温度恒定且防止用明火加热时烫伤患者的情形。如此既能保证治疗效果，又能确保安全，符合临床需求，便于推广应用。

张彩荣研发的针筒式电火针治疗仪具有结构简单，电压、电流及温度可控，使用精度高，方便快捷的特点。

李平华等研发了一种用以治疗颈肩腰腿痛和虚寒性疾病的火针刀。其特征是：针体前端设有针刃，针柄末端设有针尾，针刃与针尾方向一致，既具有针刀的松解粘连的效果，又兼有火针的温通作用；结构简单、操作方便、快速可靠，值得在中医学领域推广使用。

临床中，传统火针若由手法不熟练的工作者使用则影响其疗效，甚至操作风险大等，为避免这些弱点，李竹等采用 JZ-30 Ⅱ 型激光火针治疗机对痹病患者进行治疗，疗效满意。

参考文献

1. 师怀堂. 中医临床新九针疗法 [M]. 北京：人民卫生出版社，2000.
2. 魏秀婷，王斐. 魏氏八卦挑针绝技 [M]. 太原：山西科学技术出版社，2014.
3. 周秋芳. 经穴磁导疗法 [M]. 太原：山西科学技术出版社，2018.
4. 侯升魁，孟玫村，曹海. 磁锟针治疗 226 例疼痛症的疗效观察 [J]. 中国针灸，1987（3）：9–10.

5. 王革新. 电锒针治疗呃逆证50例临床观察 [J]. 陕西中医学院学报, 1998, 21（1）: 46-47.

6. 张跃民, 孙剑文. 声电锒针对青少年近视影响的临床观察 [J]. 黑龙江中医药, 1991（2）: 37-39, 57.

7. 冀来喜. 针灸适宜病种优势技术组合治疗 [M]. 北京: 人民卫生出版社, 2018.

8. 徐超, 黄子未, 赵虹, 等. 小针刀的创新设计 [J]. 中医学报, 2013, 28（11）: 1759-1761.

9. 程远, 孙建良. 一种具有神经刺激功能的小针刀: CN209332197U[P]. 2019-09-03.

10. 林华阳. 一种超声引导小针刀: CN209018809U[P]. 2019-06-25.

11. 虞璐琳. 一种改良式小针刀: CN208876686U[P]. 2019-05-21.

12. 张金学, 王江泉. 内热小针刀: CN206659849U[P]. 2017-11-24.

13. 虎群盛. 一种指环式小针刀: CN105662848A[P]. 2016-06-15.

14. 江波, 廖江龙. 新型小针刀: CN204890118U[P]. 2015-12-23.

15. 田纪钧. 刃针疗法 [M]. 北京: 人民卫生出版社, 2016.

16. 陈立新. 一种员利针: CN202982623U[P]. 2013-06-12.

17. 陈立新. 灵枢长针: CN207708186U[P]. 2018-08-10.

18. 郝重耀, 田建刚. 新九针火针疗法 [J]. 上海针灸杂志, 2009, 28（8）: 496.

19. 贺普仁. 针具针法 [M]. 北京: 人民卫生出版社, 2014: 142-143.

20. 贺林. 一种用于向人体施加刺激效应的火针针组: CN209172920U[P]. 2019-07-30.

21. 贺林. 一种用于向人体施加刺激效应的一次性火针针组: CN209172921U[P]. 2019-07-30.

22. 贺林. 一种用于治疗斑秃的三头火针: CN209172922U[P]. 2019-07-30.

23. 贺林. 一种用于治疗白癜风的平头火针: CN209172923U[P]. 2019-07-30.

24. 贺林. 一种用于治疗小儿乳蛾的长火针: CN209172372U[P]. 2019-07-30.

25. 陈为密. 一种中医电火针: CN209092171U[P]. 2019-07-12.

26. 杨莉莉, 张慧敏, 边风华, 等. 白癜风电火针仪: CN109646294A[P]. 2019-04-19.

27. 韩德雄, 沈叶静, 张莺, 等. 深度可控的自动电火针: CN206934326U[P]. 2018-01-30.

28. 张彩荣. 一种针筒式电火针治疗仪: CN105560053A[P]. 2016-05-11.

29. 李平华, 国爱云. 一种火针刀: CN202490171U[P]. 2012-10-17.

30. 李竹, 刘承宜, 杨小红, 等. 火针、激光火针在慢性运动损伤中的应用 [J]. 山东体育学院学报, 2005, 21（1）: 48-51.

第三节　新九针针具的临床应用研究进展

一、磁圆梅针临床优势病种的文献研究

磁圆梅针是我国著名针灸专家师怀堂从"古九针"中的"员针"脱胎研制而成。其外形如叩诊锤，锤的两端配有用稀土钴永久磁性材料制成的圆针头。磁圆梅针的针柄为合金铝所制，既轻便又美观耐用，共分两节，两节间由螺旋丝口衔接，前节较细（长12cm），后节较粗（长10cm），针头长6cm，两端针尖嵌有3 000Gs磁铁。针头一端形如绿豆大圆

粒，名曰磁圆针；另一端形如梅花针头，名曰磁梅花针，各有不同用途。自师怀堂研制出磁圆梅针开始，磁圆梅针就在各科临床应用中发挥了不可替代的作用。有关磁圆梅针在临床中应用的文献量也在逐年增长，但通过观察，发现磁圆梅针在临床各科中的应用及有效率还是有所侧重的。本文从文献研究着手，探讨磁圆梅针疗法的发展现况及将来发展前景，收集并分析所有 1985 年 1 月—2020 年 12 月有关磁圆梅针的临床应用文献，归类其中的优势病种、出现频率、治愈率和有效率，希望有助于磁圆梅针进一步临床推广应用。现报告如下：

（一）研究方法

1．文献数据库的选择 本次研究选用的文献全部来源于 1985 年 1 月—2020 年 12 月的中国期刊全文数据库（CNKI）、万方数据库和维普数据库。

2．文献检索的策略

（1）收集文献策略：按照数据库的检索程序，全面收集与磁圆梅针相关的文献。检索策略为，CNKI、维普、万方数据库均采用任意字段进行检索，检索词为"磁圆针""磁园针""磁园梅针""磁圆梅针""磁圆锤"或"经穴磁导疗法"，检索时限至 2020 年 12 月。所有检索结果汇入文献管理软件 NoteExpress，先剔除重复文献，通过阅读文献和摘要再剔除不符合纳入标准的文献。通过阅读将符合标准的文献录入 Access 资料库中。总共检索到 1985 年 1 月—2020 年 12 月的磁圆梅针文献 91 篇。

（2）文献纳入标准：①临床疗效观察类论文；②至少有自身前后对照的疗效对比；③有一定的样本数，不少于 10 例。

（3）文献排除标准：①动物实验类文章；②疗效评价类文章（仅有治疗后评价，没有具体数据）；③一稿多投，重复发表类文章，且此类文章只保留采用首次发表的 1 篇；④个案、验案报道类文章。

3．文献统计方法

（1）病名：文献统计中按西医病名诊断进行分类统计。对于采用中医学病名的文献，经过查看文献内容并参照《中西医病名对照大辞典》再进行归类并入相应的西医类别中。有些在西医当中不作为诊断的症状，依据中医证候进行分类划入病谱中。

（2）疾病系统：文献按照世界卫生组织关于疾病和有关健康问题的国际统计分类（ICD10），根据实际情况，共分为 9 大类，即运动系统疾病、神经系统疾病、消化系统疾病、呼吸系统疾病、五官科疾病、外科疾病、妇科疾病、皮肤科病和儿科疾病。

（3）疾病频次统计：对文献中每一个疾病所报道的次数进行统计，称频次。

（4）疾病有效率统计：对每个病证进行有效率统计。

（二）结果

1．各科疾病文献量分布情况 磁圆梅针的治疗范围很广，基本涵盖了大部分疾病，各个科别都有涉及。其中骨科占 28.2%，内科占 17.5%，神经科占 14.1%，外科占 14.1%，儿科占 10.2%，妇科占 3.5%，内分泌科占 5.3%，皮肤科占 5.3%，五官科占 1.8%。可见，磁圆梅针有明显的偏重病种，主要集中应用于骨科和内科，其次是神经科和外科。

2．系统中各疾病文献量的统计 骨科病种中颈椎病占 25%，肩周炎占 25%，其他占

50%（落枕占 6.25%，风湿性关节炎占 6.25%，软组织性腰背痛占 6.25%，踝关节扭伤占 6.25%，腰椎间盘突出占 6.25%，脊髓炎恢复期占 6.25%，足跟痛占 6.25%，骨质疏松性胸腰椎椎体骨折占 6.25%）。结果提示磁圆梅针疗法在骨科中的应用范围是最广泛的，其中在颈椎病和肩周炎中的应用量最多，而这两种加上落枕，可合称为痹病，所占比例高达 56.25%，提示痹病为磁圆梅针在骨科的优势病种；踝关节扭伤虽然占的比例不高，属于扭伤病，但磁圆梅针对此类病也有一定作用。

内科病种中高脂血症占 10%，失眠占 10%，哮喘占 10%，眩晕占 10%，中风后遗症占 10%，高血压占 10%，慢性疲劳综合征占 10%，梅尼埃综合征占 10%，肠易激综合征占 10%，阵发性室上性心动过速占 10%。神经科病种中偏头痛占 12.5%，神经衰弱占 12.5%，皮痹占 12.5%，癌性疼痛占 12.5%，臂丛神经损伤占 12.5%，臀上皮神经损伤占 12.5%，股外侧皮神经炎占 12.5%，周围性面神经麻痹占 12.5%。结果提示磁圆梅针在内科和神经科中的应用范围仅次于骨科，分布也很均匀，但其优势还需对比有效率才可以判断。

外科病种中静脉曲张占 62.5%，外伤性截瘫占 25%，术后胃瘫综合征占 12.5%。儿科病种中幼儿泄泻占 66.6%，儿童蛔虫症占 16.7%，幼儿急慢性支气管炎占 16.7%。结果提示磁圆梅针疗法在外科和儿科中都严重偏向于单种疾病，分别是静脉曲张和幼儿泄泻，所占比例分别高达 62.5% 和 66.6%，说明磁圆梅针疗法对这两种疾病的治疗相对于两科中其他疾病具有明显优势。

3．疾病文献量频次和有效率的情况（表 6-1）

表 6-1　疾病文献量频次和有效率的情况

科别	病种	治愈率	有效率	频次
骨科	颈椎病	26%～72%*	83%～100%	4
	肩周炎	51.5%～82.5%*	92.3%～100%	4
	落枕	100%	100%	1
	风湿性关节炎	33.3%	100%	1
	软组织性腰背痛	22.7%	100%	1
	踝关节扭伤	86.1%	100%	1
	腰椎间盘突出	38.6%	98.2%	1
	脊髓炎恢复期	16.7%	96.7%	1
	足跟痛	64.2%	92.9%	1
	骨质疏松性腰椎	67%	94.4%	1
外科	静脉曲张	62.4%～86.0%	85.0%～100.0%	5
	外伤性截瘫	30.5%～36.9%	88.1%～94.6%	2
	术后胃瘫综合征	100%	100%	1
内科	高脂血症	57.5%*	80.8%	1
	哮喘	59.4%	96.9%	1

科别	病种	治愈率	有效率	频次
内科	失眠	33.3%	93.3%	1
	眩晕	69.1%	100%	1
	中风后遗症	16.5%	98%	1
	高血压	65%*	90%	1
	慢性疲劳综合征	36.4%	90.9%	1
	梅尼埃综合征	61.3%	100%	1
	肠易激综合征	33%	86%	1
	阵发性室上性心动过速	10%*	100%	1
内分泌科	糖尿病周围病变	63.3%～85.0%*	80%～90%	2
	糖尿病前期	25%*	85.7%	1
神经科	偏头痛	74%	95.8%	1
	神经衰弱	64%	94%	1
	皮痹	100%	100%	1
	癌性疼痛	78%	100%	1
	臂丛神经损伤	100%	100%	1
	臀上皮神经损伤	38.9%	100%	1
	股外侧皮神经炎	85%	100%	1
	周围性面神经麻痹	43.7%	92.4%	1
儿科	幼儿泄泻	82.5%～95%	95%～100%	4
	儿童蛔虫症	47.6%	95.2%	1
	幼儿急慢性支气管炎	52%	94%	1
妇科	功能失调性子宫出血	78.4%	100%	1
	经前乳房胀痛	66.7%	100%	1
皮肤科	带状疱疹	100%	100%	1
	荨麻疹	50%	99%	1
	黄褐斑	40%	91.2%	1
五官科	近视	73%	93.7%	1

注：*为显效率，而非治愈率。

（三）讨论

通过文献研究发现：磁圆梅针的优势病种主要集中在骨科和外科中，且对某些单病种具有独特优势，如儿科中的幼儿泄泻。在骨科疾病中，痹病出现了9次。痹病最常见的症状是疼痛和麻木，而疼痛的发生主要与电解质紊乱或血液循环不畅造成缺氧有关，且中医学认为不通则痛，而磁场有增进微循环、阻止渗出、促进吸收消肿的作用，故磁圆梅针对痹病有很好的治疗效果。磁场与经络穴位相结合的疗法，除了局部磁力线作用外，更重要的是磁场还可通过调节体内生物电磁过程、形成微电流等多种途径发挥治疗作用。在外科疾病中，静脉曲张出现了5次。下肢静脉曲张是常见的周围血管病，主要表现为下肢表浅静脉扩张、伸长、弯曲。磁圆梅针治疗静脉曲张的机制在于，机械叩刺局部使表面浅静脉破坏失用，又因磁圆梅针带有5 000Gs磁性，所以血液从破裂的血管溢出皮下后吸收快，不会凝结于局部，临床应用时，在把握好适应证的情况下，一般不会遗留后遗症；这一方法弥补了针灸学上的空白，也为非手术治疗静脉曲张增添了一种新的治疗方法。幼儿泄泻出现4次，另外术后胃瘫综合征、皮痹、臂丛神经损伤、带状疱疹这4种疾病虽然出现频次各1次，但治愈率却高达100%；近2年来，磁圆梅针在脑源性疾病（比如卒中后焦虑、脾胃功能障碍、老年痴呆认知障碍等方面）中的应用价值也得到关注。说明磁圆梅针疗法在这些疾病的治疗中有着独特优势。通过本次文献研究，揭示了磁圆梅针在临床应用中的优势，为磁圆梅针的临床应用和研究指明了方向。

磁圆梅针虽然是新九针的一部分，但磁疗在我国却有着悠久的历史，早在春秋时期就已经有了使用先例。《史记·扁鹊仓公列传》记载："齐王侍医遂病，自炼五石服之。"磁石为五石之一。 一些研究者认为，磁所以能治疗疾病，是自外部将足够能量送到辐射虚弱的细胞内部，使外加磁场与人体核磁场的核磁产生共振，这种共振重新调理整体磁场的正常活动，使其与外环境协调。磁圆梅针集古代员针、梅花针与磁疗作用于一身，通过叩击纠正和对抗上述磁场对人体的不良影响，从而起到治疗作用。磁圆梅针的优势不仅在于提高疾病疗效，而且在治疗成本上也具有优势。磁圆梅针疗法简单易学，成本低廉，效果明显，如能被广大基层医务工作者掌握，将会惠及更多患者，同时还可为国家节约大量医疗卫生方面的财政支出。

参考文献

1. 林昭庚. 中西医病名对照大辞典 [M]. 北京：人民卫生出版社，2002.

2. 北京协和医院世界卫生组织疾病分类合作中心. 疾病和有关健康问题的国际统计分类 [M]. 第十次修订本. 北京：人民卫生出版社，1996：89-100.

3. 师怀堂，贾运滨. 磁圆梅针的临床运用 [J]. 山西中医，1989，5（2）：39.

4. 赵华，徐佳. 磁圆针与针刺配合治疗颈性眩晕32例 [J]. 上海针灸杂志，2003，22（8）：11.

5. 凌楠，陈丽仪，李雪萍. 磁圆梅针治疗肩周炎52例 [J]. 针灸临床杂志，2003，19（4）：27.

6. 郭建山. 磁圆针按压内关穴治落枕 [J]. 中国民间疗法，1996，3（5）：16.

7. 高泉福. 磁圆针为主治疗颈椎病67例疗效观察 [J]. 新疆中医药，1992，2（2）：33-34.

8. 郝重耀，杨发明. 磁圆梅针联合中药熏蒸治疗肩手综合征疗效观察 [J]. 中国中医药信息杂志，2013，20（12）：69-70.

9. 温乃元，廖建民，范志勇，等. 电项针配合磁圆梅针治疗颈性眩晕临床观察 [J]. 辽宁中医药大学学报，2014，16（9）：19-21.

10. 王厚虞，沈忠，刘瑞波，等. 经穴磁疗治疗颈椎病的阶段研究 [J]. 中国针灸，1988，18（3）：25-27.

11. 樊凤娥，马卫平. 磁圆梅针与锋勾针并用治疗肩凝症 [J]. 上海针灸杂志，2000，19

（S1）：25-26.

12. 唐文中. 磁圆针治疗肩周炎 40 例 [J]. 广西中医药，1993，16（4）：27.

13. 周万松. 磁场作用机制 [J]. 人民军医，2002，45（12）：734-735.

14. 文绍敦，赵银龙，陈岩，等. 磁圆针治疗下肢静脉曲张 230 例疗效观察 [J]. 甘肃中医学院学报，1992，11（4）：22.

15. 王洁. 磁圆梅针治疗下肢静脉曲张 96 例 [J]. 齐齐哈尔医学院学报，2007，28（13）：1583.

16. 师怀堂，师爱玲. 磁圆梅针治疗静脉曲张 102 例 [J]. 中国针灸，1990，20（6）：15.

17. 文绍敦，赵银龙，陈岩，等. 磁圆梅针治疗下肢静脉曲张 417 例疗效观察 [J]. 青海医学院学报，1993，14（2）：116-117.

18. 牛庆强，张天生. 单纯下肢静脉曲张磁圆针疗法与硬化疗法的近期疗效对比研究 [J]. 中国民间疗法，2008，16（11）：45-46.

19. 秦建平. 磁圆针叩击治疗婴幼儿泄泻 87 例临床疗效观察 [J]. 山西临床医药，1998，7（3）：57-58.

20. 张晓瑞. 磁圆针治疗小儿泄泻 288 例临床观察 [J]. 解放军护理杂志，1999，6（2）：61.

21. 周秋芳. 磁圆针叩击治疗婴幼儿腹泻疗效分析 [C]. // 中国中医科学院针灸研究所. 世界针灸学会联合会成立暨第一届世界针灸学术大会论文摘要选编. 北京：中国中医科学院针灸研究所，1987.

22. 冷钰玲，杨庭辉. 磁圆针叩击治疗婴幼儿腹泻 [J]. 遵义医学院学报，2000，23（4）：361-362.

23. 赵利军，刘改荣. 针灸磁圆针治疗术后胃瘫综合征疗效观察 [J]. 山西职工医学院学报，2007，17（4）：49-50.

24. 孙海青，胡玲. 磁圆梅针局部叩刺治疗皮痹的临床体会 [C]. // 中国针灸学会. 2011 中国针灸学会年会论文集. 北京：中国针灸学会，2011：727-728.

25. 梁小红，魏华梅. 磁圆梅针配毫针治疗臂丛神经损伤 13 例 [J]. 针灸临床杂志，2003，19（3）：18.

26. 石红乔. 磁圆梅针在带状疱疹治疗中的运用 [J]. 江苏中医，1993，26（6）：25.

27. 苏兰英，吴秀. 磁圆针的临床应用 [J]. 菏泽医学专科学校学报，1993，5（1）：39-40.

28. 程艳婷，张天生，孟立强，等. 磁圆梅针学术源流探析及规范化操作 [J]. 中国针灸，2014，34（7）：705-708.

29. 姚丽君，冯裕星，蒋国燕，等. 背部循经叩刺结合"七神针"对卒中后焦虑障碍和脾胃功能的影响 [J]. 针刺研究，2020，45（12）：990-994，1005.

30. 王宁，李玲，苗晋玲. 磁圆梅针改善老年痴呆前轻度认知障碍 1 例 [J]. 中国民间疗法，2020，28（5）：88.

二、锋钩针临床优势病种的文献研究

锋钩针是师怀堂在继承古九针"锋针"理论的基础上，结合民间钩针结构特点及临床需要研制而成的一种新九针针具之一。锋钩针采用不锈钢材质制成，总体长 12cm，分为单头和双头，大体分为针柄、针身、针头三部分。针体嵌于针柄中，针头与针身呈45°角，三面有刃，钩长约3mm。因针尖锐利形似三棱针，针头部勾回，故名锋钩针。使用时将钩尖向下，对准腧穴部位，勾起皮下肌纤维组织，勾割3～4次，产生"咯吱吱"响声，患者即产生酸胀感觉。锋钩针疗法一般"以痛为腧"、或以阳性反应点为治疗点，通过勾割、点刺、松解人体局部病灶，使阴阳平衡，疾病可除。正如《灵枢》所言："九针之宜，各有所为，长短大小，各有所施。不得其用，病弗能移。"

锋钩针自师怀堂研制以来，临床应用被不断拓展。为探讨锋钩针疗法临床应用的优势病种，本文通过文献检索，整理1991年1月—2020年12月有关锋钩针的临床研究报道，统计锋钩针在不同病种中的出现频率、治愈率和有效率，探讨锋钩针治疗优势病种，为锋钩针进一步推广应用提供文献支持。现将文献检索报告如下：

（一）研究方法

1. 文献数据库的选择　通过中国期刊全文数据库（CNKI）、万方数据库和维普数据库检索1991年1月—2020年12月所有关于锋钩针的临床文献报道。

2. 文献检索的方法

（1）收集文献的方法：按数据库的检索程序规范检索，全面收集与锋钩针相关的临床文献研究。检索数据库：CNKI、维普及万方数据库。检索词为"锋针""勾针""钩针""锋勾针"或"锋钩针"以任意字段进行检索。检索时间为1991年1月—2020年12月。将检索文献汇入文献管理软件NoteExpress，剔除重复文献，排除不符合锋钩针纳入标准文献。提取文献信息，将符合标准的文献信息录入Access资料库中。共检索到1991年1月—2020年12月的锋钩针文献80篇。

（2）文献纳入标准：①临床疗效观察类文献；②临床随机对照文献；③样本数不少于15例的临床研究文献。

（3）文献排除标准：①动物实验类论文；②疗效评价类文章（仅有治疗后评价而没有具体数据）；③一稿多投，重复发表类论文，此类文章只保留采用首次发表的1篇；④个案、验案报道类论文。

3. 文献统计方法

（1）病名：按西医病名诊断进行分类统计。对于采用中医学病名的文献，经查阅文献内容并参照《中西医病名对照大辞典》再依次进行归类并入相对应的西医类别中。

有些在西医当中不作为诊断的症状依据中医证候进行分类划入病谱中。

（2）疾病系统：按照世界卫生组织关于疾病和有关健康问题的国际统计将检索的文献进行分类（ICD10）。共分为6大类，即神经系统疾病、运动系统疾病、外科疾病、五官科疾病、皮肤科疾病和儿科疾病。

（3）疾病出现频次统计：将文献中每一个疾病所报道的次数进行统计，称频次。

（4）疾病有效率统计：对每个病证的有效率进行统计归纳。

（二）结果

1. 各科疾病文献量分布情况　由图6-20可见，锋钩针的治疗范围相对广泛，占据了6个科别，涵盖了大部分疾病。其中神经科占21.7%，儿科占1.7%，外科占6.6%，

五官科占 5%，皮肤科占 13.4%，骨科占
51.6%。由图 6-20 可以看出，与其他科相
比，锋钩针有明显的偏重病种，主要集中
于骨科和神经科，皮肤科和外科次之，儿
科与五官科虽占比较少，但有所涉及。

　　2．文献中各类疾病出现频次统计　由
图 6-21 可见，骨科病种中肩关节周围炎占
38.7%，膝骨关节炎占 19.4%，其他占 41.9%
（中风后肩 - 手综合征占 3.2%，网球肘占
3.2%，急性软组织损伤占 3.2%，足跟痛占
3.2%，腰部肌筋膜疼痛综合征占 3.2%，跟
骨骨刺占 3.2%，指屈肌腱狭窄性腱鞘炎占
3.2%，肱骨外上髁炎占 6.5%，落枕占 3.2%，
颈椎病占 6.6%，腰椎间盘突出症占 3.2%）。
提示锋钩针疗法在骨科治疗的病种中最为广
泛，其中肩关节周围炎和膝骨关节炎占比最
多，而这两种病种加上落枕、颈椎病、腰
椎间盘突出症可归为痹病，所占比例高达
71.1%，提示痹病为锋钩针在骨科中的优势
病种；急性软组织损伤虽然占的比例不高，
属于挫伤或 / 和裂伤病，但锋钩针对此类急
性病证有一定治疗作用。

　　由图 6-22、图 6-23 可见，神经科病证
中原发性坐骨神经痛占 30.8%，神经性头痛
占 15.4%，偏头痛占 30.8%，周围性面瘫占
15.4%，紧张性头痛占 7.6%；皮肤科病证中
结节性痤疮占 14.3%，传染性软疣占 14.3%，
寻常痤疮占 42.8%，粟丘疹占 14.3%，脓疱性
痤疮占 14.3%。提示锋钩针在神经科和皮肤
科中的治疗病种范围次于骨科，分布较为均
匀，但其优势还需对比有效率才可以判断。

　　由图 6-24、图 6-25 可见，外科病证
中痔疮占 50%，热淋占 25%，乳腺增生占
25%；五官科病证中过敏性鼻炎占 25%，
单纯性鼻炎占 50%，睑腺炎占 25%。提示
锋钩针疗法在外科和五官科中的治疗病种
范围次于神经科和皮肤科，分布不均，侧
重于单一病种，分别为痔疮和单纯性鼻炎，
所占比例均高达 50%。说明锋钩针疗法对

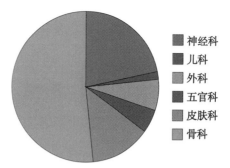

图 6-20　1991—2020 年锋钩针临床文献病种分类比较

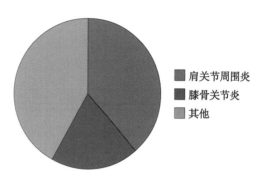

图 6-21　锋钩针治疗骨科病种分类比较

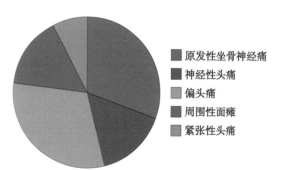

图 6-22　锋钩针治疗神经科病种分类比较

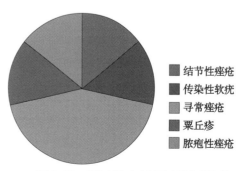

图 6-23　锋钩针治疗皮肤科病种分类比较

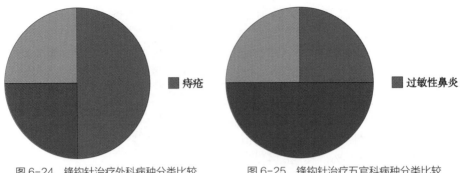

图 6-24　锋钩针治疗外科病种分类比较　　　　图 6-25　锋钩针治疗五官科病种分类比较

这两种疾病的治疗相对于其他疾病具有显著优势。

3．疾病文献量频次和有效率的情况　由表 6-2 可见：①锋钩针治疗骨科疾病的有效率可高达 80% 以上，治愈率除了落枕和跟骨骨刺以外，其他病种均显著偏低。对于肩关节周围炎、膝骨关节炎和腰椎间盘突出症等顽固性疾病也有一定疗效，说明锋钩针的优势病种并不能单看有效率，还应结合病种实际情况综合判定。②锋钩针治疗皮肤科痤疮和外科痔疮的相关临床案例报道量都很高，有效率高达 85% 以上，说明锋钩针对此两种疾病都有其独特的治疗优势。③锋钩针治疗五官科的过敏性鼻炎，虽不能完全治愈，但有效率达 78%，相对于其他治疗方法，该疗法已经达到预期疗效，且锋钩针有操作简单、实用性强、省时便捷的优势，所以锋钩针对于此类疾病还是有一定优势的。④锋钩针在儿科中的应用虽少，但对于小儿腺样体肥大的治疗有独特疗效，有效率高达 84%，说明锋钩针在儿科单一病种治疗中也具有一定优势。

表 6-2　疾病文献量频次和有效率的情况

科别	病种	治愈率	频次	有效率
骨科	肩关节周围炎	52% ～ 78%*	12	90.4% ～ 95%
	膝骨关节炎	46.3%	6	93.5% ～ 97.3%
	中风后肩 – 手综合征	76.8%	1	95%
	网球肘	69.9%	1	95%
	急性软组织损伤	82.2%	1	92.5% ～ 100%
	足跟痛	76%	1	94%
	腰部肌筋膜疼痛综合征	56%	1	90.3%
	跟骨骨刺	100%	1	100%
	指屈肌腱狭窄性腱鞘炎	46%	1	93.2%
	肱骨外上髁炎	62%	1	98.9%
	落枕	100%	1	100%
	颈椎病	81.9%	2	97.6% ～ 100%

科别	病种	治愈率	频次	有效率
骨科	腰椎间盘突出症	55.3%	1	87.8% ~ 100%
神经科	原发性坐骨神经痛	21% ~ 64%*	4	90%
	神经性头痛	54%	2	86.7%
	偏头痛	68%	4	92%
	周围性面瘫	76%	2	90%
	紧张性头痛	78%	1	86%
皮肤科	结节性痤疮	82.4%	1	85%
	传染性软疣	90.09%	1	100%
	寻常痤疮	87%	3	96.33%
	粟丘疹	90%	1	100%
	脓疱性痤疮	89.2%	1	91.2%
外科	痔疮	65.4%	2	100%
	乳腺增生	44.4% ~ 51.8%*	1	96.2%
	热淋	45%	1	93.3%
五官科	睑腺炎	51.04%	1	100%
	过敏性鼻炎	23.6%	2	78%
	单纯性鼻炎	66%	1	94%
儿科	小儿腺样体肥大	32.4%	1	84%

注：*为显效率，而非治愈率。

（三）讨论

本次文献检索中，我们发现锋钩针的优势病种主要集中在骨科和神经科中，对某些病种具有独特的治疗优势。在骨科病证统计中，肩关节周围炎出现了12次。肩关节周围炎又称冷凝肩、五十肩，最常见的症状是关节舒展不利，活动时受限，抬举疼痛。疼痛发生的主要原因在于肩周肌、肌腱、滑囊及关节囊内炎性细胞大量渗出，关节内外粘连，形成一种慢性炎症性疾病。锋钩针治疗肩关节周围炎的机制在于阻断痛觉的传导神经通路，使神经纤维内的神经传导阻滞，改善血液循环，消除炎症因子，实现镇痛作用。锋针和钩针的结合使用，可有效改善肩关节周围的痛点，达到消炎止痛的疗效。这一优势使得对此类病证的治愈率显著提升。

通过对文献病种出现频次和治愈率的统计发现，膝骨关节炎出现的频率和有效率较高，共出现了6次，且有效率高达97.3%。对该类病证的治疗，锋钩针显示出自身独特的优势。膝骨关节炎属中医学"痹病"范畴，根据其发病部位及临床特点，又有"膝痹""鹤膝风"等称谓。古人认为"宗筋主束骨而利机关"，膝关节是人体筋脉汇聚之处，膝骨关节炎的发生发展与风、寒、湿、瘀等密切相关。各种外邪的侵袭，致使膝关节局部经筋阻滞不通，表现为关节疼痛、肿胀、僵硬，久之则粘连不能动。正如《素问·痹论》

所载"风寒湿三气杂至，合而为痹也"。风善行而数变，善动不居，游走不定，表现为游走性疼痛，痛无定处；寒性收引，容易引起筋脉挛急，屈伸不利；湿性重着，使得关节处沉重疼痛。锋钩针选取膝关节局部腧穴为主穴，正所谓"腧穴所在，主治所在"，且腧穴多位于病变的附近，取穴以痛为腧。锋钩针通过勾割、点刺、松解局部肌纤维粘连，以解除局部粘连，消除炎症因子，通调经络气血，恢复机体动态平衡。

目前，在对锋钩针临床文献研究中发现：病例收集数量相对较少，文献研究证据级别较低，多中心随机对照研究文献非常缺乏。在现有的文献中，我们发现锋钩针的名称、针具的标准、操作方法、适应证及禁忌证等的记载与其描述存在一定差异，阻碍了其临床应用的推广。因此，规范锋钩针的技术操作是必要的，以提高针具的安全性、有效性、简便性，为临床的推广应用奠定基础。在对优势病种解读过程中，我们发现师怀堂研制的锋钩针疗法较之单用毫针治疗，不仅有普通毫针的针刺效应，而且刺激强度大于普通针刺，具有适应证广、疗效显著的优点，尤其对于一些单用毫针不能取效的病证，锋钩针能凸显出很高的疗效。因此，锋钩针疗法值得在临床中进一步推广应用。

参考文献

1. 沈丽，朱少可. 锋勾针疗法治疗网球肘临床疗效观察 [J]. 世界最新医学信息文摘，2017，17（86）：114，117.

2. 林昭庚. 中西医病名对照大辞典 [M]. 北京：人民卫生出版社，2002.

3. 北京协和医院世界卫生组织疾病分类合作中心. 疾病和有关健康问题的国际统计分类 [M]. 第十次修订本. 北京：人民卫生出版社，1996：89-100.

4. 金明月. 锋勾针的临床应用 [J]. 针灸临床杂志，1995，11（9）：36.

5. 肖建华，杨兴元. 锋勾针治疗肩周炎 100 例观察 [J]. 针灸临床杂志，1993（Z1）：52-53.

6. 罗广锋. 按摩加锋勾针、拔火罐治疗肩周炎疗效观察 [J]. 按摩与导引，1995（1）：12-13.

7. 李永丽. 火针加拔罐治疗肩周炎 72 例 [J]. 上海针灸杂志，1996（S1）：239.

8. 贾运滨，屈玉明. 新九针及单纯毫针治疗肩周炎 230 例疗效分析 [J]. 山西职工医学院学报，2000，10（2）：32.

9. 陈正华. 锋勾针配合火罐治疗肩周炎 60 例 [J]. 湖南中医杂志，2000（4）：20.

10. 周志峰. 锋勾针加闪罐治疗肩周炎 50 例 [J]. 中国临床康复，2002，6（20）：3113.

11. 才华，尹改珍. 针刺推拿综合疗法治疗肩周炎 50 例疗效观察 [J]. 新疆中医药，2003，21（4）：28.

12. 吕伍文. 针灸推拿综合疗法治疗肩周炎 40 例疗效观察 [J]. 针灸临床杂志，2004，20（5）：21-22.

13. 秦云. 电针加锋勾针治疗肩周炎 138 例疗效观察 [J]. 贵州医药，2004，28（9）：837.

14. 王洁. 锋勾针、火针治疗肩周炎 106 例 [J]. 齐齐哈尔医学院学报，2007，28（15）：1832.

15. 岳淑娟. 新九针之锋勾针治疗漏肩风 [J]. 针灸临床杂志，2010，26（4）：38.

16. 李桂萍. 毫针配合火针、锋勾针治疗肩周炎32例 [J]. 中国民间疗法, 2010, 18 (6): 10.
17. 严明利. 肩关节周围炎神经阻滞治疗的应用 [J]. 基层医学论坛, 2004, 8 (8): 772-773.
18. 朱士涛, 吴惠森. 锋勾针加温针治疗膝关节副韧带损伤50例 [J]. 中国针灸, 1998 (7): 51.
19. 徐永豪, 王海. 运用锋勾针、拔罐治疗膝关节侧副韧带陈旧性损伤56例临床观察 [J]. 针灸临床杂志, 2000, 16 (1): 23-24.
20. 丁青. 锋勾针配合拔罐治疗膝关节侧副韧带陈旧性损伤64例临床观察 [J]. 中国疗养医学, 2014, 23 (4): 323-324.
21. 张志明. 锋勾针治疗膝关节骨性关节炎的临床研究 [D]. 广州: 广州中医药大学, 2016.
22. 邰璐璐, 王海军, 曹玉霞. 针灸优势技术组合治疗膝骨关节炎的应用探析 [J]. 中国民间疗法, 2020, 28 (5): 23-25.
23. 李帅帅, 曹玉霞, 王海军. 新九针疗法为主综合治疗膝关节骨性关节炎 [J]. 光明中医, 2018, 33 (2): 182-184.

三、火针临床优势病种的文献研究

火针是新九针针具之一。火针疗法是新九针特色疗法之一, 即将特制火针针具在火上烧红后迅速刺入穴位或一定部位, 以达到治疗和预防疾病的一种治病方法。在此过程中, 火针疗法发挥了针和灸的双重治疗作用, 可温阳补气、温经通络、消瘀散结, 在临床中得到广泛应用。笔者对近5年国内关于使用火针开展的临床研究文献进行检索, 归纳总结火针临床优势病种, 以期指导火针的临床及科研工作。现报告如下:

(一)方法

1. 文献搜索 文献以"火针""烧针""白针""煨针"或"燔针"为主题词(检索时间2016年7月—2021年7月), 分别在三大数据库 [中国期刊全文数据库(CNKI)、万方(WANFANG)、维普(VIP)] 中进行检索。将三大数据库中所检索到的文献导入NoteExpress软件, 通过该软件查重功能找出并删除重复的文献, 依据纳入、排除条件进行人工筛选, 共得到文献432篇。

2. 纳入标准 ①临床研究文献; ②临床方案设计相对合理, 必须设有对照; ③治疗方法以火针为主, 可兼有其他治疗方法, 如中药内服、艾灸等; ④文献来源于学术期刊。

3. 文献排除标准 ①经验总结或个案解析; ②动物实验类文章; ③综述类文章; ④重复发表; ⑤会议、外文论文; ⑥硕博论文。

4. 文献统计方法

(1)病名: 文献统计中按西医病名诊断进行分类统计, 对于少数采用中医疾病名称的文献, 经查看原文或摘要后按照其内容分别纳入归类, 部分病名还进行了合并归纳。

(2)疾病系统: 文献按照世界卫生组织关于疾病和有关健康问题的国际统计分类(ICD10), 根据实际情况, 共分为9大类, 即运动系统疾病(骨伤及伤筋、痿证、痹病等）、神经系统疾病、消化系统疾病、呼吸系统疾病、五官科疾病、外科（手术相关）疾病、妇科疾病、皮肤科疾病、儿科疾病。

（3）疾病统计：对文献中每一种疾病所报道的次数进行统计，称频次。

（4）对每一病证进行总有效率统计，以便进一步分析火针对某疾病的确切疗效。

（二）结果与分析

1．文献量分布情况

（1）各系统疾病文献量分布情况：由图6-26可以看出，火针治疗疾病的学科范围较广，涉及各个科室，如外科、妇科、皮肤科、神经科、五官科等科。但图6-26显示，火针优势病种主要集中在皮肤科、骨科、外科、神经科、妇科等方面，尤以皮肤科优势最为明显。

（2）各疾病文献量频次情况：从表6-3可以看出单病种分析情况，其中火针对痤疮的临床报道高居火针优势病种榜首，其次是带状疱疹；在骨科方面治疗膝骨关节炎优势明显，在外科主要是治疗下肢静脉曲张，在妇科、神经科也显现出独特优势。

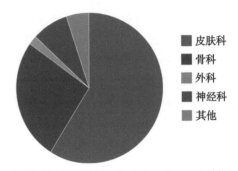

图6-26　2016年7月—2021年7月火针临床文献病种分类比例

皮肤科占59%，骨科占26%，外科占2%，神经科占8%，其他占5%（五官科占1%，消化科占1%，呼吸科占1%，妇科占2%）

表6-3　各疾病文献量频次情况表

科别	病种	频次	科别	病种	频次
皮肤科	痤疮	86	外科	痔疮	10
	带状疱疹	45		静脉曲张	5
	白癜风	43		肛裂	3
	神经性皮炎	13	神经科	坐骨神经痛	10
	扁平疣	20		面肌痉挛	5
	银屑病	16		偏头痛	6
	结节性痒疹	20		三叉神经痛	3
	慢性湿疹	25		脑梗死	4
骨科	膝骨关节炎	45	其他	乳腺增生	5
	腰椎间盘突出症	12		痛经	8
	肩周炎	10		慢性胃炎	7
	第三腰椎横突综合征	5		口腔溃疡	7
	类风湿关节炎	3			
	急性痛风性关节炎	9			
	颈椎病	7			

（3）各系统疾病中各疾病文献量分布情况：从图6-27～图6-30可以看出，尽管一些疾病总的出现频次不高，但在分科别统计时，却在各自的科别中属主要病种。如外科的痔疮、神经科的神经性疼痛。说明火针对不同科别的不同疾病存在着不同的优势作用。同时，也可看出火针目前已广泛运用于临床各科疾病的治疗，各科的优势病种分别为痤疮、带状疱疹、膝骨关节炎、痔疮、坐骨神经痛等。

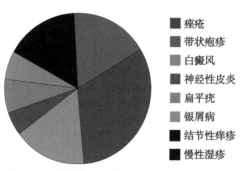

图6-27　火针临床文献皮肤科文献病种分析比例
痤疮占32.09%，带状疱疹占16.79%，白癜风占16.04%，神经性皮炎占4.85%，扁平疣占7.46%，银屑病占5.97%，结节性痒疹占7.46%，慢性湿疹占9.34%

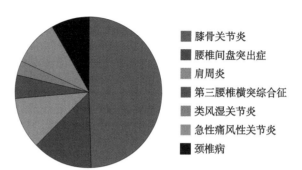

图6-28　火针临床文献骨科文献病种分析比例
膝骨关节炎占49.45%，腰椎间盘突出症占13.19%，肩周炎占10.99%，第三腰椎横突综合征占5.49%，类风湿关节炎占3.30%，急性痛风性关节炎占9.89%，颈椎病占7.69%

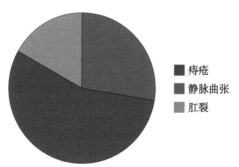

图6-29　火针临床文献外科文献病种分析比例
痔疮占55.56%，静脉曲张占27.78%，肛裂占16.66%

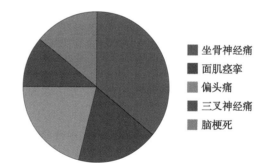

图6-30　火针治疗神经科文献病种分析比例
坐骨神经痛占35.71%，面肌痉挛占17.86%，偏头痛占21.43%，三叉神经痛占10.71%，脑梗死占14.29%

2. 各科疾病中每一疾病总有效率统计　对每一疾病总有效率的统计显示：只有5种疾病总有效率低于85%。其他疾病的火针有效率都很高。经统计，总有效率为85%～90%的病种有面肌痉挛、白癜风；总有效率为90%～95%的病种有第三腰椎横突综合征、坐骨神经痛、脑梗死、腰椎间盘突出症、静脉曲张、偏头痛、类风湿关节炎；总有效率为95%～100%的病种有颈椎病、急性痛风性关节炎、肩周炎、慢性湿疹、痤疮、三叉神经痛、膝骨关节炎、神经性皮炎、扁平疣、带状疱疹、痔疮。在大量临床文献研究的过程中，火针对某些疾病的临床研究文献可称之为海量。因此，有必要针对临床研究较为充分的病种开展临床疗效的系统评价研究，为临床治疗及临床应用规范奠定基础。

（三）结论与展望

通过本次研究，我们发现，火针的优势病种主要集中在皮肤科、骨科、外科、神经科等科，且对某些疾病有巨大优势，如皮肤科的痤疮、骨科的膝骨关节炎等。火针疗法是中医针灸治疗皮肤病的常用方法之一，有通经活络、温经散寒、消肿排脓等作用。单纯火针疗法在治疗痤疮上已取得不错疗效，而联合其他治疗手段的综合治疗取得的疗效更为显著，故临床治疗中多在火针基础上配合其他疗法，如中药内服、中药外敷、火罐、耳穴、物理治疗等，从而改善患者皮损程度，提高临床疗效。同时，现代医学研究表明，火针有很好的杀菌作用，可以破坏痤疮丙酸杆菌的生长环境，使炎症反应很快消退；火针在刺破囊壁的同时也可以刺激机体修复功能，避免或减少瘢痕的产生。

膝骨关节炎自然病程较长，严重影响患者生活质量，给患者带来极大痛苦。目前，现代医学治疗本病存在困境。火针具有温经通络、软坚散结、活血化瘀、祛风止痛、祛湿散寒之功，可以将粘连组织通过针体灼烧至炭化，解除组织之间的粘连，促进炎症的痊愈；同时，可以更为有效地降低关节腔液中炎性细胞因子的表达水平，破坏病变组织，并且激发机体自身对坏死组织的吸收，呈现出吸收再生的良性过程，促进局部循环，改善组织水肿、充血，促进细胞的代谢和修复，松解粘连组织，消除临床症状。

此外，火针还广泛用于外科疾病，如静脉曲张，以及肛肠科疾病，如内痔、外痔、肛裂等。火针疗效迅速显著，远非其他针法所能替代。通过本次文献研究，揭示了火针在临床应用中的优势，为火针的临床应用和研究提出了方向。

火针疗法起源于古九针，发展于当代，是一种操作简便、成本低、治疗效果显著的针灸疗法之一。明代高武的《针灸聚英》提出火针具有行气、发散两大功能，这成为火针在皮肤病方面显现优势的理论基础。《素问·调经论》指出："病在筋，调之筋，病在骨，调之骨，燔针劫刺。"《黄帝内经》提到火针的适应证有4种，即痹病、寒证、经筋证、骨病。由此可见，骨科疾病作为火针主要的优势病种之一具有悠久的渊源。在现有的文献中，对火针操作的方法和步骤、适应证、禁忌证等记载与描述均存在一定差异。因此，制定科学合理、统一规范的火针技术操作标准是必要的，以提高火针疗法的安全性、有效性、耐受性，促进其临床运用和推广。

（程艳婷　武家竹　张国鑫）

参考文献

1. 李海英，付艳芳，魏义花，等. 毫火针联合光动力治疗重度痤疮的疗效观察 [J]. 滨州医学院学报，2021，44（3）：233-234，236.

2. 蔡婷. 毫火针刺络放血配合常规针刺治疗下肢静脉曲张的临床疗效 [J]. 深圳中西医结合杂志，2021，31（10）：76-77.

3. 罗瑜，冯亮，龙锦伶，等. 火针深刺"膝三针"联合玻璃酸钠治疗膝骨性关节炎的临床疗效观察 [J]. 临床医学工程，2021，28（5）：623-624.

4. 崔红卫. 毫火针联合刺络拔罐治疗带状疱疹的临床效果 [J]. 河南医学研究，2020，29

（32）：6103-6105.

5. 杨惠宇，曹洁，于建荣，等. 火针放血疗法治疗下肢静脉曲张的临床研究进展 [J]. 中国中医药现代远程教育，2020，18（21）：137-139.

6. 王薪景，郁小红，黄峰，等. 针刺结合火针对腰椎间盘突出症患者疼痛及血清炎性因子的影响 [J]. 现代生物医学进展，2020，20（17）：3309-3312.

7. 夏辛. 火针联合刺络拔罐治疗囊肿型痤疮临床观察 [J]. 内蒙古中医药，2020，39（8）：134-135.

8. 孙占虎. 龙氏正骨推拿结合毫火针治疗神经根型颈椎病40例 [J]. 中医外治杂志，2020，29（4）：49-50.

9. 侯新芳，李丹丹，李红霞，等. 毫火针联合自血疗法治疗痤疮疗效及对患者血清炎症因子和免疫功能的影响 [J]. 陕西中医，2021，42（7）：951-953.

10. 李玲玉，范志霞，艾双双，等. 火针联合5-氨基酮戊酸光动力治疗聚合性痤疮临床疗效 [J]. 中国中西医结合皮肤性病学杂志，2021，20（3）：282-283.

11. 严彦，杨颜龙. 火针联合红蓝光治疗中重度寻常型痤疮疗效观察 [J]. 皮肤病与性病，2016，38（5）：365-367.

12. 张书彪. 火针扬刺法对膝骨关节炎患者膝关节疼痛程度、关节功能障碍、膝关节功能的影响研究 [J]. 亚太传统医药，2020，16（2）：111-114.

13. 李振海，耿连岐，王迎东，等. 火针结合毫针针刺股四头肌治疗膝关节骨关节炎临床观察 [Z]. 国家科技成果.

常用腧穴索引

常用针灸处方索引